高级卫生专业技术资格考试用书

麻 醉 学

高级医师进阶

（副主任医师/主任医师）

（第2版）

主　编　周　峰
副主编　田嘉欣

编　者（按姓氏笔画排序）：

于　涛	于　瑶	王红微	王媛媛	王新岩
付那仁图雅		任志明	刘　洁	刘　静
刘艳君	孙石春	孙丽娜	齐丽娜	何　影
何业伟	张　彤	张　祎	张　楠	张延钧
张黎黎	李　东	李　瑞	李　瑾	李昊怡
陈　雪	赵　蕾	侯燕妮	夏　天	高菲菲
焦裕霞	董　慧			

中国协和医科大学出版社

图书在版编目（CIP）数据

麻醉学：高级医师进阶 / 周峰主编. —2版. —北京：中国协和医科大学出版社，2020.1
高级卫生专业技术资格考试用书
ISBN 978-7-5679-1416-2

Ⅰ.①麻…　Ⅱ.①周…　Ⅲ.①麻醉学–资格考试–教学参考资料　Ⅳ.①R614

中国版本图书馆CIP数据核字（2019）第266956号

高级卫生专业技术资格考试用书
麻醉学·高级医师进阶（第2版）

主　　编：周　峰
责任编辑：张　宇

出版发行：**中国协和医科大学出版社**
（北京市东城区东单三条9号　邮编100730　电话010 – 65260431）
网　　址：www.pumcp.com
经　　销：新华书店总店北京发行所
印　　刷：涿州汇美亿浓印刷有限公司
开　　本：787×1092　1/16
印　　张：28.75
字　　数：640千字
版　　次：2020年1月第2版
印　　次：2021年1月第2次印刷
定　　价：112.00元

ISBN 978-7-5679-1416-2

前　言

近年来，医学科学飞速发展，临床上新理论、新技术和新方法不断出现。同时，高级技术资格考试制度逐渐完善，但考试用书却极其匮乏。为了加强临床医务人员对学科知识的系统了解和掌握，提高医疗质量，同时也为了满足考生需要，我们组织了从事临床工作多年，在本学科领域内具有较高知名度的副主任医师职称以上的专家及教授，共同编写了此书。

麻醉学是以研究临床麻醉、生命机能调控、重症监测治疗和疼痛诊疗为主要内容的临床学科，通常用于手术或急救过程中。全书共分4篇23章，具体内容包括麻醉学基础知识、麻醉方法与监测、专科麻醉及特殊病症的麻醉、麻醉中各种紧急情况的处理。其中，"第一篇　麻醉学基础知识"内容包括麻醉相关解剖生理基础、麻醉药理学、麻醉相关病理生理学、心肺脑复苏、重症监护治疗、疼痛治疗、气道管理、常用试验检查及麻醉相关特殊检查。"第二篇　麻醉方法与监测"内容包括术前病情评估与准备、麻醉方法及技术、麻醉生理监测、危重患者的监测和治疗、围术期体液平衡的监测、麻醉并发症防治。"第三篇　专科麻醉及特殊病症的麻醉"内容包括常见麻醉、少见麻醉、重症麻醉。"第四篇　麻醉中各种紧急情况的处理"内容包括常见的危急事件、呼吸系统的危急事件、心血管系统的危急事件、神经系统损害引起的危急事件、产科麻醉时出现的危急事件、体内代谢异常引起的危急事件。全书内容具有实用性、权威性和先进性，是拟晋升副高级和正高级职称考试人员的复习指导用书，同时也可供高年资医务人员参考，以提高主治医师以上职称医务人员临床诊治、临床会诊、综合分析疑难病例以及开展医疗先进技术的能力。

由于编者经验水平有限，书中难免存在错误与疏漏之处，敬请读者批评指正。

编　者

2019年11月

目　录

第一篇
麻醉学基础知识

第一章　麻醉相关解剖生理基础

第一节　呼吸系统的解剖与生理

一、呼吸系统的解剖

知识点1：呼吸系统的基本结构	副高：掌握　正高：熟练掌握

呼吸系统由鼻、咽、喉、气管、支气管（叶、段、亚段）、细支气管、终末细支气管、呼吸性细支气管及肺泡等组成。呼吸系统的基本结构，除了包括气道、肺与肺泡组织外，还应包括胸廓、各种呼吸肌及肺和胸廓的血供、淋巴、神经支配等。

知识点2：气道的结构	副高：掌握　正高：熟练掌握

一般将气道分为上气道和下气道。上气道由鼻、咽、喉组成，它是气体进入肺内的门户。其主要功能除了传导气流外，还有加温、湿化、净化空气和吞咽、嗅觉及发音等功能。下气道主要由气管、支气管、支气管树及肺泡等组成，根据功能的不同，下气道又分为传导气管（气管、支气管、支气管树）和呼吸区。

知识点3：肺与肺泡	副高：掌握　正高：熟练掌握

（1）肺：肺是有弹性的海绵状器官，其形状似圆锥形，位于纵隔两侧。上端称为肺尖，

下端称为肺底，内侧称为纵隔面，外侧称为肋面。右肺三叶，左肺二叶，外被胸膜、叶间裂相隔，每叶肺又依支气管和血管的分支再分为肺段。肺段在解剖构造和功能上，均可以认为是一独立单位。

（2）肺泡：肺泡是气体交换的场所，为多面型薄壁囊泡，总的表面积可以达到70m²。肺泡的平均直径约为0.25mm，实际大小因呼吸的深度而异。肺泡的数目随着年龄的增加而增长，在出生时约为0.24亿，到8～9岁时即可以达到成人水平（3亿个）。

知识点4：胸廓	副高：掌握　正高：熟练掌握

胸廓是12块胸椎骨、12对肋骨、1块胸骨与肋间肌构成的骨性结构，肺、气管、支气管、纵隔等重要器官都位于胸廓之内。胸廓具有足够的坚硬度以保护其内在的重要器官，同时也具有一定的灵活性，可在呼吸动作时起类似风箱的作用。在吸气时，胸廓与肺可以在前后径、横径、长径三个方向增大体积，有助于吸气动作的产生。

二、肺循环生理

知识点5：肺循环系统	副高：掌握　正高：熟练掌握

肺循环系统是低压系统，正常时右心与左心排出量基本相等，但是肺动脉平均压只有主动脉的1/6～1/5，约14mmHg，肺静脉压力仅为6mmHg。

知识点6：影响肺血流及压力的因素	副高：掌握　正高：熟练掌握

影响肺血流及压力的因素大致包括下列几项：①血压可以直接影响整个血液系统压力；②血容量的变化与单位时间内流经肺的血容量成正比；③呼吸影响肺血容量，比如吸气时，增加回心血量及右室排血量，肺血容量可以达总血容量的10%；而呼气时，可以降为总血容量的6%～7%；④缺氧：吸入低氧浓度（10%～16%）空气时，可以使肺动脉压升高而不改变右室排血量，可能是因肺泡缺氧引起血管收缩；⑤二氧化碳分压升高：二氧化碳对人体肺血管阻力的影响并不明显，但近年来研究认为在体外循环后，动脉血二氧化碳分压即使在生理范围内升高，也显著增加肺血管阻力；⑥慢性肺疾病由于缺氧肺血管收缩，日久造成肺动脉高压，并且刺激生血器官产生红细胞增多及高血容量；⑦体位也会影响肺血容量，人由直立位到仰卧位时，肺血容量可以增加27%。

知识点7：肺循环和体循环的差异	副高：熟练掌握　正高：熟练掌握

肺循环系统为低压系统，正常时右心与左心排出量基本相同，但肺动脉平均压只有主动脉的1/6～1/5，约14mmHg，肺静脉压力仅6mmHg。肺血管壁也较薄，肺动脉壁仅为主动脉壁1/3厚，更具有伸缩性。肺的微动脉也无肌组织，肺毛细血管平均压、静水压只有体循环毛细血管的1/4，约8mmHg，而血浆胶体渗透压为25mmHg，因此为防止肺水肿的重要因

素。肺循环缺少瓣膜，容易因各种压力的影响而变化。

成人肺循环容纳总的血容量正常时是400～600ml，为总血容量的8%～10%，肺毛细血管切面的总面积是40m²。静息时只有1/15～1/10的肺毛细血管开放，肺脏的血流大部分处于动静脉中，在肺毛细血管直接参与氧合作用的血流仅60ml。运动时，肺血流量增加，毛细血管开放增加，甚至全部开放，从而使动脉压不至于增高。

知识点8：肺容量	副高：掌握　正高：熟练掌握

肺容量指的是不同程度用力呼吸产生的容量变化。肺容量主要包括：潮气量（V_T）、深吸气量（IC）、补呼气量（ERV）、残气量（RV）、肺活量（VC）、肺总量（TLC）。

第二节　自主神经系统的解剖和生理

一、自主神经的解剖与递质

知识点1：自主神经系统在解剖和功能上的划分	副高：掌握　正高：熟练掌握

自主神经系统在解剖和功能上分为交感神经、副交感神经和肠道神经系统。

知识点2：交感神经元	副高：掌握　正高：熟练掌握

交感神经元位于延髓前腹侧外部、延髓前腹侧中部、尾缝核、脑桥与海马内室旁核。其中，位于延髓前腹侧外部的交感前运动神经元在维持基础血压及调节血压的时相性中起着重要作用。

知识点3：交感神经节	副高：掌握　正高：熟练掌握

（1）颈神经节：主要包括3个，颈上神经节、颈中神经节与颈下神经节。

（2）星状神经节：位于C_7横突和第1肋骨之间，椎动脉的后方，是疼痛治疗时最常阻滞的神经节。

（3）胸神经节：主要由12节侧角脊神经构成，接收来自主动脉、脊神经支、三支内脏神经（内脏大、小和内脏下神经）及心脏、肺和食管神经丛的纤维。

（4）腰神经节：一般起自腰段的4个节段的脊髓侧角，发出神经纤维支配主动脉，参与构成腹腔下神经丛与腰段脊神经。

（5）骶神经节：一般起自骶髓的两个节段，参与构成盆腔神经丛与骶部脊神经。

知识点4：交感神经丛	副高：掌握　正高：熟练掌握

（1）心神经丛：①心深神经丛：位于气管分叉处的前方，由颈部和上胸部4个神经节以

及迷走神经分支构成。②心浅神经丛：位于肺动脉的前方，主动脉的下方。主要接收来自右侧颈上神经节的纤维和左侧迷走神经的下心支。

（2）腹腔神经丛：腹腔神经丛是最大的交感神经丛，是位于腹腔动脉（L_1）前方的密集神经网络，在胰腺与胃上缘。主要接收来自内脏大小神经、内脏下神经以及右迷走神经内脏支的纤维。

知识点5：副交感神经的构成　　　　　副高：掌握　正高：熟练掌握

副交感神经系统起自第 Ⅲ、Ⅶ、Ⅸ 和 Ⅹ 对脑神经以及脊髓骶段。与交感神经系统不同，副交感神经系统的神经节位于效应器附近或效应器内。这种神经节的位置决定了副交感神经系统的作用较交感神经系统精确且较弱。

脑神经与骶髓神经两部分构成副交感神经。

（1）脑神经部分：在功能上使瞳孔缩小、胃肠运动加强、涎腺和泪腺分泌、心脏抑制、支气管收缩。

（2）骶髓神经部分：骶髓神经部分起自 $S_{2\sim4}$ 脊神经前根，构成盆腔内脏神经，并且与交感神经丛相伴，在支配器官形成小的终末神经节。在功能上，纤维支配结肠、直肠和膀胱的运动、抑制括约肌并使生殖器血管扩张。

知识点6：肠道神经系统　　　　　副高：熟练掌握　正高：熟练掌握

肠道神经系统与很多重要的临床表现相关，主要包括恶心、呕吐及麻醉导致的肠道功能改变，通常人们缺乏对自主神经系统第三大支系的认识。肠道神经系统为大量埋在胃肠道壁内的神经元和相关支撑细胞组成的神经网。肠道神经系统是由神经嵴的成神经细胞分化而来，随迷走神经移行到胃肠道。肠道神经系统所包含的神经细胞数量与脊髓相同。

肠道神经系统与交感神经系统、副交感神经系统间存在一个重要区别，即肠道神经系统具有特别强的局部自主调节能力。在脊髓横断、麻醉时，尽管括约肌功能可能受损，但消化功能与胃肠蠕动仍可进行。

肠道神经元可为感觉神经元、感知肠道内的张力或肠内容的化学特性；也可作为中间神经元；还可为运动性神经元，使小肠肌肉收缩、舒张管腔、转运水和电解质。肠道神经系统内的运动神经元又可分为两种，即为兴奋性和抑制性运动神经元。

肠道神经系统中，部分神经丛有重要的作用，包括肠肌神经丛（Auerbach丛）与黏膜下神经丛（Meissner丛）。

知识点7：神经递质的分类　　　　　副高：掌握　正高：熟练掌握

所有交感、副交感神经的节前与副交感神经节后神经纤维，以及极少数交感神经的节后神经纤维释放的递质是乙酰胆碱，交感神经的节后神经纤维释放的递质为去甲肾上腺素。在中枢神经系统与肾的神经释放递质为多巴胺，某些肠道神经释放的递质为嘌呤，结肠中的肠道神经和中枢神经系统中的某些神经释放的递质是神经肽。将释放乙酰胆碱的神经称之为胆碱能神经，释放去甲肾上腺素的神经称为肾上腺素能神经。

除了乙酰胆碱与去甲肾上腺素外，还有很多其他的化合物参与肠道功能的自动调节。在这些非肾上腺素能非胆碱能（NANC）神经递质中最重要的是一氧化氮（NO）——一种重要的内源性抑制剂，其他的NANC神经递质还包括P物质、多种阿片肽、血管活性肠肽（VIP）和数目不断增长的肽类激素。

二、自主神经系统的功能及麻醉药物对其的影响

知识点8：交感神经的功能　　　　　　　　　副高：掌握　正高：熟练掌握

交感神经的功能主要有：①应激反应时，交感神经兴奋，使得心率加快，心脏的传导加速，心肌收缩力增强，外周静脉收缩，回心血量增加，心排出量增加，血压升高；②使得皮肤、肠管、肝和肾的血管平滑肌收缩，血流集中于心脏和脑等重要的生命器官；使呼吸中枢兴奋，支气管平滑肌收缩，支气管扩张，通气量增加；③使得眼睫状肌、胃肠道及泌尿生殖系统括约肌收缩，胃肠道与泌尿生殖系统的平滑肌松弛、功能降低，胃肠道的分泌活动减少；④使肾素、抗利尿激素释放，肾上腺髓质分泌去甲肾上腺素及肾上腺素增加；⑤使肝和肌肉中的糖原水解，脂肪分解，提供更多的葡萄糖和脂肪酸，抑制胰岛细胞分泌胰岛素，胰高血糖素分泌增加，血糖升高，为细胞提供更多的能量，利于机体兴奋和动员相应的器官应付应激状态。

知识点9：副交感神经的功能　　　　　　　　副高：掌握　正高：熟练掌握

副交感神经的功能主要有：①副交感神经兴奋能够抑制交感神经释放去甲肾上腺素，同时副交感神经节后纤维释放乙酰胆碱，使窦房结细胞膜超极化，延缓阈电位恢复，影响另一个动作电位的产生，进而使心率减慢，减弱心房肌的收缩力；②能够使房室结的传导速率减慢，增加房室结的有效不应期，可能产生房室传导阻滞；使浦肯野（Purkinje）系统的自律性降低，增加心室肌纤颤的阈值；③能够使血管内皮释放一氧化氮，引起血管扩张；④能够使颈动脉窦和主动脉体的化学感受器兴奋；⑤能够引起支气管、胃肠道和泌尿生殖系统平滑肌收缩，而胃肠道和泌尿生殖系统括约肌松弛，当副交感神经过度兴奋时，可以引起恶心、呕吐、肠痉挛和尿便失禁。使泪腺、气管、支气管腺体、唾液腺和消化腺分泌增加。

知识点10：脊髓横断时的自主神经系统改变　　副高：熟练掌握　正高：熟练掌握

脊髓完全横断时，不但会影响感觉与运动功能，还会显著地改变自主神经系统的功能状态。根据脊髓损伤、横断的位置、程度及时间，可导致自主神经系统不同程度的功能紊乱。

高位截瘫时，因交感神经系统受到严重损害，但迷走神经并未受累，表现出心动过缓，低血容量时亦不能够使心率增快。气管内吸痰、缺氧时导致迷走神经反应，发生更加严重的心动过缓。同时，肾素-血管紧张素-醛固酮系统功能代偿性增加以维持血压，此类患者对

血管紧张素转换酶抑制药较为敏感。脊髓损伤以下部位受到刺激时，可出现自主神经系统反射紊乱现象，脊髓损伤以上的身体部位可出现潮红、出汗。高位截瘫的患者，血中儿茶酚胺仅轻度增加，主要为肾上腺素能受体超敏化的结果，此类患者对外源性儿茶酚胺非常敏感。此外，因皮肤血管扩张和体温调节机制受到损害，截瘫患者术中易发生低体温，麻醉过程中需注意对体温的监测与维持。低位截瘫时，心率的改变与之相反，出现代偿性心动过速。

脊髓横断后即刻发生与上述表现完全不同的急性期反应，表现为自主神经系统兴奋性降低的脊髓休克状态，外周血管扩张、血压降低、血浆中儿茶酚胺水平仅为正常值的35%，此状态可持续数天或数周。

知识点11：吸入麻醉药对自主神经系统功能的影响　　　副高：掌握　正高：熟练掌握

吸入麻醉药对交感神经的影响所引起的临床表现是不一样的，这主要涉及对压力感受器与减压反射的作用。吸入麻醉药抑制交感神经，引起外周血管扩张或对心肌有着直接的抑制作用，血压下降，若对压力反射没有明显的影响，低血压将通过压力反射激活交感神经系统，维持血压不致过低，但是如果吸入麻醉药同时还抑制压力反射，血压将会显著降低。

知识点12：静脉麻醉药对自主神经系统功能的影响　　　副高：掌握　正高：熟练掌握

丙泊酚能够直接抑制窦房结的功能和心脏传导系统，引起心动过缓。硫喷妥钠诱导能显著减少交感神经活动达50%，氯胺酮引起交感神经兴奋，使心率增快、血压升高。麻醉剂量的依托咪酯对自主神经系统无明显影响，对心脏传导系统也无抑制作用。

知识点13：麻醉性镇痛药对自主神经系统功能的影响　　　副高：掌握　正高：熟练掌握

麻醉性镇痛药，特别是在大剂量应用时，抑制交感神经，激活迷走神经的心脏运动纤维，引起心动过缓及一定程度的血压降低。

知识点14：肌肉松弛药对自主神经系统功能的影响　　　副高：掌握　正高：熟练掌握

去极化肌松药氯琥珀胆碱，尤其是其代谢产物琥珀胆碱能够兴奋心脏毒蕈碱样受体，引起心动过缓或心律不齐。非去极化肌松药泮库溴铵能阻断心脏毒蕈碱样受体，抑制交感神经对去甲肾上腺素的再摄取，产生心动过速与血压升高。其他临床常用的非去极化肌松药对自主神经系统并无显著影响。

知识点15：椎管内阻滞对自主神经系统功能的影响　　　副高：掌握　正高：熟练掌握

局麻药在注入蛛网膜下腔或硬膜外腔阻滞感觉神经的同时，产生交感神经阻滞，交感神经阻滞的范围比感觉神经阻滞范围宽2～6个节段。交感神经被阻滞后引起外周血管扩张，机体将依靠减压反射维持血压。若心交感神经同时被阻滞，心率减慢，血压不易维持。

在正常静息情况下，交感神经对肠道活动的抑制并不被激活。腹部手术时，对肠道的触摸，将激活交感神经对肠道活动的抑制，从而导致术后肠麻痹。椎管内阻滞达到中胸部至腰部水平时，能阻断交感神经对肠道的抑制，括约肌松弛，小肠收缩，肠蠕动存在，加上完全的肌肉松弛作用，为腹部手术提供了非常满意的条件。术后使用硬膜外患者自控镇痛（PCEA），也有利于胃肠功能的恢复。

第三节 疼痛的解剖与生理

一、疼痛的神经学解剖

知识点1：伤害感受器	副高：掌握 正高：熟练掌握

组织学认为是疼痛初级传入神经Aδ和C纤维的末梢，它广泛分布于皮肤、肌肉、关节和内脏器官。但对于角膜是例外的，角膜只存在神经末梢，但是却能感受到温、触和痛觉。有部分伤害性感受器在正常的情况下没有功能，称为"寂静伤害性感受器"，在损伤严重和疾病状态，例如炎症，才被激活，寂静伤害性感受器主要存在于关节和内脏。

知识点2：背根节（DRG）神经元	副高：掌握 正高：熟练掌握

DRG细胞是感觉传入脊髓前的第一级神经元，胞体发出单个轴突在节内延伸一段长度后，分为两支：一支是周围神经轴突，伸向外周伤害性感受器，接受痛觉信息；另一支是中枢轴突，是Aδ和C纤维，集中成束，进入脊髓部分称为Lissauer束，与脊髓后角细胞形成突触联系。

知识点3：初级传入纤维	副高：熟练掌握 正高：熟练掌握

伤害性感受器所探知的信号通过初级传入纤维，即Aδ和C纤维传导到脊髓后根神经节（头部以下），头面部的痛觉信号经脑神经（Ⅴ、Ⅶ、Ⅸ、Ⅹ）传递到相应的感觉神经节。这两种纤维能感受不同的伤害刺激，除了伤害性刺激，有的纤维还会传递非伤害刺激。Aδ纤维有髓鞘，传导信号较快（2～30m/s）；C纤维没有髓鞘，传导速度较慢，速度不到2m/s。Aδ纤维传导快，称为"第一疼痛"，疼痛定位明确，呈锐痛；继之而来的是"第二痛"，由C纤维传导，疼痛表现为灼热且范围广泛。

知识点4：痛觉传递系统的主要成分	副高：掌握 正高：熟练掌握

痛觉传递系统主要包括3个主要成分：外周感觉神经、脊髓到脑干和丘脑的神经元网络，以及丘脑和大脑皮质的相互联系。

知识点5：疼痛的分类　　　　　　　　　　　　　　　副高：掌握　正高：熟练掌握

疼痛主要包括：①神经末梢性疼痛、浅表性疼痛、深在性疼痛与牵涉性疼痛；②中枢性疼痛；③心因性疼痛；④慢性疼痛和急性疼痛；⑤痛觉过敏和疼痛倒错；⑥外周（痛）敏感化；⑦中枢神经系统的敏化；⑧自发痛；⑨病理性疼痛。

二、疼痛生理

知识点6：疼痛的外周机制　　　　　　　　　　　　　副高：掌握　正高：熟练掌握

（1）伤害性感受器和化学信使：包括：①组织损伤产物：缓激肽（BK）、前列腺素、5-羟色胺（5-HT）、乙酰胆碱、组胺、三磷腺苷、H^+和K^+等；②感觉神经末梢释放物质：谷氨酸、P物质（SP）、甘丙肽（galanin）、钙降素基因相关肽（CGRP）、生长抑素（SOM）、缩胆囊素（CCK）、一氧化氮（NO）等；③交感神经释放物质：神经肽Y（NPY）、去甲肾上腺素、花生四烯酸代谢物等；④免疫细胞产物：白细胞介素、阿片肽、激肽类等；⑤神经营养因子；⑥血管因子：激肽类、一氧化氮、胺类等。

（2）外周交感纤维活动与疼痛：在生理条件下，交感神经系统和感觉神经系统极少发生解剖上的直接联系，但是当外周神经损伤或炎症时，通过交感–感觉耦联交感神经参与疼痛的调节。

（3）神经病理性疼痛：外周神经损伤通常是引起病理痛的基础，临床表现为与受损神经相关分布区域的进行性、放射性、自发性疼痛或是触摸导致疼痛（疼痛倒错）。疼痛倒错实质上属于痛觉过敏，它是由于痛觉阈值降低到触摸也会引起疼痛。

知识点7：疼痛的中枢机制　　　　　　　　　　　　　副高：掌握　正高：熟练掌握

（1）脊髓后角：脊髓后角由初级传入末梢、后角神经元与下行纤维末梢组成，后角浅层的轴突末梢和神经元集中了数十种神经递质或调质。在脊髓后角浅层中，有十几种受体存在。脊髓后角存在着两个密切相关的传递痛觉信息的递质系统：①短时程反应的兴奋性氨基酸系统，由N-甲基-D-天冬氨酸（NMDA）受体介导；②由NMDA受体和神经激肽-1（NK-1）受体共同介导的长时程反应。通过这两个系统的相互作用，触发与传递不同性质、不同时程的疼痛。

（2）痛觉传入在脊髓后角的加工：痛觉有很大的变异性，变异性在脊髓水平就开始产生。脊髓后角神经元对同一刺激的反应不同，比如非伤害性刺激一般不引起疼痛，也不会引起后角痛敏神经元的活动，但在一些状态下非痛刺激可增强后角痛敏神经元发放，诱导疼痛的产生。

（3）痛觉信息在高级中枢的整合：在中枢神经系统内有一个由许多脑区组成的下行调制系统。它主要由中脑导水管周围灰质（PAG）、中缝大核及邻近的网状结构及蓝斑核的神经元组成，它们的轴突主要经脊髓背外侧束（DLF）下行，终止于脊髓后角，对痛觉信息传递产生抑制性调制，在脑干水平也会抑制三叉神经脊核痛敏神经元的活动。

（4）中枢神经系统参与痛觉过程的神经递质：包括5-羟色胺（5-HT）；去甲肾上腺素（NE）；γ氨基丁酸（GABA）；多巴胺（DA）；阿片肽；乙酰胆碱（ACh）；缩胆囊素（CCK）。

第四节　产妇麻醉的解剖与生理

一、妊娠的解剖和生理变化

知识点1：妊娠期循环系统的变化　　　　　　　　　　副高：掌握　正高：熟练掌握

（1）血容量增多：妊娠后，循环血量从第6周起逐日增多，妊娠33周时达高峰，平均增加50%。此后逐渐下降，但仍高于正常人，产后2~6周可恢复正常。分娩前血容量增加1000~1500ml，可以补偿经阴道自然分娩的300~500ml失血和剖宫产800~1000ml的失血。另外，分娩后收缩的子宫可以自体输血约500ml。

（2）心排出量、心率加快：妊娠4~8周心率开始加快，16~24周时达高峰，以后逐渐下降，单胎妊娠心率平均增加16%。心脏容量至孕末期增加约10%。妊娠第5周起心排量增加，在妊娠中期心排量能够持续增加，同比非孕期增加50%，之后维持在该水平直至妊娠晚期。心排量是通过增加每搏量（25%~30%）与心率（15%~25%）实现的。心排量在分娩开始后进一步增加，第一产程比分娩前增加10%~25%，第二产程增加40%。胎儿娩出时达到高峰，心排量可以增加80%。产后24小时心排量恢复至产前时水平，产后2周可恢复到孕前水平。心脏做功增加，心肌呈轻度肥厚。妊娠后期因膈肌上抬，心脏被向上向左推移，心尖搏动左移。妊娠期可能出现房性或室性期前收缩、心律失常等现象。

（3）外周血管阻力：尽管心排量和血浆容量增加，但由于妊娠期外周血管阻力降低20%，全身血压会下降。在妊娠20周时，收缩压、平均动脉压及舒张压分别下降5%、15%和20%；随着孕周增长，逐渐会恢复到孕前水平。由于静脉容量根据血容量的增加而增加，因此妊娠期中静脉压并无变化。

（4）腹主动脉-腔静脉压迫：妊娠的子宫会压迫腹主动脉，这种压迫通常会引起母体下肢低血压，上肢无影响，孕妇本身也无症状。但腹主动脉的压迫会造成子宫及胎盘血流的减少。即使正常的子宫，若母体低血压（比正常值降低25%）时间>10分，也会明显降低子宫血流，造成进行性的胎儿酸中毒。

孕妇仰卧位时妊娠的子宫会压迫腔静脉，从而降低前负荷、心排量和全身血压。分娩时处于仰卧位，下腔静脉的血液几乎被完全阻断，下肢回流的血液通过硬膜外静脉、奇静脉和椎旁静脉回流。分娩仰卧位时出现低血压的孕妇约占15%，还可有出汗、恶心、呕吐及大脑活动的变化，被称为"仰卧位低血压综合征"。下腔静脉受压可使心排量减少10%~20%，下肢血流缓慢，可引起踝关节水肿及静脉曲张，患静脉血栓的风险增加。

知识点2：妊娠期呼吸系统的变化　　　　　　　　　　副高：掌握　正高：熟练掌握

妊娠期因呼吸道毛细血管扩张，鼻、咽喉、支气管黏膜充血，可以使鼻通气不畅。妊娠早期潮气量增加直至妊娠后期增加19%～28%，可以达800ml；妊娠后期静息通气量可上升至11L/min，比非孕时增加42%，孕妇呈过度通气。妊娠24周后，因膈肌上升补呼气量及余气量开始下降，至妊娠末期分别下降100ml及200ml，因此功能余气量不变或下降20%，但孕期的过度通气可使下降的补呼气量得到代偿。

妊娠末期膈式呼吸受限，所以全麻时应当避免抑制胸式呼吸，椎管内麻醉时要防止阻滞平面过高。另外，麻醉时应当加强呼吸管理。当施行气管插管时，应当做好插管困难的准备，注意避免口鼻黏膜损伤。因为声带和杓状软骨周围容易水肿，所以插管用的带套囊气管导管应该选择稍小号（内径6.0～6.5mm）。

孕妇对所有吸入麻醉药的摄取、排出快于非孕妇。

知识点3：妊娠期血液系统的变化　　　　　副高：掌握　正高：熟练掌握

妊娠前8周红细胞容量下降，到妊娠16周时增加到孕前水平，到足月时比妊娠前增加了30%。但是血浆容量的增加超过红细胞容量的增加，引起妊娠期生理性贫血。

血液稀释现象使血细胞比容从40%下降到33%，血红蛋白从125g/L下降到109g/L。孕妇血浆及尿促红细胞生成素增高，可以刺激骨髓制造红细胞。

白细胞数在妊娠8周起轻度上升至$9.5×10^9$/L，以后稳定在（10～12）$×10^9$/L，主要是中性粒细胞，可以持续至产后2周以后。血浆纤维蛋白原于妊娠后期升高至5～6g/L，使红细胞沉降率加快。血小板保持不变或减少10%。

知识点4：妊娠期消化系统的变化　　　　　副高：掌握　正高：熟练掌握

妊娠20周后，胃肠道的变化使孕妇更易出现反流、误吸和酸中毒。妊娠子宫增大使胃和幽门抬高，腹腔内的食管部分进入胸腔，食管括约肌不敏感。

胎盘分泌大量孕酮引起全身平滑肌普遍松弛，导致胃肠道张力降低，蠕动减弱，胃排空时间及肠运输时间延长，又由于胃贲门括约肌松弛、胃的位置改变以及腹压增加，容易导致胃内容物反流至食管。静息胃液分泌几乎无改变，足月妊娠时胃液分泌量略低于正常。胃液分泌减少至哺乳期可以恢复正常。麻醉中要重视预防反流、呕吐及误吸的情况发生。无论进食时间间隔有多长，产妇都应该被视为饱胃和具有误吸高风险的人群。

知识点5：妊娠期肝功能的变化　　　　　副高：掌握　正高：熟练掌握

妊娠期肝功能生理变化很大，甚至可与肝病状态混淆。足月妊娠时血浆胆碱酯酶的活性下降20%～30%，但由于分布容积增大，氯化琥珀胆碱的作用持续时间没有明显变化。

知识点6：妊娠期肾功能的变化　　　　　副高：掌握　正高：熟练掌握

肾由于间质液和血液增加而略有增大，肾盂和输尿管略有扩张。在孕期前3个月，由于肾血流量和肾小球滤过率增加，使血肌酐和血尿素氮（BUN）下降，如果略高于正常值，则应怀疑肾疾病。肾糖阈值降低，容易出现糖尿。肾小管对尿酸排出减弱，使血尿酸增高。

知识点7：妊娠期内分泌系统的变化   副高：掌握   正高：熟练掌握

妊娠期内分泌功能最明显的变化就是胎盘合成与分泌激素，它是引起妊娠生理变化最根本的原因，此外母体内分泌腺的功能也发生变化以适应妊娠需要。

知识点8：妊娠期代谢率增高   副高：掌握   正高：熟练掌握

妊娠期基础代谢率增高，到末期增加至15%～20%，氧耗量增加20%～40%，主要为子宫血管营养区域所用。

知识点9：妊娠期神经系统变化   副高：熟练掌握   正高：熟练掌握

孕妇做椎管内阻滞麻醉时所需的局麻药量需降低1/3。可能因素：
（1）硬膜外静脉充血使硬膜外腔狭小。
（2）腹腔压力增加促使局麻药通过硬膜。
（3）腰椎前凸使局麻药易于向头侧扩散。
但多数专家认为是黄体酮所致。孕妇脑脊液中黄体酮水平增高，可能改变神经元结构，所以对局麻药敏感，同时也使所有吸入麻醉药的MAC降低。

二、麻醉药对胎儿娩出后的影响

知识点10：药物经胎盘转运的主要影响因素   副高：掌握   正高：熟练掌握

药物自母体通过胎盘进入胎儿的主要方式是单纯弥散。影响单纯弥散速度的因素主要包括：①药物的浓度差，单纯弥散速度与胎盘膜两侧的物质浓度差成正比；②胎盘生理状态，药物通过胎盘的速度和量与胎盘的血流量、交换面积成正比，与胎盘膜的厚度成反比；③药物性质，药物的分子量、脂溶性、电离程度、蛋白结合率都会明显影响通过胎盘药物的速度和量。

知识点11：麻醉性镇痛药对胎儿的作用   副高：掌握   正高：熟练掌握

所有阿片类药物，如吗啡、哌替啶、芬太尼等都极易透过胎盘，且对胎儿产生一定的抑制。

知识点12：非巴比妥类镇痛药对胎儿的作用   副高：掌握   正高：熟练掌握

（1）地西泮：容易通过胎盘，地西泮可引起新生儿血内游离胆红素浓度增高，易诱发胆红素脑病。

（2）咪达唑仑：高度亲脂性，可迅速透过胎盘，但透过量少于地西泮，对胎儿的影响尚不清楚。

（3）氯丙嗪：对子宫无明显影响，过量引起中枢抑制，少数敏感者可出现一过性黄疸，患有严重肝损害者慎用。

（4）异丙嗪：对子宫肌张力无影响。个别产妇用药后出现躁动。近年来神经安定药如氟哌利多已被逐渐采用，异丙嗪及氯丙嗪已罕用。

知识点13：巴比妥类药对胎儿的作用	副高：掌握　正高：熟练掌握

巴比妥类药可以迅速透过胎盘。戊巴比妥钠0.1g肌内注射或口服，5～20分钟透过胎盘，但治疗量无明显呼吸抑制作用，对子宫也无明显影响。

知识点14：静脉和吸入麻醉药对胎儿的作用	副高：掌握　正高：熟练掌握

（1）氯胺酮：具有催产、消除阵痛、增强子宫肌张力和收缩力的作用，对新生儿无抑制，偶可引起新生儿肌张力增强和激动不安（有的报道占2%）。

（2）丙泊酚：该药可透过胎盘，用量超过2.5mg/kg可抑制新生儿呼吸。

（3）γ-羟丁酸钠（γ-OH）：自1961年以来，该药一直用于难产和胎儿窒息，具有增加宫缩频率和速度，强化催产药作用和促进宫缩的作用。可透过胎盘，预防胎儿缺氧性脑病并发症。

（4）硫喷妥钠：用于分娩第二期，不影响子宫收缩，可迅速通过胎盘，但胎儿的摄取量与母体所用剂量不成正比。

（5）安泰酮和丙泮尼地：可在胎儿娩出时作短时间使用。本药可以透过胎盘，对呼吸循环产生不同程度的影响，但不影响宫缩，对妊娠期高血压疾病、癫痫、心脏病或低血容量患者，以及过敏体质者禁用。

（6）氧化亚氮：可迅速透过胎盘，对母体的呼吸、循环、子宫收缩力有增强作用，使宫缩力与频率增加。

（7）恩氟烷与异氟烷：浅麻醉时对子宫抑制不明显，对胎儿也无明显影响。

（8）七氟烷：对子宫肌的抑制强于异氟烷。

知识点15：局部麻醉药对胎儿的作用	副高：掌握　正高：熟练掌握

产科常用局部麻醉药除在胎儿窘迫、宫内窒息或酸中毒情况外，只要子宫、胎盘和脐带血流正常，pH维持在生理范围，氧合良好，在麻醉和镇痛时并未见到临床应用剂量的局部麻醉药对新生儿有何危害。

知识点16：其他有关用药对胎儿的作用	副高：熟练掌握　正高：熟练掌握

（1）硫酸镁：多用于治疗妊娠期高血压疾病、降压、控制抽搐。对胎儿的影响主要是高

镁血症，使Apgar评分中肌张力评分下降、反射迟钝、四肢瘫软、无力甚至呼吸麻痹。

（2）缩宫素：可直接兴奋子宫平滑肌，加强收缩力。对胎儿的影响根据子宫胎盘血流灌注量减少程度而定。若伴有低血压、低血容量则可引起胎儿窘迫。

（3）西咪替丁：用于降低胃酸、减少分泌，对胎儿无影响。由于肌内注射至少要1小时才能起效，因此不适用于急产者。

第五节　小儿麻醉的解剖和生理

知识点1：新生儿与成人呼吸的比较　　　　　　　　　　　副高：掌握　正高：熟练掌握

新生儿与成人呼吸的比较见表1-1-1。

表1-1-1　新生儿与成人呼吸的比较

项　目		新生儿	成　人
肺泡通气量［ml/（kg·min）］		100～150	50
潮气量（ml/kg）		6	7
无效腔气量（ml/kg）		2.2	2.2
无效腔气量/潮气量		0.3	0.3
呼吸频率（次/分）		40	20
肺容量	功能余气量（ml/kg）	30	34
	余气量（ml/kg）	20	14
	功能余气量/肺总容量	0.48	0.40
	余气量/肺总容量	0.33	0.20
呼吸机制	总呼吸顺应性	1	20
	比呼吸顺应性	1	1
	总气流阻力	12	1
	比气流阻力	1	1
酸碱状态	$PaCO_2$（kPa）	3.7～3.8	5.1～5.3
	血浆 HCO_3^-（mmol/L）	17～22	24～28
	pH	7.36	7.40
	PaO_2（kPa）	8～10.7	10.7～13.3
	$AaDO_2$（kPa）	3.3（14～10.7）	1.33（14～12.7）

知识点2：小儿循环系统　　　　　　　　　　　　　　　副高：掌握　正高：熟练掌握

新生儿由于卵圆孔和动脉导管闭合，心室做功明显增加，特别以左心室更为明显，处于超负荷状态。新生儿的心肌结构特别是与收缩性有关的心肌群发育差，心室顺应性较低，心肌收缩性也差，每搏量较小，心功能曲线左移，这些特点使新生儿和婴儿存在心力衰竭倾向。心交感神经支配在出生后6周才发育健全，因此，心迷走神经支配占优势，在刺激下常常表现为心动过缓。心排血量相对成人较高，2岁以下的小儿主要靠心率较快维持心脏排血量和血压，术中一旦出现心率明显减慢要积极处理。6个月以下的婴儿，麻醉期间如脉搏慢于100次/分，需注意是否有缺氧、迷走神经反射或深麻醉。患儿血容量小，稍有出血血容量即显著降低。心肌对正性肌力药物相对不敏感，但耐受缺血和缺氧的能力较强。正常患儿心血管指标见表1-1-2。

表1-1-2　正常患儿心血管指标（X±s）

年　龄	心率（次/分）	心指数（L/min·m²）	动脉压（mmHg）		氧耗量ml/(kg·min)
			收缩压	舒张压	
早产儿	150±20	—	50±3	30±2	8±1.4
新生儿	133±18	2.5±0.6	67±3	42±4	6±1.1
6月	120±20	2.0±0.5	89±29	60±10	5±0.9
12月	120±20	2.5±0.6	96±30	66±25	5±1.0
2岁	120±25	3.1±0.7	99±25	64±25	6±1.2
3岁	101±15	—	100±25	67±23	6±1.1
5岁	90±10	3.7±0.9	94±14	55±9	6±1.2
12岁	70±17	4.3±1.1	109±16	58±9	3±0.6

知识点3：小儿神经系统　　　　　　　　　　　副高：掌握　正高：熟练掌握

新生儿已有传导痛觉的神经末梢，外周神经与脊髓背角有交通支。胎儿及新生儿大脑皮质已有功能，妊娠28周可以记录到胎儿有脑电活动变化。发育中的胎儿脊髓后角细胞含有P物质、降钙素基因相关肽、生长抑素等与痛觉传递有关的递质，同时也存在β-内啡肽，婴儿存在精细的感觉通路和皮质内联系。新生儿对疼痛性刺激有生理及生化反应。现已确认新生儿能够感知疼痛，对伤害性刺激有应激反应，因此新生儿应和成人一样，手术时要采取完善的麻醉镇痛措施。患儿神经系统发育尚未成熟，神经活动过程不稳定，陌生环境、检查、注射等会导致患儿恐惧心理或神经过度紧张。

知识点4：小儿肝肾功能和胃肠系统　　　　　　副高：掌握　正高：熟练掌握

新生儿虽然肝的重量相对较大，但肝功能不完全，虽能够合成大多数酶，但肝P450酶的数量和活性均低，在出生后3周，酶的活性迅速恢复正常。肝合成白蛋白能力较低，药物结合量少，药效相对较强。肝糖原储备能力低，尤其是早产儿和新生儿，易发生低血糖。新生儿肾小球滤过率低，主要原因是肾灌注压低，肾小球和肾小管功能不成熟。新生儿肾小球滤过率是成人的30%，出生1个月时已达到90%，1岁时已达到成人水平。在刚出生时新生儿胃液pH呈碱性，出生后第2天胃液pH接近正常。吞咽与呼吸的协调能力要在出生后4～5个月才发育完全，因此新生儿胃食管反流的发病率高。

知识点5：小儿氧代谢及体液平衡	副高：掌握　正高：熟练掌握

小儿的基础代谢率较成人高，表现为氧耗量和二氧化碳产出量比成人高，因此肺泡通气量比成人高1倍，呼吸频率快。小儿麻醉期间应当常规吸氧。

小儿细胞外液在体重中所占比例较成人大，成人细胞外液占体重的20%，小儿占30%，新生儿占35%～40%。小儿水转换率比成人大，婴儿转换率达100ml/（kg·d），因此婴儿容易脱水。婴幼儿对禁食及液体限制的耐受性差，易引起低血糖及代谢性酸中毒。

知识点6：小儿麻醉的药理特点	副高：掌握　正高：熟练掌握

小儿特别是新生儿，对药物的反应与许多因素有关，包括身体组成（脂肪、肌肉、水含量）、体温、蛋白结合、心排血量的分布、血-脑脊液屏障、肝肾功能等。

新生儿体液总量、细胞外液量和血容量与体重之比大于成人，应用水溶性药物时因分布容积较大，药物在细胞外液中被稀释，所以新生儿按照体重给药需较大剂量以达到需要的血液药物浓度。新生儿肾小球滤过率低，影响药物的排泄。

新生儿出生时血脑脊液屏障未发育完全，因此许多药物在脑内的浓度比成人高。新生儿和早产儿对吗啡抑制呼吸作用敏感，应减少使用剂量，6个月后，对吗啡的反应接近成人。芬太尼是小儿麻醉常用药，其优点是起效快、作用时间较短，但不同的手术变异很大。阿芬太尼作用时间短于芬太尼，但因人而有较大的变异。舒芬太尼作用时间长，要小心使用，常伴有明显的心动过缓。小儿瑞芬太尼的代谢如成人。小儿对去极化肌松药欠敏感。

小儿最低肺泡有效浓度（MAC）高于成人，在相同MAC下需吸入比成人更多的麻醉药。

第六节　老年人麻醉的生理

一、老年人神经系统

知识点1：老年人中枢神经系统	副高：掌握　正高：熟练掌握

老年人神经系统呈退行性改变。因神经元的进行性减少，脑的重量减轻，体积缩小，且有一定程度的脑萎缩。脑脊液则代偿性增加。具有高度特殊功能的神经元亚群，尤其是与合成神经递质有关的神经元，随着年龄的增长而遭受最大程度的耗损。随着年龄增加，脑细胞对葡萄糖的利用能力下降，脑细胞胞质蛋白合成能力下降，脑内不同部位蛋白质含量减少5%～25%。老年人脑血流量减少，脑血管阻力增加。脑的退行性改变主要表现在电生理方

面，主要是电位振幅减小、冲动传递速度减慢。

脊髓也经历着退行性改变的过程，神经元减少、神经胶质增生。老年人常常表现短程记忆能力降低，视、听、味、嗅等反应减弱，计算能力和快速理解能力逐渐下降，反应时间延长，迅速回忆信息的能力降低等。与年龄相关的记忆力下降是非常严重的，因为对日常生活活动（activities of daily living, ADL）会造成明显影响。有用的 ADL 降低时大脑储备功能减退的表现，临床上可表现为对麻醉药的敏感性增加，发生围术期谵妄与术后认知功能障碍的风险增高，导致功能储备下降的确切机制尚不明确。老年人的硬膜外间隙随着老龄而变窄，容积减少；椎间孔闭缩，局麻药向椎旁间隙扩散减少。老年人对脊麻敏感性增高，麻醉作用起效快，阻滞平面扩散广，麻醉作用时间延长。

知识点 2：老年人周围神经系统和神经肌肉接头功能　　副高：掌握　正高：熟练掌握

老年人各种感觉的阈值均增高，此种情况可因特殊感觉器官的退行性改变而加速。这是一种渐进的传入神经阻滞，周围神经系统与脊髓的退行性改变也与之有关，周围感觉及运动神经的神经纤维数量减少，神经轴突减少，神经胶质增生，传导速度减慢。由于皮质脊髓传导功能的减退，各种躯体自主活动从指令意识产生到开始出现动作的时间延长。由于老年人运动神经元不断丧失从胞体沿轴突向远端运送胞质的能力，降低了对骨骼肌的营养性支持，神经肌肉接头发生明显改变。以上变化使老年人对局麻药的耐量降低，使用时应减少剂量，采用最低有效浓度，避免局麻药中毒。

知识点 3：老年人自主神经功能　　　　　　　　　　副高：掌握　正高：熟练掌握

自主神经系统同样也经历着神经元丧失、神经纤维数量减少，传导减慢，受体和神经递质在数量和功能方面发生改变。老年人自主神经反射的反应速度减慢，反应强度减弱。其压力反射反应、冷刺激的血管收缩反应和体位改变后的心率反应均启动较慢，反应幅度较小，不能有效地稳定血压。故老年人不易维持血流动力学的稳定，其适应外界因素改变的能力和反应速度下降。

二、老年人心血管系统

知识点 4：老年人血管硬化　　　　　　　　　　　　副高：掌握　正高：熟练掌握

随着年龄的增长，主动脉和周围动脉管壁增厚，硬化程度增加，血管阻力增加，收缩压、脉压增加。大动脉僵硬度的增加会增加心搏出量射血的阻抗使主动脉舒张压增高。动脉弹性的丧失则使脉压变大。静脉血管壁弹性减弱，使血液淤积。

知识点 5：老年人心脏功能的减退　　　　　　　　　副高：掌握　正高：熟练掌握

随着衰老的进程，心脏在形态学上的表现为心肌细胞数目减少、左心室壁增厚、心壁脂肪浸润、心瓣膜钙化并关闭不全、传导纤维的密度和窦房结细胞数量降低。褐脂质在心肌纤维聚积造成褐色萎缩，细胞核内出现染色质凝集块、色泽加深或缩小碎裂溶解，细胞核内包涵体增多、核膜凹陷、高尔基复合体破碎、溶酶体膜破坏、线粒体减少。这些改变在功能上使心肌收缩力降低、弹性下降、心室充盈压增加以及传导功能减退。心室腔的弹性降低，舒张期充盈较慢，因此更多地依赖于心房收缩。

三、老年人呼吸系统

知识点6：老年人呼吸系统通气调节的改变	副高：掌握　正高：熟练掌握

老年人在睡眠中容易出现呼吸暂停和血氧饱和度降低，有睡眠呼吸暂停综合征者较易在恢复时出现。老年人对高二氧化碳和低氧的通气反应均降低，表现为潮气量增加不足，而通气频率仍维持原水平，导致每分通气量无明显增加，极可能是呼吸中枢本身功能改变所致。易造成低氧血症，引起心律失常、心绞痛发作甚或心力衰竭。

知识点7：老年人的气道及弹性	副高：掌握　正高：熟练掌握

老年人的声门对刺激的反应性降低，易引起误吸性肺炎。大、小气道的顺应性均随着老龄增加，变得较为松软，在用力呼气时气道容易受压，致最大呼气流速下降并使余气量增加。老年人有进行性的通气/血流比值失调，损害氧合甚至降低二氧化碳的排出效率。

知识点8：老年人的胸廓	副高：掌握　正高：熟练掌握

根据老化的进程，身高萎缩、脊柱和胸廓钙化以及膈肌下降变平，扁平膈肌做功效率降低，肌肉的萎缩导致膈肌的功能也受到显著影响，功能上导致胸壁顺应性降低，呼吸做功增加。而老年人呼吸肌萎缩、呼吸肌的收缩强度和收缩速率均渐进性下降，最大通气时胸内正负压的变化幅度均减少；在呼气末膈肌变平，膈肌收缩时所产生的张力较小，呼吸的机械效能降低。肌肉量减少所导致的闭合气量的增加可造成第1秒用力呼气量下降，一般每10年下降6%~8%。此外，需要注意的是，因肺毛细血管床横截面积逐渐减少，将继发肺血管阻力及肺动脉压增高，中老年人低氧性肺收缩反应减弱，可引发单肺通气管理困难。老年人可能无法进行有效的咳嗽，膈肌易出现疲劳而导致呼吸衰竭。任何增加呼吸肌负担或降低其能量供应的因素均可使老年人受到呼吸衰竭的威胁。老年人好发阿片药物所导致的胸壁僵硬。

知识点9：老年人的肺功能	副高：掌握　正高：熟练掌握

衰老所致的肺部结构变化主要有肺实质胶原质和弹力蛋白重组后肺弹性回缩能力的损失。肺弹性回缩力损失与肺表面活性物质的变化均引起了肺顺应性的降低。肺顺应性的降低可使最大呼气量受限及降低运动的通气反应。而肺内弹性纤维的损失与呼气性细支气管及肺泡管扩张有关，随着肺泡小孔的增大，肺泡表面积进行性减少，增加肺解剖无效腔、减少肺

弥散量，增加肺闭合气量且最终造成气体交换受损。伴随年龄的增加，肺活量降低，闭合气量增加，而残气量以每年5%～10%的速率增加，功能残气量和闭合气量间关系的改变导致了通气/血流比例失调，为造成衰老时肺泡－动脉氧气梯度的增高最重要的机制。

从40岁开始，余气量增加而肺活量减少。肺活量的减少主要是因为余气量的增加，两者的增减幅度平均约每年20ml。胸壁僵硬、呼吸肌力变弱、肺弹性回缩力下降和闭合气量增加是造成老年人呼吸功能降低的主要原因。所以老年人在应激时容易发生低氧血症、高碳酸血症和酸中毒。在围术期应当注意监测、维护和支持呼吸功能，防止呼吸并发症和呼吸衰竭的发生。

四、老年人消化系统

| 知识点10：老年人胃肠道的退行 | 副高：掌握　正高：熟练掌握 |

胃肠道血流量降低，胃黏膜有萎缩，唾液及胃液分泌减少，胃酸低，肠蠕动减弱，胃排空延迟。但通常对消化、吸收无明显影响。老年人可能有食欲减退，术后肠胀气可能较多。结肠平滑肌收缩力降低可能是老年人常发生便秘的原因之一。

| 知识点11：老年人肝细胞情况 | 副高：掌握　正高：熟练掌握 |

根据衰老的进程，老年人肝体积减小20%～40%，肝细胞数量减少，肝重减轻，细胞内脂质浸润，空泡形成，线粒体减少。肝血流也相应降低，约每10年降低10%的速度下降。肝合成蛋白质的能力降低，血浆蛋白减少，清蛋白与球蛋白的比值降低，故老年人功能性肝组织减少及随之出现的肝血流灌注降低致使药物生物转化减慢，作用持续时间延长，主要影响肝脏Ⅰ相反应。常有血浆胆碱酯酶活性的降低，但微粒体和非微粒体酶的活性与青年人相同，即肝细胞酶的功能无质的改变。但是对阿片类、巴比妥类、苯二氮䓬类、依托咪酯、丙泊酚、大多数非去极化肌松药以及其他需经肝进行生物转化的药物，其血浆清除率降低。肝组织的减少以及随之肝血流降低可能是重要因素。需注意的是，老年女性比老年男性常能维持肝细胞对几种苯二氮䓬类药的正常清除速率。

| 知识点12：老年人的肾和水、电解质及酸碱平衡 | 副高：掌握　正高：熟练掌握 |

根据衰老的进程，肾血流量和肾单位随着年龄的增加而减少，肾皮质慢慢被脂肪与纤维组织所取代。老年人的肾浓缩功能降低，保留水的能力下降。其原因除了GFR降低外，还可因为肾髓质血流量相对增加，导致降低髓质中渗透浓度梯度和逆流倍增机制的效能；或存在某种缺陷，导致肾小管内溶质不易进入髓质间质。血中抗利尿激素（ADH）的浓度较青年人高，ADH水平约每年增加0.03ng/L。老年人对ADH及醛固酮的反应差，更易发生进行性的低血钾和高血钾，这就使利尿剂的应用变得复杂。因老年人保留水的能力下降，遇有对水摄入的限制或因口渴感缺乏而摄入不足可出现高钠血症；另外，应激反应所致ADH过度分泌或某些药物影响水的排出，也使老年人有发生水中毒的危险。此外老年人常有潜在性酸

中毒。

老年人肾血流量降低和心排血量的重新分布增加了肾对缺血的易感性。而老年外科患者约30%原有肾功能不良，肾疾患不仅增加围术期急性肾功能不全或衰竭的危险，也影响许多麻醉药与辅助药的作用时限。老年人的肾功能改变对药代动力学的主要影响是需经肾清除的麻醉药及其代谢产物的消除半衰期延长。从老年人的肾功能改变不难体会：对维持老年人的水、电解质和酸碱平衡要进行适当监测，精确地计算调节；对经肾排泄的药物要注意调整剂量；尽量避免增加肾过多的负担，避免使用有肾毒性的药物。

知识点13：老年人的内分泌系统及代谢　　　　　　副高：掌握　正高：熟练掌握

神经系统和内分泌系统相互作用的主要部位在下丘脑。老龄使下丘脑体温调控区神经元减少，下丘脑中多巴胺和去甲肾上腺素含量减少。随着年龄的增长，下丘脑对葡萄糖和肾上腺糖皮质激素变得较不敏感，对甲状腺激素却较为敏感。受体数量减少可能是其对一些激素和代谢产物反应降低的原因。老龄使神经垂体的重量增加，对渗透性刺激的反应性升高，释放ADH较高。

所有老年人的糖耐量均降低，可能与胰岛素抵抗或胰岛素功能不全，也可能与老龄所致肌肉等无脂肪组织减少致可储存糖类的场所减少有关。在围术期，对老年人不应静脉输用大量含糖液体。因肌肉组织的减少，静息时有明显的氧耗降低。

知识点14：老年人的血液系统　　　　　　　　　　副高：掌握　正高：熟练掌握

老龄对循环的红细胞总量、白细胞计数、血小板的数量或功能和凝血机制几乎没有影响。骨髓总量和脾体积渐行缩减，使老年人对贫血时的红细胞生成反应减弱、红细胞脆性增加。老龄使免疫反应的选择性和有效性受到抑制，使老年人易受感染。胸腺的退化和T细胞的功能改变致使免疫功能降低。

知识点15：老年人的药理学特点　　　　　　　　副高：掌握　正高：熟练掌握

机体老化对药代动力学和药效动力学产生影响。药代动力学方面的改变主要是药物在体内的分布及消除速率，这两者取决于机体的构成成分和肝、肾功能。药物消除半衰期（$t_{1/2}$）取决于药物的表观分布容积（Vd）和血浆清除率（CI）。药物的稳态Vd增大和/或CI降低都会使药物的消除时间延长。

老年人清蛋白的减少，导致游离型的药物浓度增高，使药效增强或出现不良反应。除了哌替啶外，血浆清蛋白的降低和与蛋白结合的减少对麻醉药和辅助药的生物利用率影响很小。年龄增大对口服药物的吸收也没有影响。

老年人对各种麻醉药物的耐受性和需要量均降低。比如吸入麻醉药物的MAC或静脉药物的ED_{50}进行性降低，降幅可以高达30%。麻醉药需要量改变的速率是与大脑皮质神经元的丢失速率和皮质神经元密度降低速率相平行的，也与脑代谢率绝对值下降、脑血流绝对值下降和与年龄有关的神经递质活性降低、有关受体的减少相平行。

因肝微粒体细胞色素P450酶系统的生成与活性随着年龄的增长而降低，对药物代谢解毒功能减弱，因此老年人用药易发生毒副反应。因肾功能减退，老年患者排泄药物的能力降低，则导致部分或者全部经肾脏排出体外的药物作用时间延长，并易出现反复给药后的蓄积现象。

根据以上特点对老年人用药应当酌减剂量，慎重从事，加强监测。必要时应采用滴定的方法。

第二章　麻醉药理学

第一节　镇静催眠药

知识点 1：镇静催眠药　　　　　　　　　　副高：掌握　正高：熟练掌握

镇静催眠药是主要作用于中枢神经系统，依剂量大小依次产生消除焦虑和紧张、镇静催眠及全身麻醉作用的一类药物。

知识点 2：镇静催眠药的主要用途　　　　　　副高：掌握　正高：熟练掌握

镇静催眠药的作用较广，它有较好的抗焦虑作用，可以改善紧张、焦虑、恐惧等不良情绪，因而也被称为抗焦虑药。

镇静催眠药物在临床麻醉中的主要用途包括：①麻醉前用药；②局部麻醉或部位麻醉的辅助用药；③静脉复合麻醉的组成部分。

此外，还可用于重症监护病房（ICU）患者的镇静或疼痛患者的辅助治疗。为了便于叙述，按照其化学性质分为巴比妥类和非巴比妥类两大类，后者又包括苯二氮䓬类、咪唑类、吩噻嗪类、丁酰苯类等。

知识点 3：巴比妥类麻醉药的构效关系　　　　副高：掌握　正高：熟练掌握

巴比妥类药物的核心结构是由丙二酸与脲缩合而成的巴比妥酸，其本身没有麻醉作用，在 C_5 位的 2 个氢原子被不同侧链取代后而形成一组具有中枢抑制作用的药物，即巴比妥类药物。取代基长而有分支（如异戊巴比妥）或双链取代（如司可巴比妥），则作用增强，且维持时间缩短；以苯环取代（苯巴比妥）则具备强大的抗惊厥作用；如果 C_2 位的 O 基被 S 取代（如硫喷妥钠），则脂溶性增高，起效迅速，维持时间短；N_1 位的 H 基被甲基（CH_3）取代后起效更快，但可产生与剂量有关的兴奋现象。

知识点 4：巴比妥类麻醉药对中枢神经系统的作用　　副高：掌握　正高：熟练掌握

主要为抑制大脑皮质和脑干网状结构上行激活系统。此外，还可以对抗兴奋性氨基酸的作用。随着剂量的增大，依次表现为镇静、催眠、抗惊厥、麻醉，直至延髓麻痹。

知识点5：巴比妥类麻醉药对呼吸系统的作用　　　　副高：掌握　正高：熟练掌握

巴比妥类均有剂量依赖性中枢性抑制呼吸的作用，表现为降低呼吸中枢对CO_2的敏感性。

知识点6：巴比妥类麻醉药对心血管系统的作用　　　副高：掌握　正高：熟练掌握

通常催眠剂量对心血管系统无明显影响，血压轻度下降，心率稍减慢。较大剂量具有对血管运动中枢抑制和小动脉扩张作用，血压显著下降。

知识点7：巴比妥类麻醉药对消化系统的作用　　　　副高：掌握　正高：熟练掌握

苯巴比妥能够增强肝药酶活性，即所谓酶诱导作用，可以使激素、洋地黄类药、口服抗凝药的代谢速度增快，缩短这些药物的作用时间。

知识点8：巴比妥类麻醉药的不良反应　　　　　　　副高：掌握　正高：熟练掌握

短期内反复应用可产生耐受性，需增加剂量才能产生相同的效应。一方面因被肝药酶诱导而加速药物的降解；另一方面是神经组织对药物发生适应所致。长期连续服用还可能产生依赖性，突然停药可能引起兴奋、焦虑甚至惊厥等戒断综合征。巴比妥类药物注射的并发症包括：约40%的患者感觉有大蒜或洋葱味儿、局部组织刺激、变态反应，有时可出现组织坏死。可能在头、颈和躯干部发生一过性的荨麻疹，或发生过敏、面部水肿、荨麻疹、支气管痉挛等更严重的不良反应。有时可发生药物误入动脉内，后果可能很严重。损伤的程度与药物浓度有关。患有肝硬化者可使巴比妥类消除半衰期延长。

知识点9：硫喷妥钠的药理作用　　　　　　　　副高：熟练掌握　正高：熟练掌握

（1）中枢神经系统作用：通过血－脑屏障，作用于中枢神经系统各方面，主要为降低大脑皮质的兴奋性，抑制网状结构的上行性激活系统。硫喷妥钠可使脑血管收缩，脑血流量减少，故使颅内压下降。降低脑代谢率、脑耗氧量，颅内压下降后脑灌注压相对增加，因此对脑有一定的保护作用，但作用有时仅持续3～7分钟，对颅内压正常者没有影响。

（2）心血管系统作用：对循环系统有明显的抑制作用，主要为静脉系统扩张和末梢循环淤血，同时还抑制心脏收缩力。循环系统的变化可因药物对心脏，特别是对左心室的直接抑制及对延髓血管运动中枢的影响。

（3）呼吸系统作用：硫喷妥钠使喉部和支气管平滑肌应激性增高。对呼吸中枢有明显的抑制，程度及持续时间与剂量、注药速度和术前药物关系密切。呼吸频率减慢、潮气量减小甚至出现呼吸暂停。特别与阿片类药或其他中枢抑制药配伍应用时更容易出现。

（4）对肝肾功能的影响：临床剂量对肝功能通常无影响，大量应用术后肝功能可轻度抑制，数日内自行恢复，但易与缺氧引起的肝功能轻度抑制混淆。

（5）对消化系统的影响：硫喷妥钠可使贲门括约肌松弛，易导致胃反流，甚至误吸。浅麻醉时，对平滑肌影响不明显；剂量稍大时，胃肠道平滑肌张力降低，胃液分泌稍抑制，胃排空延迟不明显。

（6）其他作用：可降低眼压。对妊娠子宫张力影响较小，只有在深麻醉时才会抑制宫缩。静脉注射诱导量达1.0mg/kg，10分内胎儿娩出，4.0mg/kg对胎儿有抑制。

知识点10：硫喷妥钠的不良反应　　　　　　副高：熟练掌握　正高：熟练掌握

（1）可产生呼吸抑制、血压骤降、喉痉挛等并发症。偶有患者发生变态反应、类变态反应。

（2）误注入血管外可出现肿胀、疼痛、红斑、硬结、溃疡甚至皮肤坏死。误注入动脉内，可导致动脉强烈收缩、肢体与指端剧痛、皮肤苍白甚至动脉搏动消失。一旦出现，应立即从动脉注入利多卡因、罂粟碱等血管扩张药；以及做臂丛阻滞，以解除动脉痉挛。肝素抗凝可治疗、预防血栓形成。若不及时处理，可导致肢体坏死。此药呈强碱性，对静脉管壁有刺激性，通常在手术后3～4天出现静脉炎。

（3）对于卟啉症患者，硫喷妥钠同其他巴比妥类一样因酶诱导作用，可增加体内卟啉的生成，从而诱发急性发作。

知识点11：苯二氮䓬类及其拮抗药的作用机制　　　副高：掌握　正高：熟练掌握

γ-氨基丁酸（GABA）是中枢神经系统的抑制性递质。苯二氮䓬受体（BDZ受体）位于神经突触的膜上，与GABA受体相邻，耦合于共同的氯离子通道。BDZ受体水平存在着GABA调控蛋白，它能够阻止GABA与其受体结合，苯二氮䓬类与BDZ受体结合阻止调控蛋白发生作用，从而增强GABA与其受体的结合，由此产生苯二氮䓬类的一系列药理作用。

知识点12：苯二氮䓬类及其拮抗药的药理作用　　　副高：掌握　正高：熟练掌握

（1）中枢神经系统作用：具有抗焦虑、镇静、遗忘、肌松和抗惊厥的作用。较大剂量或静注可以产生催眠作用，甚至意识丧失。此类药物虽无镇痛作用，但能够增强麻醉性镇痛药或全身麻醉药的作用。

（2）心血管系统作用：血压下降的程度不仅取决于剂量和应用途径，原高血压或处于焦虑状态者下降幅度大。主要是中枢性抑制使血管扩张，也可能对小动脉平滑肌的直接作用，心脏后负荷均下降，对心肌收缩力无影响，心率轻度增加，心肌耗氧量下降。

（3）剂量依赖性抑制呼吸中枢：静注过快可发生一过性呼吸暂停。苯二氮䓬类药物通过两种方式影响呼吸。首先，它们对肌张力有影响，从而导致上呼吸道阻塞的危险性增加；其次，它们能够降低CO_2通气反应曲线的斜率。

（4）对肝肾功能无明显影响。

知识点13：苯二氮䓬类及其拮抗药的不良反应　　　副高：掌握　正高：熟练掌握

苯二氮䓬类药物很少发生变态反应，也不抑制肾上腺功能。而咪达唑仑主要问题为呼吸抑制。劳拉西泮与地西泮除了呼吸抑制，还可出现静脉刺激症状、血栓性静脉炎，上述问题与水溶性差及必需的溶剂有关。苯二氮䓬类药物用于镇静或麻醉诱导及维持时，可出现术后遗忘或镇静作用过深及时间过长，有时可抑制呼吸。可用氟马西尼来拮抗其残余作用。

第二节　阿片类镇痛药

知识点1：阿片类镇痛药　　　副高：掌握　正高：熟练掌握

阿片类镇痛药又称为麻醉性镇痛药，是指作用于中枢神经系统能解除或减轻疼痛并改变对疼痛的情绪反应的药物。此类药物在临床麻醉中应用很广，是术前用药、麻醉辅助用药、复合全麻的重要组成部分，还可以用于术后镇痛。

知识点2：阿片类药物的分类　　　副高：掌握　正高：熟练掌握

阿片类药物按照与阿片受体关系的分类：
（1）阿片受体激动药，包括哌替啶、吗啡、芬太尼族。
（2）阿片受体激动－阻滞药：①以激动为主，如喷他佐辛、丁丙诺啡、纳布啡；②以阻滞为主，如烯丙吗啡。
（3）阿片受体阻滞药：纳洛酮、纳曲酮、纳美芬。

知识点3：吗啡的药理作用　　　副高：掌握　正高：熟练掌握

吗啡肌内注射后吸收良好，作用持续约4小时。分布容积大（3.2～3.7L/kg），只有极小部分（静脉注射后不到0.1%）透过血脑屏障而到达中枢神经系统。吗啡的主要作用是镇痛，既可抑制疼痛的感受，也可以抑制对疼痛的反应。瞳孔呈针尖样是吗啡急性中毒的特征性体征。抑制咳嗽，可引起恶心、呕吐，尤其在用药后不卧床时更易发生。还可引起脊髓反射和肌张力增强。吗啡有显著的呼吸抑制作用，大剂量可导致呼吸停止；有时可使心率减慢，可引起周围血管扩张而致血压下降。吗啡增加胃肠道平滑肌和括约肌的张力，减弱消化道的推进性蠕动，从而引起便秘。吗啡可以增加胆道平滑肌张力，使奥狄括约肌收缩，导致胆道内压力增加。吗啡可以引起尿潴留。引起肝糖原分解增加，导致血糖升高；体温可下降。

知识点4：吗啡的不良反应　　　副高：熟练掌握　正高：熟练掌握

（1）有明显的呼吸抑制作用，呼吸频率减慢，大剂量可导致呼吸停止。
（2）有镇静作用，消除因疼痛所引起的紧张、焦虑等情绪，使患者易于入睡。

（3）抑制咳嗽，引起恶心、呕吐，还可导致脊髓反射和肌张力增强。

（4）可引起尿潴留、便秘、血糖升高、皮肤瘙痒和体温下降。

（5）可增加胆道平滑肌张力，使奥狄括约肌收缩，导致胆道内压力增加。

（6）由于释放组胺和对平滑肌的直接作用而引起支气管痉缩，可激发支气管哮喘患者的哮喘发作。

（7）有欣快感，容易产生耐受性及依赖性。

知识点5：哌替啶的药理作用　　　　　　副高：掌握　正高：熟练掌握

（1）镇痛作用：哌替啶的作用与吗啡相似。哌替啶的镇痛强度约为吗啡的1/10。其作用持续时间为吗啡的1/2～3/4。镇静作用较吗啡稍弱，也可以产生轻度欣快感，反复使用也容易产生依赖性。

（2）呼吸系统：对呼吸具有明显的抑制作用，其程度与剂量相关。

（3）循环系统：哌替啶降低心肌的应激性，对心肌有着直接的抑制作用，尤其在代偿机制受到削弱的情况下更为明显。对血压通常无影响，但有时可由于外周血管扩张和组胺释放而致血压下降，甚至引起虚脱。心率可能增加。

（4）其他作用：如引起呕吐、抑制胃肠蠕动、增加胆道内压力等，与吗啡相似，但较弱。

知识点6：哌替啶的不良反应　　　　　　副高：熟练掌握　正高：熟练掌握

哌替啶特大剂量下，往往先引起中枢神经系统兴奋，患者表现出为谵妄、瞳孔散大和抽搐等。接受单胺氧化酶抑制药的患者应用哌替啶，可出现严重高血压、抽搐、呼吸抑制、大汗及长时间昏迷，甚至死亡。

知识点7：芬太尼及其衍生物的药理作用　　　　　　副高：掌握　正高：熟练掌握

（1）芬太尼的镇痛强度为吗啡的75～125倍，作用时间约为30分钟。舒芬太尼的镇痛强度更大，是芬太尼的5～10倍，作用持续时间约为其2倍。阿芬太尼的镇痛强度较芬太尼小，约为其1/4，作用持续时间约为其1/3。瑞芬太尼的效价与芬太尼相似，是阿芬太尼的15～30倍。

（2）芬太尼及其衍生物对呼吸均有抑制作用，主要表现为频率减慢。芬太尼静脉注射后5～10分钟呼吸频率减慢至最大限度，抑制程度与等效剂量的哌替啶相似，持续约10分钟后逐渐恢复。剂量较大时潮气量也随之减少，甚至呼吸停止。舒芬太尼和阿芬太尼的呼吸抑制作用与等效剂量的芬太尼相似，只是前者持续时间更长。瑞芬太尼对呼吸的抑制程度与阿芬太尼相似，但是停药后恢复更快。

（3）对心血管系统的影响很轻，不抑制心肌收缩力，通常不影响血压。芬太尼和舒芬太尼可以引起心动过缓，这种作用可被阿托品对抗。小剂量芬太尼或舒芬太尼均可以有效地减弱气管插管的高血压反应。也可以引起恶心、呕吐，但都没有释放组胺的作用。

知识点8：芬太尼及其衍生物的不良反应　　　副高：熟练掌握　正高：熟练掌握

（1）快速静脉注射芬太尼、舒芬太尼可导致胸壁肌肉僵硬而影响通气，可用肌松药或阿片受体阻滞药处理。

（2）因某种原因其药代动力学特点，芬太尼、舒芬太尼反复注射或大剂量注射后，可在用药后3～4小时出现延迟性呼吸抑制。

（3）芬太尼可诱发呛咳，其机制可能与引起支气管平滑肌收缩、兴奋相邻部位的肺部牵张感受器有关。呛咳发生率和芬太尼剂量有关，通过中心静脉给药比外周静脉途径给药更易诱发呛咳，给药速度与芬太尼诱发呛咳明显相关，与年龄呈负相关，机体本身病变对芬太尼麻醉时诱发呛咳也产生一定的影响。

（4）芬太尼及其衍生物都可出现依赖性，但比吗啡和哌替啶轻。

（5）可出现恶心、呕吐及便秘，为芬太尼作用于化学感受器催吐中枢及自主神经所致，治疗剂量芬太尼的副作用相对吗啡较少。

知识点9：喷他佐辛的药理作用　　　　　　　副高：掌握　正高：熟练掌握

镇痛强度为吗啡的1/4～1/3，肌内注射后20分钟起效，持续约3小时。此药不产生欣快感，剂量较大时，反而可以激动σ受体而产生焦虑、不安等症状。由于它兼有弱的拮抗效应，很少产生依赖性。

呼吸抑制作用与等效吗啡相似，主要也是使呼吸频率减慢。可使血压升高，心率增快，血管阻力增高和心肌收缩力减弱，因此禁用于急性心肌梗死时镇痛。较少引起恶心、呕吐。没有缩瞳作用。服后容易吸收，但通过肝的首过消除大，生物利用度仅为20%。容易透过血-脑屏障，也可透过胎盘。此药主要用于肝内经生物转化，消除半衰期2～3小时。

知识点10：烯丙吗啡药理作用　　　　　　　副高：掌握　正高：熟练掌握

烯丙吗啡不产生欣快感，反而可以引起烦躁不安等不知感，因此临床上不将它作为镇痛药应用，此药也有呼吸抑制作用，相当于等效吗啡的74%，但持续时间较吗啡短。

可拮抗阿片受体激动药的作用，包括镇痛、呼吸抑制、欣快感、缩瞳等作用，但对镇痛作用拮抗不完全。对于麻醉性镇痛成瘾者，烯丙吗啡激发戒断症状，可用于麻醉性镇痛药成瘾的诊断。对于喷他佐辛和其他阿片受体激动拮抗药引起的呼吸抑制，烯丙吗啡不仅无拮抗作用，反而可以使之加重。对于巴比妥类和全身麻醉药所致的呼吸抑制，烯丙吗啡也无拮抗作用，而且因其本身的呼吸抑制作用，还可以使之加重。

皮下注射后吸收迅速，易于透过血-脑屏障，皮下注射后药效持续时间为1～4小时。在肝内经生物转化，小部分以原形从尿中排出。

知识点11：丁丙诺啡的药理作用　　　　　　　　副高：掌握　　正高：熟练掌握

（1）丁丙诺啡为长效和强效镇痛药，除了激动κ受体外，对δ受体也有部分激动效应。其镇痛强度约为吗啡的30倍。其作用持续时间长，至少维持7～8小时。因对μ受体有很强的亲和力，可置换结合于μ受体的麻醉性镇痛药，进而产生拮抗作用。此药不引起烦躁、不安等不适感。

（2）呼吸抑制作用与吗啡相似，但出现较慢，纳洛酮对其呼吸抑制只有部分拮抗的作用。对心血管的影响与吗啡相似，使心率减慢，血压轻度下降，对心排血量和外周血管阻力无明显影响。

（3）体内只有1/3在肝内经受生物转化，代谢物随尿和胆汁排出，消除半衰期约3小时。

（4）主要用于手术后镇痛。

知识点12：纳洛酮的药理作用　　　　　　　　副高：熟练掌握　　正高：熟练掌握

（1）纳洛酮不但可拮抗吗啡等纯粹的阿片受体激动药，还可拮抗喷他佐辛等阿片受体激动/阻滞药，但相对丁丙诺啡的拮抗作用较弱。静脉注射后作用持续时间在2.5～3小时。

（2）亲脂性很强，起效迅速，拮抗作用强。主要在肝内经受生物转化，消除半衰期30～78分钟。由于在脑内的浓度下降迅速，药效维持时间短。

（3）应用纳洛酮拮抗大剂量麻醉性镇痛药后，因痛觉突然恢复，可出现交感神经系统兴奋现象，主要表现为心率加快、心律失常、血压升高，甚至肺水肿和心室颤动。

知识点13：药物依赖性　　　　　　　　副高：掌握　　正高：熟练掌握

阿片类药物具有镇痛作用，临床上常常将其用于术后和肿瘤患者的镇痛。但阿片类药物长期使用会产生耐受与成瘾，这不仅限制了阿片药物的临床应用，而且还造成吸毒这一问题。阿片成瘾是一种慢性复发性脑病，具有很强的顽固性，可以产生精神依赖性和生理依赖性，一旦停药将产生戒断综合征。其机制复杂，治疗困难，复发率高，已成为学术界的普遍共识。

阿片类药物成瘾及依赖与机体内源性阿片物质存在密切相关。内源性阿片物质是阿片受体的配基，广泛存在于脑、脊髓、自主神经系统、周围神经节、肾上腺髓质、胃肠道及血浆。在机体连续接受外源性阿片物质达到一定程度时，阿片受体发生"超载"，机体通过负反馈使内源性阿片类物质释放减少或停止，结果是需要使用更多的阿片药物才能维持原有的镇痛作用，这就是临床上的耐药现象，表现为用药量增加，药物作用时间缩短。

知识点14：药物依赖性的预防原则　　　　　　　　副高：掌握　　正高：熟练掌握

（1）减少依赖性药物供应，打击非法生产和贩运，加强医院麻醉药品、精神药品的管理等。

（2）降低对依赖性药品的需求。

知识点15：药物依赖性的治疗原则 　　　　　　　副高：掌握　正高：熟练掌握

（1）了解滥用药物的种类及程度，有无伴发病等。

（2）针对患者的全面情况，制订治疗方案，使所依赖的药物逐渐减量至完全停服，或以其他药物替代。同时注意对症处理及综合治疗，以减少患者痛苦，保证患者安全。

（3）康复治疗或后续照管，除了脱药治疗外应当注意改善患者的心理和行为异常，为回归社会做准备。

（4）彻底脱离所依赖的药物，恢复正常人的生活。

知识点16：阿片类药物依赖患者急性疼痛管理目标

　　　　　　　　　　　　　　　　　　　　　副高：熟练掌握　正高：熟练掌握

（1）对高危患者群体的认识，因各种慢性疼痛包括肌肉骨骼病、神经源性疾病、镰状红细胞病、HIV相关疾病及姑息治疗接受长期阿片类治疗的患者，毒品滥用者以及阿片维持方案中正在康复的成瘾者。

（2）防治戒断症状和并发症。

（3）对心理情感障碍疾病（焦虑）进行对症治疗。

（4）在急性期进行有效的镇痛治疗。

（5）可恢复到可接受并且合适的阿片维持治疗状态。

第三节　非阿片类镇痛药

知识点1：曲马多的药理作用 　　　　　　　　　　副高：掌握　正高：熟练掌握

曲马多为消旋混合体，其（＋）对映体对受体有较强的亲和力，并对5-羟色胺再摄取有更强的抑制作用；而（－）对映体对去甲肾上腺素的再摄取有更强的抑制作用。因此该药具有双重作用机制，除了作用于μ受体外，还抑制神经元突触对去甲肾上腺素和5-羟色胺的再摄取，并增加神经元外5-羟色胺浓度，从而调控单胺下行性抑制通路，影响痛觉传递而产生镇痛作用。其镇痛强度约为吗啡的1/10，镇痛作用可以被纳洛酮部分拮抗。该药不产生欣快感，镇静作用较哌替啶稍弱，镇咳作用约为可待因的50%。治疗剂量不抑制呼吸，大剂量则可能引起呼吸频率减慢，但程度较吗啡轻。对心血管系统基本无影响，静脉注射后5～10分钟产生一过性心率增快和血压轻度增高。不引起缩瞳，也不引起括约肌痉挛，无组胺释放作用。产生依赖性的危险很小，发生率约为1/10万。

知识点2：曲马多的临床应用　　　　副高：熟练掌握　正高：熟练掌握

临床上主要用于急、慢性疼痛。用于手术后中度至重度疼痛，可以达到相似于吗啡的镇痛效果；因不产生呼吸抑制作用，特别适用于老年人、心肺功能差的患者或日间手术患者。口服后效果几乎与胃肠道外给药相同，很少出现不良反应，如恶心、呕吐、便秘等。

知识点3：氟吡汀的药理作用　　　　　副高：掌握　正高：熟练掌握

氟吡汀与μ、κ和δ 3种阿片受体均不结合，其镇痛效应也不被纳洛酮拮抗。初步认为其作用机制是作用于去甲肾上腺素下行疼痛调控途径而产生镇痛作用，但尚待进一步证实。该药无呼吸抑制作用，也不产生便秘、尿潴留等不良反应。长期应用后不产生耐受性及依赖性。

知识点4：非甾体类抗炎药　　　　　　副高：掌握　正高：熟练掌握

非甾体类抗炎药是一类具有解热镇痛，且多数兼具抗炎、抗风湿、抗血小板聚集作用的药物，主要适用于炎症、发热和疼痛的对症治疗。非甾体类抗炎药包括多种分类方法，根据作用的受体分为环氧酶-1（COX-1）和COX-2抑制药；根据理化性质分为酸类和非酸类；根据化学结构分为乙酸类、烯酸类、丙酸类、昔康类、昔布类等；根据作用时间和强度可以分为高强度长时间、低强度短时间等。

知识点5：水杨酸类——阿司匹林的药理作用　　　副高：掌握　正高：熟练掌握

阿司匹林为水杨酸类解热镇痛药中最常用的药物，其作用和用途主要包括：

（1）解热作用：阿司匹林具有较好的解热作用，可以使发热患者的体温降到正常，但对正常体温却无影响，常常用于感冒的解热。

（2）镇痛作用：只具中度镇痛效应，无成瘾性和依赖性，临床广泛用于头痛、牙痛、关节痛、肌肉痛、神经痛、月经痛等中度钝痛，对外伤性剧痛及内脏平滑肌绞痛无效。其镇痛的作用部位主要在外周，但也有中枢镇痛机制参与其中。

（3）抗炎抗风湿效应：具有较强的抗炎作用。通过抑制前列腺素（PG）合成，消除了PG对缓激肽、组胺、5-羟色胺等致炎介质的致敏作用。其抗风湿作用除解热、镇痛等因素外，主要在于抗炎，临床上作为急性风湿性、类风湿关节炎的主要用药。

（4）抗血小板聚集作用：对血小板聚集具有特异性抑制作用，临床上广泛用于防止术后血栓形成，预防动脉粥样硬化、短暂性脑缺血发作及心肌梗死等。

（5）其他用途：抑制肠道PG合成，可以用于治疗腹泻；干扰PG类物质的形成而缓解偏头痛发作；缓解癌症的疼痛；对于糖尿病所致的动脉血栓栓塞性疾病、坏疽、冠状动脉粥样硬化有疗效，临床上已用于冠心病的二级预防；还可以用于治疗大骨节病、早期老年性白内障等。

知识点6：水杨酸类——阿司匹林的临床应用　　　副高：熟练掌握　　正高：熟练掌握

阿司匹林对缓解轻至中度疼痛效果较好，如牙痛、神经痛、肌肉痛及痛经等。用于感冒等发热疾病的退热；可用于风湿热，发挥解热、减轻疼痛；能抑制血小板聚集，预防血栓形成，也可用于防止短暂性脑缺血发作、心肌梗死及瓣膜术后的血栓形成。

知识点7：对氨基衍生物——对乙酰氨基酚的药理作用　　　副高：掌握　　正高：熟练掌握

对乙酰氨基酚是有效的解热镇痛药，但抗炎作用弱，一般不用于治疗炎性疾病。因对乙酰氨基酚在高过氧化物环境下无抑制COX的作用，因此几乎没有抑制周围COX的作用。而在脑内过氧化物浓度低时，对乙酰氨基酚可透过血脑屏障，抑制脑内COX，发挥其解热镇痛作用。对乙酰氨基酚不抑制中性粒细胞的激活。对心血管及呼吸系统没有影响，无阿司匹林的胃肠道副作用，对血小板、出血时间、酸碱平衡和尿酸排泄都没有影响。

知识点8：对氨基衍生物——对乙酰氨基酚的临床应用
　　　　　　　　　　　　　　　　　　　副高：熟练掌握　　正高：熟练掌握

作为镇痛或解热药，对乙酰氨基酚是阿司匹林良好的替代药，阿司匹林禁忌的患者及阿司匹林引起出血时间延长的患者适用于此药。对乙酰氨基酚对多种疼痛均有效，适用于轻、中度疼痛。对乙酰氨基酚优点为耐受性好、副作用低和危险性小等，现已被多个疼痛治疗指南列为慢性疼痛、癌痛、骨关节疼痛、类风湿关节痛的一线药物。对乙酰氨基酚与曲马多、吗啡、可待因组成的复方制剂的应用也越来越广泛。

在治疗剂量范围内，对乙酰氨基酚通常均可很好耐受。成人1次服用对乙酰氨基酚10～15g（150～250mg/kg）会导致肝毒性，服用20～25g或更高剂量可致死。

知识点9：吲哚和吲哚乙酸类——吲哚美辛的药理作用　　　副高：掌握　　正高：熟练掌握

吲哚美辛具有明显的解热、抗炎、镇痛作用，是最强的前列腺素合成酶抑制药之一，镇痛作用也最强。吲哚美辛的抗炎作用较氢化可的松高2倍。其作用机制与阿司匹林相似，除抑制PG合成外，还能够抑制中性粒细胞的活动，减少其在炎症部位的浸润和溶酶体酶释放对组织的损伤；抑制钙离子的移动，阻止炎症刺激物引起细胞的炎症反应。体温调节中枢的前列腺素合成受抑制后，使体温中枢兴奋性下降，引起外周血管的扩张、出汗，增加散热起退热的作用。

知识点10：吲哚和吲哚乙酸类——吲哚美辛的临床应用
　　　　　　　　　　　　　　　　　　　副高：熟练掌握　　正高：熟练掌握

对炎性疼痛有良好的镇痛作用，50mg吲哚美辛相当于600mg阿司匹林的镇痛效能。有明显的抗炎、解热作用，对强直性脊柱炎、骨关节炎和急性痛风性关节炎有良好的效果，可用于治疗顽固性及恶性肿瘤发热。还可用于治疗慢性肾炎、肾小球肾炎和肾病综合征、早产儿动脉导管未闭及预防习惯性流产。

知识点11：吲哚和吲哚乙酸类——吲哚美辛的不良反应

副高：熟练掌握　正高：熟练掌握

常见的不良反应有恶心、呕吐、食欲缺乏、上腹不适、腹泻等，也可诱发、加重胃溃疡，甚至造成穿孔。中枢神经系统症状也较为多见，也可引起肝功能损害、粒细胞减少、再生障碍性贫血、变态反应等，故禁用于儿童、孕妇、精神失常、癫痫，帕金森病及溃疡病患者。

知识点12：芳香乙酸类——酮咯酸的药理作用　　副高：掌握　正高：熟练掌握

酮咯酸具有解热、抗炎和高度镇痛作用，是少数被批准作为胃肠道外给药的非甾体类抗炎药（NSAID）。酮咯酸注射液克服了口服给药起效慢的缺点，主要适用于急性痛或手术后疼痛，其镇痛作用较吲哚美辛强2～2.5倍，较阿司匹林强25～50倍，与100mg哌替啶或10mg吗啡的镇痛作用相当，且维持时间较长。酮咯酸与阿片类镇痛药相比，酮咯酸无耐受性，无停药反应，无呼吸抑制作用，其引起的恶心、困倦、呕吐等也远低于吗啡。酮咯酸在局部用药时，具有抗炎作用。

知识点13：芳香乙酸类——双氯芬酸的药理作用　　副高：掌握　正高：熟练掌握

双氯芬酸具有镇痛、解热与抗炎作用，其作用强于吲哚美辛、萘普生等药物。双氯芬酸还可以通过影响脂肪酸的释放和摄取，降低白细胞内游离花生四烯酸的浓度。

知识点14：丙酸衍生物——布洛芬药理作用　　副高：掌握　正高：熟练掌握

布洛芬可以抑制花生四烯酸代谢中的环氧酶，减少PG合成，因此有较强的抗炎、抗风湿及解热镇痛作用。其效果与阿司匹林和保泰松相似而优于对乙酰氨基酚，但对胃肠道刺激较阿司匹林轻，易耐受，不良反应小。对于轻、中度术后疼痛、痛经等镇痛疗效优于阿司匹林。对血小板黏附和聚集也有抑制作用，并延长出血时间。

知识点15：昔康类（烯醇酸类）——美洛昔康的药理作用

副高：掌握　正高：熟练掌握

选择性COX-2抑制药，对COX-2的抑制作用为COX-1的10倍，对血小板血栓素的产生也存在某种抑制作用。美洛昔康对COX-1的抑制程度与用量关系密切，而且个体之间也有很大差异。与非选择性COX抑制药相比，美洛昔康对胃肠道与肾的副作用较小。美洛昔康对炎症性疼痛、运动性疼痛及坐骨神经痛等多种疼痛均有明显的抑制作用。另外，美洛昔康还具有抗癌、抑制神经病变、预防心脑血管疾病、预防糖尿病神经病变与避孕等药理作用。对全身各系统没有明显不良反应。

知识点16：烷酮类——萘丁美酮的药理作用　副高：掌握　正高：熟练掌握

萘丁美酮是一种非酸性前体药物，口服后吸收效果良好，几乎全部在肝内代谢，其产物 6-甲氧基-2萘乙酸是萘丁美酮产生抗炎、解热和镇痛作用的活性成分，是强效COX抑制药，特别对COX-2有较强的抑制作用，较对COX-1的抑制作用强3～5倍。因不刺激消化道，无肝肠循环，几乎不影响血小板功能，所以对消化系统的副作用小，安全性高。

知识点17：昔布类——塞来昔布、帕瑞昔布钠的药理作用　副高：掌握　正高：熟练掌握

（1）塞来昔布：通过抑制COX-2阻止炎性PG的产生，以达到抗炎、镇痛及退热作用。

（2）帕瑞昔布钠：帕瑞昔布钠（商品名：特耐）是第一种注射用COX-2抑制剂，2008年获准在中国上市。帕瑞昔布是伐地昔布的水溶性前体药物，后者在临床剂量范围为选择性COX-2抑制剂，通过抑制COX-2阻止炎性PG的产生，以达到抗炎、镇痛及退热作用。

知识点18：磺酰苯胺类——尼美舒利的药理作用　副高：掌握　正高：熟练掌握

新型选择性COX-2抑制药，除了可以减少PG合成外，还具有抗氧化作用，从而发挥解热、镇痛和抗炎作用。生物利用度高，抗炎作用强，且毒性低，治疗指数高。对疼痛、炎症、发热的改善程度优于吡罗昔康、对乙酰氨基酚等，耐受性好于阿司匹林等。因对COX-1抑制不明显，不会影响胃内保护性PG的合成，减少了NSAID常见的消化道溃疡和出血等不良反应；抑制激活的白细胞产生氧自由基，很大程度减轻了炎症时氧自由基导致的组织损害；抑制组胺释放，不促使白三烯的合成，因而无阿司匹林等引起变态反应导致的支气管痉挛，可以安全用于哮喘患者。

知识点19：三环类抗抑郁药的药理作用　副高：掌握　正高：熟练掌握

三环类抗抑郁药的镇痛机制为作用于一类特殊的5-羟色胺受体，抑制5-羟色胺的再摄取。常用的药物包括：阿米替林和多塞平，常作为慢性疼痛治疗的辅助用药，副作用主要包括抗胆碱作用（黏膜干燥、便秘与尿潴留等）及对中枢神经系统的作用（疲倦、失眠、易激惹与焦虑等）。

知识点20：抗惊厥药物——抗惊厥药物的药理作用　　　　　副高：掌握　正高：熟练掌握

卡马西平为抗惊厥药物，并非典型的镇痛药，其结构与三环类抗抑郁药（如阿米替林与丙米嗪）类似，主要用于三叉神经痛的治疗。其镇痛机制为减弱神经冲动在三叉神经内的突触传导，镇痛作用不强。卡马西平胃肠用药的吸收较慢，2～8小时后达血药峰浓度。血浆半衰期较长，为8～72小时。卡马西平在肝内代谢，可以诱导肝微粒体酶，加速其他同时使用药物的代谢。

知识点21：钙离子通道阻滞药——抗癫痫药物的药理作用
　　　　　　　　　　　　　　　　　　　　　　副高：熟练掌握　正高：熟练掌握

钙离子通道开放为突触传递过程中一个重要步骤，可促进突触前部位释放神经递质与神经调质。细胞内钙离子浓度的改变除可调节细胞膜兴奋性，还可启动细胞内的级联反应，故阻断钙离子通道在调节伤害性及抗伤害性反应过程中均起到重要作用。减少钙离子内流到神经元或神经胶质内的药物可治疗各种疼痛，特别是慢性神经病理性疼痛的辅助及替代性治疗。加巴喷丁、普瑞巴林、唑尼沙胺、齐考诺肽和左乙拉西坦等药物的一些药效机制就是阻断钙离子通道。加巴喷丁（1-氨甲基环己烷乙酸）是一种新的抗癫痫药物，最初作为γ-氨基丁酸（GABA）类似物用于治疗痉挛，目前在慢性疼痛综合征特别是神经病理疼痛方面得到广泛应用。加巴喷丁只有口服制剂，在小肠通过弥散和易化转运被吸收，由于载体转运具有饱和性，其生物利用度与剂量成反方向变化。加巴喷丁在体内不代谢，以原形随尿液排出而消除，消除半衰期为4.8～8.7小时，肾功能损害患者清除能力减低。对肝微粒体酶无诱导或抑制作用。

知识点22：α₂ 肾上腺素能受体激动药——可乐定的药理作用
　　　　　　　　　　　　　　　　　　　　　　　　副高：掌握　正高：熟练掌握

可乐定的降压作用中等偏强。可乐定具有较强的镇静、抗焦虑和镇痛的作用。可乐定剂量增至300μg时，可以轻微降低静息每分通气量以及增加呼气末二氧化碳，对呼吸的影响作用比阿片类药轻，且与阿片类镇痛药的呼吸抑制作用无协同作用。肾动脉或静脉应用可乐定均增加尿量和游离水清除率；大剂量应用能够明显减少钠和氯化物的排出。可以减少唾液分泌；激活突触前 α_2 受体，通过抑制迷走神经，降低胃壁细胞产生胃酸，但通常并不改变胃液的pH。α_2 肾上腺素能受体激动药对神经内分泌系统作用表现为对交感肾上腺素释放产生抑制作用，并且抑制促肾上腺皮质激素（ACTH）释放。高浓度时可以通过选择性刺激血小板肾上腺素能受体使血小板聚集，而低浓度时则可以降低肾上腺素浓度，其净效应是降低血小板聚集。可乐定能通过激活蓝斑核神经元突触前膜的 α_2 受体，反馈性抑制去甲肾上腺素（NE）释放，从而抑制高度活动的蓝斑核肾上腺素能神经元，可安全有效地用于治疗阿片戒断综合征，而且无欣快感。在应用可乐定时，机体体温呈下降趋势。可乐定的镇静作用与降温作用均与可乐定兴奋中枢及外周 α_2 受体有关。

知识点23：α₂肾上腺素能受体激动药——可乐定停药综合征

副高：熟练掌握   正高：熟练掌握

长期使用该药者突然停药，可发生"可乐定停药综合征"，表现为反跳性高血压，通常在停药12～48小时发生，可持续数天，部分患者会伴有神经紧张、胸痛、面红、头痛、恶心、唾液增多、呕吐、出汗、失眠、烦躁不安或心律失常，甚至高血压危象，故停药必须在1～2周内逐渐减量，同时加以其他降压治疗。

知识点24：α₂肾上腺素能受体激动药——右美托咪定的药理作用

副高：掌握   正高：熟练掌握

右美托咪定能够降低脑NE水平，抑制交感神经末梢释放NE（激活突触前α₂受体），表现为血浆中儿茶酚胺浓度呈剂量依赖性降低。应用右美托咪定后，BP下降，HR减慢，其作用机制主要与激动中枢突触后α₂受体，抑制交感神经发放冲动，使交感神经几乎无呼吸抑制作用，静息通气量轻度减少，表现为潮气量轻度降低，呼吸频率几乎无变化。右美托咪定对一过性全脑缺血和局灶性脑缺血有保护作用。对于正常人血浆肾素活性、皮质醇、精氨酸加压素、心房钠尿肽均无影响，但可以促进生长激素的释放。静脉注射$1.0～2.0\mu g/kg$时，健康成人体温轻度降低，但无临床意义，也不会引起术后体温调节障碍；氧耗呈双向改变，先短暂增加随后持续降低；CO_2生成减少；血糖轻度增加，但持续时间短。

知识点25：NMDA受体阻滞药——氯胺酮的药理作用   副高：掌握   正高：熟练掌握

氯胺酮的药理作用机制比较复杂，是一种具有深度镇痛，且对呼吸和循环系统影响较轻的静脉全麻药，尤其体表镇痛效果好。其镇痛作用与NMDA受体上氯胺酮的原发作用位点被阻滞有关。氯胺酮可能对阿片受体、胆碱能受体、肾上腺素能受体均有作用，且对多巴胺和5-羟色胺（5-HT）的摄取也有抑制效果。

小剂量氯胺酮可用于急、慢性疼痛的治疗。无防腐剂的氯胺酮可经硬膜外及神经鞘内给药用于术中和术后疼痛的治疗，也可以与吗啡复合用于癌痛的治疗。对于慢性疼痛性疾病，现在试用氯胺酮胶囊口服，取得了一定疗效，但是剂量个体差异较大，副作用主要有恶心、幻觉等。

知识点26：钠离子通道阻滞药——氢溴酸高乌甲素的药理作用

副高：掌握   正高：熟练掌握

钠离子通道主要参与神经的传导。根据对河豚毒素的敏感（TTX-S）和对河豚毒素的抵抗（TTX-R）分为两大类，河豚毒素敏感型钠通道主要表达于中、大型背根神经节的神经元，而河豚毒素抵抗型钠通道主要表达于小直径的背根神经节的神经元，包括C型传入纤维神经元。在周围神经受到损伤或被切断时，河豚毒素敏感或抵抗型钠离子通道的表达均可发生改变。通常认为钠离子通道阻滞药在一定剂量范围内可抑制异位放电且不阻断正常的神经传导。集中代表性的钠离子通道阻滞药主要有卡马西平、利多卡因、美西律、奥卡西平、拉莫三嗪及托吡酯。

氢溴酸高乌甲素具有较强的镇痛作用，同时还具有局部麻醉、降温、解热和抗炎消肿作用。动物实验无致畸作用，也不会发生蓄积中毒。镇痛效果与哌替啶相当，镇痛起效时间为20~30分钟，镇痛时间为2~22小时。主要适用于各种慢性疼痛如胃肠溃疡、肝炎、胃炎、胆囊炎、坐骨神经痛、风湿病、牙痛、手术后疼痛等和顽固性疼痛，特别是癌症疼痛。

知识点27：中枢性肌肉松弛药——环苯扎林的药理作用　　副高：掌握　正高：熟练掌握

中枢性肌肉松弛药通过中枢作用缓解肌肉痉挛，广泛应用于急性下背部疼痛的治疗，对颈痛伴肌痉挛者也有疗效。常见的不良反应为嗜睡、疲乏无力。经研究表明，与安慰剂比较，中枢性肌肉松弛药可明显减轻背痛，且在治疗早期疗效最明显，因此宜用短疗程治疗；半数以上患者出现嗜睡、口干和疲劳等。

第四节　吸入麻醉药

知识点1：理想的吸入麻醉药应具备的条件　　副高：掌握　正高：熟练掌握

吸入全身麻醉药应用方便，能够通过临床征象和呼气末浓度监测判断其效应，因此广泛用于全身麻醉。理想的吸入麻醉药应当具备下列条件：①麻醉作用可逆，无蓄积作用；②安全范围广；③麻醉作用强，可使用低浓度；④诱导及清醒迅速、舒适、平稳；⑤化学性质稳定，与其他药物接触时不产生毒性物质；⑥体内代谢率低，代谢产物无毒性；⑦无燃烧爆炸性；⑧制造简单，易提纯，价廉；⑨产生良好的肌肉松弛；⑩能抑制不良的自主神经反射；⑪具有松弛支气管作用；⑫无臭味，对气道无刺激；⑬对呼吸、循环抑制轻；⑭不增加心肌对儿茶酚胺的敏感性；⑮对肝、肾无毒性；⑯无依赖性及成瘾性；⑰无致癌及致畸作用。实际上目前没有一个药物能够完全符合这些条件。

知识点2：各种吸入麻醉药之间药效（或副作用）的比较　　副高：掌握　正高：熟练掌握

通常采用肺泡最低有效浓度（MAC）的概念，在一个大气压下50%患者在切皮刺激时不动，此时肺泡内麻醉药的浓度即为一个MAC。MAC非常类似药理学中反映量-效曲线的ED_{50}的值，能够以相加的形式来计算，即两种麻醉药的MAC均为0.5，可以认为它们的总MAC为1.0MAC。吸入麻醉药的理化性质决定其麻醉强度、给药方法、摄取速率、分布与排除，也关系到全麻工具、给药方法、诱导和苏醒的快慢、全麻深度的调节以及患者和手术室工作人员的安全等。由于吸入麻醉药在常温常压下是挥发性液体或气体，因此分别称为挥发性吸入麻醉药和气体吸入麻醉药。气体麻醉药一般以液态贮存于高压钢瓶内，挥发性麻醉药在室温时易挥发成蒸汽。分配系数是指分压相等，即达到动态平衡时麻醉药在血液和气体两相中浓度的比值。血气分配系数是吸入麻醉药的一个重要性质，血气分配系数大，药物在血中的溶解度大，诱导慢，停药后苏醒期变长，若血气分配系数小，则诱导、苏醒期均较迅速。常用吸入麻醉药的理化性质见表1-2-1。

表1-2-1 常用吸入麻醉药的理化性质

项　　目	乙醚	氟烷	甲氧氟烷	恩氟烷	异氟烷	七氟烷	地氟烷	氧化亚氮
分子量	74.1	197.4	165.0	184.5	184.5	200	168	44.0
沸点（1个气压，℃）	34.6	50.2	104.7	56.5	48.5	58.5	23.5	−88.0
蒸汽压20℃（kPa）	59.1	32.1	3.0	23.3	31.8	20.9	89.3	5200
蒸汽压20℃（mmHg）	442	241	22.5	175	240	156.9	670	39000
潜热20℃（kJ/mol）	27.6	28.9	33.9	32.3	—	7.90	—	18.2
液体比重（g/ml）	0.72	1.86	1.43	1.52	1.50	1.25	1.45	—
Antoine 常数 A（kPa）	6.151	5.892	6.206	6.112	4.822	—	—	6.702
B	1109.58	1043.70	1336.58	1107.84	536.46	—	—	912.90
C	233.2	218.3	213.5	213.1	141.0	—	—	285.3
每毫升液体产生的蒸汽20℃（ml）	233	227	208	198	196			
MAC	1.92	0.77	0.16	1.68	1.15	1.71	7.25	105.0

知识点3：降低MAC的因素　　　　　　　　　副高：掌握　正高：熟练掌握

降低MAC的因素主要有：①$PaCO_2 > 90mmHg$ 或 $PaCO_2 < 10mmHg$；②低氧血症，$PaO_2 < 40mmHg$；③代谢性酸中毒；④贫血（血细胞比容在10%以下，血中含氧量<4.3ml/dl）；⑤平均动脉压在50mmHg以下；⑥使中枢神经儿茶酚胺减少的药物（如利舍/血平、甲基多巴等）；⑦巴比妥类及苯二氮䓬药物；⑧麻醉药物，如氯胺酮或并用其他吸入麻醉药及局麻药；⑨妊娠；⑩低体温；⑪长期应用苯丙胺；⑫胆碱酯酶抑制药；⑬α_2-激动药。

知识点4：升高MAC的因素　　　　　　　　　副高：掌握　正高：熟练掌握

升高MAC的因素主要有：①体温升高时MAC升高，但42℃以上时MAC则减少；②使中枢神经儿茶酚胺增加的药物，如右旋苯丙胺等；③脑脊液中Na^+增加时（静脉输注甘露醇、高渗盐水等）；④长期饮酒者可以增加异氟烷或氟烷MAC 30%～50%；⑤甲状腺功能亢进。

知识点5：不影响MAC的因素　　　　　　　　　副高：掌握　正高：熟练掌握

不影响MAC的因素主要有：①性别；②麻醉时间，麻醉开始及经过数小时皆不改变；③昼夜变化；④甲状腺功能降低；⑤$PaCO_2$在10～90mmHg；⑥PaO_2在40～500mmHg；

⑦酸碱代谢状态；⑧等容性贫血；⑨高血压。

知识点6：氟烷的药理作用 　　　　　　　　　　副高：掌握　正高：熟练掌握

氟烷为强效吸入麻醉药，对中枢神经系统可以产生较强的抑制作用。但镇痛作用弱。与其他吸入麻醉药有相同的扩张脑血管作用，使颅内压升高。对循环系统具有较强的抑制作用，主要表现为抑制心肌和扩张外周血管。对呼吸道无刺激性，不引起咳嗽及喉痉挛，小儿可以用做麻醉诱导，且有抑制腺体分泌及扩张支气管的作用，术后肺部并发症较少。氟烷对呼吸中枢的抑制较对循环的抑制为强。术后很少发生恶心、呕吐，肠蠕动恢复快，但对肝的影响较大。肾小球滤过率及肾血流量只在血压下降时才能减少，血压恢复后即恢复，不似甲氧氟烷可引起肾损害。氟烷麻醉后肝损害表现为麻醉后7天内发热，同时伴有胃肠道症状，嗜酸性粒细胞增多，血清谷草转氨酶、血清碱性磷酸酶增多，凝血酶原时间延长，并出现黄疸，病死率高。麻醉稍深可以使子宫松弛，收缩无力，用于产科胎儿内倒转术虽然较理想，但容易增加产后出血。ADH、ACTH、皮质醇、甲状腺素血中浓度稍增加，较乙醚引起的改变轻微。血中儿茶酚胺在浅麻醉时升高，而加深麻醉后则不增加。生长激素及胰岛素几乎不增加。对血糖影响轻。

知识点7：氟烷的不良反应 　　　　　　　　　　副高：熟练掌握　正高：熟练掌握

有较强的呼吸和循环抑制作用；增加心肌对儿茶酚胺的敏感性，引起室性心律失常。氟烷相关性肝损害，可导致暴发性肝坏死，但较少见。

知识点8：恩氟烷的临床作用 　　　　　　　　　副高：掌握　正高：熟练掌握

恩氟烷于20世纪70年代应用于临床，目前在世界上已得到广泛应用。诱导、苏醒较快。随血中恩氟烷浓度升高，中枢神经系统抑制逐渐加深，脑电图呈高电压慢波。吸入3%～3.5%恩氟烷，可以产生暴发性中枢神经抑制，有单发或重复发生的惊厥性棘波。对循环系统抑制作用较氟烷轻。恩氟烷降低心排出量，主要是因每搏量降低所致，并与$PaCO_2$有关，当$PaCO_2$升高时，心脏指数明显增加。临床浓度对呼吸道无刺激，不增加气道分泌。对肝功能影响轻。可以产生轻度肾功能抑制，麻醉结束后很快恢复。具有松弛子宫平滑肌的作用，无论处于产程任何阶段，均可出现剂量相关的宫缩减弱，甚至出现宫缩无力或产后出血。单独使用或与肌松药合用所产生的肌松作用可满足各种手术的需要，神经肌肉阻滞作用与剂量有关。可以降低眼压，因此适用于眼科手术。除了使血中醛固酮浓度升高外，对皮质激素、胰岛素、ACTH、ADH及血糖均无影响。

知识点9：恩氟烷的不良反应 　　　　　　　　　副高：熟练掌握　正高：熟练掌握

对心肌有抑制作用；脑电图有棘波，可伴有惊厥、阵挛性抽搐；高浓度和低碳酸血症时更容易发生；术中出现持续缺氧和低血压者可发生肝损害；原有肾疾患者可加重肾功能损害。

知识点10：异氟烷的临床作用   副高：掌握   正高：熟练掌握

对中枢神经系统的抑制与用量相关。在1MAC以内，脑电波频率及波幅均增高；当超过1MAC时，波幅增高，频率减少；深麻醉时两者均减少；1.5MAC出现暴发性抑制，2MAC出现等电位波。对心功能的抑制作用小于恩氟烷。随吸入浓度增加，心排出量明显减少，可以降低心肌氧耗量及冠状动脉阻力，但并不改变冠脉血流量。异氟烷麻醉可增加肺阻力，并使顺应性和功能残气量稍减。异氟烷的物理性质稳定，体内生物降解少，对肝功能无损害。异氟烷降低肾血流量，使肾小球滤过率和尿量减少，麻醉后不残留肾功能的抑制或损害。对子宫肌肉收缩的抑制与剂量相关，深麻醉时明显抑制子宫收缩力、收缩率和最大张力，分娩时如果用异氟烷麻醉较深时易引起子宫出血。

知识点11：七氟烷的药理作用   副高：掌握   正高：熟练掌握

七氟烷抑制中脑网状结构的多种神经元活动，且与剂量相关。七氟烷麻醉时左心室收缩功能降低，且与剂量相关。对气道刺激非常小，通常通过面罩吸入进行小儿的麻醉诱导。气道分泌物不增加，可松弛支气管平滑肌，能抑制乙酰胆碱、组胺引起的支气管收缩，可用于哮喘患者。七氟烷麻醉后肝血流量下降，并与麻醉深度相关，麻醉结束后迅速恢复正常。七氟烷的组织溶解性较低，化学性质较稳定，在体内的代谢相对较低。对潘库溴铵的肌松作用有强化作用，对维库溴铵的作用更强。

知识点12：七氟烷的不良反应   副高：熟练掌握   正高：熟练掌握

七氟烷与钠石灰反应可使其温度升高，产生多种裂解产物，其中复合物A有一定的肾毒性，特别是在二氧化碳吸收剂的温度升高至45℃时，但产生肾毒性浓度需>200ppm，临床上通常不会达到如此高的浓度。施行七氟烷循环紧闭麻醉时需要注意降低吸收器的温度、调整新鲜气体流量，使用钙石灰或钡石灰可能有益。

知识点13：地氟烷的药理作用   副高：掌握   正高：熟练掌握

对中枢神经系统的抑制作用与剂量相关。地氟烷可降低心肌收缩力、心排出量、外周血管阻力和平均动脉压，升高静脉压，并呈剂量依赖性。很少引起心律失常。地氟烷抑制呼吸，减少分钟通气量、增加$PaCO_2$并降低机体对$PaCO_2$增高的通气反应，其抑制作用与剂量有关。对肝肾功能影响不大。能产生满意的肌松作用，且较其他氟化烷类吸入麻醉药强。

知识点14：氧化亚氮的药理作用　　　　　副高：掌握　正高：熟练掌握

　　麻醉作用极弱，吸入30%～50%N_2O有镇痛作用，80%以上时才有麻醉作用，但也难以达到手术要求，MAC值为105。N_2O具有扩张脑血管、增加脑血流、升高颅内压作用，但脑血流量对CO_2的变化仍有反应。与氟化全麻药降低脑代谢不同，N_2O可以增强脑代谢，这可能与交感肾上腺系统兴奋有关。镇痛作用强对心肌无直接抑制作用，对心排出量、心率、静脉压、血压、周围血管阻力等都无影响，也不增加心肌对儿茶酚胺的敏感性。对呼吸道无刺激性，亦不引起呼吸抑制，但术前用镇痛药的患者，吸入N_2O可以加重硫喷妥钠诱导时的呼吸抑制作用。对肝、肾、子宫和胃肠道无明显影响。肌松作用差。

知识点15：氧化亚氮的不良反应　　　　　副高：熟练掌握　正高：熟练掌握

　　（1）骨髓抑制：为治疗破伤风、小儿麻痹等连续吸入N_2O 3天以上的患者，可发生白细胞减少，以中性粒细胞和血小板减少最先出现。骨髓涂片出现渐进性细胞再生不良，相似于恶性贫血时的骨髓改变。维生素B_{12}可部分对抗N_2O的骨髓抑制作用，故吸入50%氧化亚氮不超过48小时内为安全。

　　（2）体内密闭气体空腔容积增大：因N_2O弥散率大于氮，N_2O麻醉可使体内含气腔隙容积增大，麻醉3小时后最为显著，因此肠梗阻、气脑造影、气胸、中耳手术等存在体内闭合空腔时N_2O麻醉应列为禁忌。长时间麻醉时气管导管或喉罩套囊的压力也明显增高，特别在患儿，应检测套囊压力。

　　（3）弥散性缺氧：由于需要吸入高浓度，有发生缺氧的危险，长时间麻醉使用浓度需控制在70%以下。因N_2O易溶于血，麻醉结束时血中溶解的N_2O迅速弥散至肺泡内，冲淡肺泡内的氧浓度，引起弥散性缺氧。故为防止发生低氧血症，在N_2O麻醉后应继续吸纯氧5～10分钟。

知识点16：氙的药理作用　　　　　副高：掌握　正高：熟练掌握

　　氙通过抑制NMDA受体和乙酰胆碱受体发挥作用。吸入33%氙气可以使脑血流量（CBF）减少，脑耗氧量降低；吸入高浓度氙气（80%）则可使CBF增加。氙不影响心肌的电压门控性离子通道，也不会增加心肌对儿茶酚胺的敏感性，对肠系膜血管阻力也无明显影响，不会抑制心肌收缩力，对心脏指数、血压或全身血管阻力几乎没有明显影响。临床浓度氙气麻醉不会明显增加气道阻力，高浓度时可能使气道阻力增高。氙气麻醉时脑、肝、肾和肠道的局部血流量升高。氙气的溶解度低，所以在麻醉结束时，如果不吸入纯氧也可能导致弥散性缺氧，但可能性小于氧化亚氮。对维库溴铵肌松效应恢复的影响较七氟烷轻，神经肌肉阻滞效应低于七氟烷。

知识点17：吸入麻醉药排出与麻醉苏醒　　　　　副高：熟练掌握　正高：熟练掌握

　　吸入麻醉药的排出一般可以通过呼出、生物转化以及经皮肤、内脏表面丢失。其中，以原型经肺呼出是吸入麻醉药消除的主要途径。在人体内，吸入麻醉药最终可有不同程度的代谢（氟烷，15%～20%；恩氟烷，2%～5%；七氟烷，3%；异氟烷，＜0.2%；地氟烷，0.1%）。当达到麻醉浓度时，由于肝脏酶饱和，代谢作用通常很少影响肺泡浓度。麻醉苏醒与麻醉诱导一样，主要取决于药物的溶解度（FA降低速率的主要决定因素）、肺泡通气量和心排出量。麻醉结束时，决定体内麻醉药蓄积的因素主要包括吸入麻醉药溶解度、浓度和应用时间（可经延缓FA的下降速率）。麻醉苏醒和诱导的药物代谢动力学差异包括苏醒期间停止过度加压（不可能低于0）与苏醒开始时组织内存在一定的药物浓度（诱导开始时组织内药物浓度为0）。

知识点18：吸入麻醉药对循环系统的影响　　　副高：熟练掌握　正高：熟练掌握

除了氧化亚氮外，所有的吸入麻醉药均可以引起剂量依赖性体循环血压降低。氧化亚氮可以轻度升高血压，氟烷和恩氟烷引起血压降低的原因主要是抑制了心肌收缩力，减少了心排出量，但其他吸入麻醉药在维持心排出量的同时，通过降低体循环阻力而使血压下降。1MAC时，七氟烷与氟烷对心率的影响比较轻微，而异氟烷增加心率10～15次/分。当＞1MAC时，地氟烷对心率的影响与异氟烷类似。氟烷对心肌收缩力产生剂量依赖性抑制，其抑制作用强于异氟烷、地氟烷与七氟烷。氧化亚氮单独应用或与其他吸入麻醉药合用均可以增加交感神经系统的活动性。当异氟烷、地氟烷或七氟烷浓度达到1.5MAC时，无法证实有冠状动脉窃血现象。心肌缺血和心排出量似乎与心肌供氧和需氧的变化有关，与所选的具体麻醉药无关。氟烷可以增高心肌的自律性，增加心肌对儿茶酚胺的敏感性，当合用肾上腺素时易导致心律失常。异氟烷、地氟烷与七氟烷对自主神经系统反射产生相似的剂量依赖性抑制。当吸入浓度突然增加时，地氟烷是唯一增加交感神经兴奋性的麻醉药，与血浆儿茶酚胺浓度增加相一致。

知识点19：吸入麻醉药对中枢神经系统的影响　　　副高：熟练掌握　正高：熟练掌握

目前，常用的吸入麻醉药对脑代谢率、脑电图、脑血流量和脑血流自主调节功能的影响相似。常用的吸入麻醉药中，氟烷是作用最强的脑血管舒张剂。尽管伴随脑代谢率降低，但吸入麻醉药仍然可以引起剂量依赖性脑血流量增加。吸入麻醉药是直接脑血管舒张剂，因此被认为以剂量依赖方式减弱脑血流自主调节功能，其扩张血管程度的顺序为氟烷＞恩氟烷＞异氟烷＞地氟烷＞七氟烷。恩氟烷高浓度吸入时，脑电图一般可以出现惊厥性棘波，并且伴有面颈部和四肢肌肉的强直性或阵挛性抽搐。颅内压（ICP）与脑血流量变化趋势一致，氟烷显著增加ICP，致使开颅手术期间脑膨出；但异氟烷、地氟烷和七氟烷麻醉期间，ICP仅仅轻度增加。氧化亚氮一般可以扩张脑血管，增加脑血流量，升高颅内压。与氟化麻醉药降低脑代谢不同，氧化亚氮可以增强脑代谢。

知识点20：吸入麻醉药对呼吸系统的影响　　　副高：熟练掌握　正高：熟练掌握

吸入麻醉药均可以降低潮气量，增加呼吸频率，因此对每分通气量影响甚小。$PaCO_2$增高作为呼吸抑制的重要指标，可能由于手术刺激而抵消。在全身麻醉期间，肋间肌紧张性降低，膈肌的位置改变以及胸部血流量的变化，因此功能余气量减少。吸入麻醉药均呈剂量依赖性抑制呼吸中枢对高碳酸血症的敏感性。即使0.1MAC亚麻醉浓度的吸入麻醉药仍然会抑制呼吸化学感受器对低氧血症的敏感性。最低有效浓度的吸入麻醉药在全身麻醉期间，支气管收缩的最可能原因为气道的机械刺激，气道高反应性疾病患者的支气管收缩反应更加明显。吸入麻醉药能够直接抑制及通过抑制神经反射通路而间接抑制支气管平滑肌收缩性，而使支气管平滑肌松弛。吸入麻醉药的肺血管舒张作用比较弱。氧化亚氮可以进一步增强肺动脉高压患者的肺血管阻力。

知识点21：吸入麻醉药对肝脏的副作用　　　　副高：熟练掌握　正高：熟练掌握

氟烷主要通过非特异机制短暂、轻微地影响肝脏功能和通过免疫机制严重损害肝脏。异氟烷、地氟烷与七氟烷维持或增加肝动脉血流量，减少或不改变门静脉血流量。氟烷减少门静脉血流量，而不代偿性增加肝动脉血流量。

第五节　局部麻醉药

知识点1：局部麻醉药的含义　　　　　　　　　副高：掌握　正高：熟练掌握

局部麻醉药是一类能够暂时、可逆性阻断神经冲动的发生与传递，引起相关神经支配的部位出现感觉和/或运动丧失的药物，简称为局麻药。

知识点2：局部麻醉药的作用机制　　　　　　　副高：掌握　正高：熟练掌握

局部麻醉药可以作用于神经系统的任何部位以及各种神经纤维，使其支配区域的感觉与运动受到影响，但是不同类型的神经纤维对局部麻醉药的敏感性各不相同。局部麻醉药的作用与神经细胞或神经纤维的直径大小及神经组织的解剖特点有关。一般规律是神经纤维末梢、神经节与中枢神经系统的突触部位对局麻药最为敏感，细神经纤维比粗神经纤维更容易被阻断。对无髓鞘的交感、副交感神经节后纤维在低浓度时可以产生作用；对有髓鞘的感觉和运动神经纤维则需高浓度才能产生作用。对混合神经产生作用时，首先消失的是持续性钝痛（如压痛），其次是短暂性锐痛，继之依次分别为冷觉、温觉、触觉、压觉消失，最后发生运动麻痹。神经冲动传导的恢复则按照相反的顺序进行。

局部麻醉药主要作用于神经细胞膜。在正常情况下神经细胞膜的除极化有赖于钠离子内流，局部麻醉药可以阻断神经细胞膜上的电压门控钠通道而抑制钠离子内流，阻止动作电位的产生和神经冲动的传导，产生局麻作用。局部麻醉药对钠通道的阻断作用与钠通道的状态有关。电压门控钠通道包括3种状态：静息状态、活化状态与失活状态。与静息状态相比，局麻药在活化和失活状态钠通道亲和力明显增强。

知识点3：局部麻醉药对中枢神经系统的药理作用　　　　副高：掌握　正高：熟练掌握

局部麻醉药多经血流而进入大脑。静脉给予利多卡因（1.5mg/kg）可以降低脑血流，减弱由于气管插管引起的颅内压增高，从而降低颅脑并发症的发生。局部麻醉药对中枢神经系统的作用，取决于血内局麻药的浓度。低浓度（如普鲁卡因）具有抑制、镇痛、抗惊厥的作用，高浓度可诱发惊厥。局部麻醉药所诱发的惊厥，被视为局麻药的毒性反应。

知识点4：局部麻醉药对心血管系统的药理作用　　　　副高：掌握　正高：熟练掌握

局部麻醉药对心脏和外周血管具有直接作用，并可以通过阻滞交感神经或副交感神经传出纤维间接影响循环系统功能。局部麻醉药对心功能的影响主要是阻碍去极化期间的钠离子转移，使心肌兴奋性降低，复极减慢，不应期延长。对心房、房室结、室内传导与心肌收缩力均呈与剂量相关性抑制。对心肌收缩力抑制与局部麻醉药阻滞效能有一定关系，丁哌卡因和丁卡因比利多卡因和普鲁卡因对心脏抑制作用更强。除了可卡因外，所有局部麻醉药均可以松弛血管平滑肌，引起一定程度的小动脉扩张，血压下降。

知识点5：局部麻醉药对呼吸系统的药理作用　　　　副高：掌握　正高：熟练掌握

利多卡因抑制机体对低氧时的通气反应。由于膈神经和肋间神经阻滞或局部麻醉药直接作用于延髓呼吸中枢，可以引起呼吸暂停。局部麻醉药可以松弛支气管平滑肌，静脉给予利多卡因（1.5mg/kg），可以抑制气管插管时引起的支气管收缩反射。但是对于气道高反应的患者，给予利多卡因气雾剂，可能因直接刺激而诱发支气管痉挛。

知识点6：影响局部麻醉药药理作用的因素　　　　副高：掌握　正高：熟练掌握

（1）药物剂量：通过增加局部麻醉药的容积或浓度均可以增加局部麻醉药的剂量，从而缩短药物的起效时间，延长作用时间。超声引导下神经阻滞技术的出现带来了更精确的针尖定位，因此采用比传统针尖定位技术推荐容量更小的容量即可得到满意的阻滞效果。

（2）注射部位：注射部位不同可以影响局部麻醉药的弥散速率和血管吸收速率。局部麻醉药鞘内和皮下注射起效最快，臂神经丛阻滞起效时间最长。在蛛网膜下腔阻滞时，脊神经没有外鞘包绕，因而起效迅速。

（3）添加药物：局部麻醉药中添加肾上腺素对阻滞时间的影响取决于局部麻醉药的种类和注射部位。肾上腺素可以延长短效局部麻醉药（如利多卡因）局部浸润麻醉和神经阻滞的作用时间；但是不能延长硬膜外阻滞时丁哌卡因或依替卡因的运动神经阻滞时间。鞘内应用局麻药时添加 α_2 受体激动剂，能够缩短感觉阻滞起效时间，延长运动与感觉阻滞时间。

（4）年龄：患者年龄不同，可以影响局部麻醉药的清除。

（5）脏器功能：肝功能严重受损、严重贫血或营养不良的患者，血浆内假性胆碱酯酶水平可能低下，从而导致酯类局部麻醉药的水解代谢速率降低，容易发生毒性反应。肝脏功能也会影响酰胺类局部麻醉药的降解速率，与肝功能正常患者相比，肝血流下降或肝功能受损者，血液中酰胺类局部麻醉药的水平升高，半衰期也延长。充血性心力衰竭的患者，利多卡因的清除速率也呈明显的延缓。

（6）妊娠：妊娠妇女硬膜外阻滞和腰麻的麻醉平面及深度均超过未妊娠妇女，除了机械性因素（硬膜外静脉扩张减少了硬脊膜外隙和蛛网膜下腔）影响外，妊娠期间的激素水平改变可以增强对局部麻醉药的敏感性。因此，妊娠患者应适当减少局部麻醉药用量。

（7）局麻药的碳酸化和pH调节：向局麻药溶液中加入碳酸氢钠，可使传导阻滞的起效时间缩短。升高局麻药溶液的pH，可导致未带电荷的碱性形式局麻药含量增加，进而加快局麻药穿透神经鞘及神经膜的速度，使麻醉起效更加迅速。

（8）局麻药混合液：局域阻滞中混合应用局麻药可相互弥补各自的不足，短效局麻药作用时间短，长效局麻药起效慢。需注意的是，混合液中的任一种局麻药都不可使用极量，更不可错误地认为各种局麻药毒性反应是相互独立的。

知识点7：局部麻醉药的心脏毒性　　　　　　　　副高：掌握　正高：熟练掌握

局部麻醉药的心脏毒性主要是由于局部麻醉药物大量吸收入血以后所产生的综合征。主要表现为血流动力学不稳定，心律失常甚至循环衰竭和心脏骤停。

知识点8：局部麻醉药的神经毒性　　　　　　　　副高：掌握　正高：熟练掌握

局麻药引起CNS毒性的初期症状主要为头晕和眩晕，然后为视觉与听觉异常（聚焦困难、耳鸣等）。其他CNS中毒时的主要症状为定向力异常或间歇性困倦。CNS中毒的客观体征本质上是部分中枢神经系统兴奋的表现，主要包括寒战、肌肉抽搐、面部肌群和四肢远端震颤，最终出现强直-阵挛性惊厥，其原因为局麻药对大脑皮质抑制性通路的阻断所致，同时也与兴奋性神经递质谷氨酰胺的释放有关。如果局麻药的剂量持续增加，可引起抑制通路和易化通路的同时抑制，最终引发整个CNS的抑制，主要表现为抽搐发作停止、呼吸抑制，最终呼吸停止。另外，对脊髓神经系统产生毒性。可能是在硬膜外腔或蛛网膜下腔直接作用于神经元，产生直接的破坏作用，破坏其氧化磷酸化过程，影响了线粒体的跨膜动作电位，从而促进神经元发生程序性死亡。也有可能是局部麻醉药物的浸润与应用附加药引起神经元血流减少。其他相关因素还可能与局部麻醉药物的剂量、浓度和比重以及局部麻醉药物与脊髓神经系统接触的时间等有关。

知识点9：局部麻醉药的变态反应　　　　　　　　副高：熟练掌握　正高：熟练掌握

（1）酯类局麻药引起的变态反应相对酰胺类较多见。合成的局麻药是低分子量物质，并不足以成为抗原、半抗原，但当它或它的降解产物和血浆蛋白等物质结合，可转变为抗原，这在酯类局麻药较常见。酰胺类局麻药制剂中的防腐剂其代谢产物对羟基苯甲酸甲酯的分子结构与对氨苯甲酸相似，也有可能引起变态反应。

（2）酰胺类局麻药的变态反应罕见。

（3）局麻药皮试假阳性者约达40%，故不能仅以皮试为依据。患者主诉有局麻药过敏史，应先与毒性反应、血管收缩药的反应相区别。同类局麻药，因结构相似而可能出现交叉变态反应，故对酯类局麻药过敏者可改用酰胺类局麻药。

知识点10：常见局部麻醉药物　　　　　　副高：掌握　正高：熟练掌握

常见局部麻醉药物包括：利多卡因、普鲁卡因、丁卡因、丁哌卡因、左旋丁哌卡因、罗哌卡因、碳酸利多卡因等。

第六节　肌肉松弛药

知识点1：肌肉松弛药的分类　　　　　　副高：掌握　正高：熟练掌握

根据肌肉松弛药的作用机制的不同肌肉松弛药主要分为两类：去极化肌肉松弛药和非去极化肌肉松弛药。根据化学结构，非去极化肌肉松弛药可以分为甾体类和苄异喹啉类。还有，根据肌松作用时效的不同，分为短时效、中时效和长时效等。

知识点2：肌肉松弛药的药理作用　　　　　副高：掌握　正高：熟练掌握

肌肉松弛药对完成精细动作的小肌群如眼肌、喉部肌肉的作用比腹部肌群的阻滞作用强，膈肌对肌肉松弛药相对不敏感。肌肉松弛药不仅能够与N_2胆碱受体结合，同时还作用于N_1、M胆碱受体，这是肌肉松弛药引起心血管和自主神经系统不良反应的重要原因。同时，还能引起不同程度的组胺释放作用。甾体类肌肉松弛药易引起抗迷走神经作用，而苄异喹啉类肌松药易引起组胺释放。相对不溶于脂肪，不易透过血脑屏障、胎盘和胃肠道上皮。在血液内，肌肉松弛药能与血浆蛋白结合。中时效的非去极化肌肉松弛药的清除主要经肝代谢，肾排泄。肾衰竭时经胆汁排泄量增加。长时效肌肉松弛药在体内很少或几乎不代谢，而以原形经尿液或部分经胆汁排出。

知识点3：非去极化肌松药所引起的不良反应　　副高：掌握　正高：熟练掌握

非去极化肌松药所引起的不良反应主要包括：组胺释放、自主神经节阻滞、变态反应、解除迷走神经和交感神经兴奋等产生的相应作用。组胺释放可以引起皮肤潮红、血管扩张、外周阻力降低与血压下降，哮喘患者可以诱发哮喘发作。组胺释放与注药剂量和注药速度有关，药物剂量大、注药速度快会增加组胺的释放。潘库溴铵可以引起心率增快与血压升高，主要原因包括解除迷走神经作用、对自主神经节作用、兴奋交感神经、增加去甲肾上腺素释放与抑制儿茶酚胺在交感神经末梢摄取等。

知识点4：去极化肌松药的特点　　　　　　副高：熟练掌握　正高：熟练掌握

突触后膜表现为持续去极化状态；首次注药后肌松出现前有肌纤维成串收缩，为肌纤维不协调收缩的结果；胆碱酯酶抑制药不但无法拮抗其肌松作用，反而有增强效应。氯琥珀胆碱具有起效快、肌松完全且短暂的特点。通常静脉注射后15～20秒就会出现肌纤维震颤，在1分钟内肌松作用达高峰。若在给药前静脉注射小剂量非去极化肌松药，可以减轻、消除肌颤。静脉注射1mg/kg后，由于呼吸肌松弛而使呼吸停止4～5分钟，肌张力完全恢复需10～12分钟。通常对血流动力学无影响，但可导致血清钾一过性升高，严重者可引起心律失常。可被血浆胆碱酯酶迅速水解，代谢产物随尿液排出，以原形排出＜2%。

知识点5：去极化肌松药的临床应用　　　　副高：掌握　正高：熟练掌握

去极化肌松药主要用于全麻时的气管内插管，其用量为1～2mg/kg。也可以用静脉连续输注方法来维持肌松，但有可能会引起脱敏感阻滞，使肌松恢复时间延长。儿童对氯琥珀胆碱相对不敏感，其用药剂量可适当增大。

知识点6：去极化肌松药的副作用　　　　　副高：掌握　正高：熟练掌握

去极化肌松药可能引起心动过缓及心律失常；骨骼肌去极化作用使K^+由肌纤维膜内向膜外漏出，可能引起血清钾升高；肌肉强直收缩时可能引起眼压、颅内压及胃内压升高；咬肌痉挛；有的患者术后主诉肌痛。

知识点7：非去极化肌松药的特点　　　　　副高：掌握　正高：熟练掌握

（1）阻滞部位在神经肌肉接合部，占据突触后膜上的乙酰胆碱受体。
（2）神经兴奋时，突触前膜释放乙酰胆碱的量并未减少，但是不能发挥作用。
（3）出现肌松前，没有肌纤维成束收缩。
（4）能够被胆碱酯酶抑制药所拮抗。

知识点8：氯筒箭毒碱　　　　　　　　　　副高：掌握　正高：熟练掌握

氯筒箭毒碱是最早应用于临床的非去极化肌松药，它起效较慢，作用时效较长。肌松效果与剂量有关，0.1～0.2mg/kg可以使四肢肌松弛，0.4～0.5mg/kg可以使腹肌松弛，0.5～0.6mg/kg可以满足气管内插管。在体内很少代谢，静脉注射后30%～50%与蛋白结合，10%以原形由肾排出，45%以原形由胆汁排出。氯筒箭毒碱主要用于维持术中肌肉松弛，但具有释放组胺作用，能够引起低血压和心动过速，并可以引起支气管痉挛。对哮喘和重症肌无力患者应当避免使用。现在临床很少应用。

知识点9：泮库溴铵　　　　　　　　　　　　　　　副高：掌握　　正高：熟练掌握

泮库溴铵为长时效的非去极化肌松药，其肌松作用强，作用时间也较长。ED_{95}为0.07mg/kg。其起效时间为3~6分钟，临床作用时间为100~120分钟。胆碱酯酶抑制药可拮抗其肌松作用。在临床应用的剂量范围内，无神经节阻滞作用，也不释放组胺，但是有轻度抗迷走神经作用，使心率增快、血压升高。在肝内经羟化代谢，代谢产物中以3-羟基化合物的肌松作用最强，反复用药后应尤其注意术后残余作用。40%以原形经肾排出，其余以原形或代谢产物由胆道排泄。

对于高血压、心肌缺血及心动过速者，肝肾功能障碍者都应当慎用。重症肌无力患者禁忌使用。

知识点10：哌库溴铵　　　　　　　　　　　　　　　副高：掌握　　正高：熟练掌握

哌库溴铵为长时效非去极化肌松药，其作用强于泮库溴铵，作用时间也更长。临床应用剂量无心血管不良反应，无组胺释放。哌库溴铵的消除主要经肾以原形由尿排出，少量在肝内代谢。肾衰竭时，消除半衰期明显延长。ED_{95}为0.05~0.06mg/kg，气管插管剂量为0.1mg/kg，3~5分钟阻滞完全，临床维持时间为70~110分钟。哌库溴铵特别适用于心肌缺血性疾病和术后需要保留气管导管的危重患者。

知识点11：维库溴铵　　　　　　　　　　　　　　　副高：掌握　　正高：熟练掌握

维库溴铵为中时效的非去极化肌松药，其肌松作用强，为泮库溴铵的1~1.5倍，但其作用时间比较短。ED_{95}为0.05mg/kg，起效时间为2~3分钟，临床作用时间为25~30分钟。维库溴铵的肌松作用容易被胆碱酯酶抑制药拮抗。在临床用量范围内不释放组胺，也无抗迷走神经作用，因而适用于缺血性心脏病患者。主要在肝内代谢，代谢产物3-羟基维库溴铵也具有肌松作用。30%以原形经肾排出，其余以代谢产物或原形经胆道排泄。

维库溴铵可以用于全麻气管内插管和术中维持肌肉松弛。静脉注射0.07~0.15mg/kg，2~3分钟后可以行气管内插管。术中可以间断静脉注射0.02~0.03mg/kg，或以1~2μg/（kg·min）的速度静脉输注，维持全身麻醉期间的肌松弛。手术结束后，可以用胆碱酯酶抑制药拮抗其肌松残余作用，但约有50%患者不需用拮抗药可以自行恢复神经肌肉传递功能。严重肝肾功能障碍者作用时效可延长，并可以发生蓄积作用。

知识点12：美维库铵　　　　　　　　　　　　　　　副高：熟练掌握　　正高：熟练掌握

此药为短效的非去极化苄异喹啉类肌松药，ED_{95}为0.067mg/kg，插管剂量为0.2~0.25mg/kg，最大阻滞时间为2.1~2.5分钟，持续时间为19.7~21分钟，在血浆中被丁酰胆碱酯酶水解，经尿液与胆汁排出。

知识点13：阿曲库铵　　　　　　　　　　　　副高：熟练掌握　正高：熟练掌握

此药为中效非去极化苄异喹啉类肌松药，ED_{95}为0.21mg/kg，插管剂量为0.5mg/kg，最大阻滞时间为3.2分钟，持续时间为46分钟，在血浆中经Hofmann降解，经尿液与胆汁排出。

知识点14：顺阿曲库铵　　　　　　　　　　　副高：熟练掌握　正高：熟练掌握

此药为中效非去极化苄异喹啉类肌松药，ED_{95}为0.04mg/kg，插管剂量为0.1～0.4mg/kg，最大阻滞时间为1.9～7.7分钟，持续时间为46～91分钟，在血浆中经Hofmann降解，经尿液与胆汁排出。

知识点15：罗库溴铵　　　　　　　　　　　　副高：熟练掌握　正高：熟练掌握

罗库溴铵是氨基甾类肌松药，分子结构相似于维库溴铵，其作用强度为维库溴铵的1/6，属中时效，目前非去极化肌松药是起效最快的。ED_{95}为0.3mg/kg，插管剂量为0.6～1.0mg/kg，起效时间在50～90秒，临床作用时间45～60分钟，维持剂量0.1～0.15mg/kg，稳态分布容积235～320ml/kg，清除率2.4～3.0ml/（kg·min），消除半衰期100～170分钟。25%罗库溴铵与清蛋白结合。罗库溴铵主要通过胆道排出，只有9%以原形通过肾排出。临床剂量的罗库溴铵不导致组胺释放，对心率及血压影响不明显。

知识点16：肌松拮抗时机　　　　　　　　　　副高：熟练掌握　正高：熟练掌握

肌松药对颈动脉体的缺氧性通气反应可能具有一定的抑制作用，当TOF≥0.9时对缺氧的通气反应才能够完全恢复正常，且咽喉部功能完全恢复。

知识点17：早期拮抗的危险性　　　　　　　　副高：熟练掌握　正高：熟练掌握

在给予非去极化肌松药后5分钟或T_1达10%、TOF出现1个反应时使用胆碱酯酶抑制药，不但无法拮抗肌松药的作用，而且还会使潘库溴铵、阿曲库铵以及维库溴铵的作用时间延长，故应该在TOF出现3个以上反应或TOF为0.7、$T_1 > 25\%$时给予拮抗药，方可有效拮抗残留肌松作用。

知识点18：新型拮抗药　　　　　　　　　　　副高：掌握　　正高：熟练掌握

在神经肌肉传导深度阻滞时，使用胆碱酯酶抑制药并不能够有效地拮抗肌松作用，反而会延长肌松药的肌松作用。胆碱酯酶抑制药的另一个缺点就是对胆碱酯酶的抑制作用过长，大多在60分钟以上。此外，给予胆碱酯酶抑制药后，乙酰胆碱浓度增加对毒蕈碱样受体的兴奋作用可能产生不良反应，因此临床麻醉中给予胆碱酯酶抑制药拮抗残留肌松作用时，必须同时使用毒蕈碱样受体阻滞药。新型拮抗药sugammadex是环糊精的衍生物，为晶状结构复合物，这种新型肌松药的拮抗药不作用于胆碱酯酶，对毒蕈碱样受体与烟碱样受体无作用，能够直接和氨基甾类肌松药以1∶1比例形成化学螯合，从而使肌松药分子离开乙酰胆碱受体，进而迅速逆转深度神经肌肉传导阻滞作用，不会引起血流动力学的显著改变。它具有高水溶性，使其制剂静脉注射时能够很好被耐受。它能够有效地逆转氨基甾类肌松药的神经肌肉传导阻滞作用，但是对于苄异喹啉类肌松药和去极化肌松药无效，其中拮抗罗库溴铵比拮抗泮库溴铵、维库溴铵效果更好。新型拮抗药sugammadex的拮抗阻滞作用效果：罗库溴铵＞维库溴铵＞泮库溴铵。不良反应的研究表明，未发现sugammadex引起的血压、心率等心血管系统明显变化，也没有发现类似应用胆碱酯酶抑制药所引起的心血管系统、呼吸系统和消化系统的不良反应，没有再箭毒化的发生。

第七节　作用于胆碱能受体的药物

知识点1：作用于胆碱受体的药物分类　　　　　　副高：熟练掌握　正高：熟练掌握

拟胆碱药物与胆碱能神经递质乙酰胆碱作用相似。其作用原理可分为直接作用于胆碱受体的拟胆碱药与抗胆碱酯酶药两类，主要是通过抑制胆碱酯酶，使胆碱能神经末梢所释放的乙酰胆碱水解减少而发挥拟胆碱作用，而不是直接作用于胆碱受体。可与胆碱受体结合但不产生、较少产生拟胆碱作用，却能妨碍乙酰胆碱或拟胆碱药与受体结合的药物称为抗胆碱药。抗胆碱药还应包括能抑制乙酰胆碱合成的密胆碱等。

（1）拟胆碱药分类：根据对胆碱受体亚型选择性的不同，拟胆碱药可分为：①完全拟胆碱药，除递质乙酰胆碱外，还有氨甲酰胆碱，它们既可激动M受体，也可激动N受体；②M型拟胆碱药，又称节后拟胆碱药，作用部位主要在节后胆碱能神经所支配的效应器上的M胆碱受体。

（2）抗胆碱药分类：可分为M胆碱受体阻滞药、N_1及N_2胆碱受体阻滞药。M胆碱受体阻滞药包括阿托品类生物碱及其合成代用品。N_1胆碱受体阻滞药也称神经节阻滞药。N_2胆碱受体阻滞药又称为骨骼肌松弛药。

知识点2：毛果芸香碱（匹鲁卡品）的药理作用　　　　　　副高：掌握　正高：熟练掌握

毛果芸香碱为从毛果芸香属植物叶中提取的生物碱。能直接作用于副交感神经（包括支配汗腺交感神经）节后纤维支配的效应器官的M胆碱受体，其对眼和腺体的作用最为明显。滴眼后易通过角膜，作用迅速、温和，可引起缩瞳、降低眼内压与调节痉挛等作用。毛果芸香碱可激动括约肌上的M胆碱受体，引起瞳孔缩小。毛果芸香碱的缩瞳作用使虹膜向中心拉紧，虹膜根部变薄，前房角间隙扩大，滤帘张开，房水易通过巩膜静脉窦进入血液循环，从而降低眼内压。毛果芸香碱激动睫状肌上M胆碱受体，使睫状肌向眼的中心方向收缩，致使悬韧带松弛，晶状体由于自身具有的弹性而变凸，屈光度增加，使视力调节于视近物清楚，由于物体成像于视网膜前，因此视远物模糊，这种作用称为调节痉挛。毛果芸香碱能激动腺体的M受体而增加其分泌，以汗腺和涎腺最为明显。

知识点3：阿托品的药理作用　　　　副高：掌握　正高：熟练掌握

阿托品（atropine）作为抗胆碱药，其作用机制是其与体内乙酰胆碱竞争M胆碱受体，阿托品与M胆碱受体结合后乙酰胆碱便失去胆碱能神经递质作用。阿托品对M胆碱受体的阻断作用有较高的选择性，但大剂量也有阻断N胆碱受体的作用。阿托品对心率的影响取决于给药剂量及心脏迷走神经的功能状态。阿托品抗迷走神经过度兴奋所引起的房室传导阻滞，促进房室传导，心电图P-R间期缩短。治疗剂量的阿托品对血管及血压无显著影响。小剂量阿托品（0.3~0.5mg）可以通过阻断M胆碱受体而明显抑制涎腺和汗腺的分泌，引起口干、皮肤干燥，支气管腺体也较敏感，用后呼吸道分泌大为减少。引起扩瞳，眼内压升高和调节麻痹。阿托品对眼的作用与毛果芸香碱相反，阻断瞳孔括约肌上M胆碱受体。因瞳孔扩大，使虹膜退向四周边缘，致前房角间隙变窄，阻碍房水回流进入巩膜静脉血，造成眼内压升高。阿托品阻断睫状肌上M胆碱受体致睫状肌松弛而退向外缘，使悬韧带拉紧。阿托品能松弛多种内脏平滑肌，其松弛作用取决于平滑肌的功能状态，且不同器官的平滑肌对其敏感性也不同。一般剂量对中枢神经系统多无显著作用，仅轻度兴奋迷走中枢。

知识点4：阿托品的不良反应　　　　副高：熟练掌握　正高：熟练掌握

阿托品对外周M胆碱受体阻滞的结果可引起不良反应有口干、排尿困难、便秘、视物模糊、皮肤干燥、潮红发热和心悸等。停药后可自行消失。使用剂量过大可发生中枢神经兴奋现象，严重中毒时则由兴奋转为抑制，产生昏迷、呼吸麻痹等。误服中毒量的颠茄果、曼陀罗或洋金花、莨菪根茎也可出现上述中毒症状。临床上把这种中枢毒性反应称为中枢抗胆碱能综合征。静脉注射毒扁豆碱1~2mg可迅速纠正。

阿托品的最小致死量：成人为80~130mg，儿童约为10mg。

知识点5：阿托品的药物相互作用　　　　副高：熟练掌握　正高：熟练掌握

（1）阿托品与尿碱化药包括含镁、碳酸酐酶抑制药、钙的制酸药、碳酸氢钠、枸橼酸盐等伍用时，可使阿托品排泄延迟。

（2）阿托品与金刚烷胺、吩噻嗪类药、其他抗胆碱药、普鲁卡因胺、扑米酮、三环类抗抑郁药伍用时，可加剧阿托品的毒副作用。

（3）阿托品与单胺氧化酶抑制药、丙卡巴肼、呋喃唑酮等伍用时，可增加抗毒蕈碱作用的副作用。

（4）阿托品与甲氧氯普胺使用时，拮抗后者的促进胃肠运动作用。

（5）阿托品可增加地高辛的吸收程度，与镇静药和抗胆碱药有相加作用。

（6）阿托品与可卡因、颠茄酊和美沙酮伍用可出现严重便秘、麻痹性肠梗阻及尿潴留。

知识点6：东莨菪碱的药理作用　　　　　副高：掌握　正高：熟练掌握

（1）中枢作用：东莨菪碱又称为亥俄辛，其药理作用与阿托品类似。不同之处是化学结构中有氧桥，氧桥能够抑制中枢，所以东莨菪碱对中枢神经系统具有抑制和兴奋的双相作用，与阿托品不同的是以抑制为主。如与氯丙嗪或地西泮、氟哌利多合用很快进入麻醉状态。东莨菪碱的遗忘作用强，并能增强吗啡类的镇痛作用。对吗啡的呼吸抑制作用具有微弱的拮抗作用。不增高基础代谢，并具有抗晕动病和抗震颤麻痹作用。

（2）外周作用：东莨菪碱的外周作用和阿托品类似，仅在程度上有所不同，其扩瞳、调节麻痹和抑制腺体分泌作用比阿托品强，对心血管的作用比阿托品弱。

知识点7：东莨菪碱的不良反应和禁忌证　　副高：熟练掌握　正高：熟练掌握

东莨菪碱有时会导致烦躁、幻觉等兴奋症状，常见于老年人。此药对高热及严重肝肾功能障碍患者应慎用，青光眼患者禁用。

知识点8：山莨菪碱的药理作用　　　　　副高：掌握　正高：熟练掌握

（1）解痉作用：山莨菪碱是与阿托品类似的抗胆碱药，在外周对抗乙酰胆碱、解除平滑肌痉挛作用的选择性比阿托品高，其解痉作用强度与阿托品类似或稍弱。

（2）可拮抗儿茶酚胺、5-羟色胺等活性物质对微小动脉的痉挛作用，因此能改善微循环。

（3）抑制涎腺分泌和扩瞳作用仅为阿托品的1/20～1/10。

（4）用于治疗急性微循环障碍，其疗效比阿托品佳。此外，由于不易透过血脑屏障，因此中枢作用极少。除了抗胆碱作用外，山莨菪碱的消除半衰期约40分钟，排泄也比阿托品快。

知识点9：格隆溴铵的药理作用　　　　　副高：掌握　正高：熟练掌握

格隆溴铵又名胃长安，为一合成的M胆碱受体阻滞药。格隆溴铵为季铵化合物，难以透过血脑屏障，因此无明显中枢作用。格隆溴铵的外周抗胆碱作用强而持久，抗毒蕈碱作用为阿托品的5～6倍，作用维持时间较阿托品长3～4倍。格隆溴铵的作用特点是抑制胃酸分泌的作用较为确实，而胃肠道解痉作用不甚肯定。

知识点10：长托宁的药理作用　　　　　副高：掌握　正高：熟练掌握

长托宁为新型选择性抗胆碱能药物，选择性作用于M_1、M_3和N_1、N_2亚型受体，对M_2亚型无明显作用，抑制节后胆碱能神经支配的平滑肌与腺体生理功能，对抗乙酰胆碱和其他拟胆碱药物的毒蕈碱样和烟碱样作用，能够通过血脑屏障，因此同时具有较强、较全面的中枢和外周抗胆碱作用。治疗剂量的长托宁能够较好地拮抗有机磷毒物中毒引起的中枢中毒症状和外周的毒蕈碱样中毒症状，但是由于对M_2受体无明显作用，因而无心率增加的不良反应。另外，长托宁作为麻醉前用药，作用于中枢M_1受体，可产生抑制觉醒、抑制学习和记忆、调控其他神经递质的释放等而具有中枢镇静作用。

知识点11：长托宁的体内代谢和不良反应　　　　副高：熟练掌握　正高：熟练掌握

健康成人在肌内注射长托宁1mg后，长托宁在体内吸收速度很快，给药2分钟可在血中检测出长托宁，10分钟血药浓度达到较高水平，20～30分钟达到峰值血药浓度，其消除半衰期约为10.35小时，达峰时间比阿托品快，但半衰期为阿托品的2.5倍。动物实验表明其广泛分布于全身组织，以颌下腺最多。24小时总排除率为给药量的94.17%，主要以无药理学活性的代谢产物排出，其主要排出途径为尿液，部分途经为胆汁。

因通过血脑屏障，具有中枢镇静作用，故老年患者应酌情减量。

第八节　作用于肾上腺素能受体的药物

知识点1：α、β受体激动药肾上腺素的药理作用　　　　副高：掌握　正高：熟练掌握

肾上腺素是剂量依赖型激动α_1、β_1及β_2受体。兴奋心肌β_1受体，使心肌收缩力增强，传导加速，心率加快，心排出量增多，血压上升，小剂量又能扩张冠状血管，改善心肌供血。由于皮肤、黏膜血管壁的α受体密度大于β_2受体，所以皮肤黏膜血管显著收缩，尤其是肾血管也收缩。静脉输注10μg/min，由于心脏收缩力增加，心排出量增加，因此收缩压升高。肾上腺素兴奋支气管平滑肌的β_2受体，扩张支气管，并能够抑制肥大细胞释放多种过敏递质，显著抑制支气管哮喘。加速脂肪分解，促进糖原分解，升高血糖，增加产热，降低血钾。具有较弱的兴奋作用。剂量过大可引起烦躁、头痛、焦虑和激动。

知识点2：α、β受体激动药肾上腺素的不良反应　　　　副高：熟练掌握　正高：熟练掌握

α、β受体激动药肾上腺素的不良反应主要有烦躁、心悸、头痛和血压升高等。剂量过大、输注速度过快可导致血压骤然升高，造成脑出血、心律失常。因此老年人应慎用，高血压、器质性心脏病、甲状腺功能亢进以及心绞痛患者禁用。

知识点3：多巴胺的药理作用　　　　副高：掌握　正高：熟练掌握

多巴胺是体内合成去甲肾上腺素的前体，存在于去甲肾上腺素能神经、神经节和中枢神经系统，它是重要的神经递质，同时也是肾上腺素及去甲肾上腺素的中间化合物。多巴胺具有剂量依赖性激动α受体及β_1受体，对β_2受体作用微弱。还有特殊的多巴胺受体分布于肾、肠系膜血管床及心、脑。小剂量〔1～4μg/（kg·min）〕多巴胺可激动近曲小管段血管的α受

体，扩张肾血管，显著增加肾血流量及肾小球滤过率，促进排钠利尿，减少肾小管再吸收。中剂量 [$4\sim10\mu g/(kg\cdot min)$] 则主要激动α受体，掩盖了DA受体效应。因此小剂量对肾功能保护作用曾被称为"肾剂量"。但近年对照研究表明，肾剂量虽有显著利尿效应，但无法改善肾的肌酐清除率。与其他儿茶酚胺类一样，不易通过血脑屏障，对中枢作用轻微。多巴胺在体内迅速被儿茶酚-O-甲基转移酶（COMT）和单胺氧化酶（MAO）代谢，所以也应静脉注射为宜。

知识点4：多巴胺的不良反应　　　　　　副高：熟练掌握　正高：熟练掌握

多巴胺的不良反应主要有恶心、呕吐。剂量过大、用药速度过快可引起心律失常。若漏出血管外可造成局部坏死。此药不可同氟哌利多、氯丙嗪等多巴胺受体阻滞药合用，以免拮抗内脏血管扩张作用。

知识点5：麻黄碱的药理作用　　　　　　　副高：掌握　正高：熟练掌握

麻黄碱又名为麻黄素，为非儿茶酚胺类，是从麻黄中提取的生物碱。麻黄碱类似肾上腺素，可以激动α及β受体，增强心肌收缩力，提升血压，作用较肾上腺素弱，但作用持久可达1小时。还能够促进去甲肾上腺素能神经末梢释放去甲肾上腺素。此外，对支气管平滑肌也有松弛作用。口服容易吸收，不受COMT及MAO代谢影响，给药后大部分经尿排泄。

知识点6：麻黄碱的不良反应和注意事项　　副高：熟练掌握　正高：熟练掌握

（1）麻黄碱的不良反相似于肾上腺素，但轻而持久。
（2）老人服药后可由于膀胱逼尿肌松弛而出现排尿困难，患有前列腺肥大者应慎用。
（3）禁用于甲状腺功能亢进、高血压及动脉粥样硬化心绞痛患者。
（4）短时间反复应用可发生快速耐受，疗效减弱；长期应用可引起病态嗜好。
（5）不宜与单胺氧化酶抑制剂合用，以免引起血压过高。

知识点7：α₁受体激动药去甲肾上腺素的药理作用　　副高：掌握　正高：熟练掌握

去甲肾上腺素是去甲肾上腺素能神经末梢释放的递质，肾上腺髓质分泌少量。主要激动 α_1 受体，对心脏 β_1 受体也有兴奋作用，对 β_2 受体几无作用。使心脏收缩力增强，心率轻度增快。强烈的收缩外周血管，降低了组织灌注。由于肾受交感神经支配， α_1 受体分布在肾小叶间动脉、输入与输出小动脉、系膜细胞和肾小管段，是去甲肾上腺素调节肾血流及肾小球内压的基础。当去甲肾上腺素引起肾血流显著下降时，由于输出小动脉收缩较输入小动脉强，肾小球内压升高而代偿了肾血流量下降对肾功能的影响，肾小球滤过率改变不明显。去甲肾上腺素起效迅速，停药后1～2分钟失效，大部分被MAO及COMT代谢。

知识点8：α₁受体激动药去甲肾上腺素的不良反应　　　副高：熟练掌握　正高：熟练掌握

静脉输注时间过长、浓度过高、漏出血管外均可导致局部组织缺血坏死。可在漏出部位使用酚妥拉明、局部麻醉药浸润注射以减轻损害。若使用不当可造成肾损害。此药禁用于高血压、动脉硬化及器质性心脏病患者。

知识点9：α₂受体激动药可乐定的药理作用　　　副高：掌握　正高：熟练掌握

可乐定为选择性α₂受体激动药，可以通过激活中枢α₂受体（负反馈机制）抑制去甲肾上腺素能神经末梢释放去甲肾上腺素，从而达到抗高血压、降低血管阻力及心率的作用。通过抑制脊髓P物质释放，并激活脊髓中神经元突触α₂受体而产生镇痛作用。还可能激动蓝斑核中α₂受体的抑制效应产生较强的镇静作用，增强麻醉效应。因不阻滞肾上腺素能受体，可以保持机体正常反射功能。显效时间30～60分钟，峰值时间2～4小时，持续8小时。50%在肝内代谢，20%由胆汁排出，80%由肾排出。主要用于治疗高血压，成人0.1～1.2mg/d，分次口服。近年来已经应用于临床麻醉。在麻醉前用药口服0.2～0.3mg（5μg/kg）可显著镇静，减少麻醉药及阿片类药物剂量40%～50%，还具有预防气管内插管的心血管反应的作用。椎管内镇痛应用可乐定有显著的镇痛效应，并且延长镇痛时间。硬膜外注入70～150μg可镇痛3～4小时，且无恶心、乏力及呼吸抑制现象。在丁哌卡因椎管麻醉时加可乐定150μg，可以显著延长作用时效。同样，在神经阻滞的局麻液中加可乐定150μg也可以强化及延长镇痛时间。长期用药患者突然停药可出现反跳性高血压或心律失常。可能有嗜睡、噩梦、不安、焦虑或压抑感。静脉注射可能一过性兴奋外周α受体，导致急性血压升高。

知识点10：α₂受体激动药可乐定的不良反应　　　副高：熟练掌握　正高：熟练掌握

α₂受体激动药可乐定的不良反应主要有心动过缓、低血压，偶见口干、高血糖等。静脉注射剂量过大可引起严重高血压、心动过缓及持久性低血压。此药长期使用突然停药可导致严重高血压（停药综合征），应用拉贝洛尔治疗有效。

知识点11：异丙肾上腺素的药理作用　　　副高：掌握　正高：熟练掌握

异丙肾上腺素是人工合成的儿茶酚胺类激动药，是非选择性β受体激动药。可显著增加心率，加速房室传导及心肌收缩，降低血管阻力。异丙肾上腺素可激动β₂受体缓解多种平滑肌痉挛，尤其对支气管和胃肠道平滑肌作用更明显。另外还具有抑制组胺等过敏性物质释放的作用。该药起效迅速，作用持续约1小时，经过肝、肺代谢，40%～50%以原形由肾排出。

知识点12：异丙肾上腺素的不良反应和注意事项　　　副高：熟练掌握　正高：熟练掌握

（1）异丙肾上腺素常见的不良反应有心悸、头晕、头痛或皮肤潮红等。

（2）支气管哮喘患者，如用量过多，心脏β_1受体过度兴奋可使心肌耗氧量增加，此时易诱发心律失常。

（3）此药不宜与肾上腺素合用，以免导致致死性心律失常。

（4）患有冠心病、心肌炎、心率在120次/分以上或甲状腺功能亢进、糖尿病患者禁用。

知识点13：多巴酚丁胺的药理作用	副高：掌握 正高：熟练掌握

多巴酚丁胺与多巴胺结构类似，属于人工合成的儿茶酚胺类药，可以选择性激动β_1受体，对β_2受体及α受体作用较弱，对多巴胺受体无激动作用，也无酪胺样作用。对心脏产生正性变力效应，并轻度扩张血管，所以升压效应不如多巴胺显著，但心排出量增加较多。多巴酚丁胺小剂量时肾血流量不如多巴胺，但随剂量增大可增加心排出量，并继发性增加肾血流量。又因为其抑制缺氧性肺血管收缩，所以可有效治疗右侧心力衰竭。该药口服无效，静脉注射后1~2分钟显效，持续约5分钟。经过肝内代谢，经过肾排泄。消除半衰期为2分钟，很少产生耐药现象。

知识点14：多巴酚丁胺的不良反应	副高：熟练掌握 正高：熟练掌握

多巴酚丁胺的不良反应偶见恶心、呕吐、心悸。有时可发生心动过速性心律失常，特别使心房纤颤患者增加心室率。此药禁用于有特发性肥厚型主动脉瓣下狭窄的患者。

知识点15：多培沙明的药理作用	副高：掌握 正高：熟练掌握

多培沙明是人工合成的儿茶酚胺类药。该药具备极强的激动β_2受体及较强的激动DA受体效应，对β_1受体激动微弱，对α受体无效应。另外还明显抑制神经释放到末梢的去甲肾上腺素再摄取，从而产生间接的拟交感胺效应，显示正性变力及扩张阻力血管效应，对容量血管无影响。因健康人左心室β_1受体较β_2受体为多（约4:1），但是在严重心力衰竭时，此比例下降至几乎相等，因此该药用于心力衰竭患者激动β_2受体较非心力衰竭患者产生更强的正性变力作用。若健康志愿者静脉滴注多培沙明1~8μg/（kg·min）时心率随剂量增大而增快，心排血量也增加，但是平均动脉压很少变化。对于慢性心力衰竭患者给药后心率增加，平均动脉压轻度升高，肺动脉压、肺动脉楔压及右心房压均降低，体血管阻力显著下降及心脏指数显著升高。对急性心力衰竭患者大致相似，但肺动脉压、肺动脉楔压及右心房压无改变，因此适用于心力衰竭或低心排血量患者。该药也激动DA受体，更使肾血管阻力显著降低，对肾缺血损害有保护作用。对休克患者特别合并有感染性休克患者，还能保护肠道血供，减少乳酸生成。

知识点16：多培沙明的不良反应	副高：熟练掌握 正高：熟练掌握

多培沙明大剂量应用可导致心动过速及低血压，也可出现恶心、呕吐。长时间大量输注

（＞72小时）可产生耐受性。腺受体阻滞药组胺样作用，使胃酸分泌增加、皮肤潮红等。

知识点17：β₂受体激动药——沙丁胺醇和特布他林的药理作用
　　　　　　　　　　　　　　　　　　　副高：掌握　正高：熟练掌握

沙丁胺醇又名为羟甲叔丁肾上腺素，商品名为舒喘灵和嗽必妥。特布他林又名为间羟叔丁肾上腺素，商品名间羟舒喘灵和间羟嗽必妥，均为人工合成的选择性较强的β₂受体激动剂，对β₁受体作用轻微，对α受体无激动作用，可以显著扩张支气管平滑肌而不伴心率增快。

知识点18：酚苄明的药理作用
　　　　　　　　　　　　　　　　　　　副高：掌握　正高：熟练掌握

酚苄明为卤化烷基胺化合物，是α受体的不可逆性非竞争性阻滞药。它可与受体形成共价键，而且受体的功能恢复需要重新合成新的受体。这种药物不仅结合失活的α、α₂受体，同时也与同去甲肾上腺素的神经元性和非神经元性摄取有的蛋白相结合。酚苄明可降低外周血管阻力，反射性刺激交感神经β₁受体，导致心排出量增加。酚苄明阻断心脏交感神经抑制性突触前α₂受体，并通过抑制摄取从而减慢心肌内去甲肾上腺素的清除。这些效应同样可以增加心排血量。应用酚苄明可以导致直立性低血压，这是由于当患者直立时压力受体机制无法被激活，而且血管内β₂受体的无对抗性激活也降低了血管阻力。

知识点19：酚妥拉明和妥拉唑啉的药理作用
　　　　　　　　　　　　　　　　　　　副高：掌握　正高：熟练掌握

酚妥拉明为咪唑啉的衍生物，α受体阻滞药。对α₁、α₂受体阻滞作用的选择性较低，对α₁受体的阻滞作用比对α₂受体的作用强3～5倍。酚妥拉明不仅可以阻滞血管平滑肌α₁受体，还具有较强的直接舒张血管作用。酚妥拉明对阻力血管的作用大于容量血管，引起周围血管的阻力下降，血压降低，肺动脉压下降。对心脏具有兴奋作用，使心肌收缩力增强，心率增快，心排血量增加。

知识点20：酚妥拉明和妥拉唑啉的不良反应
　　　　　　　　　　　　　　　　　　　副高：熟练掌握　正高：熟练掌握

剂量过大、血容量严重不足可出现严重低血压。可发生副交感神经亢进，例如肠蠕动增加、腹痛、腹泻等以及组胺样作用。胃溃疡、十二指肠溃疡和冠心病患者应慎用。

妥拉唑啉的主要不良反应有低血压、反射性心动过速、心律失常或肺、胃肠道出血。妥拉唑啉血浆半衰期为3～13小时，以原型通过肾排出。

知识点21：哌唑嗪的药理作用
　　　　　　　　　　　　　　　　　　　副高：掌握　正高：熟练掌握

哌唑嗪为强力的选择性α₁受体阻滞药，经常作为药理试验中的首选用药。它能拮抗去甲肾上腺素和肾上腺素引起的血管收缩，使外周血管阻力下降，回心静脉血减少。尽管不常出现心率增快，但常出现直立性低血压。与其他抗高血压药物不同，哌唑嗪可降低低密度脂蛋白并提高高密度脂蛋白。它常常被用于治疗高血压，还用于治疗充血性心力衰竭（CHF），但与血管紧张素转换酶抑制药（ACEI）类药物不同，它并不能够延长患者寿命。哌唑嗪在肝内代谢。

知识点22：哌唑嗪的不良反应和注意事项　　　　　副高：熟练掌握　正高：熟练掌握

（1）哌唑嗪常见不良反应有口干、鼻塞、头痛、低血压等。偶见服首剂药物数分钟至数小时内突然发生虚脱的患者。

（2）有精神抑郁病史者应慎用。

（3）血管扩张药如肼屈嗪、硝酸甘油以及噻嗪类利尿剂均可增强及延长其降压作用，配伍时应慎用。

知识点23：盐酸乌拉地尔的药理作用　　　　　　　副高：掌握　正高：熟练掌握

乌拉地尔能阻滞血管平滑肌 α_1 受体，同时对交感神经末梢 α_2 受体也有中度阻滞作用，还可以通过血脑屏障，激活中枢5-羟色胺-1A受体，抑制延髓心血管中枢的交感反馈调节，引起外周血管扩张、阻力降低，血压下降。血压降低的同时，心率并不增快，每搏量和心排出量不变或略有增加。对肺血管的舒张作用大于体循环血管，可降低肺动脉高压。静脉用药主要用于控制围术期高血压。盐酸乌拉地尔降压效能较为缓和。

知识点24：育亨宾的药理作用　　　　　　　　　　副高：掌握　正高：熟练掌握

育亨宾为吲哚烷胺生物碱，可特异性阻滞外周突触前膜的 α_2 受体，并可以通过血脑屏障进而阻滞中枢神经系统中的 α_2 受体。促进去甲肾上腺素释放，特别使海绵体神经末梢释放较多的去甲肾上腺素，减少阴茎静脉回流，有利于充血勃起。少量可刺激脊髓勃起中枢使性功能亢进。消除半衰期仅35分钟。育亨宾临床用于治疗功能性阳痿。口服5～10mg，3次/日。不良反应包括恶心、呕吐、皮肤潮红。偶有心悸、失眠、眩晕等。

知识点25：β受体阻滞药的药理作用　　　　　　　副高：掌握　正高：熟练掌握

阻滞 β_1 受体可以减慢心率，减弱心肌收缩力，使心排出量降低，血压稍降低。同时可降低心肌氧耗，抑制窦房结自律性，减慢传导。阻滞支气管平滑肌 β_2 受体，可使平滑肌收缩，因而诱发支气管哮喘。抑制脂肪和糖原分解，对糖尿病患者可加强胰岛素的降糖效果。可抑制血小板聚集，提高血钾浓度。某些β受体阻滞药（例如吲哚洛尔）有微弱的β受体激动作用。这类药物对心肌抑制、传导阻滞、增加气道阻力的作用弱于那些无内在交感活性的药物。临床用药的血药浓度无法产生膜稳定作用。

知识点26：β受体阻滞药的不良反应　　　　副高：熟练掌握　正高：熟练掌握

β受体阻滞药可引起恶心、呕吐或轻度腹泻。长期使用可能会导致疲劳、抑郁。偶见发热、皮疹、血小板减少、尿酸增加等。此药有诱发、加重支气管痉挛的危险。患有窦性心动过缓、房室传导阻滞或支气管哮喘的患者禁用。突然停用β受体阻滞药可出现"反跳"现象，表现为室性心律失常、严重心绞痛、心肌梗死甚至猝死。故停药时应该逐渐减量。吸入麻醉、静脉麻醉时应用β受体阻滞药可加重心肌抑制。

知识点27：普萘洛尔的药理作用　　　　　　副高：掌握　正高：熟练掌握

普萘洛尔可能阻滞体内各组织中的β$_1$和β$_2$受体，但也有不通过受体的其他作用。其降压原理是抑制心脏β$_1$受体，使心肌收缩力减弱和心率减慢，心排出量减少，因此也降低心肌耗氧量。还可以阻断肾旁小体的β受体，抑制肾素分泌和血管紧张素的合成。此外，普萘洛尔还阻断中枢的β受体，使兴奋性神经活性降低，以及阻滞突触前膜的β受体，反馈性地减少去甲肾上腺素释放，并显著降低心肌需氧量及具有膜稳定作用。对肾素偏高的高血压效果良好，对伴有冠心病、脑血管病的高血压患者尤为适宜，并很少发生直立性低血压。普萘洛尔过量可以导致心脏过度抑制和支气管平滑肌痉挛，加重心力衰竭和支气管哮喘。

知识点28：普萘洛尔的不良反应和注意事项　　副高：熟练掌握　正高：熟练掌握

胃肠道的不良反应有恶心、呕吐、轻度腹泻等，停药后自行迅速消失。偶见变态反应（皮疹、血小板减少等）。严重不良反应为急性心力衰竭，有时可突然出现。因β$_2$受体的阻断，可增加呼吸道阻力，诱发支气管哮喘。此药无内在拟交感活性，长期应用后突然停药可导致原来病症加剧。

心功能不全、窦性心动过缓、重度房室传导阻滞及支气管哮喘等患者禁用。因突然停药可引发不良反应，因此围术期不建议突然停药，应继续用药至术日晨，可适当减量。氟烷可减少静脉注射普萘洛尔的清除率，延长消除半衰期。吸入或静脉麻醉时，应用普萘洛尔可使心肌抑制加重。

知识点29：美托洛尔的药理作用　　　　　　副高：掌握　正高：熟练掌握

美托洛尔是选择性β受体阻滞药，对β$_2$受体的作用很弱，无内在拟交感活性和膜稳定作用，使静息和运动时的心率减慢，心肌收缩力减弱，心排出量下降，心肌耗氧量降低，血压略有下降。

知识点30：艾司洛尔的药理作用　　　　　　副高：掌握　正高：熟练掌握

艾司洛尔的心肌抑制作用轻微，能够降低窦房结自律性与房室结传导性，对希氏束、心房、浦肯野纤维系统及心肌收缩功能无直接作用。

知识点31：α、β受体阻滞药——拉贝洛尔的药理作用　　副高：掌握　正高：熟练掌握

拉贝洛尔能够竞争性阻滞α受体和β受体，$\alpha_1:\beta$的阻滞效能比为1:6，无α_2受体的阻滞作用，对α_1受体的阻滞作用为酚妥拉明的1/10，对β_1受体和β_2受体选择性不高，心脏β_1受体阻滞效能仅为普萘洛尔的1/4，对气管β_2受体阻滞效能为普萘洛尔的1/12，无内在拟交感活性，无膜稳定作用，可减慢心率，减弱心肌收缩力，减少心排出量，降低周围血管阻力与血压。静脉注射后1分钟起效，10分钟达峰值，半衰期4~5小时。拉贝洛尔主要在肝内代谢失活。

知识点32：α、β受体阻滞药——拉贝洛尔的不良反应
副高：熟练掌握　正高：熟练掌握

体位性低血压发生率较低。患有肝功能不全、哮喘者应慎用。此药禁用于脑出血、窦性心动过缓及房室传导阻滞的患者。

第九节　强　心　药

知识点1：洋地黄毒苷的药理作用　　副高：熟练掌握　正高：熟练掌握

（1）增强心肌收缩力，缩短收缩时间，促使心室排空更完全，同时使心脏舒张期相对延长，有利于静脉血回流。

（2）因增强心肌收缩力而使心排出量增加，能使原来由于心排出量低而代偿性增快的心率减慢。

（3）小剂量强心苷通过增强心肌收缩力而反射性地兴奋迷走神经，使房室传导减慢；较大剂量强心苷则有直接作用，减慢房室结传导与延长心脏传导系统的不应期。

（4）过量洋地黄可导致心房与心室肌不应期缩短，心肌自律性增高，因此可产生各种心律失常。

（5）能使外周血管收缩，外周阻力增加。

（6）因心肌收缩力增强，心排出量增加，从而使肾血流量和肾小球滤过率增加；其次，也因心排出量增加后使其原来增加的醛固酮分泌减少。

（7）具有3种神经效应，即拟迷走神经作用、致敏压力感受器以及大剂量时的交感神经兴奋作用。

知识点2：洋地黄毒苷的不良反应　　副高：熟练掌握　正高：熟练掌握

（1）恶心、呕吐、腹泻等胃肠道反应。

（2）色觉异常（黄视、绿视）。

（3）各种心律失常，以室性期前收缩与不同程度传导阻滞多见。

知识点3：地高辛的药理作用　　　　　　　　副高：掌握　正高：熟练掌握

抑制心肌细胞膜Na^+-K^+-ATP酶，抑制Na^+和K^+的主动跨膜转运，使胞质内Na^+含量升高，促进Na^+-Ca^{2+}交换，使细胞内Ca^{2+}升高，Ca^{2+}从肌质网向胞质的释放也增加，使细胞去极化周期中有更多的Ca^{2+}参与激活收缩，从而加强心肌收缩力。减低窦房结自律性，提高浦肯野纤维的自律性，减慢房室结传导速度，缩短心房有效不应期，缩短浦肯野纤维有效不应期。大剂量时增加交感神经活性。除通过改善心功能使肾血流量和肾小球滤过率增加，产生间接利尿作用外，还可直接刺激心房分泌心房钠尿肽（ANP），以及心排出量增加后使原来增加的醛固酮分泌减少，产生协同利尿效果。地高辛用药后心电图表现为T波低平或倒置，ST段压低（呈鱼钩状）或抬高，PR间期延长，QT间期缩短。地高辛的致心律失常作用与钙依赖的后除极有关。

知识点4：地高辛的不良反应和注意事项　　　副高：熟练掌握　正高：熟练掌握

地高辛的不良反应：

（1）心律失常：室性期前收缩、室性心动过速、房室阻滞等。

（2）胃肠道反应：食欲减退、恶心、呕吐、腹泻。

（3）神经系统不良反应：头痛、眩晕、嗜睡、意识错乱。

（4）其他：血小板减少、视物异常等。

地高辛的注意事项：地高辛禁用于Ⅱ度以上房室传导阻滞患者、肥厚性梗阻型心肌病患者，以及伴有QRS波增宽的预激综合征和病态窦房结综合征患者。不宜与钙制剂合用，避免引起恶性心律失常。地高辛与多种抗心律失常药联合应用时，地高辛血药浓度升高，增加药物中毒的危险。

知识点5：去乙酰毛花苷的药理作用　　　　　副高：掌握　正高：熟练掌握

去乙酰毛花苷又名毛花苷丙，即西地兰。作用机制与药理作用类似地高辛，但对窦房结、心房自律性和房室传导的作用较强。因起效快（快于地高辛，但比毒毛花苷K稍慢），蓄积小，安全范围大，是术中预防和治疗快速性房颤和阵发性室上性心动过速的常用药物。静脉给药后10～30分钟起效，1～3小时达到作用高峰，持续2～5小时，血浆蛋白结合率25%，在体内转化为地高辛，消除半衰期36小时，经肾排泄，作用完全消失需要3～6天。

知识点6：毒毛花苷K的药理作用　　　　　　副高：掌握　正高：熟练掌握

毒毛花苷K的作用机制及药理作用与地高辛类似，属于速效强心苷，起效快，排泄也快。用于预防和治疗快速性心房纤颤和阵发性室上性心动过速。静脉给药后10~15分钟起效，作用高峰1~2小时，持续2~3小时，蛋白结合率2%~5%，消除半衰期为21小时，在体内不代谢，以原形经肾排泄。

知识点7：氨力农的药理作用　　　　　　　　副高：掌握　　正高：熟练掌握

氨力农为非儿茶酚胺类强心药，第一代磷酸二酯酶（PDF）Ⅲ抑制剂，兼有正性肌力作用和血管扩张作用。正性肌力作用是通过抑制磷酸二酯酶，使心肌细胞内环磷腺苷浓度增高，增加细胞内钙离子含量，增加心肌收缩力及心排出量。血管扩张可能是直接作用于小动脉或因心功能改善后交感张力下降结果，使心脏前、后负荷降低，特别是左心室充盈压的降低，使心室功能得到改善。因此，氨力农更适用于对高循环阻力的心力衰竭治疗。但是对平均动脉压和心率影响较小。氨力农具有增强房室结功能和传导系统功能，对存在室内传导阻滞者更为合适。

知识点8：氨力农的不良反应和注意事项　　　　副高：熟练掌握　　正高：熟练掌握

氨力农的不良反应主要有血小板减少症，其发生率约10%，与用药剂量有关。消化系统反应，如恶心、呕吐、腹痛，有时可见肝损害与变态反应。用药期间应监测血小板及肝肾功能的变化。

严重低血压、低血容量、室上性心动过速及严重肾衰竭患者慎用。

氨力农与葡萄糖液混合药物效价降低，通常用0.9%盐水稀释。

知识点9：米力农的药理作用　　　　　　　　副高：掌握　　正高：熟练掌握

米力农作用机制与氨力农相同，第二代磷酸二酯酶（PDF）Ⅲ抑制剂，但其正性肌力作用为氨力农的10~30倍，对动脉血压和心率没有明显影响。小剂量时主要表现正性肌力作用，随剂量增加，血管扩张作用逐渐加强，肺血管阻力（PVR）降低程度大于外周血管阻力（SVR）。米力农口服在0.5小时内起效，1~3小时达最大效应，作用持续4~6小时。静脉注射后5~15分钟起效，蛋白结合率70%。米力农主要在肝内进行代谢，代谢产物80%随尿液排出。用药后约60%药物在2小时内经尿排出，8小时排出90%，药物半衰期2~3小时。严重心力衰竭或肾功能受损患者的半衰期延长。

知识点10：米力农的不良反应和注意事项　　　　副高：熟练掌握　　正高：熟练掌握

米力农的不良反应小于氨力农，很少发生胃肠道反应。用药期间室性心律失常发生率>10%，也可见室上性心律失常。因轻度缩短房室结传导时间，可能加快房颤患者心室率。其他可能发生的不良反应包括低血压、头痛、血小板减少症及肝肾功能异常。特别肾衰竭患者应减小剂量。狭窄性瓣膜病、肥厚性心肌病患者慎用。

知识点11：依诺昔酮的药理作用　　　　　副高：掌握　正高：熟练掌握

选择性磷酸二酯酶抑制药，其正性肌力作用比外周血管扩张作用明显，加快心率作用相对较弱，正性肌力与正性频率作用的剂量比值<0.1。还可扩张肺血管，减轻右心室负荷，改善右心室功能。

知识点12：左西孟旦的药理作用　　　　　副高：掌握　正高：熟练掌握

左西孟旦为钙增敏剂，新型的PDF Ⅲ抑制剂增加肌钙蛋白对Ca^{2+}的敏感性，使心肌细胞在细胞内Ca^{2+}浓度不变情况下增加心肌的收缩力。心肌收缩力增加同时心肌耗氧量增加较少。左西孟旦的综合药效与米力农相似，即增强心肌的收缩性和左、右心室的收缩指数、扩张血管降低外周阻力和心室的前、后负荷。

左西孟旦在低浓度时，主要发挥Ca^{2+}增敏作用，与心肌细肌丝上Tnc的氨基酸结合，使TnC Ca^{2+}结合物构型的稳定性增强，同时使其解离减速，进而加强心肌的收缩力。左西孟旦与Tnc的结合呈Ca^{2+}浓度依赖性，在心缩期的作用最强，心舒期的作用较弱，所以可以防止或减轻Ca^{2+}增敏导致的舒张功能损害。在左西孟旦浓度较高时也抑制磷酸二酯酶，直接增加肌质网囊泡摄取Ca^{2+}的能力，增加心脏输出，扩张血管。在改善心脏泵功能时并不增加心率，既增加心肌收缩力同时又不增加心肌氧耗。

知识点13：左西孟旦的不良反应和注意事项　　　　　副高：熟练掌握　正高：熟练掌握

左西孟旦常见的不良反应有头痛和低血压，其发生率分别为2%～9%和5%，通常在大剂量应用时发生。大剂量应用还会增加诱发室性心律失常的发生率，特别是正处于心肌缺血的患者需慎用。

第十节　血管扩张药

知识点1：甲基多巴的药理作用　　　　　副高：掌握　正高：熟练掌握

甲基多巴为中枢性降压药，其活性代谢物α-甲基去甲肾上腺素可激动血管运动中枢突触后膜$α_2$受体，使交感神经传出冲动减少，外周阻力下降，其降压作用与可乐定类似，降压时伴有心率减慢，心排出量减少，对肾血流量和肾小球滤过率无明显影响。

知识点2：甲基多巴的不良反应　　　　　副高：熟练掌握　正高：熟练掌握

（1）水钠潴留所引起的下肢水肿、口干、鼻塞、乏力、头痛、腹胀、便秘、嗜睡及直立性低血压为较常见的不良反应。

（2）药物热、嗜酸性粒细胞增多、肝功能变化、性功能减退、精神改变、恶心、呕吐、腹泻、乳房增大、晕厥等不良反应较少见。

知识点3：可乐定的药理作用　　　　　　　　副高：熟练掌握　　正高：熟练掌握

可乐定的降压作用中等偏强，可抑制胃肠分泌与运动，对中枢神经系统有明显抑制作用。其扩张血管作用为通过兴奋延髓背侧孤束核突触后膜的 α_2 受体，抑制交感神经的传出冲动，使其外周血管扩张。也作用于延髓头端腹外侧区（rVLM）的咪唑啉受体（I_1 受体），使交感张力下降，外周血管扩张。其嗜睡等副作用主要是由作用于 α 受体所致。应用可乐定剂量过大也可兴奋周围血管平滑肌上的 α 受体，导致血管收缩，减弱其降压作用。

知识点4：可乐定的不良反应　　　　　　　　副高：熟练掌握　　正高：熟练掌握

（1）常见的不良反应：口干、便秘。

（2）其他不良反应：食欲缺乏、嗜睡、眩晕、抑郁、血管性水肿、腮腺肿痛、恶心、心动徐缓。

知识点5：莫索尼定的药理作用　　　　　　　　副高：掌握　　正高：熟练掌握

莫索尼定的作用与可乐定类似，但对咪唑啉 I_1 受体的选择性较可乐定高。莫索尼定的降压效能略低于可乐定，与其对 α_2 受体作用较弱有关。

知识点6：α-肾上腺素能受体阻滞药的药理作用　　　　副高：掌握　　正高：熟练掌握

此类药物能有效阻滞交感神经在血管平滑肌的 α 肾上腺素能受体，多数药物为竞争性拮抗去甲肾上腺素对平滑肌的作用，因此又称为解交感药物。一些则为非 α 肾上腺素能受体竞争性。

血管平滑肌主要有两种 α 受体，即 α_1 和 α_2 受体，α_1 受体位于血管平滑肌，而 α_2 受体则位于交感神经末梢及血管平滑肌。平滑肌（突触后）α_1 和 α_2 受体与 G- 蛋白偶联，通过三磷酸肌醇（IP_3）信号转导通路使血管收缩。突触前膜的 α_2 受体位于交感神经末梢，对释放去甲肾上腺素起负反馈调节作用。

α_1 肾上腺素能受体阻滞药可阻断去甲肾上腺素与平滑肌受体的结合，引起血管的舒张。非选择性 α_1 和 α_2 受体阻滞药则阻断突触后膜的 α_1 受体和 α_2 受体，导致血管扩张；但阻断突触前膜的 α_2 受体，则增加去甲肾上腺素的释放，使血管舒张作用得以一定程度缓解。此外阻断心脏突触前膜的 α_2 受体，使去甲肾上腺素释放增加，并作用于心脏 β_1 受体，使心率加快、心肌收缩力增加。

α 受体阻滞药可以扩张动脉和静脉，两者均由交感神经支配；但对动脉阻力血管的阻滞作用更为明显。因基础状态下，多数血管均有一定的交感张力，从而此类药物能够发挥扩血管作用。在应激及病理状态下（如嗜铬细胞瘤患者循环中儿茶酚胺含量增加）作用更加突出。

知识点7：α肾上腺素能受体阻滞药的不良反应　　副高：熟练掌握　正高：熟练掌握

α肾上腺素能受体阻滞药最常见的不良反应与α受体阻断有关，包括头痛、眩晕、直立性低血压、鼻黏膜充血、反射性心动过速。另外，还可引起液体潴留，若同时应用利尿药则可克服这一问题。这类药不建议用于治疗心力衰竭及心绞痛。

知识点8：神经节阻滞药的药理作用　　副高：掌握　正高：熟练掌握

交感神经节包括椎旁神经节与脊髓神经节，节前纤维来自脊髓交感突触，释放神经递质乙酰胆碱（ACh），与烟碱受体相结合。激活烟碱受体后使突触后神经元去极化，产生动作电位，传导至靶器官。副交感神经节则位于器官内，节前纤维来自脑干，进入靶器官（如心脏），其副交感神经节发出节后纤维。神经递质也为ACh，与烟碱受体结合后激活位于靶器官内的节后纤维。

解交感药物可从3个层面上拮抗交感活性：①外周解交感药物；②交感神经节阻滞药，可阻滞交感神经冲动的传递；③阻滞交感神经的中枢活性，称为中枢解交感药。

神经节阻滞药抑制神经节内神经递质的活性，可以降低交感神经的心脏活性，使心率减慢、心肌收缩力下降，并且使血管张力降低。此类药还降低副交感活性。

知识点9：硝普钠的药理作用　　副高：掌握　正高：熟练掌握

硝普钠可以直接松弛小动脉和静脉平滑肌，属硝基扩血管药，在血管平滑肌内代谢产生一氧化氮（NO），NO具有强大的舒张血管平滑肌的作用。NO与内皮源性松弛因子（EDRF）在许多性能上相似，是一种内源性血管舒张物质。NO可以激活鸟苷酸环化酶，促进环磷酸鸟苷（cGMP）的形成，产生血管扩张作用。硝普钠属于非选择性血管扩张药，很少影响局部血流分布。硝普钠通常不降低冠状动脉血流、肾血流和肾小球滤过率。

知识点10：硝普钠的不良反应　　副高：熟练掌握　正高：熟练掌握

硝普钠在静脉应用时可出现头痛、出汗、发热、恶心、呕吐、精神不安、肌肉痉挛、皮疹等。此药大剂量的连续应用可导致血浆氰化物或硫氰化物浓度升高发生中毒，可引起甲状腺功能减退，故应用此药时应严密监测血浆氰化物浓度。

知识点11：硝酸甘油的药理作用　　副高：掌握　正高：熟练掌握

硝酸酯类药能够在平滑肌及血管内皮细胞中与"硝酸酯"受体结合，在其巯基的作用下，产生NO而松弛平滑肌，能够拮抗去甲肾上腺素、血管紧张素等的缩血管作用。可以扩张全身小动脉和小静脉，但以扩张容量血管更为明显。用量增大可使动脉压下降至反射性心动过速。能增加心肌缺血区的血流量，扩张较大的心外膜冠状动脉血管，并使冠状动脉血流重新分布。硝酸甘油舒张静脉血管后，使回心血量减少，降低前负荷，使心室舒张末期容量和压力下降；较大剂量的硝酸甘油可以扩张阻力血管，降低后负荷，减少心脏做功使心肌耗氧下降。

知识点12：三磷腺苷和腺苷的药理作用　　　　　　副高：掌握　正高：熟练掌握

腺苷是三磷腺苷的代谢产物，是内源性血管扩张物质。腺苷与其受体结合后，抑制平滑肌对Ca^{2+}的摄取，干扰心肌细胞收缩过程中对Ca^{2+}的利用，进而引起血管平滑肌的松弛和心肌抑制作用。对心脏负性频率作用明显，可以引起剂量依赖性心率减慢。对血管平滑肌，可以选择性扩张阻力血管，降低心脏后负荷，减少心脏射血阻力。腺苷导致的低血压并不增加肾素活性和血浆儿茶酚胺量。三磷腺苷在降解过程中产生许多磷酸，后者易与Mg^{2+}、Ca^{2+}螯合，可致心律失常，所以有用腺苷代替三磷腺苷作为降压药物的趋势。腺苷对中枢神经系统具有镇静、催眠和抗癫痫作用，腺苷受体与苯二氮䓬受体在某些点类似，一些腺苷受体拮抗药可阻滞地西泮与苯二氮䓬类受体结合。腺苷还可以抑制交感神经刺激引起脂肪分解，增加肥大细胞中组胺的释放。

知识点13：卡托普利的药理作用　　　　　　　　副高：掌握　正高：熟练掌握

血管紧张素转换酶（ACE）的活性部位包括两个结合位点，其中一个为含Zn^{2+}的是ACE抑制药有效基团必须结合的部位。卡托普利含有-SH基团，有效与Zn^{2+}结合而直接抑制ACE。降压效果与患者的肾素-血管紧张素系统（RAS）活动状态有关，肾素水平高或低盐饮食或服用利尿药者，降压持续时间为8~12小时。其含有SH基团，有自由基清除作用，对与自由基有关的心血管损伤和心肌缺血再灌注损伤具有防治作用。

知识点14：卡托普利的不良反应　　　　　　　副高：熟练掌握　正高：熟练掌握

卡托普利毒性小，耐受性好。除咳嗽外，由于含-SH基团，可引起青霉胺样反应，出现皮疹、嗜酸性粒细胞增多、味觉异常等。可导致中性粒细胞减少，其原因多与长期用药、大剂量应用或肾功能障碍有关。双侧肾动脉狭窄患者禁用。

知识点15：依那普利的药理作用　　　　　　　副高：掌握　正高：熟练掌握

依那普利口服后，在肝脂酶的作用下，生成二羧酸活性代谢物依那普利酸，对ACE抑制作用较卡托普利强10倍。降压时外周血管阻力降低，肾血流量增加，对肾小球滤过率无明显影响。长期应用依那普利，能够逆转左心室肥厚和改善大动脉的顺应性。

知识点16：氯沙坦的药理作用　　　　　　　　副高：掌握　正高：熟练掌握

氯沙坦对血管紧张素 II 受体（AT_1 受体）有选择性阻滞作用，其对 AT_1 受体的选择作用比 AT_2 受体高 20000~30000 倍。EXP3174 为氯沙坦的活性代谢物，阻滞 AT_1 受体作用比氯沙坦强 10~40 倍。对肾血流动力学影响与 ACE 抑制药类似，能够阻滞血管紧张素 II 对肾入球小动脉与出球小动脉的收缩作用。氯沙坦对高血压、糖尿病合并肾衰竭患者有保护作用。长期应用氯沙坦，能够抑制左心室心肌肥厚和血管壁增厚。

知识点17：氯沙坦的不良反应　　　　　　　　副高：熟练掌握　正高：熟练掌握

氯沙坦不良反应较少，偶见患者用药后出现眩晕。孕妇、哺乳妇女或肾动脉狭窄者禁用。低血压严重肾衰竭、肝病患者慎用。不宜与补钾、留钾利尿药合用。

知识点18：缬沙坦的药理作用　　　　　　　　副高：掌握　正高：熟练掌握

缬沙坦对 AT_1 受体的亲和力比对 AT_2 受体强 24000 倍，口服降压作用持续 24 小时。长期用药可逆转左心室肥厚和血管壁增厚。

知识点19：缬沙坦的不良反应　　　　　　　　副高：熟练掌握　正高：熟练掌握

缬沙坦的不良反应发生率低，常见的有头痛、头晕、乏力。低钠、血容量不足、肾动脉狭窄、严重肾动脉狭窄、肾衰竭、胆汁性肝硬化或胆道梗阻患者服用后可引起低血压。用药期间应慎用留钾利尿药或补钾药。孕妇与哺乳妇女禁用。

知识点20：钙离子通道阻滞药的药理作用　　　　副高：掌握　正高：熟练掌握

钙离子通道阻滞药，是一类选择性阻滞钙离子通道，抑制细胞外 Ca^{2+} 内流，降低细胞内 Ca^{2+} 浓度药物。常用的为二氢吡啶类药物尼卡地平和尼莫地平。硝苯地平；非二氢吡啶类药物地尔硫䓬；苯烷胺类维拉帕米。

知识点21：内皮素受体阻滞药的药理作用　　　　副高：掌握　正高：熟练掌握

内皮素-1（ET-1）是 21 个氨基酸组成的肽，由血管内皮产生，与血管平滑肌受体结合后产生强烈的血管收缩作用。ET-1 受体包括两个亚型，即 ET_A 和 ET_B 受体。这些受体与 G-蛋白配对，受体激活后促使 IP_3 形成，使肌质网释放钙离子，使平滑肌收缩及血管收缩。位于内皮细胞的 ET_B 受体受刺激后产生 NO，使平滑肌舒张。这种受体的分布特性有助于解释给予 ET-1 后产生短暂的血管扩张（先激活内皮细胞 ET_B）及低血压，接着为长时间的血管收缩及高血压（平滑肌细胞的 ET_A 和 ET_B 受体作用）。

位于心脏的ET-1受体也与G-蛋白和IP$_3$信号通路相关，ET-1可以使心脏钙离子释放，心肌收缩力增强，还使心率加快。

知识点22：内皮素受体阻滞药的不良反应　　　　副高：熟练掌握　正高：熟练掌握

内皮素受体阻滞药的不良反应与血管扩张作用有关，包括头痛、表皮潮红和水肿。此药孕妇禁用。

第十一节　抗心律失常药物

知识点1：抗心律失常药物的作用机制　　　　副高：掌握　正高：熟练掌握

（1）改变心脏自律性：通过减慢自律细胞舒张期自动复极速度或者抑制交感神经兴奋性，可以降低心肌细胞自律性；抑制4相Na$^+$内流或阻滞Ca^{2+}内流的药物可分别减慢快或慢反应细胞心舒期自动复极速率，降低自律性；促进K$^+$外流后由于增加最大舒张电位与阈电位的距离，也可以起到降低自律性作用。

（2）减少异常除极：触发激动的早期后除极具有长周期依赖性，通过药物加快心率，缩短动作电位时限和复极时限，或通过阻滞Ca^{2+}通道或Na$^+$通道可抑制早期后除极。延迟后除极与细胞钙超载有关，应用钙通道阻滞药治疗有效。

（3）消除折返：心脏冲动传导通路的一部分发生单向传导阻滞，冲动沿该通路的另一部分缓慢下传，然后经过原单向传导阻滞通路逆行回传至原处，成为新的冲动源再次下传，周而复始则形成折返激动，折返形成是致使快速性心律失常的重要原因。抗心律失常药物主要通过抑制传导和延长有效不应期消除折返。

知识点2：抗心律失常药物分类　　　　副高：掌握　正高：熟练掌握

抗心律失常的药物分类包括：

（1）Ⅰ类药物：钠离子通道阻滞药。①Ⅰ$_A$类：中度钠离子通道阻滞药；②Ⅰ$_B$类：轻度钠离子通道阻滞药；③Ⅰ$_C$类：高度钠离子通道阻滞药。

（2）Ⅱ类药物：β肾上腺素能受体阻滞药。

（3）Ⅲ类药物：延长动作电位时程药物。

（4）Ⅳ类药物：钙离子通道阻滞药。选择性钙离子通道阻滞药和非选择性钙离子通道阻滞药。

知识点3：奎尼丁的药理作用　　　　副高：掌握　正高：熟练掌握

奎尼丁基本作用是与钠离子通道蛋白质相结合而发挥阻滞作用，适度抑制Na$^+$内流。还可通过自主神经而发挥间接作用。低浓度时可减慢4相心舒期除极，高浓度可升高阈电位。

奎尼丁抑制心脏收缩性，其间接的α肾上腺素能受体阻滞作用可以降低动脉压力。心率慢时，奎尼丁与钾离子通道结合多于钠离子通道从而延长动作电位时程（APD）；当心率快时，奎尼丁主要阻滞钠离子通道。

知识点4：奎尼丁的不良反应和注意事项　　　　副高：熟练掌握　正高：熟练掌握

奎尼丁可引起不同程度的心房、心室传导阻滞及窦房结功能抑制，病窦综合征患者慎用。应用奎尼丁的患者1%～3%会发生尖端扭转型室性心律失常。监测QRS时间和QT间期可以有效地指导治疗，其中任意一项增加50%就应该减少剂量。因奎尼丁有α肾上腺素能受体阻滞作用与直接的血管扩张作用可引起低血压。胃肠道反应主要有恶心、呕吐、腹泻发生率较高，严重腹泻导致低血钾可加重奎尼丁的心脏不良反应。血药浓度过高可发生严重的中枢神经系统症状。

知识点5：普鲁卡因胺的药理作用　　　　　　副高：掌握　正高：熟练掌握

电生理作用包括降低Vmax和延长0相持续时间，降低4相除极速率，延长有效不应期（ERP）和APD。普鲁卡因胺可以延长传导时间，增加心房和希氏束部分的ERP，使心电图PR间期和QRS波加宽；然而对Q-T间期的延长作用小于奎尼丁。普鲁卡因胺的主要代谢产物是N-乙酰普鲁卡因胺，通过钾通道阻滞延长APD。

知识点6：普鲁卡因胺的不良反应和注意事项　　副高：熟练掌握　正高：熟练掌握

不良反应：
（1）消化道反应：厌食、恶心、腹泻等。
（2）变态反应：皮疹、药物热、粒细胞减少症，长期应用可出现红斑狼疮反应。
（3）血药浓度＞12g/ml可引起窦性停搏、房室阻滞、室性期前收缩甚至室颤。
（4）注射太快可导致血压下降，甚至虚脱。
注意事项：患有严重心力衰竭、低血压、完全性房室传导阻滞及肝肾功能不良患者禁用。

知识点7：异丙吡胺的药理作用　　　　　　　副高：熟练掌握　正高：熟练掌握

可降低异位起搏点的自律性，血浆治疗浓度对窦房结无明显影响，不改变或轻度增加窦性心律、减慢心房、浦肯野系统和心室肌的传导速度。延长APD，进而延长ERP。主要代谢产物为单-N去烷基产物，具有抗心律失常活性。

知识点8：利多卡因的药理作用　　　　　　　副高：掌握　正高：熟练掌握

阻滞激活和失活钠离子通道，抑制Na^+内流，促进K^+外流。利多卡因可以降低浦肯野纤维的4相舒张期去极化斜度并提高致室颤阈值，增加浦肯野纤维钾的跨膜电位，但不影响静息电位和阈电位。当膜内负电位较小（部分除极）时，利多卡因可通过增加 K^+ 外流来抑制快钠通道，这种作用与细胞外钾浓度直接相关。利多卡因明显缩短浦肯野纤维的APD，改善异位起搏点的传导，从而降低发生折返的可能性。

知识点9：利多卡因的不良反应和注意事项　　　　副高：熟练掌握　　正高：熟练掌握

不良反应：

（1）肝肾功能不全、酸中毒、低钾、心力衰竭、休克或老年患者用量不当、反复给药可发生低血压、嗜睡甚至癫痫样抽搐等反应。

（2）特异质患者，注射小剂量即出现心率加快、血压升高等反应。

注意事项：有药物过敏史、特异质反应、高度房室传导阻滞、严重肝病、休克以及严重心力衰竭患者禁用或慎用。

知识点10：美西律的药理作用　　　　　　　　　　副高：掌握　　正高：熟练掌握

美西律阻滞失活的 Na^+ 通道快于激活的 Na^+ 通道。电生理作用与利多卡因相似，缩短APD和ERP，但是对传导影响很小，对Q-T间期几乎无作用。血流动力学的影响较小，主要表现左室 dP/dt 降低和左室舒张末压升高。对于心脏病患者，服用美西律可减缓房室结和希氏-浦肯野纤维的传导。

知识点11：苯妥英钠的药理作用　　　　　　　　　副高：掌握　　正高：熟练掌握

降低浦肯野纤维自律性，抑制洋地黄中毒时延迟后电位引起的触发活动，大剂量抑制窦房结自律性。缩短房室结、希氏-浦肯野系统的有效不应期，缩短心室肌动作电位时程。通过增加ERP/APD值和降低自律性发挥其抗心律失常的作用。

知识点12：普罗帕酮的药理作用　　　　　　　　　副高：掌握　　正高：熟练掌握

普罗帕酮阻滞激活和失活的 Na^+ 通道。降低浦肯野纤维和心室肌的自律性，明显减慢传导速度，延长ERP和APD。用药后心电图PR和QRS间期延长。普罗帕酮兼有β受体阻滞作用，轻度阻滞L型 Ca^{2+} 通道（比维拉帕米弱100倍），临床表现为轻度负性肌力作用。

知识点13：普罗帕酮的不良反应和注意事项　　　副高：熟练掌握　　正高：熟练掌握

不良反应：

（1）口干、口唇麻木、头晕、头痛、胃肠道反应。也有发生震颤、出汗、阳痿、白细胞减少者，通常在减量或停药后自行消失。

（2）偶见出现房室传导阻滞和心动过缓，老年人容易发生血压下降。出现窦缓、传导阻滞，有高度阻滞时应停药，并给予乳酸钠、阿托品、异丙肾上腺素静脉注射。

注意事项：严重心力衰竭、心源性休克、严重心动过缓、房室传导阻滞、病窦综合征、明显电解质紊乱及严重阻塞性肺疾病和明显低血压患者禁用。

知识点14：莫雷西嗪的药理作用　　　　　副高：掌握　正高：熟练掌握

强效钠离子通道阻滞药，对Na^+通道具有多重作用，并且有较温和的钾通道阻滞作用，主要在失活状态下抑制快钠离子通道，降低动作电位0相Vmax和振幅。同时缩短浦肯野纤维2、3相复极从而缩短动作电位时间。莫雷西嗪减慢房室结、心室肌的传导，延长心电图PR间期和QRS间期，对心房组织基本无作用。

知识点15：恩卡尼的药理作用　　　　　副高：熟练掌握　正高：熟练掌握

恩卡尼可降低浦氏纤维动作电位0相去极速度及幅度；延缓希-浦系统及心肌的传导；使心房肌、希氏束、心室肌和一些病例房室旁道的不应期延长；抑制心肌的作用较弱。

知识点16：普萘洛尔的药理作用　　　　　副高：掌握　正高：熟练掌握

普萘洛尔是最早用于临床的β受体阻滞药，对β_1受体和β_2受体没有选择性，无内源性拟交感活性。电生理作用主要降低心室肌自律性，延长APD和房室结有效不应期，减慢窦房结4相自动除极速率；作用强弱取决于交感神经状态。降低静息时心率，但对运动后和情绪激动时心率升高的抑制作用更明显。β受体阻滞作用可转复由儿茶酚胺引起的室颤阈降低。除了β受体阻滞作用之外，普萘洛尔降低钾离子外流，当浓度较高时也抑制钠离子内流，具有类似于Ⅰ类药物的膜稳定作用。

知识点17：普萘洛尔的不良反应和注意事项　　　　　副高：熟练掌握　正高：熟练掌握

普萘洛尔的不良反应包括乏力、头晕、恶心、嗜睡、失眠、腹胀、皮疹、晕厥、低血压、心动过缓等。

哮喘、过敏性鼻炎、窦性心动过缓、心源性休克、重度房室传导阻滞、低血压患者，已洋地黄化而心脏高度扩大、心率又不平稳的患者禁用或慎用。

知识点18：美托洛尔的药理作用　　　　　副高：掌握　正高：熟练掌握

选择性β_1受体阻滞药，无内源性拟交感活性，无膜稳定作用。抑制心肌的收缩力，对于窦房结、房室结的自律性和传导性有明显的抑制作用。美托洛尔对β_1受体的亲和力是β_2受体的30倍。其β_2受体阻滞效应仅为普萘洛尔的1%～2%。

知识点19：美托洛尔的不良反应和注意事项　　副高：熟练掌握　正高：熟练掌握

不良反应：一些患者服药后可出现轻微上腹部不适、倦怠或睡眠异常，长期应用后可消失，偶见非特异性皮肤反应及肢端发冷。

注意事项：

（1）患有Ⅱ～Ⅲ度房室传导阻滞、心源性休克及明显心动过缓的患者禁用。

（2）心脏功能失代偿的患者不宜使用，除非已用洋地黄和/或利尿药控制。

（3）用于治疗胰岛素依赖性糖尿病患者时需小心观察。

（4）妊娠或分娩期间不宜应用，β受体阻滞药对胎儿、新生儿可造成不利影响（特别是心动过缓）。

（5）美托洛尔和其他β受体阻滞药一样，中断治疗时通常应在7～10天逐渐撤除，特别是缺血性心脏病患者，突然停药可导致病情恶化。

（6）进行全身麻醉的患者建议停止服用，最好在麻醉前48小时停止服用。

（7）支气管哮喘的患者应同时给β2受体激动剂，剂量可根据此药的用量调整。

（8）若由于过量引起明显低血压及心动过缓，首先静脉给硫酸阿托品1～2mg，或用硫酸阿托品后再给盐酸麻黄碱或去甲肾上腺素。

知识点20：艾司洛尔的药理作用　　副高：掌握　正高：熟练掌握

超短效选择性β1心脏受体阻滞药，减慢心率、降低窦房结自律性、延长窦房结恢复时间，延长窦性心律和房性心律时的AH间期，延长前向的文式传导周期。

知识点21：艾司洛尔的不良反应和注意事项　　副高：熟练掌握　正高：熟练掌握

不良反应：艾司洛尔最常见的不良反应为基本上无症状的低血压，与此药的输注时间密切相关，大部分低血压在输注期间或滴药30分钟内可缓解。

注意事项：

（1）绝对禁用于患有明显心动过缓（≤50次/分）、心源性休克、严重房室传导阻滞、失代偿性充血性心力衰竭等患者。

（2）相对禁用于患有哮喘、阻塞性支气管肺部疾病等患者。

知识点22：胺碘酮的药理作用　　副高：掌握　正高：熟练掌握

胺碘酮可以阻断除极组织的钠离子通道和钙离子通道、阻滞α和β肾上腺素能受体，延长ADP和ERP。胺碘酮对静息电位和心肌自律性的影响很小，但延长有效不应期和绝对不应期。对于钠离子通道的作用存在频率依赖性，即心率快时作用强。静脉注射胺碘酮主要通过抗肾上腺素能作用和Ca^{2+}通道阻滞作用减慢心率，延长房室结ERP。短期静脉内用药不延长Q-T间期，长期口服患者心电图（ECG）会有PR延长、QRS增宽和Q-T延长。胺碘酮的延长复极作用可以被碘塞罗宁（T_3）扭转，提示在胺碘酮的基础作用中包括阻滞 T_3 的心脏作用，这种机制与胺碘酮抗心律失常作用起效慢有关。

知识点23：胺碘酮的不良反应和注意事项　　　副高：熟练掌握　正高：熟练掌握

不良反应：胺碘酮主要有胃肠道反应及角膜色素沉着，有时可见皮疹或光敏反应、皮肤色素沉着，停药后可自行消失，长时间服用会影响甲状腺功能。

注意事项：

（1）甲状腺功能异常或有既往史者；碘过敏者；Ⅱ度或Ⅲ度房室传导阻滞，双束支传导阻滞（除非已有起搏器）；QT间期延长综合征；病态窦房结综合征。

（2）低血压；窦性心动过缓；肝功能不全；肺功能不全；严重充血性心力衰竭；心脏明显增大，特别是心肌病者慎用。

（3）服用此药生效后需继续服药维持疗效，停药后较易复发。

（4）长期服药更应考虑间歇期，如每周连服5天，停药2天；或服药20天，停药 $7 \sim 10$ 天。

（5）患者服药后避免在日光下暴晒。

知识点24：溴苄铵的药理作用　　　副高：掌握　正高：熟练掌握

溴苄铵对钾离子通道的直接作用是延长 ADP 和 ERP，兼可以阻断交感神经节和节后纤维，有肾上腺素能作用和抗肾上腺素能双重作用。静脉给药后初期，肾上腺素能神经末梢释放去甲肾上腺素，使血压、全身血管阻力及心脏自律性升高。$20 \sim 30$ 分钟后，肾上腺素能阻滞作用开始占优势。后者的作用主要取决于肾上腺素能神经对溴苄铵的摄取；然而对肾上腺素的阻滞作用并不影响其抗心律失常作用。溴苄铵直接的电生理作用是延长心室 ERP。

知识点25：溴苄铵的不良反应和注意事项　　　副高：熟练掌握　正高：熟练掌握

不良反应：

（1）可出现心悸、胸闷、恶心、呕吐、腹部不适等不良反应，静脉注射 $20 \sim 30$ 分钟后可出现暂时升压现象或室性期前收缩增加，继之可发生低血压，偶伴头晕、轻度头痛、无力，通常较轻微，无需停药。

（2）钙离子可能与溴苄铵有拮抗作用，不宜合用。

（3）由于溴苄胺到达作用高峰较慢，因此应尽早用药。

注意事项：禁用于主动脉狭窄、严重低血压患者。

知识点26：索他洛尔的药理作用　　　副高：掌握　正高：熟练掌握

阻滞 I_{kr} 和非选择性地阻滞 β_1 受体和 β_2 受体。通过钾离子通道阻滞延长心房、房室结和心室组织的ERP，心电图表现为PR及Q-T间期延长，QRS轻度增宽。低剂量时其β受体阻滞作用（作用强度为普萘洛尔的1/3）导致心率降低和房室不应期的延长。

知识点27：伊布利特的药理作用　　　　　　副高：掌握　正高：熟练掌握

阻滞延迟整流钾电流，延长APD及Q-T间期，低浓度通过激活慢的钠离子内流来延长心房和心室水平的不应期。对房室结的传导和不应期没有明显作用，对心率、PR间期和QRS间期无显著影响，也没有明显的负性肌力作用。

知识点28：多菲莱德的药理作用　　　　　　副高：掌握　正高：熟练掌握

选择性地阻滞I_{kr}，阻滞复极时的延迟整流钾电流而不减慢传导。明显延长Q-T间期，心房组织比心室更易受多菲莱德的电生理作用影响。

知识点29：维拉帕米的药理作用　　　　　　副高：掌握　正高：熟练掌握

维拉帕米主要作用于0相和4相除极依赖钙的组织即窦房结和房室结，延长窦房结的放电速度和恢复时间，延长房室传导时间和房室结ERP。对心电图QRS波和Q-T间期无明显影响，但是AH传导时间延长。

知识点30：地尔硫䓬的药理作用　　　　　　副高：掌握　正高：熟练掌握

地尔硫䓬的药理作用与维拉帕米相似，但外周血管扩张作用较弱，用药后以心率减慢为主。

知识点31：腺苷的药理作用　　　　　　　　副高：掌握　正高：熟练掌握

腺苷是核苷酸的内生物，在体内普遍存在，主要生理作用是调节血管舒缩的活性。腺苷的心脏作用主要由A_1受体介导，降低窦房结活性、房室结传导性和心室自律性，产生负性变时、变传导和变力作用。

第十二节　血浆代替用品

知识点1：羟乙基淀粉的药理作用　　　　　副高：掌握　正高：熟练掌握

羟乙基淀粉的生物效应取决于其平均分子量、羟乙基的取代级和C_2与C_6比值。前者关系扩容效果，后两项关系到在血液循环中的存留时间。取代级很低的羟乙基淀粉易被血浆中的淀粉酶水解。

知识点2：明胶类的药理作用　　　　　　　　　　副高：掌握　正高：熟练掌握

明胶类是以精制动物皮胶或骨胶为原料，经化学合成的血浆容量扩充剂。根据合成工艺的不同，分为3种类型的明胶多肽。

（1）氧聚明胶多肽：以交链剂使明胶分子彼此连结，再用氧化法使分子适于降解，如氧化聚明胶肽注射液。

（2）变性液体明胶多肽：用琥珀酸酐作反应剂，与明胶分子的碱性基团结合进而增加酸性羧基。

（3）尿联明胶多肽：它是由牛骨明胶蛋白制成的一种多肽。牛骨明胶蛋白经过热降解后生成明胶水解蛋白，然后再通过尿素桥联。

知识点3：右旋糖酐的药理作用　　　　　　　　　　副高：掌握　正高：熟练掌握

右旋糖酐又名葡聚糖。低分子右旋糖酐较中分子右旋糖酐更多由肾小球滤过，有效半衰期为6小时；中分子右旋糖酐的有效半衰期为12小时。除了随尿液排出外，其余部分经肝内代谢，降解为CO_2和H_2O。而大分子的右旋糖酐的一部分则被单核细胞摄取。

知识点4：全氟碳化合物（PFC）的药理作用　　　　副高：掌握　正高：熟练掌握

全氟碳化合物（PFC）在体内不被代谢，大部分在失去表面活性后由肺排出，几乎不经肾排出，很少一部分从粪便中排出，另一部分经肝、脾等脏器被巨噬细胞吞噬。半衰期为30～60小时。

第三章　麻醉相关病理生理学

第一节　麻醉与循环系统

一、冠脉循环

| 知识点1：冠脉循环的解剖 | 副高：掌握　正高：熟练掌握 |

冠脉循环系统由3个主要部分构成，即冠状动脉、心肌微循环和静脉回流。

心肌的氧合血液供应来自左、右冠状动脉及其分支。左、右冠状动脉起源于主动脉根部瓣膜附近的主动脉窦（乏氏窦）。左冠状动脉主干行走于主动脉与左心房之间，长度为10～15mm处分出前降支和左旋支。前降支在前室间沟中下行至心尖，它供应左心室前壁和右心室。左旋支在前面房室沟中下行，并有分支至左心房、左室壁和后壁。右冠状动脉在后面房室沟中下行，有分支至窦房结、房室结和左心室后上部。在后面室间沟中是右冠状动脉的后降支，它供应左、右心室的后壁。

冠状动脉经过外膜时分出许多小分支，呈直角穿透心尖，最后形成丰富的小动脉和毛细血管网，营养心肌。

冠脉血流经毛细血管床后进入小静脉。小静脉再汇集到较大的静脉，在心脏表面平行于冠状动脉走行。左心室小部分静脉和右心室大部分静脉均汇集至心前静脉，最终回流入右心房，其血容量占全部心脏静脉血的15%～20%。左心室大部分静脉汇集至心大静脉和其他静脉，再由冠状窦流入右心房，其容量占65%～75%。而冠状窦的开口于下腔静脉和三尖瓣交界处。此外还有3%～5%心脏静脉血，经心室壁内心最小静脉直接流入左右心室。

| 知识点2：冠脉循环的生理 | 副高：掌握　正高：熟练掌握 |

心肌代谢增加主要依赖于迅速增加冠脉血流量进行代偿。在一个舒缩运动周期，左、右两心室的冠脉血流量不同。左心室壁厚，室内压高，小动脉呈垂直方向穿过室壁，收缩期时由于左心室压力高，小动脉受心室壁收缩的压迫，此时左心室冠脉血流为零；在舒张早期，左心室内压力下降，70%～90%的冠脉血流进入心肌，灌注速率最大。因右心室压力和张力低，而冠脉血流灌注压高，故无论收缩期或舒张期，冠脉血流均可以进入右心室，而最大灌注速率发生在收缩期峰值期。

冠状动脉行走于心外膜表面，氧合血流经心肌外层再进入内层，故心肌外层的动脉血氧分压要比内层动脉血高。当冠状动脉发生闭塞时，心内膜下心肌容易引起缺血，形成心肌梗死。收缩期时，左心室外膜下心肌的血流量和内膜下心肌不同。因心肌收缩，心内膜下心肌血流明显减少，心肌血液供应不足。

知识点3：冠脉循环的调节　　　　　　　　　　　　副高：熟练掌握　正高：熟练掌握

（1）局部代谢物质：局部代谢物质的调节作用主要是通过舒张冠状小动脉实现的，冠脉循环最主要的阻力血管是冠状小动脉，其舒张将明显增加冠状动脉循环血量，也是冠脉循环最重要的调节因素。

（2）主动脉舒张压：在心室舒张期进入冠状动脉的血液最多，故驱动血液进入冠脉循环的重要因素为舒张压。

（3）左心室舒张期末压：心脏舒张期时LVEDP升高，而心内膜下心肌的冠脉血流则减少；同时，当主动脉舒张压下降时，冠脉血流也减少。

（4）心率变化：心脏70%以上的冠脉血流在舒张期流入心肌。心动过速时，舒张期缩短，直接使冠脉血流减少；而心动过缓时，舒张期延长，冠脉血流也增多。

（5）神经的调节：冠脉血流在60～150mmHg的范围内有一定的自主调节能力。影响冠脉自主调节的因素有神经、代谢、体液及心肌反射。

二、微循环

知识点4：微循环结构　　　　　　　　　　　　　　副高：掌握　正高：熟练掌握

微循环由毛细血管及其有关结构组成，它包括小动脉末梢的微动脉、中间微动脉、毛细血管、微循环及小静脉。

知识点5：毛细血管结构特点　　　　　　　　　　　副高：掌握　正高：熟练掌握

毛细血管壁层由内皮细胞黏合而成。细胞膜的最外层是黏多糖分子，其下是蛋白质分子，中层是脂质分子，氧和二氧化碳可自由透过毛细血管壁。在电镜下，毛细血管内皮细胞膜上有许多凹陷点，内皮细胞相连接的部位有裂孔，细胞膜内侧存在一些小泡。凡比裂孔小的物质分子，就能通过壁层。身体各部位毛细血管壁的裂孔大小有显著差别。

知识点6：微循环的调节　　　　　　　　　　　　　副高：掌握　正高：熟练掌握

（1）神经调节：外周血管末梢均受交感和副交感神经支配。毛细血管前括约肌、动静脉吻合支和中间微动脉管壁周围平滑肌都有交感和副交感神经纤维分布。血管壁末梢有α和β肾上腺素能受体。兴奋交感神经末梢，释放去甲肾上腺素，作用于α受体，引起血管收缩。各脏器血管的肾上腺素能神经元分布不一。毛细血管前括约肌和后括约肌对交感神经兴奋的效应也不同。

（2）体液调节：通过肾上腺释放儿茶酚胺，再经血液循环作用于外周血管。

（3）局部调节：①代谢性调节，通过某些代谢底物或产物的浓度变化进行微循环的调节；②肌源性调节，其机制是通过增强血管壁的膨胀力，使血管壁的平滑肌张力增加。

三、心血管的调节

知识点7：中枢神经调节	副高：掌握　正高：熟练掌握

延髓是调节心血管活动的重要神经中枢，延髓前端网状结构的背外侧部分有加压中枢，实际上是缩血管中枢和心交感中枢，兴奋该区能够引起全身交感神经兴奋，血压急剧上升。脑桥下部前外侧区也具有调节血管作用。在延髓后端网状结构的腹内侧部分能够引起动脉压急剧下降。它抑制延髓或脊髓交感神经神经元的兴奋。由上述中枢的肾上腺素能细胞内分出许多纤维进入脊髓，这些肾上腺素能细胞又受体内肾上腺释放的儿茶酚胺的影响，促进了心脏的自律性、收缩性。

刺激下丘脑和中脑一些部位也引起加压反应，因此下丘脑和脑干各个水平也存在着心血管中枢。脑干内调节心血管的神经元，因经常受到血液和脑脊液中某些物质（如二氧化碳）的影响，或因受各种感受器及来自高级神经中枢的作用，致使神经中枢对心血管系统的调节经常处于兴奋的状态，形成了一定的交感中枢和迷走中枢张力。

知识点8：自主神经调节——心脏的神经支配	副高：掌握　正高：熟练掌握

（1）心交感神经：心交感节前纤维为胆碱能纤维。心交感节后神经元的神经纤维支配窦房结、房室结、房室束和心房、心室肌，递质为去甲肾上腺素，因此心交感节后纤维为肾上腺素能纤维。

（2）心迷走神经：递质为乙酰胆碱。心迷走神经的节后纤维支配窦房结、房室结、房室束和心房肌，递质也是乙酰胆碱，因此心迷走神经节前、后纤维均属于胆碱能纤维。

心脏有接受压力或牵张刺激的传入神经纤维，主要在心迷走神经内。而接受伤害性刺激引起的痛觉的传入神经纤维主要在心交感神经干中。

知识点9：自主神经调节——血管的神经支配	副高：掌握　正高：熟练掌握

除了毛细血管外，所有血管的平滑肌受交感神经的支配，绝大部分交感神经能引起血管收缩，因此称交感缩血管神经。副交感神经和小部分交感神经能引起血管舒张，称为副交感舒血管神经和交感舒血管神经。

知识点10：心血管反射	副高：掌握　正高：熟练掌握

机体通过心血管反射和代谢性自动调节机制，以维持心血管系统的稳定，在心室、心房、心包膜和冠脉系统布满心血管反射的感受器，通过有髓鞘或无髓鞘传导神经纤维，与脑

干或脊髓背根神经节相连，接受并向上传导交感或副交感神经刺激，经中枢神经系统整合后分别做出反应。

知识点11：局部体液调节　　　　　　　　　　副高：掌握　正高：熟练掌握

局部体液调节主要是组织细胞代谢率增加，或血流灌注不足时，均能引起小血管扩张；反之血流量过多则引起小血管收缩。缺氧、CO_2和H^+增多，K^+浓度升高以及腺苷、腺苷酸、三羧酸循环中许多代谢中间产物等，都能引起血管扩张。

知识点12：全身性调节　　　　　　　　　　　副高：掌握　正高：熟练掌握

全身性调节主要是通过内分泌系统释放激素，经血液循环作用于全身的心血管系统，进行全身性调节。

四、麻醉对心血管功能的影响

知识点13：手术应激反应　　　　　　　　　　副高：掌握　正高：熟练掌握

应激反应是机体受到诸如手术、气管插管等伤害性刺激而发生的，是以交感神经兴奋和丘脑下部-腺垂体-肾上腺皮质、髓质功能增强为主要特点的一种非特异性防御反应。表现包括血压升高、心率加快，血中儿茶酚胺浓度升高。

知识点14：吸入麻醉药对心血管功能的影响　　　副高：掌握　正高：熟练掌握

吸入麻醉药对心血管功能的影响主要有以下几方面：

（1）血压和外周血管阻力：除氧化亚氮外，所有目前使用的吸入麻醉药都使平均动脉压下降，且呈剂量依赖性。

（2）心脏传导和心率：挥发性吸入麻醉药可抑制动脉压力感受器的敏感性，使机体的心血管调节功能减弱。

（3）冠脉血流：在体外，挥发性麻醉药对冠脉有直接扩张作用；然而在体内，挥发性麻醉药是相对较弱的冠脉扩张剂，即使患者存在冠脉窃血的解剖倾向，在临床常用浓度下也不会引起冠脉窃血。以异氟烷的冠脉窃血现象最明显。

（4）心肌收缩性和心排血量：挥发性麻醉药抑制心肌的收缩性，主要是因为药物减少了心肌细胞内肌质网的游离钙离子浓度或其释放，以及降低收缩蛋白对钙离子的敏感性。

（5）肺血流：挥发性吸入麻醉药可舒张支气管，适用于哮喘患者，对肺血管也有扩张作用，降低肺血管阻力和肺动脉压，同时还抑制了低氧造成的肺血管收缩作用。

（6）心肌保护和预适应：大量的研究结果表明，氟化类的挥发性吸入麻醉药对心肌的缺血再灌注损伤有保护作用，其保护机制类似于心肌缺血预适应，与线粒体KATP激活有关。

知识点15：静脉麻醉药对心血管功能的影响　　　　　　副高：掌握　正高：熟练掌握

静脉麻醉药对心血管功能的影响主要有以下几方面：

（1）巴比妥类：静脉注射后引起平均动脉压降低，因对颈动脉压力感受器仅有轻度抑制，所以反射性地引起心率加快。

（2）苯二氮䓬类：临床麻醉中常用地西泮和咪达唑仑，在常用镇静剂量下这两种药物对血压、心率、血管阻力、心排血量的影响很小。

（3）阿片类：兴奋迷走神经使心率减慢，常用剂量下对心血管功能影响很小。

（4）氯胺酮：氯胺酮兴奋交感神经，使血中儿茶酚胺浓度升高，使血压上升、心率加快、心排出量增加、肺动脉压升高，特别适用于休克和低血容量。

（5）丙泊酚：抑制交感神经作用大于副交感，造成心率减慢，抑制心肌细胞肌质网内钙离子的再摄取，使心肌收缩抑制，甚至无收缩、使血管扩张，血压下降。

（6）依托咪酯：对交感神经没有作用，不引起组胺释放，无法抑制手术和气管插管引起的心血管应激反应，用于麻醉诱导可很好地维持心率、心肌收缩力、心排出量的正常。

（7）肌松药物：大多数非去极化肌松药对心血管功能无明显影响，但少数药物会通过诱发机体组胺释放和作用于胆碱受体影响心功能。

第二节　麻醉与呼吸系统

一、肺的通气

知识点1：呼吸动力　　　　　　　　　　　　　　　　副高：掌握　正高：熟练掌握

呼吸肌收缩、舒张所造成的胸廓缩小和扩大称为呼吸运动。呼吸运动时，胸腔体积的改变引起胸腔内和肺内压力的变化，形成大气与肺泡气之间的压力差，不仅克服胸廓和肺的弹性阻力以及气道与组织的非弹性阻力，还会引起气体在肺与体外间的流动。

知识点2：肺-胸顺应性　　　　　　　　　　　　　　副高：掌握　正高：熟练掌握

肺、胸壁组织类似弹性体，在生理弹性限度内，气道内压越大，肺容量增加也越大。外力和容量之间的关系代表肺与胸廓组织的弹性，即单位压力的变化（AP）引起肺内气体容量的改变（AV）称为肺-胸顺应性（CT）。

知识点3：影响肺-胸顺应性的因素　　　　　　　　　副高：掌握　正高：熟练掌握

影响肺-胸顺应性的因素有：①残气量或功能残气量增加时，肺-胸顺应性降低，如肺气肿或哮喘患者；②吸气的流速缓慢，则动态肺-胸顺应性增加；③肺弹性及扩张程度的变化，如肺组织实变或胸壁畸形肺扩张受限，使肺-胸顺应性降低；④持续低潮气量呼吸时，肺顺应性逐渐下降，间断深呼吸可使顺应性恢复；⑤体位对肺－胸顺应性的改变类似肺通气量改变，俯卧位使顺应性降低35%；截石位可以使顺应性增加8%；⑥在全麻较清醒时，肺顺应性值低；⑦外科手术过程对肺－胸顺应性较为复杂，开腹手术及开胸手术可使顺应性较术前分别降低18%和10%。

知识点4：肺弹力、肺泡表面张力及肺泡表面活性物质之间的影响关系　　　　副高：掌握　正高：熟练掌握

肺弹性阻力来自肺组织本身的弹性回缩力和肺泡内侧的液体层同肺泡内气体之间的液－气界面的表面张力所产生的回缩力。低肺容量时，决定肺弹力最主要的因素是肺泡表面张力。肺泡表面张力主要受肺泡表面活性物质影响。

知识点5：气道阻力的意义及其来源　　　　副高：掌握　正高：熟练掌握

气道阻力指气体流经气道时，由气体分子之间及气流与气道管壁之间的摩擦力所形成，它占呼吸时非弹性阻力的90%。气道的阻力主要源自大气道，即大部分来自上呼吸道，包括鼻、口腔、咽喉和气管。

知识点6：气道阻力的临床征象　　　　副高：掌握　正高：熟练掌握

胸腔内压变化，吸气时胸腔负压增大，可出现锁骨上窝凹陷，同时静脉回心血量增加；呼气时胸腔内压明显增高，静脉回心血量减少，可出现颈静脉曲张。肺泡充盈时间延长。呼吸肌做功及耗氧量增加。

知识点7：呼吸功　　　　副高：掌握　正高：熟练掌握

在呼吸过程中，呼吸肌为了克服弹性阻力和非弹性阻力而实现肺通气所做的功为呼吸功。根据克服阻力的不同，可以分为弹性功、气流阻力功和惯性功。呼吸功增加，见于胸壁顺应性下降、肺顺应性下降、气道阻力增加。呼吸功可以用下式表达：呼吸功=胸腔压力差×肺容量的改变。

二、呼吸系统的重要病理生理特点

知识点8：气胸　　　　副高：掌握　正高：熟练掌握

无论何种原因所造成胸膜腔内进入气体，即指气胸状态。

知识点9：气体进入胸膜腔的途径　　　　副高：掌握　正高：熟练掌握

气体进入胸膜腔的途径包括：

（1）脏层胸膜：常见于颈内静脉、锁骨下静脉穿刺或神经阻滞所引起的并发症。

（2）壁层胸膜：比如胸壁穿通伤、食管及气管破损、肾切除损伤、胸廓处脊柱手术损伤等。

（3）纵隔胸膜或复合途径：腹腔镜手术损伤或机械通气气压伤使纵隔处肺泡破裂等。

知识点 10：气胸临床征象　　　　　　　　　副高：掌握　正高：熟练掌握

（1）清醒患者的症状：胸痛，可放射到肩部，使呼吸受限，呼吸困难，心律失常。

（2）严重患者的症状：会产生低血压、休克。

（3）体检发现患侧胸壁呼吸运动减弱或反常运动、患侧呼吸音减弱或消失、叩诊呈过清音、语颤减弱或消失。气管向健侧移位。

知识点 11：气胸的紧急处理措施　　　　　　副高：掌握　正高：熟练掌握

首先应立即停止吸入氧化亚氮（如在麻醉中），吸入100%氧气。然后应立即以穿刺针在锁骨中线第2肋间进行穿刺紧急减压，再行规范的胸腔闭式引流，引流管进入水封瓶的液面深度很重要，过深不利于气胸的减压，过浅则使滞留的气体重返胸膜腔，以3～5cm深度为宜。

知识点 12：低氧性肺血管收缩（HPV）　　　副高：掌握　正高：熟练掌握

HPV是影响肺通气/灌流比率的重要因素之一，是单肺通气麻醉中必然遇到的病理生理现象，缺氧使肺血管收缩。

知识点 13：麻醉对 HPV 的影响　　　　　　副高：掌握　正高：熟练掌握

麻醉对HPV有很大的影响，所有的吸入麻醉药物均抑制HPV反应，抑制与剂量呈依赖性，但是氧化亚氮除外，氧化亚氮的抑制作用轻微。HPV抑制的剂量反应曲线是典型的S形，ED_{50}大约为2MAC、ED_{90}为3MAC，在1.3MAC时HPV大约被抑制30%。静脉麻醉药对HPV几乎无影响。高吸入氧浓度也抑制HPV，即使对于非通气肺也是如此。任何使心排血量下降的因素，均会因减少混合静脉氧分压而加强HPV反应。

三、麻醉对呼吸的影响

知识点 14：麻醉药的影响　　　　　　　　　副高：掌握　正高：熟练掌握

麻醉药抑制呼吸，吸入麻醉药、巴比妥类和阿片类削弱对氧和高二氧化碳的通气反应。抑制气道反应，导致术后肺不张及低氧血症。阿片类药物降低呼吸频率，某些吸入麻醉药如三氯乙烯可以增加呼吸频率。在麻醉期间呼吸形式较清醒时规律。

| 知识点 15：麻醉方式的影响 | 副高：掌握　正高：熟练掌握 |

麻醉期间的自主呼吸，肋间肌的作用减弱，而腹部肌肉活动增加。脊麻和高位硬膜外麻醉阻滞肋间神经和膈神经，抑制辅助呼吸肌、降低通气量。全麻降低肺的容量。

| 知识点 16：体位的影响 | 副高：掌握　正高：熟练掌握 |

手术和体位对呼吸的影响：仰卧头低位降低肺的顺应性，截石位增加顺应性，开胸、开腹手术降低肺的顺应性。

第四章　心肺脑复苏

第一节　基本生命支持

知识点1：基本生命支持（BLS）　　　　　　　　副高：掌握　正高：熟练掌握

基础生命支持（BLS）是心脏骤停后抢救生命的基础。其目的是尽快进行有效的人工循环和人工呼吸、为心脏和脑提供最低限度的血流灌注和氧供。其关键内容主要包括立即识别心脏骤停、快速启动应急急救系统，尽快开始心肺复苏和快速除颤。心肺复苏时组织灌注完全依赖于胸外按压。呼吸停止只是继发于全身循环中断后脑缺血的结果，早期呼吸支持并不重要，而强调高质量的胸外按压。有速度、有力度和最小化中断的胸外按压是成人心肺复苏成功的关键。

知识点2：成人基本生命支持实施次序　　　　　　副高：掌握　正高：熟练掌握

如图1-4-1所示，对于单一的抢救者应按照策略图的次序实施抢救，但对于一个抢救小组来说，应当同时开始这些步骤。

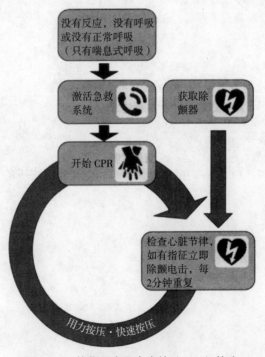

图1-4-1　简化基本生命支持（BLS）策略

知识点3：控制气道　　　　　　　　　　　　　**副高：掌握　正高：熟练掌握**

在进行CPR之前，首先将受害者呈水平仰卧位放到硬质平面上，然后开放气道，确认无颈部外伤者可以采用张口和仰头抬颏手法开放气道。若怀疑颈椎损伤，开放气道时使用的托下颌手法，应当避免头后仰动作。但是如果托下颌手法无法开放气道，则应当采用仰头抬颏手法，因为在CPR中维持有效的气道通畅、确保通气至关重要。对于气道异物梗阻的清除，推荐采用简易腹部冲击法行快速气道异物清除。若腹部冲击法无效，救助者可以考虑胸部冲击法。应注意，不推荐将腹部冲击法用于1岁以下的婴幼儿，因为可能导致损伤。可以通过观察、听和感觉等方式维持气道开放，如果不能在10秒内确认呼吸是否正常，那么先进行2次人工呼吸。

知识点4：呼吸支持　　　　　　　　　　　　　**副高：掌握　正高：熟练掌握**

以人为的方式代替患者的自主呼吸进行肺泡通气的技术，称为人工呼吸。人工呼吸包括徒手人工呼吸、简易呼吸器人工呼吸与机械通气等方法。

（1）呼吸道的管理：保持呼吸道的通畅是进行有效人工呼吸的先决条件，呼吸道梗阻也常是发生心搏骤停的原因。

（2）口对口人工呼吸：徒手人工呼吸是心肺复苏时重要的人工呼吸方法，最常用方法是口对口（鼻）或口对面罩人工呼吸，尽管这种方法的吸入气中含有4%的CO_2，而O_2只有17%，但这对于维持生命已足够。

（3）简易人工呼吸器和机械通气：凡是便于携往现场施行人工呼吸的呼吸器，都属于简易呼吸器。

知识点5：循环支持　　　　　　　　　　　　　**副高：掌握　正高：熟练掌握**

心脏按压是间接或直接施压于心脏，使心脏维持充盈和搏出功能，并能够诱发心脏自律搏动恢复的措施。

（1）胸外心脏按压（ECC）：在胸壁外施压对心脏间接按压的方法称为胸外心脏按压或闭式心脏按压。

（2）开胸心脏按压（OCC）：切开胸壁直接挤压心脏者称为开胸心脏按压或胸内心脏按压。

第二节　高级生命支持

知识点1：高级生命支持　　　　　　　　　　　**副高：掌握　正高：熟练掌握**

高级生命支持包括以下几方面：

（1）除颤：心室纤颤是非创伤心脏骤停患者中最常见的心律。如果这些患者在3～5分钟内得到CPR和除颤，其生存率最高。对于被电击的短暂心室颤患者，立即除颤为最佳措施。除颤之前CPR的作用是缩短心脏骤停时间。

（2）CPR期间的用药途径及药物：用药应合理有序。心脏骤停时，基础CPR和早期除颤极为重要，用药其次。有足够循证医学证据支持对心脏骤停有效的药物只有很少几种。开始CPR并除颤后，才建立静脉通道，考虑药物治疗，实施气管插管。

（3）可用评估指标：包括：冠状动脉灌注压（CPP）、脉搏、动脉血气分析、氧饱和度与呼气末二氧化碳监测。

知识点2：除颤+心肺复苏术（关键性联合）　　　　副高：掌握　正高：熟练掌握

早期除颤对于心脏骤停（SCA）患者至关重要，其原因是SCA最常见和最初发生的心律失常为VF（室颤）；电除颤是终止VF最有效的方法；随着时间推移，除颤的成功率迅速下降；短时间VF可迅速恶化并导致心脏骤停。在没有同时实施心肺复苏的情况下，从电除颤开始到生命终止，每延长1分钟的VF可致SCA患者的生存率下降7%～10%。

知识点3：除颤中AED的使用　　　　副高：掌握　正高：熟练掌握

当出现VF或无脉室速（VT）时，急救者应该首先进行胸部按压，然后予以1次电击并立即恢复CPR。5个循环的CPR后，应利用自动体外除颤器（AED）分析心律，必要时进行另一次电击。胸部按压后，如果未能恢复心率，AED则会提示急救者立即恢复CPR。AED除颤电极：右侧除颤电极放在患者右锁骨下方（胸骨右缘第2肋间），左除颤电极放在与左乳头齐平的左胸下外侧部（左第五肋间腋中线）。其他可以放置除颤电极的位置还有左右外侧旁线处的下胸壁，或者左除颤电极放在标准位置，其他电极放在左右背部上方。当胸部有置入装置时，除颤电极应放在距该装置2.5cm的地方。

知识点4：胸外除颤　　　　副高：掌握　正高：熟练掌握

（1）电击能量：采用双向波首次电击时可选择150～200J，第2次和后续除颤则应选择相同或更高的能量。单向波初始及后续电击均采用360J。

（2）电极位置：使用粘合性电极片时，其放置位置可以参照前面AED的相关内容。当为戴有永久起搏器和ICD的患者进行心脏复律和除颤时，不要将电极置于这些装置的上方或者靠它们太近，这样可能会造成起搏器失灵。起搏器和ICD也会在除颤时阻止电流传向心脏，从而使传到心脏的能量较低。患者在接受电击后，应当对永久起搏器和ICD重新调制。

（3）电极大小：胸外除颤成人电极板的直径为10cm。胸内除颤成人为6cm。

（4）同步电复律：同步电复律即在QRS波群出现的时间点（同步）实施电击，可避免在心脏相对不应期进行电击。应用同步电复律意味着要处理含有完整QRS波群和可灌注节律（有脉节律）的不稳定性快速型心律失常。不稳定患者常有心脏灌注不良的表现，包括持续胸痛、精神状态改变、高血压或其他休克表现。

知识点5：胸内除颤　　　　　　　　　　　　　　副高：熟练掌握　正高：熟练掌握

（1）切开心包，直接显露心脏。

（2）做心脏按压和人工呼吸至少2分钟。

（3）需要时可先心内注射肾上腺素0.5～1.0mg（或加大剂量），使心肌转红润、张力增强、细纤颤转为粗纤颤。

（4）除颤器的准备和操作同胸内除颤。

（5）将电极板分别放置在心脏的前后，并且夹紧。电极应用生理盐水湿棉巾包裹以降低电阻抗，以免灼伤心肌。

（6）尽量使用低能量除颤。成人可自2.5～3.5J开始，通常不超过10J。

（7）如除颤1次无效，不应无限制增加能量，可按胸外除颤处理和用药，并且进一步纠正不利于除颤的因素后再进行电除颤。

知识点6：CPR期间的用药途径及药物　　　　　　　副高：掌握　正高：熟练掌握

复苏时有效用药途径有3种——静脉途径、骨髓腔途径、气管内途径，不必行中心静脉注射，如果静脉通道尚未建立，施救者应插入大的外周静脉导管。CPR期间，药物应尽可能在检查心律后给药。如果患者出现心脏停搏或PEA，则电除颤无益。复苏的焦点在于进行高质量的CPR、最少的按压中断以及及时发现可复搏的病因。复苏用药包括肾上腺素、利多卡因、血管加压药物。使用血管加压药有助于自主循环的恢复（ROSC）。没有证据证明心脏骤停常规使用抗心律失常药能增加出院存活率。但是，胺碘酮或利多卡因均能提高入院率，能增加短期存活出院率。不推荐常规应用碳酸氢钠，在明确酸中毒、高钾血症、三环类抗抑郁药过量等情况下可酌情使用。没有充分的证据要求心脏骤停时常规补液治疗，但容量不足时应补足。

知识点7：复苏相关监测　　　　　　　　　　　　副高：熟练掌握　正高：熟练掌握

（1）心电图（ECG）：可鉴别心室停顿、电-机械分离和室颤、无脉性室性心动过速，指导实施电除颤，并可明确其他类型的心律失常，为治疗提供依据。

（2）呼气末二氧化碳（$P_{ET}CO_2$）：CPR期间，体内CO_2的排出主要取决于心排出量与肺灌注量。当心排出量和肺灌注很低时，$P_{ET}CO_2$很低（<10mmHg）；当心排出量及肺灌注改善时，$P_{ET}CO_2$升高（>20mmHg）；当自主循环恢复时，$P_{ET}CO_2$突然升高，可>40mmHg。这表示在肺泡通气不变时，$P_{ET}CO_2$与心排出量有良好的相关性。持续监测$P_{ET}CO_2$可判断胸外心脏按压的效果，如CPR间$P_{ET}CO_2$>20mmHg表示复苏有效。若应用碳酸氢钠则会影响其可靠性。

（3）动脉血压（ABP）：ABP可以实时评价心脏按压的有效性、评估冠脉灌注情况，指导应用肾腺素、血管加压素。ABP<20mmHg，很难恢复自主心跳。

（4）中心静脉压（CVP）：CVP是胸腔内上、下腔静脉或平均右心房的压力。正常值为6~10mmHg，<4mmHg表示右心充盈不佳、容量不足，>12mmHg表示右心功能不全、输液超负荷。连续观察CVP的动态改变比单次测定的CVP数值更具有临床指导意义

（5）脉搏氧饱和度（SpO_2）：CPR期间，末梢血流灌注差，很难监测SpO_2。自主循环恢复、末梢灌注改善后，才能监测到SpO_2。故CPR期间若监测到SpO_2，表示复苏有效。

（6）中心静脉血氧饱和度（$S_{CV}O_2$）：$S_{CV}O_2$能反映组织氧平衡，CPR期间持续监测$S_{CV}O_2$有利于判断心肌氧供是否充足、自主循环可否恢复。$S_{CV}O_2$正常值在70%~80%，CPR期间若使$S_{CV}O_2>40\%$，表示可能恢复自主心跳，随着$S_{CV}O_2$升高，恢复自主心跳的概率增加；若已经升高的$S_{CV}O_2$突然、逐渐降低，表示有再次发生心搏骤停的可能。

第三节 复苏后治疗

| 知识点1：心脏骤停的原因 | 副高：掌握 正高：熟练掌握 |

心脏骤停的原因主要有5个"H"：低氧血症、低血容量、低钾或高钾血症及其他电解质异常、低温或体温过高、低血糖或高血糖；5个"T"：创伤、中毒、心脏压塞、张力性气胸、冠状动脉或肺动脉栓塞。

| 知识点2：心脏骤停的类型 | 副高：掌握 正高：熟练掌握 |

心脏骤停的类型包括心室颤动（VF）、无脉性室性心动过速（VT）、无脉性电活动（PEA）和心室停顿。

| 知识点3：心脏骤停的诊断 | 副高：掌握 正高：熟练掌握 |

（1）意识消失，对言语刺激无反应。
（2）呼吸停止，或非正常呼吸如喘息式呼吸。
（3）不能明确触及大动脉搏动。
（4）黏膜和皮肤苍白或发绀。
（5）血压测不到，心音听不到。
（6）瞳孔散大、固定。
（7）心电图显示心室纤颤、室速或心电消失。

知识点4：心脏骤停复苏后治疗的临床意义 副高：掌握 正高：熟练掌握

进行系统有效的心脏骤停复苏后治疗（PCAC）不仅可以降低因复苏后循环不稳定引起的早期死亡率及因多器官功能障碍综合征和脑损伤引起的晚期死亡率，并且可以改善存活者的生存质量。

知识点5：心脏骤停复苏后治疗（PCAC）的主要任务 副高：掌握 正高：熟练掌握

心脏骤停复苏后治疗（PCAC）的主要任务包括：维持血流动力学稳定和氧合以改善生命器官的组织灌注及供氧，控制性低温对脑细胞进行保护以促进神经功能的恢复，预防和治疗多器官功能障碍综合征，治疗病因尤其是对急性冠脉综合征的介入治疗。

知识点6：复苏后目标体温管理（TTM） 副高：熟练掌握 正高：熟练掌握

对于昏迷的成年ROSC患者需行TTM，目标温度选定$32 \sim 36℃$，且至少维持24小时。复温避免以主动加温方式进行，通过减少降温措施力度逐渐恢复体温。可按$0.5℃/h$进行。复温时间持续12小时以上，完成亚低温治疗后仍需要控制体温，尽量将核心体温控制在$37.5℃$以下。

知识点7：复苏后呼吸管理 副高：掌握 正高：熟练掌握

自主循环恢复后，即应再次检查并确保呼吸道或人工气道的通畅和有效的人工呼吸，以维持良好的呼吸功能。对于自主呼吸已经恢复的，应当进行常规吸氧治疗，并密切监测患者的呼吸频率、SpO_2和$PetCO_2$。对于仍处于昏迷，或自主呼吸尚未恢复，或有通气或氧合功能障碍者，应当进行机械通气治疗。实施肺保护性通气策略，以动脉氧合血红蛋白饱和度（$SaO_2 > 94\%$）为目标。逐步滴定至最低吸氧浓度，避免高氧加重缺血再灌注损伤。

知识点8：维持血流动力学稳定 副高：掌握 正高：熟练掌握

自主循环恢复后，应当加强对生命体征的监测，以便指导治疗。通常情况下，复苏后都应适当补充体液，人工胶体液对于维持血管内容量和血浆渗透压非常重要，应结合血管活性药物的应用以维持收缩压在90mmHg以上或平均动脉压在65mmHg以上，有条件的机构开展脑灌注压监测，以实时指导合适的血压目标值。

知识点9：防治多器官功能障碍综合征 副高：掌握 正高：熟练掌握

缺血－再灌注损伤是心肺复苏后引起多器官功能障碍综合征（MODS）的主要原因。

缺血缺氧可以导致组织氧代谢障碍，包括氧输送减少和组织氧利用障碍；缺血－再灌注后可以促发机体氧自由基大量释放，稳态的分子氧被转化为极不稳定的氧自由基；氧自由基与细胞成分发生反应，造成脂质过氧化，生物膜的通透性增加，酶系统受损，细胞遗传信息改变，可以导致细胞结构、代谢和功能的紊乱；再加上白细胞与内皮细胞的相互作用，造成内皮细胞损伤和功能紊乱。最终导致器官微循环障碍和实质细胞损伤，引起MODS。

心脏骤停虽只数分钟，复苏后患者却可有数小时甚至数天的多器官功能障碍，这是组织细胞灌流不足导致缺血缺氧的后果，也称为心脏骤停后综合征。在防治复苏后多器官功能障碍综合征的工作中，首先应当保持复苏后呼吸（见呼吸管理）和循环功能的稳定，使血流动力学处于最佳状态，同时密切监测尿量，血、尿渗透压和电解质浓度，以预防肾衰竭的发生。

第四节 脑 复 苏

知识点1：脑复苏	副高：掌握 正高：熟练掌握

为了防治心脏骤停后缺血性脑损害所采取的措施，称为脑复苏。脑复苏实际上是复苏后治疗的一个重要组成部分。

知识点2：全脑缺血的病理生理	副高：掌握 正高：熟练掌握

人脑组织按重量计算虽然只占体重的2%，而脑血流量却占心排出量的15%～20%，需氧量占20%～25%，葡萄糖消耗占65%。可见脑组织的代谢率高，氧耗量大，但氧和能量储备则很有限。神经细胞发生不可逆性损害是在脑再灌注后，相继发生脑充血、脑水肿及持续低灌流状态。结果使脑细胞继续缺血缺氧，导致细胞变性和坏死，称为脑再灌注损害。脑细胞因缺血缺氧可释出对细胞有害的物质，导致脑细胞水肿。一般认为，在常温下脑细胞经受4～6分钟的完全性缺血缺氧，即可造成不可逆性损害；但如果存在即便是微小的灌流，脑细胞的生存时限亦可明显延长。因此，初期复苏时立即建立有效的人工循环是复苏成功的关键。

知识点3：脑复苏的措施	副高：掌握 正高：熟练掌握

脑复苏的任务在于改善脑缺血、再灌注损伤和预防继发性脑损伤的发生。循环恢复之后，还有许多脑内和脑外因素可以造成继发性脑损伤。

脑复苏的措施包括：控制性低温治疗；促进脑血流灌注；脱水降颅压；预防抽搐；高压氧治疗；其他药物：肾上腺糖皮质激素，巴比妥类药物，钙离子通道阻滞剂，改善脑细胞代谢药物。

知识点4：脑复苏的结局　　　　　　　　　　　　　　副高：熟练掌握　正高：熟练掌握

脑复苏的结局见表1-4-1。

表1-4-1　脑复苏的结局

等级	定义	描述
1	脑及总体情况优良	清醒、健康，思维清晰，能从事工作和正常生活，可能有轻度神经及精神障碍
2	轻度脑和总体残疾	清醒，可自理生活，能在有保护的环境下参加工作，或伴有其他系统的中度功能残疾，不能参加竞争性工作
3	中度脑和总体残疾	清醒，但有脑功能障碍，生活不能自理，轻者可行走，重者痴呆或瘫痪
4	植物状态（或大脑死亡）	昏迷，对外界无反应，可自动睁眼或发声，无大脑反应，角弓反张状
5	脑死亡	无呼吸，无任何反射，脑电图呈平线

知识点5：脑死亡　　　　　　　　　　　　　　　　　副高：掌握　正高：熟练掌握

脑死亡指的是全脑（包括脑干）的所有功能呈现不可逆性丧失，特别是脑干功能的丧失。

知识点6：脑死亡的诊断　　　　　　　　　　　　　　副高：掌握　正高：熟练掌握

诊断脑死亡一般必须具备以下4项临床指征：

（1）意识完全丧失（深昏迷）且无任何自主动作。

（2）对疼痛刺激无任何体动反应，其中包括去大脑状态和去皮质状态，但患者的脊髓反射仍可能存在。

（3）脑干反射消失，包括瞳孔对光反应、角膜反射、眼前庭反射及咳嗽反射等。

（4）自主呼吸完全停止，当$PaCO_2$升高到50mmHg并持续3分钟，自主呼吸仍未恢复。

第五章 重症监护治疗

第一节 ICU 基本知识

| 知识点1：ICU的主要任务 | 副高：熟悉 正高：熟悉 |

ICU的主要任务包括：对重症患者进行严密的观察和监测，及时发现和处理高危因素，对病情进行分析及评估，及时诊断并积极预防和治疗原发病及并发症。特别是在麻醉手术结束后，麻醉药的作用尚未完全消失，各种反射尚未完全恢复，麻醉和手术对患者生理功能的干扰，或者患者并存的疾病等因素的影响，更需要医护人员的精心监测、治疗和护理，以防止各种意外及并发症的发生，使患者安全度过围术期。收入ICU的患者主要由麻醉科主管医师及原病房医师负责。

| 知识点2：ICU的发展与麻醉学的关系 | 副高：熟悉 正高：熟悉 |

ICU的发展与麻醉学专业有着密切关系。在麻醉期间，麻醉科医师使用各种监测技术最为频繁，尤其是对呼吸、循环及中枢神经系统功能的监测；对呼吸道的控制和呼吸管理最为熟悉，其中包括呼吸模式的观察、人工气道的建立、人工/机械通气等；术中经常进行大量、快速输液输血，使用多种血管活性药物及其他强效、速效药物；对心肺脑复苏知识和技术也最为熟悉。应用这些监测技术能够及时发现危及生命的潜在高危因素，以便及时采取预防和治疗措施；能准确判断病情，进行有效治疗。

| 知识点3：麻醉科ICU主要收治对象 | 副高：熟悉 正高：熟悉 |

一般来说，麻醉科管理的ICU主要收治术后对象包括：

（1）麻醉手术后需要继续使用机械通气和麻醉手术期间发生严重并发症的患者，如心脏骤停、休克、大出血等。

（2）需要严密监测治疗的有生命危险的患者，如呼吸衰竭、心肺脑复苏、循环衰竭、休克、多器官功能障碍综合征等。

（3）手术前并存严重的病理生理状况，术后需继续加强监测治疗的患者，如高龄、各种心脏病、糖尿病、高血压、重要脏器功能障碍及其他严重疾病等。

（4）重大或新开展的大型手术后的患者。

第二节　ICU危重患者的抗感染

知识点1：ICU危重患者易发感染的因素　　　　副高：熟悉　正高：熟悉

ICU危重患者易发感染的因素包括：

（1）患者因素：ICU患者的原发病和并发症如恶性肿瘤、感染、休克、创伤、糖尿病、营养不良等降低了机体免疫力。

（2）医源性因素：ICU较频繁的医源性有创操作破坏了患者原有的完整的防御屏障，为病原微生物的侵入创造了条件。

（3）环境因素：ICU停留时间＞3天是ICU患者医院内感染的危险因素之一。ICU停留时间越长，医院内感染发生的概率就会越高。另外，ICU布局不当、隔离消毒设施和制度不全、仪器设备密集等因素也容易引起交叉感染。

知识点2：ICU常见的感染与诊断　　　　　　　副高：熟悉　正高：熟悉

ICU危重患者的感染常是多个部位、多种致病微生物的混合感染。ICU患者最常见的感染包括血液感染、下呼吸道感染、尿路感染和手术部位感染。细菌是主要的病原微生物，真菌有逐年增加的趋势，病原微生物呈高度耐药性、致病能力强的特点。ICU感染的诊断较困难，由于许多非感染原因常表现出感染的临床表现（如发热、白细胞增多、血流动力学不稳定等）。可从患者病史、感染的全身和局部表现以及结合微生物培养结果等来获得诊断。

知识点3：ICU危重患者的抗感染治疗　　　　　副高：熟悉　正高：熟悉

（1）对基本病因进行快速诊断和治疗：如果有脓腔应当尽快切开引流或手术处理局限性感染的治疗如切除坏疽性阑尾炎、胆囊炎及肠坏死等。对于严重弥漫性腹腔感染，可行术后连续腹腔冲洗或腹腔开放。

（2）支持疗法：给予患者充分的营养并严格控制血糖、液体复苏及对各器官的支持治疗等。

（3）控制体温并避免可预防的并发症：例如长期低血压、深静脉血栓的形成等，鼓励患者早期下地活动。

（4）特异性治疗：例如活化蛋白C、激素的使用等。

（5）抗生素治疗：重症患者抗生素的选择基本原则为：①首先考虑患者有无使用抗生素的指征；②选用适合的抗生素（最有效、不良反应最小）；③在"规定的时间内"应用足够的剂量以达到最佳的抗菌效果；④最大限度地减缓细菌耐药性的发生。

知识点4：临床常用抗菌药　　　　　　　　　　副高：熟悉　正高：熟悉

（1）β-内酰胺类抗生素：主要包括青霉素类、头孢菌素类、碳青霉烯类、单环类β-内酰胺类等。

（2）氨基糖苷类抗生素。

（3）喹诺酮类抗菌药。

（4）多肽类抗生素。

（5）大环内酯类抗生素。

（6）磺胺类抗菌药。

（7）四环素类。

（8）抗厌氧微生物制剂。

（9）抗真菌药物：主要包括多烯类、三唑类、棘白菌素类、抗代谢类、氟胞嘧啶等。

（10）抗结核药物。

（11）抗肿瘤抗生素。

（12）其他类：多黏菌素B。

第三节　ICU危重患者的营养代谢支持

知识点1：危重患者营养代谢支持的目的　　　　副高：熟悉　正高：熟悉

（1）通过适当的营养支持供给细胞代谢所需要的能量与营养底物，维持组织器官的结构与功能。

（2）通过特殊营养素的药理作用，调理代谢紊乱，调节免疫功能进而改善患者预后。

知识点2：危重患者营养支持的原则　　　　副高：熟悉　正高：熟悉

所有危重患者均应结合病史、体格检查和生化指标等进行营养状态的评估，并充分考虑受损器官的耐受能力。选择营养支持的时机，如果胃肠道解剖与功能允许，并能安全有效应用，肠内营养是首选的营养支持途径。任何原因导致胃肠道不能应用或应用不足，应考虑肠外营养或联合应用肠外营养。少量肠内营养的应用更重要是在于其药理作用而非热量支持。营养支持时应当考虑到危重患者的器官功能、代谢状态及对补充的营养底物的利用能力。可用间接能量仪个体化地测定热量需要量。也可根据患者的营养状态和估算值来初步确定，然后根据监测结果加以调整。营养供给中应增加氮量，减少热量，降低热氮比为100kcal：1g，重视给予患者代谢支持。任何形式的营养支持都应予胰岛素控制血糖，严格控制血糖水平 < 10mmol/L，并避免低血糖的发生。

知识点3：营养状态评估指标　　　　副高：熟悉　正高：熟悉

（1）人体测量：可以测量体重指数，患者的肌力和握力、肱三头肌皮褶厚度、上臂中点肌肉周径等指标。但需要注意ICU患者常伴有组织水肿，会影响测量的结果。

（2）实验室检查：可以查尿3甲基组氨酸、血清蛋白、清蛋白（半衰期14~21天）、前清蛋白（半衰期2~3天）、胆碱酯酶和转铁蛋白（半衰期皆为10天）等。

（3）免疫功能测定：测定免疫功能可反映患者的营养状况，常用的指标包括淋巴细胞计数、血清补体水平等。

（4）氮平衡：可以根据氮平衡来评估患者的营养代谢状态。每日氮平衡＝氮摄入量－（尿素氮＋4g），4g为经其他途径每日排出的氮量。目标氮平衡为正平衡2~4g/d。

知识点4：营养不良的分类　　　　　　　　　　　副高：熟悉　正高：熟悉

营养不良可以分为以下3种类型：

（1）蛋白质营养不良：表现为低蛋白血症，患者的细胞免疫功能也降低。

（2）能量营养不良：表现为清蛋白基本正常，但能量缺乏，患者消瘦，人体测量指标下降。

（3）混合型营养不良：表现为蛋白质、能量皆缺乏。

知识点5：营养不良风险筛查　　　　　　　　　　副高：熟悉　正高：熟悉

营养不良风险筛查见表1-5-1。

表1-5-1　营养不良风险筛查

评分	营养不良状况	评分	疾病严重程度（营养需求增加程度）
0分	营养状况正常	0分	营养需求正常
1分	3个月内体重丢失>5%或前1周饮食为正常需求的50%~75%	1分	营养需求轻度增加，不需卧床
2分	2个月内体重丢失>5%或前1周饮食为正常需求的25%~60%或BMI 18.5~20.5	2分	营养需求中度增加，需卧床
3分	1个月内体重丢失>5%或前1周饮食为正常需求的0~25%或BMI<18.5	3分	营养需求重度增加，如机械通气

注：年龄>70岁者加1分

知识点6：营养支持的观察和监测　　　　　　　　副高：熟悉　正高：熟悉

实施营养支持时需要注意临床管道的检查和护理、输液速度的调整。应当定期监测患者的体重、上臂中点的周径等。对肠内营养支持的患者应当密切监测腹部情况。营养支持的初期需每日查血常规、血气分析、血清电解质和总结液体平衡。对糖尿病和发生高血糖症的患者，应当严密监测血糖水平。高脂血症或输注脂肪乳剂的患者，应当监测血清三酰甘油水平，根据血脂廓清能力进行剂量调整。应定期监测肝肾功能，长期营养支持的患者应监测骨密度。

知识点7：完全肠外营养支持（TPN）的适应证　　　　副高：熟悉　　正高：熟悉

完全肠外营养支持（TPN）适应证有：①因手术或解剖问题禁止经胃肠道给予任何营养物质；②胃肠道功能障碍：肠道或腹腔感染性疾病、肠梗阻、消化道出血、重症胰腺炎初期、肠瘘、各种原因引起的严重腹泻和呕吐等。

知识点8：完全肠外营养支持（TPN）的禁忌证　　　　副高：熟悉　　正高：熟悉

完全肠外营养支持（TPN）禁忌证：①营养良好的轻度应激和创伤患者；②胃肠功能正常或在5天内可恢复；③不可以治愈的疾病状态。

知识点9：完全肠外营养支持（TPN）的并发症　　　　副高：熟悉　　正高：熟悉

（1）代谢性并发症：高糖血症伴渗透性利尿，高三酰甘油血症。
（2）感染性并发症：脓毒血症的发生率为2%～33%，常与导管和营养液的配制相关。
（3）中心静脉插管的并发症：总发生率是2.4%～3.7%，如气胸、空气栓塞、血胸、严重心律失常等。
（4）肝胆功能异常：TPN>1周后可以出现肝酶和胆红素水平升高，停止TPN后可逆转。
（5）肠道屏障受损：应当尽早启用胃肠道，补充谷氨酰胺和积极控制感染。

知识点10：肠内营养（EN）的适应证　　　　副高：熟悉　　正高：熟悉

肠内营养（EN）适应证有：①具备功能性消化道；②不能经口摄食或摄食不足>5天；③炎性肠道疾病缓解期、短肠综合征、胰腺疾病缓解期等。

知识点11：肠内营养（EN）的禁忌证　　　　副高：熟悉　　正高：熟悉

肠内营养（EN）禁忌证主要包括：①未得到有效控制的休克，血流动力学及组织灌注未达标；②具有危及生命的低氧血症、高碳酸血症及酸中毒；③具有活动性上消化道出血；④具有明显的肠道缺血；⑤高流量肠瘘；⑥具有腹腔间隔室综合征；⑦胃内抽吸量>500ml/6h。

知识点12：肠内营养（EN）的并发症　　　　副高：熟悉　　正高：熟悉

（1）胃肠道并发症：可以引起恶心、呕吐，腹胀、腹泻、便秘及反流或误吸，尤其在高龄、胃排空延迟、肠道麻痹、昏迷、吞咽困难的患者中更易发生。

（2）代谢并发症：高糖血症、脱水及电解质紊乱、再喂养综合征等。

（3）机械性并发症：留置导管期间可导致鼻咽喉部、胃肠黏膜损伤。

知识点13：危重患者的代谢调理	副高：熟悉 正高：熟悉

应用特定的药物或生物制剂来调节严重应激时所产生的代谢与营养改变，抑制机体分解激素的作用，降低分解代谢，促进合成代谢，进而达到减少机体蛋白质分解，维护器官结构和功能的方法。

知识点14：危重患者的免疫营养	副高：熟悉 正高：熟悉

在营养底物中添加能调节机体免疫力的特殊营养物质，以达到调控细胞因子的产生和释放，减轻过度炎症反应，调整机体免疫力的目的。

知识点15：特殊患者的营养代谢支持	副高：熟悉 正高：熟悉

（1）心功能不全患者：应兼顾心脏负荷能力及营养状态两者间的平衡，使用高能量密度的营养液以控制液体输入量。

（2）呼吸衰竭患者：合理安排糖与脂肪的比例，以减少二氧化碳的产生，减轻呼吸负荷。

（3）肝功能障碍患者：应当使用中或长链混合的脂肪乳剂，适当补充清蛋白，限制钠盐的摄入，补充脂溶性维生素。

（4）急性肾衰竭患者：未行肾替代治疗的患者应当补充肾衰氨基酸（特殊配方的商品化制剂）、限制蛋白质入量、控制液体总量；积极纠正电解质紊乱。

（5）老年患者：应当给予低糖低脂低热量的营养。

第四节　ICU危重患者的镇痛镇静

知识点1：ICU危重患者的镇痛镇静目的	副高：熟悉 正高：熟悉

（1）消除或减轻患者的疼痛和躯体不适感，特别是提高机械通气患者的舒适度和同步性，减少各种不良刺激所引起的交感神经过度兴奋。

（2）减轻或消除患者焦虑、躁动、谵妄等心理应激反应，防止患者无意识行为干扰治疗，增加治疗的安全性及依从性。

（3）帮助和改善患者睡眠，诱导顺行性遗忘，减轻其在ICU治疗期间的痛苦回忆，提高出ICU后的生活质量。

（4）降低机体器官的代谢负担，减少氧需氧耗，对于ICU危重患者尤其伴有多器官功能障碍综合征的患者有积极的意义。

知识点2：ICU危重患者镇痛镇静治疗的原则　　　　　副高：熟悉　正高：熟悉

（1）对于合并疼痛的患者，先镇痛后镇静，镇痛是基础，实施镇静之前应当首先给予充分的镇痛治疗。

（2）在实施镇痛镇静治疗前，应当尽量祛除或减轻导致疼痛和焦虑、躁动的诱因。

（3）及时正确评估是实施镇痛镇静治疗的基础，也是合理、恰当镇痛镇静治疗的关键。镇痛镇静过度和不足均可能给患者带来损害。

（4）在选择镇痛镇静药物时，应当考虑药物的药动学、药效学、有无活性代谢产物、不良反应和价格等因素。根据器官功能状态个体化选择需镇静深度，镇痛镇静的持续时间。应当遵循尽量使用能维持患者满意镇痛镇静水平的最小剂量的原则。

（5）ICU危重患者应当尽量避免长期使用肌松药物。只有在充分镇痛镇静治疗的基础上，患者确有指征时，方可考虑使用。

（6）ICU危重患者有时需要麻醉，使患者迅速意识消失、减轻疼痛，提供肌松，减轻心动过速和高血压等不良神经反射等，以使治疗能够顺利进行而过渡到常规镇痛镇静治疗阶段。

知识点3：ICU危重患者的镇痛评估　　　　　　　　　副高：熟悉　正高：熟悉

患者的自诉是评价镇痛效果最为可靠的标准。临床常用的疼痛评分方法包括：语言评分法、视觉模拟法、数字评分法、面部表情评分法和术后疼痛评分法，推荐使用数字评分法（NRS）来评估疼痛程度。NRS是标有0～10的点状标尺，0代表不痛，10代表疼痛难忍，由患者从上面选一个数字描述疼痛程度。对于无法交流的患者，建议应用疼痛量表（BPS）和重症监护疼痛观察量表（CPOT）。BPS从面部表情、上肢活动及机械通气顺应性3个疼痛相关行为指标方面进行评估，按照每项的患者反应情况分别赋予1～4分，3个条目相加总分为3～12分，其总分越高表示疼痛程度越高。CPOT主要包括动作、面部表情、肌张力、发声人对机械通气的依从性等4个疼痛行为，每个条目为0～2分，总分0～8分，其中0代表不痛，8代表最痛。疼痛评估应定期进行，并做完整记录。

知识点4：ICU危重患者的镇静评估　　　　　　　　　副高：熟悉　正高：熟悉

镇静评估的重要组成部分为主观评估，目前临床常用的主观镇静评分法包括Richmond躁动-镇静评分（RASS）、Ramsay评分（表1-5-2）、镇静-躁动评分（SAS）。其中RASS和SAS评分法被广泛应用于临床，主要原因为易操作、简单、对镇静目标具有良好的指示性并能指导镇静药物剂量的调整。建议实施镇静后，也能够连续评估镇静深度。浅镇静时，镇静深度目标值为RASS −2～＋1分，SAS 3～4分；较深镇静时，镇静深度目标值为RASS −3～−4分，SAS −2分；当合并应用神经肌肉阻滞剂时，目标值RASS −5分，SAS 1分。目前临床可用于客观评估镇静程度的方法为脑电双频指数、心率变异指数和食管下段收缩性等。

表1-5-2　Ramsay评分

分　数	描　述
1分	患者焦虑、躁动、不安，具备其中一种以上
2分	清醒患者配合、有定向力、安静
3分	清醒患者仅对指令有反应
4分	入睡，对强的听觉刺激或压眶反应明显
5分	入睡，对强的听觉刺激或压眶反应迟钝
6分	不能唤醒，对上述刺激无反应

知识点5：ICU危重患者的谵妄评估　　　　　副高：熟练掌握　正高：熟练掌握

ICU谵妄诊断的意识状态评估法为评估谵妄的可靠方法，主要有：①患者突然出现的意识状态改变或波动；②注意力不集中；③思维紊乱或意识清晰度下降。谵妄的病程具有波动性，并伴有神志清醒的间歇期。

知识点6：ICU危重患者的睡眠评估　　　　　副高：熟练掌握　正高：熟练掌握

ICU睡眠评估最重要的评价指标为患者的主诉，应主动询问、观察患者的睡眠状态。对于无法主诉的患者，可系统观察其睡眠时间或用图片示意等方法来评估睡眠质量。

知识点7：镇痛镇静治疗中重要器官功能的监测　　　　　副高：熟悉　正高：熟悉

（1）呼吸功能：结合镇痛镇静状态评估，及时调整治疗方案。镇痛、镇静治疗中应密切观察患者的呼吸频率、节律、幅度、呼吸周期比、常规监测脉搏血氧饱和度，酌情监测呼气末二氧化碳，定时监测血气分析。对机械通气患者定期监测自主呼吸潮气量、每分钟通气量等。第0.1秒口腔闭合压反映患者呼吸中枢的兴奋性，在必要时进行监测。

（2）循环功能：镇痛、镇静治疗中应当密切观察患者血压、中心静脉压、心率和心电图，尤其给予负荷剂量时，力求缓慢给药并维持血流动力学平稳，必要时给予液体及血管活性药物。

（3）肝肾功能：肝肾功能损害的患者应当及时调整药物剂量，避免使用具有肝肾损害的药物如非甾体类抗炎镇痛药等，并定期监测肝肾功能的变化。

知识点8：镇痛治疗的方法和药物选择　　　　　副高：熟悉　正高：熟悉

（1）阿片类镇痛药：ICU危重患者全身镇痛时使用的主要药物。作用于丘脑边缘系统及脊髓的μ受体起镇痛作用，有剂量相关的镇静作用，但无法产生确切的遗忘作用。阿片类镇痛药通常经肝内代谢，肾排出。持续静脉输注是ICU患者常用给予阿片类药物的给药方式。常用的阿片类镇痛药包括：芬太尼、吗啡、哌替啶、瑞芬太尼、舒芬太尼、曲马多、阿片类激动拮抗药。

（2）非阿片类镇痛药：目前ICU重症成人患者常用的非阿片类镇痛药主要有：奈福泮、对乙酰氨基酚、神经性镇痛药、氯胺酮、局麻药物。

1）奈福泮：通过抑制脊髓和上位神经纤维中多巴胺、去甲肾上腺素、5-羟色胺受体而起到镇痛效果，可辅助或替代阿片类药物。

2）对乙酰氨基酚：为乙酰苯胺类解热镇痛药物，为一种环氧化酶抑制剂，可通过选择性抑制下丘脑体温调节中枢前列腺素的合成起到解热镇痛的作用。可作为阿片类辅助用药。

3）神经性镇痛药：主要包括加巴喷丁、卡马西平、普瑞巴林等。对合并神经痛及心外科术后的患者可使用神经性镇痛药联合镇痛。

4）氯胺酮：由于NMDA受体阻滞特点和降低阿片类痛觉过敏的效果而常被应用于ICU重症成人术后镇痛中。建议小剂量静脉应用［0.5mg/kg负荷量，1～2μg/（kg·min）维持应用］辅助阿片类镇痛。

5）局麻药物：主要有利多卡因，不宜静脉应用达到镇痛效果，可用作神经阻滞起到镇痛效果。NSAID中COX-1由于其副作用较严重，不宜作为ICU危重症患者辅助镇痛。

知识点9：镇静治疗的方法和药物选择　　　　　　　副高：熟悉　正高：熟悉

镇静是在镇痛的基础上帮助患者克服焦虑，增加睡眠和遗忘，保持放松和平静状态的治疗。

（1）苯二氮䓬类药物：通过与中枢神经系统的γ-氨基丁酸受体的相互作用，产生剂量相关的催眠、镇静、抗焦虑和顺行性遗忘作用，其本身无镇痛作用，但与阿片类镇痛药合用有协同作用。常用的药物包括劳拉西泮、咪达唑仑、地西泮。

（2）丙泊酚：主要作用机制为增强抑制性γ-氨基丁酸突触的活性。丙泊酚的主要优点是起效快、作用时间短，撤药后迅速彻底清醒，很少出现宿醉现象。

（3）右美托咪定：是α受体激动药，有很强的镇静、抗焦虑作用，产生自然睡眠状态，同时有镇痛的作用，可以减少阿片类药物的用量，延长局部麻醉药的作用时间。

知识点10：谵妄治疗的方法和药物选择　　　　　副高：熟练掌握　正高：熟练掌握

对于躁动型谵妄患者必须及时、正确的治疗，防止发生意外。丁酰苯类是通过阻滞中枢神经系统的D_2-多巴胺受体起作用的。氟哌啶醇为强效神经安定药物，是治疗谵妄的首选药物，即便氟哌啶醇的镇静作用并不显著，但可减少其他镇静药的使用。若应用苯二氮䓬类或阿片类药物治疗谵妄，则导致大脑皮质的抑制功能减退，反而加重患者的意识障碍。

氟哌啶醇的不良反应主要为锥体外系症状，常见于儿童。氟哌啶醇可引起剂量相关的QT间期延长、严重的室性心律失常，特别是尖端扭转型室性心动过速，有心脏病史、低镁血症，同时合并使用延长QT间期的药物更易发生此类不良反应。应用过程中需严密监测心电图，定期复查标准导联心电图。氟哌啶醇还可诱发恶性综合征，降低抽搐发生的阈值，伴有震颤的谵妄患者慎用。禁用于帕金森病患者，一旦发生，可使用苯二氮䓬类药物治疗。

第五节　ICU的监测

知识点1：ICU循环系统监测　　　　　　　　　　　　　　副高：熟悉　正高：熟悉

（1）心电图：监测心电图的临床意义主要是能了解心率的快慢，对心律失常的类型进行确切诊断，对心肌缺血状况的判断也有重要价值。

（2）动脉血压：血压是衡量循环功能状态的基本参数。

（3）中心静脉压（CVP）：中心静脉压（CVP）是指位于胸腔内的上、下腔静脉或平均右心房的压力，主要反映右心功能与静脉回心血量之间的平衡关系。

（4）肺动脉漂浮导管（PAC）：肺动脉漂浮导管（PAC）也称Swan-Ganz导管，置入Swan-Ganz导管可取得一系列的血流动力学数据。

（5）脉搏指示剂连续心排血量测定（PICCO）：为一种新的脉搏指示连续心排血量与经肺温度稀释心排血量联合应用技术，以达到多数据联合应用监测血流动力学变化的目的。

（6）超声多普勒技术：心脏超声为目前可以在床旁提供实时有关心脏结构和功能信息的唯一影像工具。

知识点2：ICU呼吸功能监测　　　　　　　　　　　　　　副高：熟悉　正高：熟悉

能在床边测定的指标最适于对重危患者的监测。患者现有肺功能状态及能否承受某种治疗的估计，基础是对原病史的采集、呼吸系统的物理检查、胸部X线片以及血液气体分析等。

（1）呼吸力学监测：主要包括气道阻力监测、顺应性监测、呼吸功监测、食管压和跨肺压监测、内源性呼气末压监测。

（2）气体交换监测：主要包括血气分析、血管外肺水监测血氧饱和度监测、呼气末CO_2监测。

（3）影像学检查。

知识点3：ICU神经系统监测　　　　　　　　　　　　　　副高：熟悉　正高：熟悉

以临床观察最常用，观察记录患者的意识、反射、瞳孔变化等。采用Clasgow昏迷评分法可以评估意识障碍程度（表1-5-3）。各类连续、动态的脑功能监测在ICU的应用为早期发现并及时救治脑损伤极为重要。

（1）脑血流监测：主要包括脑电图（EEG）和诱发电位、脑灌注压等。

（2）脑代谢监测：主要包括无创脑血氧饱和度监测、颈静脉球血氧饱和度监测（$SjvO_2$）等。

（3）颅内压监测。

表1-5-3　采用Clasgow昏迷评分法评估意识障碍程度

	反　　应	评分
睁眼反应	自动睁眼	4
	呼唤睁眼	3
	刺痛睁眼	2
	无反应	1
言语反应	回答正确	5
	回答错误	4
	语无伦次	3
	只能发声	2
	不能发声	1
运动反应	遵医嘱活动	6
	刺痛定位	5
	躲避刺痛	4
	肢体屈伸	3
	肢体过伸	2
	无反应	1

知识点4：ICU的肾功能监测　　　　　　　　　　副高：熟悉　正高：熟悉

　　肾功监测主要是连续监测肾功能的动态变化不但能评价肾脏本身的功能状态，而且在评估全身的组织灌注、体液平衡状态及心血管功能等方面均有重要的价值。常用的肾功能监测方法包括血肌酐、尿素氮、内生肌酐清除率、尿量、尿比重、血/尿胱抑素C、尿KIM-1等。

知识点5：ICU的其他监测　　　　　　　　　　副高：熟悉　正高：熟悉

　　其他监测主要包括：①记录24小时的出入量，血清钾、钠、氯等；②检查血细胞比容、血红蛋白、白细胞计数及分类、血小板计数，凝血障碍时查凝血因子及纤溶活性等；③肝功能常常监测血胆红素、清蛋白、球蛋白以及酶学改变；④观察腹痛、肠鸣音变化，注意肠梗阻、胃肠道出血等；⑤根据需要监测内分泌功能、血糖、营养状态等。

第六章 疼痛治疗

第一节 急性疼痛治疗方法

一、手术后镇痛

知识点1：手术后镇痛病理生理影响 　　副高：掌握　正高：熟练掌握

（1）短期不利影响：①兴奋交感神经系统，增加全身氧耗量；②对心血管功能的影响，包括心率增快、心脏负荷增加、血管收缩、心肌耗氧量增加；交感神经系统的兴奋还可以通过冠状动脉的收缩降低心肌氧供，增加心肌缺血及心肌梗死的危险性；③对呼吸功能的影响，手术损伤后伤害性感受器的激活能触发多条有害脊髓反射弧，使膈神经兴奋的脊髓反射性抑制。疼痛导致呼吸浅快、呼吸辅助肌僵硬致通气量减少、无法有力的咳嗽，无法清除呼吸道分泌物，是术后肺部并发症重要原因；④对胃肠运动功能的影响，比如导致胃肠蠕动的减少和胃肠功能恢复的延迟；⑤对泌尿系统功能的影响，使尿道及膀胱肌运动力减弱，导致尿液潴留；⑥对骨骼肌肉系统的影响表现，包括肌肉张力增加，肌肉痉挛，导致运动延迟和促进血栓形成；⑦对神经内分泌系统的影响，体现为下丘脑–垂体–肾上腺皮质系统和交感肾上腺髓质系统的交互作用；⑧对心理情绪方面的影响，可能导致焦虑、无助、害怕、生气、抑郁、过度敏感、挫折、沮丧；⑨睡眠障碍会产生心情和行为上的不利影响。

（2）长期不利影响：①严重的急性痛控制不佳是发展为慢性痛的危险因素；②术后长期疼痛（持续1年以上）是儿童行为改变的危险因素。

知识点2：全身镇痛给药途径 　　副高：掌握　正高：熟练掌握

（1）口服给药：口服镇痛药物的选择适用于生物利用度高的药物和术后宜于口服的患者。一般认为，口服药物吸收延迟，起效慢，效果差。

（2）肌内注射：常用药物有哌替啶、曲马多、盐酸丁丙诺啡等。注射部位对药物的吸收取决于药物的脂溶性和局部的血流情况。肌内注射血药浓度波动很大，导致镇痛不全或并发症以及注射痛，因此肌内注射也越来越少。

（3）静脉注射：单次静脉注射是有效镇痛的最快途径。连续静脉输注可以减少药物浓度的波动，对持续缓解术后疼痛效果确切。常用药物包括吗啡、芬太尼、哌替啶和氢吗啡酮。

知识点3：局部镇痛给药途径　　　　　　副高：掌握　正高：熟练掌握

（1）局部浸润：局部浸润简单易行，适用于浅表或小切口手术如阑尾切除、疝修补术、膝关节镜检术等。

（2）周围神经阻滞：适用于相应神经丛、神经于支配区域的术后镇痛。

（3）硬脊膜外腔给药：适用于胸、腹部和下肢手术后疼痛的控制。

知识点4：患者自控镇痛（PCA）的含义　　　副高：掌握　正高：熟练掌握

患者自控镇痛（PCA）的含义是一种由患者根据自身疼痛的剧烈程度而自己控制给予（医师）预设剂量镇痛药液的镇痛方法。它弥补了传统镇痛方法存在的镇痛不足和忽视患者个体差异，以及难以维持血药浓度稳定等问题。PCA装置包括注药泵、自动控制装置、输注管道和防止反流的单向活瓣。

知识点5：患者自控镇痛的分类　　　　　副高：掌握　正高：熟练掌握

根据不同的给药途径分为：

（1）静脉PCA（PCIA）：采用的主要镇痛药包括阿片类药（芬太尼、吗啡、舒芬太尼、阿芬太尼）和曲马多。强阿片类药物的相对效价比：哌替啶100mg≈曲马多100mg≈吗啡10mg≈阿芬太尼1mg≈芬太尼0.1mg≈舒芬太尼0.01mg。为了防止阿片类药物的恶心、呕吐等不良反应，常可在镇痛合剂中加入抗呕吐药。

（2）皮下PCA（PCSA）：适用于静脉穿刺困难的患者。药物在皮下可能有所存留，生物利用度约为静脉给药的80%。

（3）硬膜外PCA（PCEA）：适用于手术后区域性中、重度疼痛。常用药物为长效局麻药（如罗哌卡因、丁哌卡因）。

（4）区域PCA（PCRA）：包括周围神经的PCNA、切口周围的PCRA等。

知识点6：多模式镇痛　　　　　　　　副高：掌握　正高：熟练掌握

多模式镇痛联合使用作用机制不同的镇痛药物或是镇痛方法，但不同时使用作用于同一受体的两种药物。

知识点7：超前镇痛　　　　　　　　　副高：掌握　正高：熟练掌握

超前镇痛为阻滞外周伤害性冲动向中枢传导的一种镇痛治疗方法，并非特指"切皮前"给予镇痛，指的是在围术期通过减少有害刺激传入所引起的外周和中枢敏化，避免手术后持续性疼痛及慢性疼痛的发生。

二、分娩镇痛

知识点8：分娩疼痛的原因　　　　　　　　副高：掌握　正高：熟练掌握

第一产程和第二产程所导致的疼痛的原因是不同的。

（1）第一产程分娩疼痛的原因：第一产程分娩疼痛主要为宫缩时对子宫下段和宫颈的扩张、牵拉，和子宫肌缺血的结果，也涉及相应脊神经皮区（$T_{11\sim12}$）。产程进展到活跃期，宫缩增强，$T_{11\sim12}$皮区疼痛加重，且扩散到$T_{10}\sim L_1$皮区，疼痛主要在下腹部、腰背部及骶部。

（2）第二产程分娩疼痛的原因：第二产程分娩疼痛发生在宫口开全后，除宫体收缩和子宫下段扩张引起相应皮区疼痛外，先露部分对盆腔的压迫及对骨盆出口和会阴的扩张成为疼痛的主要原因。疼痛主要局限在阴部支配区，也可能出现骨部和腿部的疼痛、烧灼感和痉挛。

知识点9：分娩疼痛对母婴的影响　　　　　　副高：掌握　正高：熟练掌握

（1）疼痛使产妇基础代谢率增加，氧需增加，易导致胎儿氧供减少。

（2）产妇过度通气，呼吸性碱中毒，使氧离曲线左移，加重胎儿氧合不良。

（3）产妇心动过速、血压升高，可导致心血管失代偿，也使胎盘血流减少，胎儿酸中毒，如患有高糖血症更易加重胎儿酸中毒。

（4）产妇如有血儿茶酚胺增高，妊娠高血压，代谢性酸中毒，使胎盘血流减少，导致胎儿酸中毒。

知识点10：分娩镇痛的方式　　　　　　　　副高：掌握　正高：熟练掌握

分娩镇痛的方式有多种，通常分为两类：

（1）药物性镇痛：①药物镇痛，如氧化亚氮、哌替啶、地西泮和曲马多等；②麻醉镇痛法，如持续静脉镇痛和椎管内阻滞镇痛等。

（2）非药物性镇痛：精神镇痛法与针刺镇痛法，如经皮电刺激和针灸等。

其中首选椎管内分娩镇痛。

知识点11：分娩镇痛的基本要求　　　　　　副高：掌握　正高：熟练掌握

分娩镇痛的基本要求为：对母婴影响小；方法简单，起效快，作用可靠，可满足整个产程镇痛要求；避免运动神经阻滞不影响宫缩及产程；产妇保持清醒，可参与分娩；在必要时可满足手术的需要（如硬膜外置管行硬膜外麻醉）。

知识点12：全身性药物镇痛　　　　　　　　副高：掌握　正高：熟练掌握

阿片类药物是分娩中最常使用的全身性药物。所有阿片类药物均有不同程度的副作用，其中包括呼吸抑制、恶心和呕吐以及从欣快感到过度镇静的精神症状改变。根据阿片类药物的物理化学特性，它们均能通过胎盘循环，这可能引起新生儿的呼吸抑制。但是，适当使用阿片类药物能短时间内有效缓解分娩疼痛。其中瑞芬太尼因其特殊的药理特性使之成为静脉分娩镇痛研究热点。

知识点13：吸入麻醉药镇痛　　　　　　　　　　副高：掌握　正高：熟练掌握

吸入麻醉药镇痛是指使用亚麻醉浓度的吸入麻醉药来缓解产程中的疼痛。

（1）氧化亚氮–氧混合气：氧化亚氮–氧混合气（50∶50的N_2O/O_2混合气）作为生产中单独的镇痛药或者全身与区域技术的辅助手段。副作用会出现头晕、恶心、烦躁不安。给药后45～60秒出现最强的镇痛效果。所以最宜时机是在子宫刚开始收缩时吸入氧化亚氮–氧混合气，而在子宫收缩达到高峰后停止给药。

（2）吸入麻醉药：地氟烷（0.2%）、恩氟烷和异氟烷（0.2%～0.25%）也被应用于分娩镇痛，其有效性与吸入氧化亚氮的镇痛效果相似。与氧化亚氮相比，七氟烷可以产生更好的镇痛、更强的镇静而副作用少。

知识点14：区域性镇痛技术　　　　　　　　　　副高：掌握　正高：熟练掌握

首先，应询问病史和分娩史、查体，并评估气道情况。在术前评估中，还应记录分娩计划和胎儿健康状况，必须获得患者的知情同意。硬膜外连续输注法是目前常用的分娩镇痛方法。开始时机：潜伏期开始椎管内麻醉镇痛并不增加剖宫产率，也不延长第一产程。因此，不再以产妇宫口大小作为开始时机，产妇进入产房后只要有镇痛需求即可实施。在第一产程使用低剂量局部麻醉药或联合使用阿片类药物，维持T_{10}～L_1段的感觉阻滞。在第一产程后期和第二产程为达到骶部阻滞需要进一步的完善措施。腰段硬膜外镇痛可在缓解疼痛的同时，无运动阻滞，降低母体儿茶酚胺水平，必要时快速达到手术麻醉。蛛网膜下腔单次注入局麻药或阿片类药物，镇痛快速而有效。特别适用于早产或者非常痛苦的产妇。蛛网膜下腔–硬膜外联合阻滞镇痛在产科应用广泛，可以为产妇提供理想的镇痛。患者自控硬膜外镇痛（PCEA）是一项安全有效的镇痛技术，能提供有效的分娩镇痛以及极好的患者满意度。它降低局麻药物使用的总量，从而减少副作用。

第二节　常见慢性疼痛治疗原则

知识点1：慢性疼痛的含义　　　　　　　　　　副高：熟悉　正高：熟悉

慢性疼痛是指疼痛持续超过急性疾病正常病程或超过损伤合理愈合时间的一类临床疼痛综合征。或疼痛复发持续超过1个月。其形成与持续不仅给患者而且也给社会造成多方面的危害。因此慢性疼痛治疗不仅仅是医疗问题，也是社会问题。同时，慢性疼痛的诊断治疗需要多学科的方法。

知识点2：慢性疼痛诊治范围　　　　　　　　　副高：熟悉　正高：熟悉

慢性疼痛诊治主要包括：

（1）头痛：主要有偏头痛、紧张性头痛、丛集性头痛。

（2）颈肩痛和腰腿痛：主要有颈椎病、肩周炎、颈肌筋膜炎、腰椎间盘突出症、腰椎骨质增生症、腰背肌筋膜炎、腰肌劳损。

（3）四肢慢性损伤性疾病：主要有滑膜炎、腱鞘囊肿、狭窄性腱鞘炎、肱骨外上髁炎。

（4）周围血管疾病：主要有血栓闭塞性脉管炎、雷诺综合征。

（5）神经痛：主要有三叉神经痛、幻肢痛、肋间神经痛、带状疱疹后遗神经痛。

（6）癌性疼痛。

（7）心理性疼痛。

知识点3：常用治疗方法　　　　　　　　　　　副高：熟悉　正高：熟悉

（1）药物治疗：一般慢性疼痛患者需较长时间用药，为了维持最低有效的血浆药物浓度，应采用定时定量用药。

（2）神经阻滞：一般选用长效局麻药，糖皮质激素、维生素和神经破坏药。对癌症疼痛、顽固性头痛如三叉神经痛可以采用无水乙醇或50%～10%苯酚，以达到长期镇痛目的。

（3）椎管内注药：椎管内注药可以经蛛网膜下腔或硬脊膜外隙注药。

（4）痛点注射：在局部固定压痛点注药，每一痛点注射1%利多卡因或0.25%丁哌卡因1～4ml，加泼尼松龙混悬液0.5ml（12.5mg），每周1～2次，3～5次为一个疗程，效果良好。

（5）物理治疗：在疼痛治疗中应用很广，种类很多，常用的包括电疗、光疗、磁疗和石蜡疗法等。

（6）心理学治疗：心理学治疗法中的支持疗法就是医务人员采用解释、鼓励、安慰和保证等手段，帮助患者消除焦虑、抑郁及恐惧等不良心理因素，进而调动患者主观能动性，增强机体抗疼痛的能力，积极配合治疗。此外还有催眠与暗示疗法、认知疗法以及生物反馈疗法等。

（7）职业疗法：职业治疗师指导患者克服疼痛给活动带来的限制。

（8）微创疗法：胶原酶溶解术、射频疗法、臭氧疗法、椎间盘减压术、脊髓刺激术、鞘内药物输注系统、硬膜外腔镜。

知识点4：治疗的注意事项　　　　　　　　　副高：熟练掌握　正高：熟练掌握

（1）患者准备：治疗前应明确诊断、准确评估病情，根据病情选择合理的治疗方案。

（2）器械及药物准备。

（3）治疗后的处理：因疼痛性质、程度、治疗经过的不同，加之病程长、病情好转慢，慢性疼痛患者通常有不同程度的心理变化。故对疼痛患者的护理、并发症的及时处理十分重要。

第三节 癌性疼痛治疗原则

知识点1：癌痛的原因	副高：熟悉 正高：熟悉

（1）与肿瘤相关的疼痛：①肿瘤侵袭或压迫神经所导致的疼痛，伤害感受器分布于皮肤、结缔组织、肌肉和内脏，因此又可分为躯体痛和内脏痛；②骨折或承重骨骨折所导致的疼痛；③胸腹内脏受到挤压，牵拉，侵袭所致；④软脑膜或硬脊膜肿瘤转移；⑤脑转移。

（2）与肿瘤治疗相关的疼痛：①放疗引起的疼痛，例如放射性脊髓炎；②化疗所引起的疼痛，尤其是某些具有神经毒性的化疗药物，例如长春碱类药物。

（3）与肿瘤或肿瘤治疗不直接相关的疼痛：例如带状疱疹后遗痛。合并糖尿病的外周神经痛、痛风、骨关节炎等。

知识点2：癌痛的治疗原则	副高：熟悉 正高：熟悉

癌痛应采用综合治疗的原则，根据患者的病情和身体状况，有效应用镇痛治疗手段，持续、有效地消除疼痛，预防和控制药物的不良反应，降低疼痛及治疗所带来的心理负担，以期最大限度地提高患者生活质量。强调早期治疗原则。

知识点3：病因治疗癌症病痛	副高：熟悉 正高：熟悉

针对引起癌症疼痛的病因进行治疗。癌痛疼痛的主要病因是癌症本身、并发症等。因此抗癌治疗，如手术、放射治疗或化学治疗等，可能解除癌症疼痛。

知识点4：药物镇痛方法治疗癌症病痛的原则	副高：熟悉 正高：熟悉

根据世界卫生组织（WHO）癌痛三阶梯镇痛治疗指南，癌痛药物镇痛治疗的五项基本原则如下：

（1）口服给药。

（2）按阶梯用药：主要是指根据患者疼痛程度，有针对性地选用不同强度的镇痛药物。

（3）按时用药：指按规定时间间隔规律性给予镇痛药。

（4）个体化给药：指按照患者病情和癌痛缓解所需药物剂量，制订个体化用药方案。

（5）注意事项：对于使用镇痛药的患者要加强监护，密切观察其疼痛缓解程度和机体反应情况，注意药物联合应用的相互作用，并及时采取必要的措施尽量减少药物的不良反应，以期提高患者的生活质量。

非药物治疗用于癌痛治疗的非药物治疗方法主要包括：介入治疗、针灸、经皮穴位电刺激等物理治疗、认知、行为训练、社会－心理支持治疗等。

第七章　气道管理

第一节　困难气道处理技术

知识点 1：困难气道的定义　　　　　　　　　　副高：掌握　正高：熟练掌握

困难气道是指有经验的麻醉科医师（一般是指具有 5 年以上临床麻醉经验的麻醉科医师）在面罩通气时遇到困难（上呼吸道梗阻），或气管内插管时遇到的困难，或两者兼有的一种临床情况。一般包括困难面罩通气与困难气管内插管两种情况。

困难气道包括预先经过检查、评估确定的困难气道或预先不能确定，在操作过程中发现是困难气道，以及不仅气管内插管困难、就连完成有效的面罩通气亦困难等情况。不能完成气管内插管且无法完成有效通气，患者会有二氧化碳潴留和缺氧反应，进而可造成心跳停止及脑缺氧性损害，为万分紧急、极端危险的临床情况。

面罩通气的定义为有经验的麻醉医师在无他人帮助的情况下，多次、超过 1 分钟的努力仍无法获得有效的面罩通气。该定义将面罩通气开始至判断出困难通气的时间规定在 1 分钟之内，而非强调 SpO_2 的下降，目的为将困难通气的判断提前，赢得宝贵的处理时间和降低其危险性。

面罩通气分级：根据通气的难易程度将面罩通气分为 4 级，1～2 级可获得良好通气，3～4 级为困难面罩通气（表 1-7-1）。

表1-7-1　面罩通气分级

分级	定义	描　　述
1	通气顺畅	仰卧嗅物位，单手扣面罩即可获得良好通气
2	通气受阻	置入口咽和/或鼻咽通气道单手扣面罩；或单人双手托下颌扣紧面罩同时打开麻醉机呼吸器即可获得良好通气
3	通气困难	以上方法无法获得良好通气，需要双人加压辅助通气，能够维持 $SpO_2 \geqslant 90\%$
4	通气失败	双人最大努力面罩通气下不能维持 $SpO_2 \geqslant 90\%$

该分级在 Han.R 与 Kheterpal.S 的通气分级基础上修改制订。1～2 级通过三项中间指标：即手握呼吸囊的阻力、胸腹起伏与呼气末 CO_2 波形测试确定。良好通气指的是排除面罩密封不严、过度漏气等情况，三次面罩正压通气的阻力适当（气道阻力 $\leqslant 20cmH_2O$）、胸腹起伏良好、呼气末 CO_2 波形规则。3～4 级主要以 SpO_2 是否 $\geqslant 90\%$ 而定。一般采用双人最大努力

面罩通气，气道压力较高，易引起胃胀气，应尽早采用紧急气道措施（如应用喉罩可改善大多数困难面罩通气问题）。

知识点2：困难气道的评估　　　　　　　　　　　　副高：掌握　正高：熟练掌握

临床评估主要包括以下几个方面：

（1）病史：了解患者病史，尤其是气道附近有无外伤、炎症、畸形和肿瘤及其治疗或手术史，麻醉史以及困难气道病史，有无打鼾、喉鸣或阻塞性睡眠性呼吸暂停、鼻出血史等。

（2）一般体检：检查有无肥胖、中切牙前突或松动、颈短粗、小下颌、颞颌关节强直；有无舌、颌面、口腔、颈部病变及气管移位。拟经鼻插管者，还需要检查鼻道通气情况及有无鼻部病变。

（3）特殊检查：①张口度。张口度指最大张口时上下门齿之间的距离；②甲颏间距：甲颏间距指患者头部后仰至最大的限度时，甲状软骨切迹至下颌骨颏突间的距离；③颈部活动度。颈部屈伸度是指患者最大限度地屈颈到伸颈的活动范围；④舌咽的相对大小。舌体太大或咽腔太小均会影响直接喉镜显露声门。

（4）放射影像学检查：颈部及胸部正侧位影像（X线、CT及MRI等检查）有助于鉴别困难气道及其可能原因。

（5）困难面罩通气预测：①阻塞性睡眠呼吸暂停综合征或打鼾史；②年龄 > 55岁；③男性；④BMI > 30；⑤Mallampati分级Ⅲ级或Ⅳ级；⑥络腮胡；⑦无牙。

知识点3：气管插管困难和失败的原因　　　　　　副高：熟练掌握　正高：熟练掌握

（1）解剖变异：包括张口度过小、颞下颌关节活动度受限、上门齿前突、过长或松动；牙齿全缺、脆裂、残缺不全；下颌骨发育不全；颈项粗短，颈后伸受限；唇腭裂；舌体肥大（巨舌症）；会厌扁宽、过长或会厌囊肿；喉结过高、漏斗喉等。

（2）疾病因素：风湿性关节炎、极度肥胖、甲状腺巨大肿块、肢端肥大症、硬皮症、强直性脊柱炎、放射性纤维组织增生、颈项强直、颈椎融合或颞下颌关节强直等。

知识点4：已预料的困难气道处理流程　　　　　　副高：掌握　正高：熟练掌握

（1）明确告知患者及其家属困难气道的风险性，并签署知情同意书。

（2）由对困难气道处理有经验的麻醉科医师主持气道管理，并配有助手参与。

（3）麻醉前，应当确定气管内插管的首选方案和备选方案，并做好相应准备工作。尽可能选用麻醉科医师本人最熟悉的方法和器具。

（4）气道处理前以面罩吸氧去氮，以延长患者对无通气的耐受时间。

（5）首选清醒气管内插管方法，以防止可预料的困难气道变成急症气道。

（6）在轻度镇静、镇痛和充分表面麻醉（包括环甲膜穿刺气管内表面麻醉）后，尝试用喉镜显露声门。如果能显露声门，则可以直接进行气管内插管；如果声门显露不佳，可以采用常规喉镜结合插管探条（喉镜下至少能看见会厌时）、光棒、纤维支气管镜或经鼻盲探等技术，进行插管；也可以采用可视喉镜或用插管型喉罩插管。

（7）在困难气道处理过程中要以保证患者生命安全作为首要目标，密切监测SpO_2，确保患者的通气和氧合。

（8）反复3次以上仍未能成功插管时，为确保患者安全，应当放弃麻醉和推迟手术，待总结经验后再次进行气道处理。

知识点5：未预料的困难气道处理流程　　　　　　副高：掌握　正高：熟练掌握

（1）提倡在进行快速麻醉诱导时分两步给药。首先是使用试验量的全麻药，使患者意识消失即可。对于借助面罩难以进行控制通气者，应当放弃使用肌松药和后续的全麻药，以防止出现急症气道。

（2）对于借助面罩能进行有效通气，但声门暴露或插管困难者，应当按照已预料的困难气道处理流程来处理。

（3）对于全麻诱导后出现的面罩通气困难，应当立即寻求帮助；同时力争在最短的时间内解决通气问题，如面罩正压通气（使用口咽或鼻咽通气道）、喉罩通气等。如果能改善通气，可以考虑唤醒患者。

（4）如果通气困难仍难以纠正，应当考虑立即采用急症气道处理措施，如食管-气管联合导管、喉罩通气、纤维支气管镜辅助气管内插管、逆行引导气管内插管、环甲膜穿刺高频喷射通气和环甲膜切开置管等。

（5）为了保障患者的生命安全，可以考虑及时终止麻醉，并取消手术。

知识点6：意外困难插管的处理　　　　　　　　副高：掌握　正高：熟练掌握

第一次插管失败后，在重新评估气道和做相关准备时，如果能通过面罩维持通气，则在注意减少损伤的同时迅速进行以下调整：摆好"嗅物位"，喉外按压手法，更换其他型号喉镜片，更换其他气管插管技术，请更多插管经验丰富的医生会诊。如有经验的操作者反复插管不能成功，如仍能进行面罩通气，应当谨慎地停止气管插管操作并考虑以下措施：唤醒患者。如果使用短效药物（如丙泊酚、吸入麻醉药和氯琥珀胆碱），则可以等待患者清醒，在表面麻醉下行清醒气管插管；如果使用长效药物（如大剂量的阿片类药物和非去极化肌肉阻滞药），则需在药物消退之前一直进行面罩通气。在面罩或喉罩通气下进行麻醉；在尚能进行面罩通气时，进行气管切开或环甲膜切开建立外科气道。在插管困难，但能够通过面罩维持通气的情况下，可在麻醉状态下采取下列插管技术进行气管插管。

（1）在普通喉镜暴露下，如会厌和杓状软骨可见，可用管芯或橡胶弹性探条帮助插管。

（2）使用特殊喉镜提高喉镜的暴露分级。

（3）使用纤维内镜和带自封闭隔膜的纤维内镜专用面罩，可在持续给予正压通气的同时行纤维内镜辅助气管插管。

（4）使用光条插管。

（5）使用可视光导芯插管。

（6）使用插管喉罩进行插管。

当患者无法进行面罩通气和插管困难时如果使用的是短效的药物（如氯琥珀胆碱、丙泊酚），而患者有充足的预充氧，在采取进一步治疗以前患者应当可以恢复足够的自主呼吸。如果使用的是非去极化肌肉松弛药，应当首先置入喉罩，维持通气。如果能够用喉罩维持通气，可考虑以下措施：在喉罩通气下进行麻醉；通过喉罩行气管插管；唤醒患者；在尚能进行面罩通气时，进行气管切开或环甲膜切开建立外科气道。当患者既无法通过面罩和喉罩通气，又插管困难时，可考虑以下措施：可视光导芯插管；插入食管气管联合导管；经皮穿刺经气管喷射通气。

知识点7：困难插管患者的拔管　　　　　　　　　　副高：掌握　正高：熟练掌握

困难气道患者拔管时要仔细进行评估和操作，麻醉医师应该制订一套策略来保证拔管时的安全，困难插管患者的拔管策略应当是插管策略在逻辑上的一种延伸。预先制定的拔管策略应该包括考虑清醒拔管与在意识恢复前拔管相比的优点；评估所有可能对患者拔管后的通气产生不利影响的临床因素。如果患者在拔管后无法维持足够的通气，则应当实施已制定的气道管理计划；需要考虑短期使用某种装置作为迅速重新气管插管的引导，通常在拔管前通过气管插管将此装置插入到气管内，此装置可能是便于插管的硬质设备，或者是辅助通气的中空管道，或两种功能都具备。

气管交换管（AEC）是ASA专家组推荐使用在困难气道管理中。拔管前将空心引导管通过ETT并保留在原位直到排除了重新拔管的可能。AEC还有维持氧合和连接二氧化碳分析检测呼吸的功能。清醒的患者可以完全耐受较小号的交换管（11F），置入交换管期间可以呼吸、谈话和咳嗽。

在实际工作中，最佳拔管方法依患者情况和操作者的熟练程度而定。在困难气道患者拔管前应该准备好一些必要的装置，这些装置与应对困难插管时的装置相同。

第二节　辅助人工气道的应用

知识点1：气管内插管的适应证　　　　　　　　　　副高：掌握　正高：熟练掌握

气管内插管可以保持患者的呼吸道通畅，防止异物进入呼吸道，便于及时吸出气管内分泌物或血液；进行有效的人工或机械通气；便于吸入全身麻醉药的应用。所以凡是在全身麻醉时，难以保证患者呼吸道通畅者（如颅内手术、开胸手术、俯卧位手术等），因疾病难以保持呼吸道通畅者（如肿瘤压迫气管），全麻药对呼吸有明显抑制或应用肌松药者，均应行气管内插管。因各种原因需要进行机械通气者、心肺复苏以及新生儿严重窒息时，都是气管内插管的适应证。

| 知识点2：气管内插管的准备工作 | 副高：掌握 正高：熟练掌握 |

在插管前，必须做到所有设备和器材就位且功能正常、人员到位、相关药品（麻醉药、血管活性药等）准备到位。

（1）常用器械：喉镜、气管导管、牙垫或口塞、表面麻醉用喷雾器，衔接管、插管钳、管芯、固定胶带以及负压吸引装置等。

（2）插管前对患者的检查和评估：插管前应当常规对患者进行有关检查和评估，并了解气管内插管的难易程度。患者既往的手术麻醉史对判断插管的难易度有着重要参考价值。

（3）喉镜的选择和检查：临床上，可选用的直接喉镜种类较多，其用途和使用方法也各不相同，应按照操作者使用习惯与患者情况选用。

直接喉镜：有弯喉镜片（Macintosh）和直喉镜片（Miller）。有曲度的Macintosh可以防止直接压迫会厌，避免刺激会厌喉面喉上神经支配区域，降低诱发喉痉挛和支气管痉挛的风险，最为常用。Miller直喉镜片对于会厌狭长肥厚的者以及婴幼儿和声门位置较高者可更好地显露声门。

可视喉镜：常见的有Glidescope喉镜，因上提喉镜柄力量较Macintosh喉镜小，对舌根和咽喉腔刺激较小，牙齿损伤率也小。可应用于常规或困难气道的经口、经鼻、双腔气管插管或更换气管导管。McGrath Series 5可视喉镜具有独特的可调节镜体长度的支架，通过长度调节可达到类似于更换大中小号喉镜片，故适合5岁以上儿童至成人的不同患者。HC可视喉镜方便携带、外形简洁、喉镜片弧度及长度按照亚洲人特点设计，更适合东方人解剖结构。Pentax-AWS可视喉镜不需要头颈部伸展，可多种体位完成插管，具有气管导管引导槽，器官插管定位准确。Airtraq可视喉镜为一种一次性可视喉镜，其结构设计符合人体的生理解剖，前端角度90°，也具有气管导管引导槽，便于声门显露及气管插管。

（4）气管导管的选择和检查：检查导管套囊是否漏气，并将导管前端用医用润滑剂或生理盐水润滑；将导管芯置于气管导管腔内，根据患者的喉部位置情况，将气管导管保持合适的弯曲度，以便提高插管的成功率。导管芯前端不能超出气管导管。成人一般选择内径7.0～7.5mm的气管导管，小儿气管导管内径（mm）可以根据经验公式进行选择，即导管内径（mm）=患儿年龄（岁）/4+4。

（5）核对药品。

（6）常用辅助插管工具：①管芯，传统的金属管芯可插在气管导管腔内，具有一定刚性，通过塑性和引导作用在声门显露不好时可提高气管插管成功率，为喉镜气管插管经常使用的辅助工具，若使用不当可造成喉部和气管损伤。在此基础上演化出多种管芯类气管插管辅助器械，包括有光棒和视可尼等，均为临床常用辅助插管工具。②插管探条，弹性插管探条长60cm，尖端向上翘起30°，方便进入声门。在看不到声门情况下，可直接将插管探条尖端从会厌下方盲探置入，在推进过程中操作者可感觉到探条尖端触及和划过气管软骨环的弹响感，并且尖端抵达支气管时可有"远端阻力"，此时即可确定探条插入气管。从探条外端套入气管导管，可不撤出喉镜，并逆时针旋转气管导管90°，使其导管斜面向下，气管导管更容易进入声门，否则导管斜面易卡在杓状软骨、声带部位造成置管困难和损伤。相似的工具还包括有Flex guide探条与带有给氧通气道的Frova探条。

知识点3：经口明视气管内插管术的插管准备和操作　　副高：掌握　正高：熟练掌握

（1）预充氧去氮：患者插管前以面罩吸纯氧至少3分钟，以排出患者体内氮气，增加肺内的氧气储备，延长插管的安全时限。

（2）插管的体位：自患者的口腔至气管之间可以人为地划出3条解剖轴线：口轴线为口腔至咽后壁的轴线、咽轴线为咽后壁至喉头的轴线、喉轴线为喉腔至气管上段的轴线。患者仰卧时，这3轴线彼此相交成角，并不处于一条直线。如果在患者枕下垫一薄枕，使患者的头部垫高约10cm，并头后仰（"嗅花位"），可以使患者咽、口、喉三轴线接近重叠，插管径路接近为一条直线，利于显露声门。

（3）插管操作方法：操作者左手持喉镜柄，右手提颏张口并拨开上下唇。

（4）气管导管位置的判定：理想的导管位置其前端应当位于气管的中段，气管隆嵴上3～7cm。

（5）气管导管的固定：最好采用专用的导管固定器来固定导管；也可以采用胶带或气管导管固定带固定导管。ICU患者插管后应当用适当的镇静药物，并限制患者上肢的活动，以防患者自己意外拔管。

知识点4：经口明视气管内插管术的注意事项　　副高：掌握　正高：熟练掌握

经口明视气管内插管术的注意事项主要有：

（1）插管时，患者应当处于适当的麻醉深度，以使咬肌松弛、张口满意，并抑制咽喉反射。

（2）暴露过程中，如果发现咽喉反射活跃，宜暂停插管，在辅助通气下适当加深麻醉。

（3）清醒插管者可以做喉部表面麻醉。

（4）喉镜的着力点应当始终位于喉镜片的顶端，并采用上提喉镜的手法，严禁将上门齿作为支点，以防损伤牙齿。

（5）导管插入声门时，必须动作轻柔。

知识点5：经口盲探插管法　　副高：熟练掌握　正高：熟练掌握

（1）经口盲探插管法多采用清醒插管方式，主要适用于一些张口困难、颈项强直、颈椎骨折脱臼、颈前瘢痕挛缩、喉结过高、颈项粗短或下颌退缩的患者。

（2）具体操作：①首先利用导管芯将气管导管弯成鱼钩样的弯度有助于导管口接近声门；②利用呼吸气流声响作导管的引导，也可利用术者的左手示指经患者右口角探触会厌游离缘的位置以作插管的引导；③根据导管内通气响声判断声门位置。在响声最强处，持住导管同时抽出管芯并将导管继续向前推进，此时通常可使导管进入气管。

知识点6：经鼻气管内插管术的适应证 　　副高：掌握　正高：熟练掌握

经鼻气管内插管术的适应证与经口明视气管内插管相似。特别适于一些不适合经口明视气管内插管的特殊患者选用，例如颈椎不稳、下颌骨骨折、口咽部感染、需较长时间带管者等。

知识点7：经鼻气管内插管术的禁忌证 　　副高：掌握　正高：熟练掌握

经鼻气管内插管术操作的创伤程度高于经口明视气管内插管。主要禁忌于凝血功能障碍、面部中段创伤、颅底骨折以及可能有颅内压升高等患者。

知识点8：经鼻气管内插管术操作要点 　　副高：掌握　正高：熟练掌握

经鼻气管内插管包括经鼻明视法与盲探法两种。

（1）经鼻明视气管内插管时，喉镜的操作要领与经口明视气管内插管相似。

（2）经鼻盲探气管内插管是在保留患者自主呼吸的情况下，导管置入鼻腔之后，通过患者呼吸气流的导引而盲探置管的一种方法，既往多用于喉镜暴露困难或是不适于喉镜暴露而需气管内插管的患者。

知识点9：盲探插管受阻时的处理 　　副高：熟练掌握　正高：熟练掌握

（1）若导管前进受阻，呼吸声中断，考虑为导管滑入一侧梨状隐窝。

（2）若同时出现窒息症状，则考虑为头部后仰过度，导管插至会厌与舌根交界处，造成会厌压住声门所致。

（3）若阻力消失，而呼吸声中断，考虑为头前屈过度，导管误入食管所致。若出现上述情况，应将导管退出少许，待出现呼吸响后再调整头部位置重新插管。

（4）导管出鼻后孔后，反复盲探插管若遇到困难，可用喉镜经口腔显露声门，右手推进导管，在明视下插入气管；也可用插管钳夹持导管前端送入声门，再将导管推进3～5cm即可。

知识点10：纤维光导支气管镜引导插管 　　副高：熟练掌握　正高：熟练掌握

（1）首先用抗雾剂擦净管端镜面，以防水蒸气模糊镜面。纤维外径约6mm，应充分涂抹滑油剂，预先插入内径6.0mm以上的气管导管。

（2）患儿纤支镜直径为3.5～4.0mm，可通过内径5.0mm以上的气管导管，表面麻醉后，放入牙垫后随同气管导管经口或经鼻插入到咽喉部，需要时可经纤支镜吸引管吸出分泌物或给氧，经纤支镜窥见会厌后将纤支镜前端穿过声门。

（3）然后气管导管可在纤支镜的引导下插入气管，插管完成后再将纤支镜拔出。

注意事项：

（1）分泌物过多时常使镜像不清晰，因此麻醉前应使用抗胆碱能药物。

（2）纤维支气管镜应置于正中位，避免误将梨状窝当作声门，纤维支气管镜头部一旦通过声门即可从颈前部见到喉及气管处透亮。反之可能反映纤支镜进入食管。

（3）气管导管内径若<6mm，则插入纤维喉镜将堵塞通气，应引起注意。

| 知识点11：单侧支气管插管 | 副高：熟练掌握　正高：熟练掌握 |

（1）单侧支气管插管使用的支气管导管长度通常为32~36cm，管径相当于F26~34。导管前段若附有套囊，其长度不应>2cm，且紧邻导管斜口。左支气管导管顶端斜口与正常气管导管相同；但右侧支气管导管顶端斜口凹向右后方。由于右主支气管起始部距右肺上叶支气管开口仅2cm，故支气管导管不宜插入过深，避免堵塞上叶支气管；过浅则不容易固定。故右侧支气管导管顶端形状需适于固定导管并不致堵塞上叶支气管。

（2）单侧支气管插管的麻醉要求相似于一般气管内插管，可在清醒表面麻醉或身麻醉下进行操作，但全身麻醉下插管也需要在气管内喷入表面麻醉药，避免刺激隆突导致反射性心律失常以及心脏骤停。

（3）导管插入声门后即可将患者头部尽量侧向患侧，并将导管向健侧插入，导管即可进入肺支气管，直至遇阻力为止；随即用听诊器仔细听两侧肺呼吸音，证实健侧肺呼吸音与插管前相同，而患侧呼吸音减弱、消失，插管即告成功。若导管前段有套囊，可给予充气。若右主支气管插管后右肺上叶呼吸音消失，应逐渐向外退出导管，直至右上叶呼吸音恢复为止。在翻身摆体位后应重复确认导管位置。

（4）单侧支气管插管麻醉下无须堵塞咽喉部，可应用体位引流方法，使患侧肺内分泌物、脓痰沿导管外壁流到咽喉腔，有助于吸引清除，保证健肺不受播散。

| 知识点12：双腔支气管导管的特点 | 副高：熟练掌握　正高：熟练掌握 |

（1）利用双腔支气管导管即卡伦、怀特双腔管插入支气管内，使左、右支气管通气隔离，可通过任意一侧、双侧管腔通气。在吸引患侧肺分泌物时，健侧依然可以继续通气，此法为目前最常用的支气管内通气方法。

（2）卡伦双腔管插入左主支气管通常会妨碍左全肺切除。应采用右分支管插入右主支气管的怀特双腔管，其右分支管顶端有向右上叶支气管开口的小孔。

（3）双腔支气管导管外径较粗，常用的F39、F37双腔导管外径分别较单腔导管F40、F37粗，而内径较小，双腔导管F39、F37号内径分别相当于单腔导管F28、F26号。卡伦双腔管的左分支管形态与左主支气管相似，可插入左主支气管内。而右分支管开口比左分支管较高，导管插入后应对准右主支气管口。在右分支开口部下方分出一舌状小钩，导管插入后舌状小钩刚好"骑跨"在隆突上。左分支管上附有套囊及"红"色充气管，充气后可堵塞左主支气管。右分支开口上方另有一套囊及"白"色充气管，充气后可达到密闭气管的目的。

知识点13：双腔支气管插管的麻醉　　　　　副高：熟练掌握　正高：熟练掌握

（1）插管时，患者呈仰卧位，尽量使头后仰，使导管左分支端向上进行明视插管，有助于进入声门。一旦进入声门即将导管旋转180°，使舌状小钩位于上方，左分支管端向下与气管走向相符，整个导管即可进入气管。

（2）舌状小钩通过声门后，依顺时针方面转90°，同时推进导管，遇到阻力时即为双腔导管的左分支管与舌状小钩"骑跨"于隆突部，左分支管也即准确地进入了左主支气管。

（3）插管后先将左侧套囊充气，如需做控制呼吸，再将导管套囊充气，然后用听诊器分别听两肺呼吸音，闭住左分支气管时左肺呼吸音应消失，右肺呼吸音应正常；闭住右分支管时，则相反。

（4）若发生反常现象，考虑为插管时旋转不当，误将左分支管插入右侧支气管。应立即将导管退至主气管内，调整导管后再次插入直到遇有阻力，听诊双肺呼吸音确认后予以固定。若为左肺切除术，宜采用怀特双腔管。

双腔支气管导管管腔较窄，呼吸阻力明显增加，即便采用大号（F39）导管，呼吸阻力仍为正常时的4倍，故麻醉过程中必须持续进行控制通气。吸痰管宜选取细长稍硬的塑料管，并使用滑油剂以便顺利插入，禁止暴力操作。

知识点14：支气管插管注意事项　　　　　　副高：熟练掌握　正高：熟练掌握

（1）由于导管或阻塞导管插入支气管内会增加对隆突部的机械刺激，容易出现反射性心律失常、心脏骤停，故支气管插管操作不论全麻下或清醒插管，都需对气管表面进行完善的麻醉以抑制反射。

（2）应对插入支气管的导管涂抹滑油剂。

（3）导管应妥善固定，严防脱出而发生意外。

（4）由于支气管导管内径较小，呼吸阻力增加，而且肺泡通气面积减少，更容易出现缺氧和二氧化碳蓄积，因此必须给予辅助呼吸或控制呼吸。若呼吸阻力过大，可使用肌松剂抑制呼吸运动，有助于管理呼吸，同时降低机体代谢，减少氧耗量。

知识点15：支气管内插管　　　　　　　　　　副高：掌握　正高：熟练掌握

支气管内插管是将支气管导管置入气管隆崤以下的支气管内，以建立单肺或双肺分别人工通气的方法。其目的主要是将两侧肺隔开分别通气，并可以分别吸除双侧肺内的分泌物。主要用于咯血患者、囊肿或肺脓肿患者、其他肺部或食管手术以及支气管肺泡灌洗等患者，以保护非手术侧肺功能或提高胸腔内手术野的显露质量。

支气管内插管需要特制的支气管导管。支气管导管主要包括两种：双腔支气管导管（分为左侧管和右侧管）和Univent导管。

知识点16：面罩通气的适应证　　　　　副高：掌握　正高：熟练掌握

（1）为无胃内容物反流、误吸危险者的短小手术施行全身麻醉通气。

（2）气管内插管前为患者预充氧去氮。

（3）紧急情况下进行辅助或控制呼吸，如心肺复苏的现场急救。

知识点17：面罩通气的操作方法　　　　　副高：掌握　正高：熟练掌握

选择大小合适的透明通气面罩，以使面罩能够紧贴鼻背、面颊和口，并可以观察到口唇颜色和分泌物情况。检查贮气球囊，使之与供氧管相连接，并确保无漏气。应备有适当的口咽通气管、鼻咽通气管，以及负压吸引装置等。

当单人操作时，操作者左手持面罩，用小指提起下颌角，中指与环指置于下颌骨处，示指与拇指置于面罩上，适当用力以保持面罩的气密性；右手控制贮气球囊行手法通气。当患者头面部较大、面罩难以密闭时，则可能需要双人操作。此时操作者双手维持面罩于良好的位置，助手控制贮气球囊。也可以使用四头带帮助将面罩固定于患者的面部。要求既要保证面罩与患者面部的紧密贴合、无明显漏气，又要能通过托举下颌角的动作解除舌后坠造成的气道梗阻。

在操作者用右手或由助手行辅助或控制呼吸时，应当通过观察或手感来判断患者胸廓起伏的幅度和通气阻力的大小，并评估通气效果。可以通过使患者头部略后仰、抬起颏部或托起下颌的方法，使患者下颌骨向前上抬起并张口，进而改善通气效果。在必要时可置入口咽或鼻咽通气管。吹入一次潮气量（6～8ml/kg）的时间通常不少于1秒。缓慢而均匀地供气可最大限度地避免胃膨胀的发生。

知识点18：气管切开术的含义　　　　　副高：掌握　正高：熟练掌握

气管切开术是通过切开颈段气管开放下呼吸道，并可以置入金属或硅胶气管切开套管，以解除上呼吸道梗阻。

知识点19：气管切开术的适应证　　　　　副高：掌握　正高：熟练掌握

气管切开术的主要适应证：

（1）各种原因所致急性上呼吸道梗阻。

（2）口腔颌面部严重外伤，无法行气管内插管者。

（3）各种原因所致气管内插管失败，尤其是出现非预见性的困难气道。

（4）下呼吸道痰液或分泌物潴留或阻塞，为了便于及时清理气道、维持下呼吸道通畅。

（5）需要较长时间保持人工气道和机械通气。

知识点20：常规气管切开术 副高：掌握 正高：熟练掌握

（1）术前准备：除了需要准备制式的气管切开包外，还应当准备好氧气、负压吸引器、气管切开套管、简易呼吸皮囊或呼吸机以及各种急救药品等。对于非紧急气管切开的患者，可以考虑先行气管内插管和氧疗，待呼吸困难缓解后再行气管切开术。

（2）体位：通常取仰卧位，肩颈部适当垫高，使头后仰、气管尽量接近皮肤，以便于手术的暴露和操作。颈部常规消毒、铺单或铺孔巾。

（3）麻醉：对于全麻状态下或是严重意识障碍的患者，可以不必麻醉。其他多选用局部浸润麻醉，阻滞范围上自甲状软骨下缘，下至胸骨上窝。

（4）操作方法：通常为双人操作，作颈部正中直切口，自甲状软骨下缘至接近胸骨上窝处切开皮肤及皮下组织。以血管钳沿正中线钝性分离胸骨舌骨肌和胸骨甲状肌，暴露出甲状腺峡部。向上牵引甲状腺峡部，或切断并缝扎峡部，以暴露出气管环。通常于第2～4气管环处用尖刀片自下向上切开两个气管环；以弯血管钳撑开气管切口，置入适当大小的气管切开套管；拔出管芯，吸净术野及气管内的血液和分泌物，并检查无明显出血。将气管切开套管与呼吸机连接行机械通气或维持开放气道自主呼吸。以套管上的系带环绕颈部将切开套管固定，注意避免固定过紧或过松，避免压迫颈部血管或切开套管意外脱出。皮肤切口通常不需缝合，以无菌纱布垫覆盖于皮肤切口与套管之间即可。

知识点21：环甲膜穿刺术 副高：掌握 正高：熟练掌握

此方法是仅在急性严重上呼吸道梗阻情况下采取的急救措施。通常尽量选用大口径的静脉套管针或金属针头，经环甲膜穿刺。在穿刺时，针体与患者皮肤呈30°角，针尖指向患者足端，当感觉到明显落空感、回抽有空气时，表明针尖进入气管，即可退出针芯将套管针留在气管内。通过套管针可进行高频喷射通气或接麻醉机行小潮气量手法快速通气。此方法只能作为困难气道的紧急处理措施，应同时准备和尽快施行常规气管切开或气管内插管。

知识点22：经皮扩张气管切开术操作方法 副高：掌握 正高：熟练掌握

取颈前正中第1～2或第2～3气管环间隙处做一长约1cm的皮肤横切口；以穿刺套管针在切口正中垂直向下穿刺入气管内；穿刺针有明显落空感且注射器回抽见空气之后，退出针芯并经套管针置入导引钢丝至气管内；退出套管针并将导引钢丝留于气管内；使用不同管径的扩张器经导引钢丝依次从小到大钝性扩张穿刺径路；退出扩张器，经过导引钢丝置入气管切开导管并留置在气管内。确认气管切开导管进入气管内后拔出导引钢丝，将切开导管套囊充气。清理气道及导管固定方法与气管切开术相同。有的经皮扩张气管切开套件是在置入导引钢丝之后，采用特制的弯血管钳沿导引钢丝进行钝性扩张，然后置入气管切开导管。对于操作熟练者来说，此方法能够更迅速地建立人工气道。

知识点23：喉罩的分类　　　　　　　　　　副高：掌握　正高：熟练掌握

目前使用的喉罩（LMA）类型主要包括：

（1）单管喉罩：经典喉罩与可弯曲喉罩。

（2）双管喉罩：双管喉罩在结构上与单管喉罩的通气管、通气罩并行了一根引流管，容许置入胃管引流，增加了喉罩的安全性及适用范围，常用的包括ProSeal喉罩和Supreme喉罩。

（3）插管喉罩：既是普通喉罩也是气管插管的通道，故插管喉罩是喉罩与气管插管的桥梁，即能发挥出喉罩的"可耐受"气道优势，还能在需要时实现气管插管而解除喉罩的后顾之忧。此外，插管喉罩的通畅管腔提供了为喉罩进行可视定位的途径，结合纤维支气管镜及各种视频气管插管的软镜可直接经喉罩看到会厌和声门等喉周组织的位置，真正实现了对喉罩的准确定位，可降低喉罩的并发症，增加经喉罩插管的成功率。常用的包括Fastrch喉罩、Aura-i喉罩及BlochBuster喉罩。

知识点24：喉罩的优点　　　　　　　　　　副高：掌握　正高：熟练掌握

（1）喉罩置入不需要使用喉镜。

（2）喉罩不置入气管，刺激小，易耐受，对气道的损伤少。

（3）喉罩的置入和拔除对血流动力学的影响小。

（4）对眼内压和颅内压的影响小。

（5）喉罩置入所需要的时间短，易于掌握。

知识点25：喉罩的缺点　　　　　　　　　　副高：熟练掌握　正高：熟练掌握

（1）封闭效果不好，易出现胃胀气（特别IPPV），不宜过高正压通气。

（2）喉罩较面罩更易出现食管反流，禁用于饱胃患者。

（3）口腔分泌物增加。

（4）一些类型喉罩不能使用普通吸痰管通过喉罩吸引气管内的分泌物。

知识点26：喉罩的适应证　　　　　　　　　　副高：掌握　正高：熟练掌握

（1）无反流误吸风险的手术麻醉，尤其是非预见性气管内插管困难的患者。

（2）颈椎不稳定患者，施行气管内插管需要移动头部而有较大顾虑时。

（3）短小手术需要人工通气或保留自主呼吸的患者。

（4）紧急气道处理和心肺复苏时及时建立人工通气等。

知识点27：喉罩的禁忌证　　　　　　　　　　副高：掌握　正高：熟练掌握

（1）饱胃、腹内压过高、有反流误吸高风险的患者。

（2）张口度过小（<3.0cm）的患者。

（3）咽喉部感染、水肿、活动性出血、血管瘤及组织损伤等病变的患者。

（4）通气压力需>25cmH$_2$O的气道狭窄和慢性阻塞性肺疾病的患者等。

知识点28：喉罩的放置方法　　　　　　　　　副高：掌握　正高：熟练掌握

喉罩的放置方法为：置管前应检查喉罩各部分的连接是否可靠，套囊是否漏气。在喉罩勺状套囊的背面作适度润滑备用。因喉罩不进入气管内，故对患者的刺激性较小，可以在适度镇静加咽喉部表面麻醉下置入。不能配合者也可应用肌松药后置入。通常采用盲探法放置。喉罩置入的最佳位置应该为：前端位于下咽底部，紧贴食管上段括约肌的前壁，两侧位于梨状窝内，勺状套囊的上边界贴住舌根，将其抵向前方。喉罩置入后，如有漏气应当及时调节其位置：喉罩后退一段距离后重新置管并适当进行充气，充气过度反而会增加漏气的风险。

（1）调节患者头颈部的屈曲度。

（2）轻轻压迫患者的甲状软骨部位。

（3）更换为大一号的喉罩。

（4）选择不同类型的喉罩。

（5）如仍漏气明显，应当考虑行气管内插管。

知识点29：喉罩的常见并发症　　　　　　　　　副高：掌握　正高：熟练掌握

喉罩的常见并发症包括：

（1）拔管后口咽喉部不适和疼痛，大多可以自行恢复。

（2）长时间留置、套囊压力过高或喉罩位置不佳时，可以引起暂时性的构音障碍、喉头水肿、声门梗阻等。

（3）胃内容物反流误吸是最严重的并发症，大多与喉罩漏气及气道压力过高有关。带有引流管的双管喉罩，可以置入胃肠引流管引流。

知识点30：喉罩麻醉注意事项　　　　　　　　　副高：熟练掌握　正高：熟练掌握

（1）小潮气量6~8ml/kg，呼吸频率10~14次/分。

（2）罩囊内压<60cmH$_2$O。

（3）若使用硅橡胶罩囊的喉罩，N$_2$O可透过硅橡胶进入罩囊内，导致罩囊内的压力增加，需要监测罩囊内压，避免罩囊内压>60cmH$_2$O。

（4）若使用双管喉罩，建议常规经食管引流管置入胃管，先主动吸入，后开放胃管，无需用负压吸引器持续吸引胃管。

（5）喉罩置入的原则是下颌关节松弛，按手术的需要来决定是否给予肌松剂，若不给予肌松剂，可做保留自主呼吸的全身麻醉。

（6）喉罩下面涂上润滑油，前面尽量少涂、不涂避免插入后诱发咳嗽；放入喉罩要轻柔，禁止暴力，以免引起的气道损伤。

（7）麻醉术中需要适当的睡眠、镇痛和肌松，禁止麻醉过浅。

（8）手术结束后，成人可在清醒后拔出喉罩，儿童可在深麻醉、右侧卧位下拔出喉罩。

（9）喉罩在困难气道中的应用：①喉罩可用于颈椎病、使用颈托、产科、强直性脊柱炎、睡眠呼吸暂停、肥胖、先天性疾病和有反流误吸风险等多种困难气道的患者，Mallampitti分级和Cormack-Lehane分级与喉罩置入的难易程度无关；②若遇到无法插管、也无法通过面罩通气时，首先置入喉罩进行通气，并通过喉罩行气管插管。

知识点31：喉罩在困难气道中的应用　　　　副高：掌握　　正高：熟练掌握

喉罩在困难气道中的应用，主要体现在以下两个方面：

（1）在未预料到的困难插管患者的应用：在麻醉诱导后，发现插管困难，特别是在"既不能插管，又不能通过面罩通气"的紧急情况下，可首选LMA，解决通气和氧合。

（2）在已预料到的困难插管患者中应用：术前通过Mallampati评分、开口度、甲颏距离、颈部活动情况预知困难插管，或过去做过全麻，被麻醉医师告知困难插管，首选在表面麻醉下用纤维喉镜引导行气管内插管，在无纤维喉镜的情况下可以经鼻行盲插气管内插管，但对不合作的患者可以在麻醉诱导下置入插管喉罩，再通过插管喉罩行气管内插管。

知识点32：食管气管联合导管（ETC）的使用指征　　　副高：掌握　　正高：熟练掌握

（1）院外的急诊插管：无论是在院内还是院外，联合导管都适用于紧急气管插管，尤其当气管内插管不能立刻进行时，如患者解剖结构障碍、操作空间狭小、照明困难的紧急情况。

（2）择期和急诊手术中的应用：在全麻常规手术一些并非必须使用气管内插管的情况下，也可使用联合导管。作为一种紧急气管插管的工具，食管气管联合导管特别适合口咽解剖条件困难的患者。在择期手术中，插管时必须维持一定的麻醉深度，肌松却不是必需的。使用喉镜可以避免潜在的口腔和咽部黏膜的损害，并且在喉镜直视下应有意将联合导管插入食管内，所以成为被推荐的方法。

知识点33：食管气管联合导管（ETC）的禁忌证　　　副高：掌握　　正高：熟练掌握

（1）意识存在或咽反射活跃者。

（2）上呼吸道外伤、出血、感染、肿瘤、服用腐蚀性液体者。

（3）明确或可疑存在食管疾患或食管静脉曲张者。

（4）16岁以下的患者。

（5）身高<150cm或>200cm的患者。

（6）怀疑有颈椎损伤或需要颈椎制动的患者等。对于饱胃和反流误吸的高危患者，应当属于相对禁忌证，在急需时应当谨慎采用。

知识点34：食管气管联合导管（ETC）的置入方法　　副高：掌握　正高：熟练掌握

（1）使用前准备：应当仔细检查ETC，确保导管无损伤；检查两个套囊是否漏气、损伤或套囊部分凸起等；检查完毕之后，尽能抽尽套囊内的气体；以导管胶充分润滑导管外壁。

（2）操作方法：患者去枕平卧位，头适当后仰。操作者以左手上提下颏张口并拨开上下唇；右手以持笔式握住ETC，沿口腔的正中线舌体表面将导管插入口内；顺势推进ETC直到标志线与患者门齿水平平齐，停止置管。分别为近端套囊和远端套囊充气约100ml和15ml。

（3）导管位置的测试：先将ETC的食管腔与麻醉机相连，手法行间歇正压通气，以听诊或监测潮气末二氧化碳分压（$P_{ET}CO_2$）的方法，确定导管的位置。听诊双肺呼吸音和上腹部的胃内气过水声。如双肺呼吸音清晰、对称，胸廓起伏良好，上腹部未能闻及气过水声，且可以监测到正常的CO_2波形，说明此时ETC的气管腔位于患者的食管内，即可经食管腔进行机械通气。如果未听到双肺呼吸音，也未监测到CO_2波形，则应将气管腔与麻醉机相连进行正压通气，如果可以听到双肺呼吸音，并能监测到CO_2波形，说明导管的气管腔进入气管内，可经气管腔进行机械通气。

知识点35：纤维支气管镜（FOB）引导下清醒经口气管插管
**　　　　　　　　　　　　　　　　　　　副高：掌握　正高：熟练掌握**

清醒状态下充分的表面麻醉是非常重要的步骤：首先用4%利多卡因药液或10%利多卡因喷雾剂喷洒口咽表面，4%的利多卡因经环甲膜注射或通过FOB喷洒的方法对喉和气管表面，这样可以有效预防插入FOB时经常出现的严重呛咳和喉痉挛。在插管过程中，将患者头部置于插管所需的正中位置上，口中放置插管型通气道，吸引口咽部，将FOB镜身和气管导管充分润滑后，先将FOB经插管型通气道向口咽部前行，暴露声门，推至气管中段（最好在FOB直视下将气管导管的尖端放置在隆突上方3～4cm处），保持FOB位置不动，沿着FOB镜身推送气管导管进入到气管内。此过程需要将患者头后仰、下颌拖起、适当向前牵拉舌体，以增加咽部的空间，便于会厌离开咽喉壁，暴露声门。但即使FOB进入到气管内，在推送气管导管的过程中，气管导管也常会受阻于会厌或进入梨状窝而无法推送进入气管内。避免这种情况的方法是应当尽量使FOB的镜身外径与气管导管的内径相匹配，FOB与气管导管之间的缝隙越大，气管导管进入气管受阻的概率就越高；推送过程中斜面向下使气管导管能够滑过可能受阻的右侧构状软骨。

知识点36：FOB引导下清醒经鼻气管插管　　副高：掌握　正高：熟练掌握

通常首选通气通畅的鼻孔，用2%的利多卡因凝胶麻醉鼻黏膜，并用浸有4%～5%可卡因或利多卡因和去氧肾上腺素的混合液（4%利多卡因3ml＋1%去氧肾上腺素）溶液的棉签进行局部麻醉和收缩鼻黏膜血管，经环甲膜注射或在气管插管过程中通过FOB喷洒局部麻醉药来进行喉和气管的局麻，无须对口咽部实施局部麻醉。在插管前，先将气管导管须用温水软化并充分润滑气管导管，将气管导管经局部麻醉过的鼻孔轻柔地插入，直至刚好进入咽喉部，再经导管放置FOB，或者事先将气管导管套在FOB上，再将FOB穿过鼻腔。有80%~85%的患者，在轻微调节或无须调节FOB前端方向的情况下便可看到会厌和声门。在FOB到达气管中段后，推送气管导管。经鼻气管插管过程中，气管导管受阻及无法进入气管的发生率相对较低。

知识点37：在全身麻醉状态下经口或鼻进行FOB引导气管插管
副高：掌握　正高：熟练掌握

可保留患者自主呼吸，也可给予肌松药控制通气。全麻下气管插管可提高患者的舒适度，其主要缺点是舌和咽部组织失去张力，向下贴近咽腔，阻挡喉部视野，因此需要助手协助托起患者的下颌，此操作是全麻下FOB引导气管插管的最为重要步骤之一。为了减少缺氧时间，可使用带有内镜孔的麻醉面罩给自主呼吸患者供氧，或给全身麻醉和肌松弛患者正压通气，但需要助手协助实施麻醉和维持面罩通气，将气管导管的接头取下后套于FOB上，经内镜面罩上的内镜孔隔膜插入FOB，便于插完气管导管后内镜面罩从气管导管上取下。

对于气管插管困难的不合作的饱胃患者，在全麻诱导前可能无法采用可保证气道安全的清醒插管时，如果快速诱导期间使用硬质喉镜气管插管失败，可以考虑在持续按压环状软骨的同时，用FOB完成气管插管，而避免因反复尝试经鼻盲探气管插管或硬质喉镜经口气管插管造成的气道损伤。

知识点38：经喉罩通气道FOB引导下气管插管
副高：掌握　正高：熟练掌握

借助FOB可直视喉部，以提高经LMA气管插管的成功率。置入LMA并确认其通气效果满意后，选择适当型号的气管导管和FOB，充分润滑后经LMA，FOB暴露喉部并进入气管内，然后沿着FOB将气管导管推入气管，气管导管套囊充气。拔除FOB，经气管导管通气。在麻醉结束时，先拔除气管导管，通过LMA维持呼吸，气道保护性反射恢复后拔除LMA。使用LMA引导气管插管的不足之处在于对气管导管型号的限制，并需要气管导管具有足够的长度。因此可能需要特殊的气管导管如RAE经鼻插管导管。如果需保留气管导管并拔除LMA，目前有多种方法可以供选择：通过"导管连导管"的方法以增加足够的导管长度；在FOB引导下经LMA放置气管内导丝。如果导丝较粗，就足以用来引导合适型号的气管导管，保持LMA不动，用导丝引导完成气管插管；如果导丝较细，可以先顺导丝放置一根导引管，通过CO_2检测证实导引管的位置正确后，拔除LMA，最后用导引管引导插入型号合适的气管导管。更换导管的方法包括：

（1）使用导管交换器或FOB的辅助下进行。

（2）用FOB经LMA先将一根较小型号的气管导管放置到气管内，作为插管导引管，然后将内径为8.5mm的气管导管沿着"导引管"推送至气管内。

（3）经LMA用FOB放置一根交换管芯，由于交换管芯直径大、有一定硬度，因此在用气管导管替换LMA前，还可以维持气道通畅。

（4）纵向剪开LMA，并用硅酮密封套囊，用带孔的绷带缠住LMA通气导管，套有气管导管的FOB经这种改装后的LMA进入气管内后，LMA套囊放气，去除LMA上的绷带，气管导管沿着FOB经LMA进入气管内，这种方法可通过较大型号的气管导管。

知识点39：经联合导管FOB引导下气管插管	副高：掌握　正高：熟练掌握

采用盲探法放置联合导管，90%以上进入食管，为了防止可能出现的并发症，提供更加安全的气道，并拥有对气管内进行吸引的通路，可经插入的联合导管在FOB引导下用气管导管替换联合导管。目前已有联合使用盲探放置联合导管和FOB引导气管插管技术来处理困难气道的报道。

知识点40：FOB辅助"经鼻盲探"气管插管	副高：掌握　正高：熟练掌握

在某些气道扭曲和伴有气道病变的患者，单独应用经鼻盲探气管插管或FOB暴露声门均有可能失败，而联合应用两种技术就便获得成功。FOB可采用两种不同的方法辅助完成困难或失败的经鼻盲探气管插管。一种情况是在因鼻道狭窄，只能插入细的气管导管，而当FOB无法插入气管导管时，可从对侧鼻孔插入FOB，观看气管导管尖端的位置并辅助其进入声门。另一种方法是在直视下调节经鼻插气管导管和患者头部的位置，使其直对喉部。

知识点41：FOB辅助逆行导丝引导气管插管	副高：掌握　正高：熟练掌握

在采用传统的逆行气管插管技术失败时，可以利用经环甲膜插入的导丝引导FOB进入声门和气管。用FOB完成逆行气管插管包括两种不同方式：

（1）在气管导管无法沿着导丝进入气管时，保持气管导管位置不变，将FOB插入气管导管内，FOB沿着导丝越过气管导管末端，并越过导丝的气管入口处，确保FOB位于气管下段时，拔除导丝，沿着FOB将气管导管推送进入气管内。

（2）导丝以逆行的方式穿过套有气管导管的FOB的吸引通道，导丝引导FOB进入气管内，拔除导丝，沿着FOB将气管导管推送进入气管内。

知识点42：逆行插管术	副高：熟练掌握　正高：熟练掌握

逆行插管术（RI）为一种非常成熟的经口或经鼻插管技术，即是由细小、弹性的导丝引导ETT插入气管内。首先经环甲膜放置18G留置针后，J型尖端的导丝朝头端置入直至其从口或鼻取出。随即引导管穿过导丝直至其抵达喉部穿刺入口。然后从上面将导丝抽出。最终

引导导管向前进2～3cm后，将气管内导管推送进入气管内。

ASA的困难气道流程将RI描述为当插管失败、但可面罩通气时一种可供选择的非紧急困难插管技术。RI需花费数分钟时间，在"不能插管、不能通气"的紧急情况禁用。其他禁忌证主要包括解剖异常（如恶性肿瘤、甲状腺肿）妨碍穿刺环甲膜、环甲膜水平的气管狭窄、凝血功能障碍与局部感染等。潜在的并发症为出血、纵隔气肿、皮下气肿、气胸、气管后壁或食管损伤等。

第八章 常用试验检查及麻醉相关特殊检查

第一节 肺功能检查

知识点1：静态肺容量——潮气量　　　　　　副高：熟练掌握　正高：熟练掌握

在平静呼吸时每次吸入或呼出的气量，正常成人8~10ml/kg，患儿6~10ml/kg。

（1）V_T增加可出现于疼痛、感染、酸中毒、低氧血症等。V_T降低可出现于肺炎、肺萎陷、气胸、中枢性抑制药物、呼吸肌无力时或胸廓运动受限等，为维持$PaCO_2$在正常范围，必须增加呼吸频率代偿。

（2）在机械通气时，因需要克服多种因素，如管道系统的阻力、泄漏、弹性膨胀等，潮气量要求要高于基础值，但潮气量太大会导致气道压力增加，胸腔压增加影响回心血流，严重时可导致心率增快、血压降低。

（3）麻醉中控制呼吸时应适当减慢呼吸频率及较大潮气量。肺气肿、顺应性差及ARDS气道压较高患者，V_T不宜过大。

（4）术中V_T降低的因素主要有连接脱漏、气道阻力增高及工作压力降低等；V_T过高的因素包括吸气时间长、吸气流速高或潮气设置大等。

知识点2：静态肺容量——补吸气量和补呼气量　　副高：熟练掌握　正高：熟练掌握

（1）补吸气量：为在平静吸气后再用力吸气所能吸入的最大气量。成年男性约2100ml、女性约1500ml。反映肺胸的弹性与吸气肌的力量。

（2）补呼气量：为在平静呼气后再用力呼气所呼出的最大气量。成年男性约900ml、女性约600ml，立位大于卧位。

知识点3：静态肺容量——功能残气量　　　　　副高：熟练掌握　正高：熟练掌握

（1）平静呼气后肺内存留的气量，FRC = ERV + RV。正常男性约2300ml，女性约1600ml。

（2）FRC对吸入到肺泡内的气体有缓冲作用，使氧或二氧化碳分压保持相对恒定。可反映肺泡膨胀程度，是目前判断阻塞性肺疾病最可靠的指标。

（3）降低FRC的原因包括卧位、麻醉、肥胖、肺纤维化、肺水肿、腹胀、胸廓畸形、肌肉松弛、腹部和胸部手术后等；增加FRC的原因包括哮喘、肺气肿、高龄。

（4）患儿功能残气量小，耐受呼吸停止的时间比成人要短很多，患儿全麻插管时限不宜过长；诱导和苏醒通常比成人较快。老年人、肺气肿患者功能残气量增加，会导致吸入麻醉诱导和苏醒较慢。

知识点4：静态肺容量——肺活量（VC）　　　　副高：熟练掌握　正高：熟练掌握

（1）最大吸气后能呼出的最大气量，$VC = V_T + IRV + ERV$。正常男性约3.5L，女性约2.4L，VC和性别及身高有关，约有20%的波动，同一人前后测定误差为±5%。

（2）VC可衡量患者呼吸代偿能力、通气功能补偿能力、肺和胸廓扩张及收缩的能力，即能吸入和呼出气量的大小，还可反映患者呼吸肌力强弱、咳嗽清除呼吸道分泌物能力。

（3）临床判断肺活量占预计值的百分比≥80%为正常，降低因素常见于胸廓扩张受限、肺扩张受限、呼吸肌疲劳或神经肌肉病变等。

（4）麻醉药过度抑制、机械性干涉等因素可导致VC值减少超过平均值20%；椎管内麻醉阻滞平面达胸段时，麻醉作用消退前VC可减少40%；胸腔、上腹部的手术均会使VC降低，影响围术期气体交换。通常在术后12~18小时达最低水平，偶尔也有2周后才可恢复术前水平。

（5）当VC<10m/kg时，患者通常有潜在的呼吸衰竭，大多无法维持有效的呼吸，需施行机械通气。当VC达到10~15ml/kg，患者方可有效的深呼吸与咳嗽，提示有脱机与拔除气管导管的指征。

知识点5：肺通气功能参数——每分通气量　　　　副高：掌握　正高：掌握

每分通气量（V）：$V = 潮气量（V_T）\times 呼吸频率（f）$。成人静息每分通气量为6~8L，随人体活动量的增加，每分通气量也随之增加。在病理情况下，如患甲状腺功能亢进时，因人体的基础代谢率增加，分钟静息通气量也可明显增高。所以可将每分静息通气量作为基础代谢率的指标。此外，还有很多因素能使分钟静息通气量增加，如严重缺氧和紧张、恐惧等精神、神经因素。

知识点6：肺通气功能参数——最大自主通气量　　　　副高：掌握　正高：掌握

最大自主通气量（MVV）是指人体在1分钟内所能呼吸的最大气体容量。根据患者的情况，酌情限定患者在10秒、12秒或15秒内，进行最快和最大的深呼吸，所测得的通气量分别乘以6、5或4，即为每分最大自主通气量。

知识点7：肺通气功能参数——用力肺活量　　　　副高：掌握　正高：掌握

用力肺活量（FVC）又称时间肺活量是指受试者尽量吸足气，然后尽快呼气且尽量呼完的气体容量。正常人FVC与缓慢或非用力动作所测得的肺活量相等；但在气道有阻塞者，用力呼气可致气道提早变窄或闭合，FVC可较肺活量低。二者之差可以反映受压气道远端陷闭的气体量。FVC＜15ml/kg时，术后肺部并发症的发生率常明显增加。

| 知识点8：肺通气功能参数——用力呼气量 | 副高：掌握 正高：掌握 |

用力呼气量（FEV_T）在FVC的测定过程中，分别测定最初3秒内的呼气量，并分别求其各秒气体容量所占最大用力肺活量的百分比。其中，T表示呼气时间。由于FEV_T测定的是在不同时间呼出的气体容量，因此它实质上测定的是流量。通过估计在特定时间的呼气流量可确认气道阻塞的严重程度。在阻塞性及限制性肺疾病，FEV_T均会减少。由用力肺活量利用公式可以推算出最大自主通气量，即最大自主通气量（L）＝$FEV_{1.0}×35$。本公式适用于测定最大自主通气量有困难的患者。

| 知识点9：肺通气功能参数——用力呼气流量 | 副高：掌握 正高：掌握 |

用力呼气流量（FEF）：$FEF_{25\%～75\%}$是在测量FVC过程中，呼气在25%～75% FVC水平的平均流量，也称最大呼气中段流率（MMFR）。这段肺活量水平的呼气流率与用力无关，主要反映肺泡弹性回缩力和气道阻力的情况。阻塞性肺疾患患者通常MMFR降低，而在限制性肺疾患患者中，保持正常。在早期阻塞性肺疾患患者MMFR最先出现降低，较其他指标敏感。MMFR较FEV_T/FVC对受试者用力程度的依赖性更小，且可重复性高。

| 知识点10：肺通气功能参数——通气储量百分比 | 副高：掌握 正高：掌握 |

最大分钟通气量将（MVV）减去每分静息通气量即为通气储量，以通气储量与MVV相比即为通气储量百分比，其公式：通气储量百分比＝（MVV–V）/MVV，是衡量通气功能好坏的一项重要指标。百分率低，提示在应激的情况下，所能发动的呼吸储备能力小，即呼吸代偿能力越差。通常正常值为93%。凡引起MVV减少的疾患，通气储量百分比也降低，百分比越低，通气功能越差。当此值降至70%～60%时，患者接近气促的阈值。肺切除术前如果在70%以下，术后应当警惕发生呼吸功能不全。

| 知识点11：肺通气功能参数——流量-容量曲线 | 副高：掌握 正高：掌握 |

用力吸气至最大限度，然后用力呼出至无法再呼出为止，其做法与用力肺活量测定基本相同，以x-y记录仪描记流量和容量的变化，即可以得出流量-容量曲线。从此曲线可得知用力肺活量、最大吸气流量和最大呼气流量，特别是流量与肺容量关系方面存在重要的诊断意义。阻塞性肺疾患通常伴有流量的降低，而限制性肺疾患常为肺容量的降低。而呼气曲线的变化在很大程度上与患者用力无关，流量主要决定于肺弹性回缩力（从75%肺活量至残气量）。当有固定上气道或气管梗阻时，伴有典型的呼气和吸气流量受限，吸、呼相曲线均变平坦，曲线呈卵圆形。限制性肺疾患者通常峰值呼气流量相对正常，并随肺容量减少线性降低，但肺容量本身降低。

知识点12：肺通气量的划分　　　　　　　　　　　　副高：掌握　正高：掌握

根据人体所处的不同状态和实际参与肺泡气体交换通气量多少，可将肺的通气量分成每分通气量、肺泡通气量和无效腔量。

通常情况下，大约每次呼吸有2/3的通气量到达有血液灌注的肺泡参与气体交换，这部分称为肺泡通气量或有效通气量。其余1/3通气量未参与气体交换，称为无效腔量或生理无效腔量。生理无效腔量又可以分为两部分：充填传导气道部分的气量，也称解剖无效腔量；肺泡通气良好而相应的血液灌注不良时，气体交换不能充分进行的那部分气量，也称肺泡无效腔量。

知识点13：影响肺泡无效腔量的因素　　　　　　　　副高：掌握　正高：掌握

影响肺泡无效腔量的因素包括：

（1）肺泡血液灌注压不足：当各种类型循环衰竭引起低心排出量出现肺循环压下降时，无血液循环灌注的肺泡明显增加，这种效应在低血容量时更明显。在行控制性低血压时，也可以使肺泡无效腔量明显增加，若患者的生理肺泡无效腔量超过潮气量的75%时，就会发生严重的肺泡通气不足。

（2）体位的影响：肺血流的分布受重力影响，当侧卧位时，约有2/3的肺血流分布在下侧肺，而自主呼吸的通气大部分也通向低侧肺，因此肺泡无效腔量变化很小。然而在人工通气下，则对上侧肺的通气较多，而且血流分布较少，形成肺泡无效腔量增加。目前研究发现，当发生急性呼吸窘迫综合征时，将患者由仰卧位变为俯卧位，会使胸膜腔负压梯度减小，肺内气体的分布变得更为均匀，进而使背侧肺组织的通气得到改善，同时肺内血流又优先分布到背侧肺组织。所以背侧的肺组织通气/血流比率改善，气体交换增加，氧合程度也提高。

（3）无血液灌注的肺泡通气：在肺栓塞、肺毛细血管收缩，或肺泡隔和其中血管广泛性破坏所致肺阻塞性疾患以及胸外科手术时，外力引起肺循环阻塞等，使部分肺泡没有血液灌注，肺泡内气体不能进行气体交换而增加肺泡无效腔量。

（4）全麻时无论自主呼吸或人工通气，均可以使肺泡无效腔量增加，平均增加约70ml。这主要是由于潮气量增大，吸气时间缩短和肺血流减少所致。在气管内插管全麻下患者的 V_D/V_T 为30%～35%，然而由于存在机械无效腔及其他增加解剖无效腔的因素，因此全麻中，应适当增加潮气量，以提供足够的肺泡通气量。

知识点14：肺血流的分布　　　　　　　　　　　　　副高：掌握　正高：掌握

肺血流取决于驱动压力和血管阻力，在整个肺组织中这些因素（和血流）是不均一的。传统的肺灌注观念强调重力因素的重要性，但非重力因素也很重要。

在不同的体位下，肺泡压（PA）、肺动脉压（Pa）和肺静脉压（Pv）等在不同肺区有着不同的相关性，并出现血流量的差异。Ⅰ区在肺的最上部分，此区 PA＞Pa＞Pv。肺泡压传递至肺毛细血管，血管被压塌陷，肺血流量少。在理论上此区为无血流灌注区，即使接受人工通气也缺乏血流灌注，仍为肺泡无效腔量。在正常情况下，所涉及的范围较小，但当肺动脉压降低如低血容量性休克时，使Ⅰ区范围扩大。

Ⅲ区出现于肺的重力依赖性区域，此时 $Pa > Pv > PA$，肺血流量受肺动静脉压力差所影响。因重力作用，Pv增加，肺毛细血管呈持续开放状态。所以此区血灌注呈相对过剩，即存在血灌注而无通气，即为生理性分流区。

Ⅱ区出现在Ⅰ区下限至Ⅲ区的上限，此时 $Pa > PA > Pv$。肺血流量决定于肺动脉压与肺内压的差。肺静脉压对肺血流的影响不大。此区包括大部分肺泡，是通气和血流匹配区。

在相同重力平面上肺血流量存在显著差异，无论患者处于俯卧位或仰卧位，肺的高度只能解释肺血流分布的10%。而且，水平方向的不均匀性要比垂直方向的不均匀性明显。血流的不均匀分布可能比重力的影响更重要。灌注不均匀模式意味着在任何给定的区域内，相邻组织之间都有可能存在血流的"空间相关性"。

知识点15：肺泡的气体分布　　　　　　　　　　　　　　副高：掌握　正高：掌握

正常人肺泡的气体分布受重力的影响，上肺部较下肺部的通气分布多，与胸腔压力梯度有关。正常胸腔压力为负压，因肺和胸廓内不同部位的液体静力学和结构性的改变，胸腔内各部分的压力并不一致，肺尖部负压最大。健康成人在直立时，肺尖部周围的胸内压为 $-10cmH_2O$，向下按 $0.25cmH_2O/cm$ 递减，肺基底部约为 $-2cmH_2O$。胸内压垂直梯度对呼吸时气体分布和排空均有影响。健康人直立时，在残气位，随胸腔内压从上到下的逐渐递减，肺泡的膨胀度也随之降低。如从残气位开始吸气，气体首先分布到肺尖，然后再逐渐向下分布；但因肺尖周围负压较高，在残气位时肺尖部有部分肺泡已处于膨胀状态，所以进入肺尖部的气量较少。继续吸气时，胸内压继续降低，肺下部气道开放，大量气体进入肺基底部。呼气时，气体的排出顺序与吸气时相反，肺基底部胸内压力原较肺尖高，呼气时压力增加，使该部位肺容量最先缩小气体排出，使基底部肺单位关闭。待肺下部肺单位关闭之后，才是肺尖部呼出气。所以肺尖部的肺泡气具有先进后出的特点。

知识点16：闭合气量（CV）　　　　　　　　　　　　　　副高：掌握　正高：掌握

闭合气量（CV）是指肺底部小支气管开始关闭后所呼出的气量。闭合气量加上残气量称为闭合容积（CC）。

闭合气量不用绝对值表示，是以闭合气量与肺活量之比即CV/VC（%）表示。健康人坐位的CV/VC（%），年龄差别不大，通常30岁CV/VC（%）为13%，40岁为16%，50岁为20%。闭合气量明显增高时，提示有小气道功能障碍。

知识点17：肺的通气与换气　　　　　　　　　　　　　　副高：掌握　正高：掌握

肺为了完成气体交换任务，需要完成两方面的工作。首先，要将气体自外界吸入肺内，并将经过交换的气体自肺泡呼出，此过程称为通气；同时肺泡内气体还要与流经肺的血流进行气体交换，吐旧纳新，此过程称为换气。通气功能是换气功能的基础，两者互相联系，互不可分。肺内气体交换是呼吸功能的根本所在。

知识点18：肺内的气体交换　　　　　　　　　副高：掌握　正高：掌握

肺内的气体交换是气体通过浓度差的弥散作用，穿过呼吸膜入血或进入肺泡的过程。肺换气的正常依赖于肺泡各部分通气与血流比率的均衡，也依赖于肺呼吸膜弥散功能的良好。

知识点19：临床上导致缺氧和低氧血症发生的原因　　　副高：掌握　正高：掌握

（1）通气与血流比值（V/Q）：即每分通气量与每分血流量的比值，可以表达肺内所有区域的通气与血流的相关性。理想的V/Q的比值为1，大约出现在第3肋骨水平。高于此水平，V/Q的比值＞1，而低于此水平，V/Q的比值＜1。临床上，V/Q失调往往以缺氧为主，只有在严重通气不足时才出现CO_2潴留。

（2）肺内分流：是指因不同原因使肺内血流未经氧合便直接与已氧合的动脉化的血相混合，使血氧下降，其性质类似先天性心脏病患者的"右向左分流"，但发生在肺内，故为肺内分流，也称之为静脉血掺杂。正常支气管静脉和心最小静脉的血不经气体交换，直接进入右心，形成肺内分流，但其量占心排血量的2%以下。当V/Q减小，如果通气少于血流量，即可引起不同程度的静脉血掺杂，或肺内分流样改变；如果通气完全停止，而血流继续，则形成病理性肺内分流，这是换气障碍中最严重的一种。

（3）肺内弥散：肺泡和血液间的气体交换决定于气体的分压差、肺血流速度、肺泡肺毛细血管壁的厚度（呼吸膜）及肺泡总面积和气体弥散能力。肺泡膜总面积可以达$50 \sim 100m^2$，厚度＜0.5μm有利于气体弥散。气体可以从高分压向低分压处弥散。CO_2弥散能力很高，约为氧的20倍。在静息的状态下，氧弥散量为$15 \sim 20ml/mmHg$，肺毛细血管血流通过肺泡的时间为0.75秒，而氧弥散的时间需0.3秒。肺泡弥散量的变化，可以随肺的生长发育而增加，儿童的弥散量小于青年人。老年人有肺泡退行性变及肺气肿，也使氧的弥散量减少。男性肺泡面积较女性大，故弥散量大于女性。

知识点20：调节呼吸运动的中枢　　　　　　　　副高：掌握　正高：掌握

中枢神经系统内产生和调节呼吸运动的神经细胞群，分布于大脑皮层、脑桥、间脑、延髓和脊髓等部位。

知识点21：呼吸运动的反射性调节　　　　　　　副高：掌握　正高：掌握

（1）肺牵张反射：肺扩张或萎陷引起的吸气抑制或兴奋的反射。主要包括：①肺扩张反射。加速吸气与呼气的交替，使呼吸频率增加。与呼吸调整中枢共同调节呼吸频率及深度；②肺缩小反射。肺萎陷较为明显时引起吸气的反射。在平静呼吸调节中的意义不大，但对阻止呼气过深和肺不张等可能起到一定作用。

（2）化学感受性反射调节：①外周化学感受器：存在于颈动脉和主动脉体，前者主要参入呼吸调节，后者则在循环调节方面较为重要。颈动脉体内含Ⅰ型细胞及Ⅱ型细胞，周围包绕以毛细血管窦，血供丰富。功能上Ⅰ型细胞起到感受器的作用。Ⅱ型细胞类似神经胶质细胞。②中枢化学感受器：位于延髓腹外侧浅表部位。头尾区具化学感受性，中间区是中继站。

知识点22：呼吸肌本体感受性反射　　　　　　　　　副高：掌握　正高：掌握

肌梭和腱器官是呼吸肌的本体感受器。当吸气阻力升高时，呼吸肌本体感受器兴奋，传入到冲动频率，反射性增强吸气肌收缩力，以克服阻力保证肺通气量。

知识点23：围术期肺功能检查　　　　　　　　　　　副高：掌握　正高：掌握

通常围术期肺功能检查包括病史、体格检查、胸部X线片、动脉血气分析和肺量计。咳痰史、喘息或呼吸困难、活动耐量和其他活动受限的现象是较为重要的信息。动脉血气分析采样时，患者应吸空气，可提供有关气体交换和酸碱平衡等方面的信息。肺量计检查包括FVC、$FEV_{1.0}$和$FEV_{1.0}/FVC$，以及MMFR，这将有助于将肺疾患分类（阻塞性、限制性或混合性），并确定疾病的严重程度。

第二节　心功能检查

知识点1：床旁心脏功能检查　　　　　　　　　　　副高：掌握　正高：掌握

病史的采集应当包括呼吸困难、心绞痛、疲倦、晕厥、腹胀、外周水肿等，并了解病程、患者的活动能力及生活质量。同时，观察有无气促、贫血、发绀和黄疸等。检查肺呼吸是否正常、心脏有无杂音、心率、心律是否正常、肝脾有无增大或外周水肿情况，均有助于心脏功能的评估。

知识点2：X线心脏检查　　　　　　　　　　　　　副高：掌握　正高：掌握

通常X线心脏像或床边胸片，对判断心脏功能及心力衰竭程度颇有帮助，并可以指导临床治疗。

（1）心脏增大：心胸比值＞0.5表明心脏有增大。突然左心室增大，常提示心肌收缩功能不全性心力衰竭。心影增大的程度及其变化特点有助于原发性心脏疾病的诊断。

（2）肺静脉压增高：通常提示左侧心力衰竭。依据增高的程度可包括以下几种表现：

①肺淤血：是早期左侧心力衰竭可靠的证据；②间质性肺水肿；③肺泡性肺水肿。

Rigler等依据X线片的影像将肺水肿划分为三度：轻度肺水肿、中度肺水肿、重度肺水肿。

心脏功能检测可分为无创性和有创性两类。

知识点3：心脏收缩功能检查　　　　　副高：掌握　正高：掌握

射血分数是目前临床上评价心脏收缩功能最常用的指标。是心室每搏量和心室舒张末期容积的比值。成人正常的左室射血分数（LVEF）为60%±7.0%，右室射血分数（RVEF）为48%±6.0%。一般认为，静态LVEF＜50%；RVEF＜40%即为心室功能降低。健康人运动高峰时EF的升高应当增加5.0%；如等于或降低5.0%即为运动试验异常，表示心脏功能降低。左室射血分数是估价左室收缩功能最有用的指标之一，它可以反映左室排血的效率。LVEF降低表明心肌收缩力降低。

知识点4：心脏舒张功能检查　　　　　副高：掌握　正高：掌握

心室舒张不是单纯的被动动作，心室肌纤维松弛也需要能量，同时依赖静脉的回流及瓣膜前后的压力梯度的阶差，使心室再充盈。心肌缺血可改变心肌纤维松弛的需能过程，这种心室舒张功能改变的时间可先于收缩功能的改变，因此可提前发现左心功能的减退。

知识点5：心脏结构缺损及瓣膜受损与心脏功能　　副高：熟练掌握　正高：熟练掌握

心脏病变的解剖学类型可通过容积、压力负荷的变化影响心室的效能。在总搏血量、有效搏血量都相等的情况下，主动脉瓣反流引起的左室功能损害较二尖瓣反流所致者明显要多。由于二尖瓣反流时，搏血量向主动脉和低压的左房转移，因此左室排空的总阻抗瞬间迅速地降低，心室的负荷与心缩期室壁的应力迅速地减少；反之，主动脉瓣的反流量流入左室，心缩期又要射向高压的主动脉，这时左室的心舒末容积、压力、心缩期室壁应力、心缩期左室做功及射血时间均较二尖瓣反流时大，因此对左室功能受损的程度就明显要大。采取心脏超声、声学造影、多普勒技术、核医学检查及X线心血管造影等可评估心脏结构、瓣膜或先天性心脏畸形的种类与缺损的程度，方可全面了解对心脏功能的影响，还能预测手术矫正畸形、瓣膜修补或瓣膜置换后能否改善心脏功能。

知识点6：特殊心脏检查　　　　　副高：熟练掌握　正高：熟练掌握

（1）常规心电图检查。

（2）动态心电图检查。

（3）放射性核素扫描。

（4）超声心动图检查：常规超声心动图可了解心脏的基本解剖结构、心室壁及心瓣膜的活动情况，测量压力、心脏射血分数。超声心动图应激试验是利用药物、运动使心脏应激，阿托品、多巴酚丁胺或双嘧达莫均可使用。心脏应激后心肌缺血的表现为：①出现心室壁活动异常；②原有心室壁活动异常加重。

（5）冠状动脉造影。

知识点7：心脏功能的分级	副高：熟练掌握 正高：熟练掌握

心脏功能的分级见表1-8-1。

表1-8-1 心脏功能的分级

分级	描 述	评 价
I	有心脏病，体力活动不受限制。通常的体力活动不会引起过度疲劳、呼吸困难、心悸或心绞痛（心功能代偿期）	A级无心血管病的客观证据
II	有心脏病，体力活动稍受限制。休息时感觉舒适，但正常的体力活动会导致疲劳、呼吸困难、心悸或心绞痛（I度或轻度心衰）	B级轻度心血管病变的客观证据
III	有心脏病，体力活动大受限制，休息时尚感舒适，但较正常轻的体力活动便会导致疲劳、呼吸困难、心悸或心绞痛（II度或中度心衰）	C级中度心血管病变的客观证据
IV	有心脏病，体力活动能力完全丧失。休息时仍可存在心力衰竭症状或心绞痛。进行任何体力活动都会使症状加重（III度或重度心衰）	D级重度心血管病变的客观证据

第三节 肝肾功能检查

知识点1：肝功能检查项目	副高：掌握 正高：掌握

肝功能检查项目主要包括：丙氨酸氨基转移酶（ALT）、天冬氨酸氨基转换酶（AST）、总蛋白、球蛋白、清蛋白、清蛋白/球蛋白以及总胆红素的检查。

知识点2：反映肝实质损害的指标	副高：掌握 正高：掌握

反映肝实质损害的指标主要包括：ALT、AST等。其中，ALT是最为常用的敏感指标，1%的肝细胞发生坏死时，血清ALT水平即可升高1倍。AST持续升高，数值超过ALT往往提示肝实质损害严重，是慢性化程度加重的标志。

知识点3：反映胆红素代谢及胆汁淤积的指标	副高：掌握 正高：掌握

反映胆红素代谢及胆汁淤积的指标主要包括：总胆红素（TBil）、直间接胆红素、尿胆原、尿胆红素、血胆汁酸（TBA）、γ-谷氨酰转肽酶（γ-GT）及碱性磷酸酶（ALP）等。肝细胞变性坏死，胆红素代谢障碍或者肝内胆汁淤积时，可出现上述指标升高。溶血性黄疸

时，可出现间接胆红素升高。

知识点 4：反映肝脏合成功能的指标　　　　　　　　　副高：掌握　　正高：掌握

反映肝脏合成功能的指标主要有：清蛋白、前清蛋白、胆碱酯酶及凝血酶原时间和活动度等，长期清蛋白、胆碱酯酶降低，凝血酶原活动度下降，补充维生素K无法纠正时，则说明正常肝细胞逐渐减少，肝细胞合成蛋白、凝血因子功能差，肝脏储备功能减退，预后不良。

知识点 5：反映肝纤维化的指标　　　　　　　　　　　副高：掌握　　正高：掌握

反映肝纤维化的指标主要有：Ⅲ型前胶原（PⅢP）、Ⅳ型胶原（C-Ⅳ）、透明质酸（HA）、层连蛋白（LN）等。

知识点 6：肝功能检查最新项目　　　　　　　　　　　副高：掌握　　正高：掌握

（1）甘胆酸（CG）：肝细胞受损或胆汁淤滞时，血液中CG含量就明显增高，反映肝细胞的损害比目前临床上常用的ALT等更敏感，能够早期发现轻度肝损害，对区别慢性肝炎病情严重程度有帮助。

（2）铁蛋白（SF）：在肝内合成并储存，肝细胞炎症反应可以使SF合成增加，肝细胞变性坏死可以使SF释入血中，SF上升程度与肝细胞受损轻重呈平行关系，但在严重低蛋白血症、缺铁性贫血可以明显降低。

（3）前清蛋白（PA）：前清蛋白（PA）对早期发现重症肝炎及慢性肝损害具有一定意义。病越重值越低。

（4）转铁蛋白（TF）：转铁蛋白（TF）是肝脏合成的一种糖蛋白，其主要功能为运转铁。急性肝炎时，转铁蛋白（TF）增多，慢性肝炎、肝硬化则可低。其他多种感染时，转铁蛋白（TF）降低，而缺铁性贫血和妊娠末期转铁蛋白（TF）增多。

（5）胆汁酸（TBA）：肝排泄的主要有机阴离子，其代谢情况主要受肝脏控制，当肝功能受到损害时，其升高往往比胆红素早而明显。因此能更敏感地反映肝损害。

知识点 7：肝功能检查注意事项　　　　　　　　　　　副高：掌握　　正高：掌握

（1）肝功能检查前不能进食，不能喝水，肝功能抽血检查要求空腹，空腹时间通常为8~12小时。

（2）肝功能检查前一天的饮食要以清淡为主。

（3）肝功能检查前应注意不要服用药物。

（4）肝功能检查前要注意保证充足的睡眠，不要剧烈运动。

（5）检查的前一天一定不能喝酒，喝酒会导致转氨酶的升高，影响检查结果。

（6）肝功能检查的前一天，食用含有丰富胡萝卜素、叶黄素的食物会使血清呈黄色，影响黄疸指数测定结果。高脂肪餐可能使血脂增高，因此需在抽血前10小时禁止食用含脂肪类膳食。

知识点8：衡量肾功能变化的指标   副高：掌握   正高：掌握

肾功能检查是研究肾脏功能的实验方法，常用尿液显微镜检查和化学检查以及血液的某些化学检查等指标进行衡量肾功能的变化。

知识点9：肾功能检查项目   副高：掌握   正高：掌握

肾功能检查项目包括：血肌酐（Scr）、血尿素氮（BUN）、血尿酸、血尿素、尿蛋白、尿肌酐（Cr）、选择性蛋白尿指数（SPI）、β_2-微球蛋白清除试验、尿素清除率、血内生肌酐清除率、尿素氮/肌酐比值（BUN）、酚红（酚磺酞）排泄试验（PSP）。

第四节 血气分析

知识点1：血气分析的意义   副高：掌握   正高：掌握

血气分析是通过对人体血液及呼出气的酸碱度（pH）、二氧化碳分压、氧分压进行定量测定来分析和评价人体血液酸碱平衡状态及输氧情况的一项临床各科常用的检查方法，不仅是反映肺换气功能的重要指标，而且能够较准确地反映酸碱紊乱的情况。在临床上主要用于昏迷、休克、严重外伤等危重患者的抢救及外科手术及麻醉的治疗效果的观察和研究工作。

知识点2：血气分析常用参数——氧分压（PO_2）   副高：掌握   正高：掌握

氧分压（PO_2）是指血液中物理溶解氧的张力。在一个大气压下，正常体内物理溶解的氧100ml，血液中仅占0.3ml，因此体内氧的需要主要来自Hb化学结合的氧——HbO_2。①PaO_2（动脉血氧分压）：在海平面呼吸空气（21%的氧）时PaO_2正常值为80～97mmHg，PaO_2 80mmHg为缺氧。低氧血症有5种生理性原因：通气不足、V/Q比例失调、右向左分流、弥散障碍以及弥散-灌注不匹配；②PvO_2（混合静脉血氧分压）PvO_2的正常值范围是40～60mmHg，因正常人均存在着解剖分流，患者还可能同时有功能性分流存在，所以PvO_2的降低会使PaO_2降低，它反映组织细胞的呼吸功能，当$PvO_2 < 40$mmHg时提示组织摄氧增加，<30mmHg时提示细胞缺氧；③$P(a-v)O_2$（动静脉氧分压差）：正常人在吸入空气时是20～60mmHg。

知识点3：血气分析常用参数——二氧化碳分压（PCO_2）   副高：掌握   正高：掌握

二氧化碳分压（PCO_2）是指物理溶解在血浆中的二氧化碳张力，将$PCO_2 \times \alpha$（为二氧化碳在37℃时的溶解系数，0.03）即为H_2CO_3含量。

动脉血PCO_2（$PaCO_2$）基本反映了肺泡的PCO_2（$PACO_2$），正常值是40mmHg，极限范围是10～130mmHg，<35mmHg是低碳酸血症，反映通气过度，>45mmHg属高碳酸血症，反映肺泡通气不足。

知识点4：血气分析常用参数——氧饱和度（SO_2）　　　　　副高：掌握　正高：掌握

氧饱和度（SO_2）是指血液在一定的PO_2下，HbO_2占全部Hb的百分比值，每克Hb的氧达到饱和时可结合氧1.39ml。当PO_2降低时，SO_2也随之降低；当PO_2增加时，SO_2也相应增加。动脉血氧饱和度（SaO_2）与PO_2之间呈一"S"形的氧解离曲线关系。"S"形曲线可能受多种因素影响而发生左移或右移的改变，观察曲线的左、右移的指标是P_{50}。P_{50}是指血红蛋白50%被氧饱和时血氧分压，代表了Hb与氧亲和力的状况。在正常情况下，当体温为37℃，pH 7.40，PCO_2 40mmHg时，P_{50}为26.3mmHg。P_{50}升高，氧离曲线右移，氧与Hb亲和力降低，Hb易释放氧；P_{50}降低，氧离曲线左移，氧与Hb亲和力增加，Hb易结合氧，但不易释放氧。

SO_2的正常值是92%～99%，可以通过脉氧仪等仪器直接测出，也可以从"S"形曲线图得到或计算出。

知识点5：血气分析常用参数——肺泡-动脉血氧分压差P（A-a）O_2
　　　　　　　　　　　　　　　　　　　　　　　　　　　副高：掌握　正高：掌握

肺泡-动脉血氧分压差P（A-a）O_2是判断肺换气功能正常与否的一个依据。在心、肺复苏中，P（A-a）O_2是反映预后的一项重要指标。正常人吸入空气时，也存在一定量的P（A-a）O_2，约为20mmHg以下，随着年龄的增长而增大，60～80岁时可以达24mmHg，但一般不会超过30mmHg。

知识点6：血气分析仪器的发展现状　　　　　　　副高：掌握　正高：掌握

目前，血气分析仪发展趋势主要体现在：①即时检验；②测量精度提高；③多参数设计；④模块式设计；⑤设计机器人性化；⑥更加注重环保；⑦样品量减少。

知识点7：血气分析与监测新技术　　　　　　　副高：掌握　正高：掌握

随着计算机技术的发展，电学、生物化学以及纤维光学的广泛应用，从离开实验室到手术台与病床边进行，不用离体血，直接对患者进行持续的血气分析技术已经从动物实验阶段进入临床应用。①持续动脉内血气监测（CIABG）；②体外血管内（In-Line）血气监测；③即时（床边）监测系统（POCT）。

知识点8：局限性与误差原因　　　　　　　　副高：熟练掌握　　正高：熟练掌握

正确处理动脉血气样本为降低误差的重要措施。采样后搁延时间过久与采样注射器中留有空气为常见的两种错误做法。在室温、4℃条件下将血样放置>20分钟将导致PaO_2下降。PaO_2下降的原因是白细胞的代谢，如将血样置于冰点条件下保存，则不会发生PaO_2下降。采样注射器中的气泡可使PaO_2测量值向气泡PO_2改变，$PaCO_2$下降。

第二篇
麻醉方法与监测

第一章　术前病情评估与准备

第一节　术前病情评估

知识点1：术前访视患者的目的　　　　　　　副高：掌握　正高：熟练掌握

（1）获取病史（如现病史、个人史、既往史、过敏史、手术麻醉史等）、体格检查、实验室检查、特殊检查中有价值的信息。

（2）减少患者对围术期麻醉过程的焦虑与恐惧，获得患者的知情同意并指导患者配合麻醉。

（3）其围术期风险与管理方案应同外科医师取得共识。

（4）充分评估，优化术前准备及围术期管理方案，使风险降到最低。

知识点2：麻醉科手术前病情门诊评估　　　　　副高：掌握　正高：熟练掌握

麻醉科门诊一般由资深的麻醉科医师负责，根据患者的病史、体格检查、化验与辅助检查等结果，对患者耐受麻醉的情况进行评估。对于化验与辅助检查不全的患者，针对其具体疾病要求进一步完善相关的检查工作。对于合并症控制不理想的患者，建议到相关科室会诊，以调整治疗方式和药物剂量。最后，向患者及家属介绍围术期过程（麻醉方式、镇痛方案及麻醉风险），宣教能够降低患者的焦虑。

知识点3：ASA病情及体格情况分级　　　　　　副高：掌握　正高：熟练掌握

对患者的病情和体格情况的评估，多采用美国麻醉医师协会（ASA）的标准将病情分为六级。

ASA Ⅰ：体格健康患者。

ASA Ⅱ：合并轻度系统性疾病患者（Ⅰ、Ⅱ级患者麻醉、手术耐受力良好，麻醉经过平稳）。

ASA Ⅲ：合并严重系统性疾病患者（Ⅲ级患者麻醉存在一定危险，麻醉前应做充分准备并对麻醉期间可出现的并发症采取有效措施，积极预防）。

ASA Ⅳ：合并严重威胁生命的系统性疾病患者（Ⅳ级患者存在极大麻醉危险性，即便有充分的术前准备，围术期死亡率也很高）。

ASA Ⅴ：预计不接受手术不能存活的垂死患者（Ⅴ级为濒死患者，麻醉及手术均十分危险，不建议行择期手术）。

ASA Ⅵ：证实为脑死亡，其器官拟用于器官移植手术。

知识点4：术前总体评估方法　　　　　　　副高：掌握　正高：熟练掌握

（1）患者的自身条件：患者的年龄是重要的麻醉风险因素。患者实施的手术可能是一般手术，但是如果是高龄患者，其麻醉的风险性较年轻者要高得多。

（2）全身情况：对判断其对麻醉的耐受性非常重要，例如精神状态、有无贫血、发育、营养、水肿、脱水、发绀、发热、过度消瘦或肥胖症等。

（3）并存疾病及器官功能：患者如果并存一种或多种疾病，会使麻醉的风险性增加。

（4）外科手术的复杂性：麻醉的风险性与手术大小并非完全一致。

知识点5：术前心血管系统的评估　　　　　　副高：掌握　正高：熟练掌握

心血管系统常见的异常情况有高血压、冠心病、心功能不全与心律失常等。

高血压：

（1）明确高血压病因（原发性或继发性：血管狭窄、甲亢、嗜铬细胞瘤、非法药物滥用），是否有其他心血管危险因素，了解其高血压的严重程度、持续时间，目前用药和是否有靶器官损伤。

（2）择期手术降压目标：中青年患者< 130/85mmHg，老年患者< 140/90mmHg。重度高血压患者（≥180/110mmHg）建议延迟择期手术。若原发疾病为危及生命的紧急状态，血压高低不应成为立即麻醉手术的障碍。

（3）降压药物通常围术期需继续服用。无法耐受低血压的患者，可在术前12~24小时停用ACEI或ARB类药物。袢利尿剂可导致容量不足和低钾血症，通常术晨停用。

心脏病：

（1）了解病史：有无胸部不适（如胸痛、呼吸困难、压迫感等）及持续时间诱发缓解因素，伴随症状，以及治疗情况；辅助检查包括：血常规、BNP（脑钠尿肽）、电解质、凝血功能、心肌酶谱、心电图、心脏彩超，对有症状的可疑冠心病患者行动态心电图、运动心电图及心肌灌注扫描检查。不宜行常规的围术期冠脉造影。

（2）心功能分级：临床上测定心功能的方法很多，但最简便易行的是根据心脏对运动量的耐受程度而进行的心功能分级，见表2-1-1。

表2-1-1　心功能分级与麻醉风险

心功能	临床表现	临床意义	麻醉耐受力
I	体力活动不受限制	心功能正常	耐受良好
II	体力活动轻度受限，能胜任正常活动，但不能耐受跑步或较重的体力活动，否则心悸、气短	心功能较差	麻醉处理恰当，耐受仍好
III	体力活动明显受限，必须静坐或卧床休息，较轻度活动即可引起心悸、气短	心功能不全	麻醉前准备充分，避免增加心脏负担
IV	不能耐受任何体力活动，不能平卧，端坐呼吸，静息状态下即有心悸、气短等不适	心力衰竭	耐受极差，一般择期手术需推迟

（3）体能状态：患者的体能状态也是评估心功能很重要的指标，通过对患者日常活动能力的了解，从而估计患者的最大活动能力（图2-1-1）。

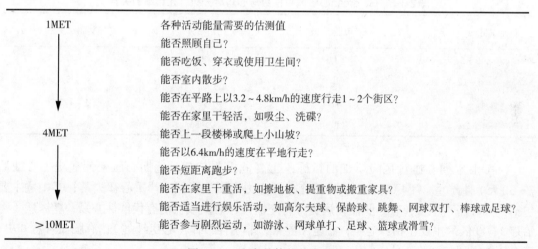

图2-1-1　患者的体能状态评估

（4）Goldman多因素心脏危险指数：Goldman等在临床实际工作中将患者术前各项相关危险因素与手术期间发生心脏并发症及结局相互联系起来，根据各项因素对结局影响程度的大小分别用数量值表示，从而就非心脏手术提供了术前评估较为客观，并可用数量值来预测围术期患者的危险性、心脏并发症和死亡率的参考。Goldman多因素心脏危险指数见表2-1-2，Goldman心脏风险指数与心功能分级、死亡率的关系见表2-1-3。

表2-1-2 Goldman多因素心脏危险指数

序号		项 目	计分
1	病史	心肌梗死<6个月	10
		年龄>70岁	5
2	查体	第三心音奔马律、颈静脉曲张等心力衰竭症状	11
		明显主动脉瓣狭窄	3
3	心电图	非窦性节律，术前有房性期前收缩	7
		持续室性期前收缩>5次/分	7
4	一般内科情况差	$PaO_2<60mmHg$，$PaCO_2>50mmHg$，$K^+<3mmol/L$，$HCO_3^-<20mmol/L$，$BUN>18mmol/L$，$Cr>265.2mmol/L$，AST升高，慢性肝病征及非心脏原因卧床	3
5	腹内、胸外或主动脉		3
6	急诊手术		4
总计			53

表2-1-3 Goldman心脏风险指数与心功能分级、死亡率的关系

Goldman评分	心功能分级	死亡率（%）	并发症发生率（%）
0～5	I	0.2	0.7
6～12	II	2	5.0
13～25	III	2	11.0
>26	IV	>56	22.0

（5）围术期心血管危险增加的指标：①高危主要包括：近期心肌梗死病史（心梗后7～30天）伴严重、不稳定型心绞痛；充血性心力衰竭失代偿；严重心律失常；②中危主要包括：心绞痛不严重；有心肌梗死病史；有充血性心衰史或目前有代偿性心衰；糖尿病（需治疗）；③低危主要包括：老年；心电图异常；非窦性节律（心房纤颤）；有脑血管意外史；高血压未得到控制。

（6）择期手术时机：近期（2个月内）有充血性心力衰竭或正处于心力衰竭中的患者，不建议行择期手术；近期心肌梗死（过去4周）或不稳定及严重心绞痛患者围术期心血管事件风险非常高；进行球囊血管成形术与植入裸金属支架的患者，择期非心脏手术应分别推迟至术后14天和30天；对于植入药物洗脱支架的患者，择期非心脏手术建议延迟至术后365天，如推迟风险高于预期心脏缺血或支架内血栓形成风险，择期手术可推迟至术后180天。现认为不宜硬性规定心肌梗死6个月内不宜行择期手术。

（7）术前用药管理：继续使用β受体阻滞剂、地高辛、利尿剂、钙离子通道阻滞剂、他汀类药物；围术期持续使用ACEI（血管紧张素转换酶抑制剂）和ARB（血管紧张素II受体阻滞剂），术晨暂停给药。心律失常：应明确心律失常的病因（心肌缺血、心肌梗死、心肺

疾病、药物毒性、电解质紊乱等）。①窦性心律不齐好发于儿童，通常无临床意义；若发生在老年人则可提示患者有冠心病；②窦性心动过缓应分辨其原因，首先注意是否为药物（如β肾上腺素能受体阻滞药、强心苷类药等）的影响。通常多见于迷走神经张力过高，若无症状，则无需处理。若为病态窦房结综合征引起，需做好应用异丙肾上腺素和心脏起搏的准备；③室上性心动过速常见于非器质性心脏病，也可见于器质性心脏病、甲亢和药物毒性反应；④阵发性室性心动过速通常认为属病理性质，常伴有器质性心脏病，若发作频繁并且药物治疗效果不佳，麻醉时应有电复律和电除颤的准备；⑤心房颤动，麻醉前应将心室率控制在80次/分左右，至少不应＞100次/分。

| 知识点6：术前呼吸系统评估 | 副高：掌握　正高：熟练掌握 |

（1）了解病史：呼吸道感染（包括感冒，择期手术宜在呼吸道疾病临床痊愈后2～4周施行）、慢性支气管炎、吸烟史、哮喘、COPD（慢性阻塞性肺疾病）、肺结核、肺脓肿、支气管扩张病史，临床症状，严重程度，并发症以及治疗情况；辅助检查：血常规、血气分析、胸部X线或胸部CT，必要时可行肺功能检查。

（2）气道评估体格检查

1）提示气道处理困难的体征：①张口困难；②颈短，肌肉颈；③颏退缩；④舌体大；⑤中切牙突起；⑥颈椎活动受限；⑦病态肥胖；⑧颈椎外伤。

2）面罩通气困难五项独立危险因素：年龄＞55岁、蓄络腮胡、打鼾病史、无牙、肥胖（BMI＞26）。

3）评估气道的方法：①张口度，最大张口时上下中切牙间距离＜3cm、两横指无法置入喉镜；②颞下颌关节活动度，颞下颌关节紊乱综合征、颞下颌关节强直、颞下颌关节脱位等可引起颞下颌关节活动受限，插管困难；③颏甲距离，正常＞6.5cm；④头颈活动幅度；⑤咽部结构分级，即改良Mallampati分级：患者取端坐位，尽量张大口并最大限度地将舌伸出。Ⅰ级：可见软腭、腭咽弓、腭垂；Ⅱ级：可见软腭、腭咽弓、部分腭垂；Ⅲ级：仅可见软腭和腭垂根部；Ⅳ：仅可见硬腭。Ⅰ级和Ⅱ级不存在插管困难，Ⅲ、Ⅳ级可能存在困难气道；⑥检查是否有气管造口及已愈合的气管造口瘢痕、面、颈部的损伤，颈部是否有肿块、甲状腺大小、气管位置；⑦特殊患者行喉镜检查、支气管镜检查。

（3）肺功能评估

1）屏气试验：使患者深呼吸数次在深吸气后屏住呼吸，且记录屏住呼吸时间。屏气时间＞30秒为正常。若屏气时间＜20秒，提示为肺功能显著不全。

2）吹气试验：使患者在尽量深吸气后做最大呼气，如呼吸时间＜3秒，提示肺功能基本正常；如呼吸时间＞5秒，提示存在阻塞性通气障碍。

3）吹火柴试验：将点燃的纸型火柴放至距患者口部15cm处，让患者吹灭，若无法吹灭，可以估计$FEV_1/FVC\%＜60\%$，第1秒用力呼气量＜1.6L，最大通气量＜50L。

4）肺功能检查：肺活量低于预计值的60%、通气储量百分比＜70%、第1秒用力呼气量与用力肺活量的百分比（$FEV_1/FVC\%$）＜60%或50%，术后有出现呼吸功能不全的可能。当FVC＜15ml/kg时，术后肺部并发症发生率显著增加，最大自主通气量（MVV）占预计值

＞80%为正常，通常以40L或MVV占预计值50%～60%作为手术安全的指标，＜50%为低肺功能，＜30%通常被列为手术禁忌。

| 知识点7：术前消化系统评估 | 副高：掌握 正高：熟练掌握 |

（1）全麻评估血管内液体容量、电解质浓度及营养状况。

（2）对急症手术患者应注意有无"饱胃"，对严重创伤患者、急腹症患者和产妇，禁食时间不足或虽距末餐进食时间已超过8小时，因其胃排空延迟，均应视为"饱胃"患者对待，择期手术禁食时间见表2-1-4。

表2-1-4 择期手术禁食时间

清饮料	≥2小时
母乳	新生儿和婴幼儿≥4小时
配方奶或牛奶	≥6小时
淀粉类固体食物	≥6小时
脂肪及肉类固体食物	≥8小时

（3）Child-Pugh肝功能不全评估分级，见表2-1-5。

表2-1-5 Child-Pugh肝功能不全评估分级

项 目	异常程度得分		
	1	2	3
血清胆红素（mmol/L）	＜34.2	34.2～51.2	＞51.2
血浆清蛋白（g/L）	＞35	28～35	＜28
凝血酶原延长时间（s）	1～3	4～6	＞6
凝血酶原比率（%）	30	30～50	＜50
腹水	无	少量，易控制	中等量，难控制
肝性脑病	无	轻度	中度以上

注：总分5～6分者为轻度肝功能不全（A级）；7～9分为中度（B级）；10分以上为重度（C级）

（4）肝肾综合征：顽固性腹水基础上出现少尿、无尿以及恶心等氮质血症时的临床表现，常有稀释性低钠血症、低尿钠、黄疸、低蛋白血症、肝性脑病，无尿蛋白。

| 知识点8：术前泌尿系统评估 | 副高：掌握 正高：熟练掌握 |

（1）了解病史：对肾功能不全、肾衰竭的术前评估重点在心血管系统、脑血管系统、液体容量和电解质情况。问诊包括尿量、心血管系统症状（如胸痛、端坐呼吸、阵发性夜间呼

吸困难等）、并存疾病、用药和透析情况，尤其应注意其使用肾上腺糖皮质激素和其他免疫抑制剂的情况。辅助检查：尿常规及血常规、电解质、血糖、肾功能和清蛋白等。

（2）肾功能不全分级根据肾小球滤过率（GFR）分为CKD 1～5期，见表2-1-6。

表2-1-6　CKD肾功能不全分期

分　　期	特　　征	GFR水平（ml/min）
1期	肾脏损害，GFR正常	＞90
2期	GFR降低	60～90
3期	GFR中度降低	30～59
4期	GFR重度降低	15～29
5期	肾衰竭	＜15

知识点9：术前神经系统功能评估　　　　　副高：掌握　正高：熟练掌握

（1）病史：应重点关注近期发病情况、加重情况与潜在疾病的控制情况，以及既往病史和治疗情况。查体：意识状态、瞳孔大小，对光反射，言语、步态和运动感觉功能有无缺陷。通过CT、MRI明确是否存在脑水肿、脑积水、中线移位和占位性病变的性质及定位。

（2）Glasgow昏迷评分法见表2-1-7。

表2-1-7　Glasgow昏迷评分法

得　　分	睁　　眼	语　　音	体动反应
1	无睁眼	无反应	疼痛刺激无反应
2	疼痛刺激睁眼	言语无法理解	疼痛刺激引起过伸反应
3	呼唤睁眼	言语不确切	疼痛刺激引起过屈反应
4	自动睁眼	有时混淆	对疼痛刺激有收缩反应
5		正常	能对疼痛刺激定位
6			能按医嘱活动

注：Glasgow得分越低表示意识障碍程度越严重

知识点10：术前内分泌系统功能评估　　　　副高：熟练掌握　正高：熟练掌握

甲状腺：了解甲状腺功能（T_3、T_4、THS）是否在正常范围。使用哪些药物治疗，术前对甲亢的控制是否已经达到可接受手术的水平。

糖尿病：了解糖尿病类型、病程长短、血糖最高水平、控制血糖方法、使用的药物剂量、血糖控制状态、是否存在糖尿病的并发症及全身器官状态。术前检查发现HbA1c＞9%，空腹血糖＞10mmol/L，或餐后2小时血糖＞13mmol/L非急症手术应当推迟。

肾上腺皮质醇增多症：均存在向心性肥胖，可有高血压、高血糖、低蛋白血症、高血钠、低血钾、出血倾向及皮下水肿等。麻醉前应注意改善其体液和电解质紊乱，适当控制高血压和高血糖，注意避免术中可能发生的肾上腺皮质功能不全。

嗜铬细胞瘤：全身情况的改善除外，术前准备的重点为控制高血压与补充恢复血容量。

知识点11：术前血液系统功能评估　　　　副高：熟练掌握　　正高：熟练掌握

（1）病史：了解既往是否存在输血史，有输血史者应询问是否有输血并发症；了解是否存在血液疾病；了解患者出血史、家族出血史；是否服用影响凝血功能的药物（如华法林、氯吡格雷、阿司匹林和可能影响凝血的维生素类或中草药）；了解患者是否有血栓病史；是否有活动性出现或急、慢性贫血情况；通常体格检查（如眼睑皮肤苍白、淤点、淤斑）；了解实验室检查结果（如血常规、血凝常规、肝功能、血型、病毒标志物）；术前重要脏器功能评估，确定可能影响红细胞最终输注需求的器官。

（2）抗凝药物管理：华法林：手术麻醉前应停用4~5天，大部分手术可在INR≤1.4时进行；阿司匹林：单独服用阿司匹林不增加施行椎管内麻醉的出血及血肿形成风险。但未停用阿司匹林的患者行椎管内麻醉时，也应尽量减少穿刺次数及损伤，术中严格控制血压，术后密切监测周围神经功能；氯吡格雷：术前5~7天停用。常用抗血栓药区域麻醉前停用及再次用药时间见表2-1-8。

（3）输血指征

1）红细胞：血红蛋白≥100g/L的患者围术期无须输注红细胞；患者血红蛋白<70g/L应输注红细胞；血红蛋白在70~100g/L时，应按照患者心肺代偿功能，是否有代谢率增高及有无活动性出血等因素决定是否输注红细胞。以下情况应输注红细胞：①术前有症状的贫血性患者，心功能Ⅲ~Ⅳ级、心脏病患者及对铁剂、叶酸和维生素B_{12}治疗无效者；②血红蛋白<80g/L并伴有症状（如胸痛、直立性低血压、对液体治疗反应迟钝的心动过速或充血性心力衰竭）的患者；③术前心肺功能不全、严重低血压及代谢增高的患者，需保持较高的血红蛋白水平（80~100g/L）以保证足够的氧输送；对于围术期严重出血的患儿，血红蛋白浓度维持水平应>80g/L。

2）血小板：①血小板计数≥100×10⁹/L，无须输注血小板；②术前血小板计数<50×10⁹/L应考虑输注血小板（产妇血小板可<50×10⁹/L，而不一定输注血小板）；③血小板计数在（50~100）×10⁹/L需按照有无自发性出血或伤口渗血决定是否输注血小板；④若术中发生不可控性渗血，经实验室检查确定有血小板功能低下，输注血小板不受上述指征的限制；⑤血小板功能低下（如继发于术前阿司匹林治疗）对出血的影响比血小板计数更为重要。手术类型和范围、出血速率、控制出血的能力、出血所致的潜在后果以及影响血小板功能的相关因素（如低体温、体外循环、肾衰竭、严重肝病等），均为决定是否输注血小板的指征。

3）新鲜冷冻血浆（FFP）：①PT、APPT>正常1.5倍或INR>2.0，创面弥漫性渗血；②患者急性大出血输入大量库存全血或浓缩红细胞（出血量或输血量相当于患者自身血容量）；③病史、临床过程表现为先天性或获得性凝血功能障碍；④紧急对抗华法林的抗凝作用（FFP，5~8ml/kg）；⑤凝血功能异常患者进行高出血风险的有创操作及手术前，应考虑预防性使用新鲜冷冻血浆；⑥新鲜冷冻血浆输注后，需重新进行评估与凝血检查，如需要再继续输注；⑦普通冷冻血浆用于Ⅲ因子和Ⅷ因子以外的凝血因子缺乏患者的替代治疗。

表2-1-8 常用抗血栓药区域麻醉前停用及再次用药时间

药 物	阻滞前/拔管前需停药时间	椎管内留置导管期间用药	阻滞后/拔管后恢复用药时间
普通肝素 预防/治疗	4小时且aPTT正常	谨慎	4小时
LMWH 皮下 预防	12小时	谨慎	4小时
LMWH 静脉 治疗	24小时	不推荐	4小时
华法林 口服	4~5天且INR≤1.4	不推荐	立即恢复
磺达肝癸钠 预防	36~42小时	不推荐	6~12小时
磺达肝癸钠 治疗	避免	不推荐	12小时
利伐沙班 口服 预防（CrCl > 30ml/min）	18小时	谨慎置管	6小时
利伐沙班 口服 治疗（CrCl > 30ml/min）	48小时	不推荐	6小时
阿哌沙班 口服 预防	24~48小时	不推荐	6小时
比伐卢定	10小时且aPTT正常	不推荐	6小时
阿加曲班	4小时且aPTT正常	不推荐	6小时
达比加群 口服 预防/治疗（CrCl > 80ml/min）	48小时 避免置管	不推荐	6小时
（CrCl 50~80ml/min）	72小时	不推荐	6小时
（CrCl 30~50ml/min）	96小时	不推荐	6小时
阿司匹林（无联合用药）	不需要停药	无禁忌	无禁忌
氯吡格雷（波立维）	7天	不推荐	6小时
普拉格雷	7天	不推荐	6小时
替卡格雷	5天	不推荐	6小时
噻氯匹定（抵克力得）	14天	不推荐	
替罗非班	8小时且PLT功能正常	不推荐	6小时
依替巴肽	8小时且PLT功能正常	不推荐	6小时
阿昔单抗	48小时且PLT聚集正常	不推荐	6小时
双嘧达莫	不需要停药	无禁忌	6小时
阿替普酶，阿尼普瑞替普酶，链激酶	10天	不推荐	10天
大蒜、银杏、人参	不需要停药	无禁忌	无禁忌

（表格左侧分类：抗凝血酶药；抗血小板药物；纤溶药物；中草药）

4）冷沉淀：①存在严重伤口渗血且纤维蛋白原浓度＜150mg/dl；②存在严重伤口渗血并已大量输血，不能及时测定纤维蛋白原浓度时，将输注冷沉淀作为辅助治疗措施；③儿童、成人轻型甲型血友病或血管性血友病、纤维蛋白原缺乏症及凝血因子Ⅷ缺乏症患者；④严重甲型血友病需加用Ⅷ因子浓缩剂；⑤纤维蛋白原水平＜100mg/dl的患者，当进行高出血风险的有创操作及手术前，考虑预防性输注。

知识点 12：知情同意　　　　　　　　　　　副高：掌握　正高：熟练掌握

知情同意是术前评估的必要内容，它已经成为不可缺少的法律文书。向患者解释治疗或诊断性操作的副作用、危险性及并发症后，患者认可并签字，就获得了知情同意。其目的是向患者提供使其做出合理选择所需要的信息。解释麻醉计划和可能的并发症有利于建立良好的医患关系。

第二节　麻醉前准备和用药

知识点 1：麻醉前准备的内容　　　　　　　副高：掌握　正高：熟练掌握

（1）体格方面的准备：①改善患者的全身情况；②积极治疗内科疾病；③既往治疗用药的准备；④严格执行麻醉前的禁食禁饮；⑤饱胃的处理。

（2）精神方面的准备：消除患者与家属对麻醉手术的焦虑及恐惧，增强患者的信心，耐心听取并合理解答患者、家属所提出的问题，以取得患者的理解、信任与配合，对于过度紧张且难以自控的患者应使用药物配合治疗，有心理障碍患者应请心理学专家协助诊治。

（3）为了使麻醉和手术安全顺利进行，避免任何意外事件的发生，麻醉前必须对麻醉与监测设备、麻醉用具及药品进行准备和检查。任何麻醉都需要准备好全身麻醉用具，以备不测之需。

知识点 2：营养状况调整　　　　　　　　　副高：掌握　正高：熟练掌握

对于营养不良的患者，术前若有较充裕的时间并能口服者，应尽量经口补充营养；若时间不充裕、患者无法或不愿经口饮食，应采用肠外营养，可给予氨基酸、白蛋白、维生素等制剂进行纠正。

知识点 3：输液输血的准备　　　　　　　副高：熟练掌握　正高：熟练掌握

（1）输血前应充分了解患者输血史，尤其是以往输血反应记录。对于中等以上的手术，术前需检查患者的血型，准备一定数量的全血。

（2）对于有水、电解质或酸碱失衡的患者，术前均应积极纠正。

知识点 4：全身麻醉用具的准备　　　　　　副高：掌握　正高：熟练掌握

全身麻醉用具的准备一般包括：①麻醉机及气源；②气管和支气管内插管用具、听诊器；③口咽或鼻咽通气道；④吸引装置；⑤监测血压、脉搏、心电图、血氧饱和度、体温的监护仪；⑥其他如各种输液用的液体、微量输液泵及不同粗细的动、静脉穿刺用的套管针等；⑦常用的麻醉药和肌肉松弛药、心血管药物和其他急救用药等。麻醉前应检查各种器械、仪器保证用品齐全，使用性能良好，对麻醉设备、器材的检查需有序进行，以免遗漏。

知识点5：麻醉前用药的目的　　　　　　　　　　副高：掌握　正高：熟练掌握

麻醉前用药的目的主要是：
（1）使患者减少恐惧，解除焦虑，安定情绪，产生必要的遗忘。
（2）减轻术前置管、局麻、搬动体位时疼痛。
（3）抑制呼吸道腺体分泌，预防局麻药的毒性反应。
（4）调整自主神经功能，消除或减弱一些不利的神经反射活动。
（5）减少胃液容量和酸度，镇吐、预防或对抗变态反应。

知识点6：常用术前药　　　　　　　　　　　　　副高：掌握　正高：熟练掌握

（1）镇静催眠药：地西泮（口服，5～20mg）；劳拉西泮（口服、肌内注射，1～4mg）；咪达唑仑（肌内注射、静脉注射，1～5mg）；苯巴比妥钠（肌内注射，50～100mg）。
（2）镇痛药：吗啡（肌内注射，5～10mg）；哌替啶（肌内注射，1mg/kg）。
（3）抗胆碱药：阿托品（肌内注射、静脉注射，0.3～0.5mg）；格隆溴铵（肌内注射、静脉注射，0.1～0.3mg）；东莨菪碱（肌内注射、静脉注射，0.3～0.6mg）。
（4）H_2组胺受体阻滞剂，提高胃液pH药物：雷尼替丁（口服，50～200mg）；西咪替丁（口服、肌内注射、静脉注射，150～300mg）；枸橼酸钠（0.3mol/L）（口服，10～30ml）。

知识点7：麻醉前用药方法　　　　　　　　　　副高：掌握　正高：熟练掌握

麻醉前用药应当根据患者情况和麻醉方法来确定。手术当日的麻醉前用药根据麻醉方法选择如下：
（1）全身麻醉：麻醉前30分钟肌内注射哌替啶50mg和阿托品0.5mg或东莨菪碱0.3mg。心脏病患者常用吗啡5～8mg及东莨菪碱0.3mg肌注。
（2）局部麻醉：手术范围较大的，麻醉前2小时口服地西泮10mg有预防局麻药毒性反应的作用。术前肌注哌替啶50～100mg，能增强麻醉效果。
（3）椎管内麻醉：麻醉前2小时口服地西泮10mg；对于预计椎管内麻醉阻滞范围较广的患者，可以酌情肌注阿托品0.5mg。

知识点8：麻醉前用药注意事项　　　　　　　　副高：掌握　正高：熟练掌握

（1）应适当减少镇静安定药、催眠药或中枢性镇痛药等抑制性药物剂量者：通常全身情况差、年老体弱、恶病质、休克、甲状腺功能减退等；1岁以下婴儿通常不用。

（2）需酌情增加抑制性药物剂量者：年轻体壮、情绪紧张或激动、甲状腺功能亢进等。

（3）禁用、慎用中枢性镇痛药者：患有呼吸功能不全、呼吸道梗阻、颅内压增高者等禁用。对临产妇慎用或不用，若必须用应考虑胎儿的娩出时间，用哌替啶以在胎儿娩出前1小时以内或4小时以上为宜。口服或肌注吗啡禁用于产妇。

（4）抗胆碱药剂量宜较大者：使用硫喷妥钠、羟丁酸钠、氯胺酮、氟烷等麻醉药或作椎管内麻醉（低位阻滞者不一定用），或患者原有心动过缓（用阿托品），或需借助于东莨菪碱的镇静作用。患儿腺体分泌旺盛，按体重计算其剂量较成人用量大。

（5）宜不用或少用抗胆碱药者：有心动过速、甲状腺功能亢进、高热等疾病患者，气候炎热或室温过高。若必须用抗胆碱药，建议使用东莨菪胆碱或盐酸戊乙奎醚。

（6）多种麻醉前用药复合应用时，应按照药物的作用相应调整剂量。

（7）对于急症患者，必需时应以静脉用药为宜。

| 知识点9：术前用药选择原则 | 副高：掌握　正高：熟练掌握 |

（1）高龄、脑损伤或意识状态改变、心肺储备功能较差、低血容量及饱胃患者，术前应当慎用抑制性药物。

（2）毒品或巴比妥类成瘾者术前用药量宜增加，以免术中出现停药症状。

| 知识点10：手术要求与麻醉选择 | 副高：熟练掌握　正高：熟练掌握 |

（1）手术部位：因手术部位不同，采用麻醉方式也不同。例如上肢手术采用臂丛神经阻滞麻醉；下肢手术采用椎管内麻醉；颅脑手术采用全麻或局麻；胸腔内手术采用气管内插管全麻；腹腔、盆腔手术选择椎管内麻醉或全麻。

（2）手术对肌松的要求：因肌肉松弛要求程度不同，麻醉选用也不同，例如上腹开腹手术与腰椎手术需要良好的肌肉松弛或绝对制动，建议选用气管插管全身麻醉，部分大关节矫形、脱臼复位可选用臂丛阻滞或椎管内麻醉。

（3）手术时间：按照手术时间的长短选用不同的麻醉，例如短小手术，可选择局麻、单次脊麻、氯胺酮静脉麻醉等。手术时间＞1小时患者，可选择连续硬膜外麻醉或气管插管全麻等。

（4）手术创伤：按照手术创伤的大小、出血量选用合理的麻醉方式，例如预测手术创伤较大、术中出血较多患者，应选用全麻。

（5）手术对体位的要求：按照不同手术体位选用麻醉方式，例如俯卧位时，不建议选用脊麻、静脉全麻，宜选用气管插管全麻或硬膜外麻醉；坐位手术时，宜选用局麻等对循环及生理影响小的麻醉方式。全身麻醉联合局麻或椎管内麻醉，可充分发挥各种麻醉方法的优点，降低麻醉药物的用量，减少药物的副作用，降低麻醉并发症的发生率，有助于患者术后早日康复。

第二章　麻醉方法及技术

第一节　全身麻醉

一、吸入全身麻醉

知识点1：吸入全身麻醉　　　　　　　　　　　　副高：掌握　正高：熟练掌握

麻醉药经呼吸道吸入，产生中枢神经系统抑制，使患者意识消失而不感到疼痛，称为吸入全身麻醉，简称吸入麻醉。

知识点2：吸入全身麻醉药的理化及生物学特性　　　副高：掌握　正高：熟练掌握

吸入全身麻醉药的理化及生物学特性见表2-2-1。

表2-2-1　临床常用吸入麻醉药的物理、化学和生物学特性

特　性	地氟烷	七氟烷	异氟烷	恩氟烷	氟烷	氧化亚氮
分子量	168.0	182.0	184.5	184.5	197.4	44.0
沸点（1个大气压）	23.5℃	58.5℃	48.5℃	56.5℃	50.2℃	—
比重（25℃）	1.45	1.50	1.50	1.52	1.86	—
饱和蒸气压（20℃，mmHg）	663	160	250	175	243	—
气味	刺激性	醚香味	刺激性	醚香味	甜味	甜味
保存剂	无	有	无	无	有	无
化学反应						
金属	无	有	无	无	有	无
碱	无	有	无	无	有	无
紫外线	无	有	无	无	有	无
爆炸性	无	无	无	无	无	无
分配系数						
血/气	0.42	0.68	1.40	1.90	2.30	0.47
脑/气	0.54	1.15	2.09	2.60	4.79	0.50

续　表

特　　性	地氟烷	七氟烷	异氟烷	恩氟烷	氟烷	氧化亚氮
脂肪/气	12.00	34.00	64.20	105.0	136.0	1.22
肝/气	0.55	1.25	2.34	3.80	5.13	0.38
肌肉/气	0.94	2.38	4.40	3.00	9.49	0.54
油/气	18.70	53.40	97.80	98.5	224.0	1.40
水/气	0.22	0.36	0.61	0.80	0.70	0.47
橡胶/气	–	–	0.62	74.00	120.00	1.20
最小肺泡气浓度（%）						
氧	5.70	1.71	1.15	1.68	0.75	106
70%N_2O	2.83	0.65	0.50	0.57	0.29	–
肝毒性	–	–	–	–	+	–
肾毒性	–	–	–	–	–	–
体内代谢	0.02%	2%	0.2%	2%	20%~30%	–
致畸	–	–	–	–	–	–
心律失常	–	–	–	–	+	–

知识点3：影响肺泡麻醉药物浓度的因素　　　　副高：掌握　正高：熟练掌握

（1）通气效应：肺泡通气量增加，可以将更多的药物输送到肺泡以补偿肺循环对药物的摄取，结果加速了肺泡药物浓度（FA）升高和FA/F₁（吸入浓度）上升的速度。

（2）浓度效应：吸入药物浓度（F_1）不仅可能影响FA的高低，且影响FA上升的速度，即F_1越高，FA上升越快，称为浓度效应。

（3）心排出量（CO）：当肺泡通气量不变时，心排出量增加，通过肺循环的血流量也增加，被血液摄取并移走的麻醉药也增加，结果FA上升减慢。心排出量对FA的影响，还与药物的血/气分配系数有关，血/气分配系数越大，心排出量增加引起的血液摄取量也越多，FA降低也越明显。

（4）血/气分配系数：吸入麻醉药的可控性与血/气分配系数成反比。

（5）麻醉药在肺泡和静脉血中的浓度差（FA-v）：FA-v越大，肺循环摄取的药量越多，即肺血从肺泡带走的麻醉药越多。随着麻醉的加深和时间的延长，静脉血中麻醉药浓度增加，使FA-v降低，摄取速度减慢，摄取量也减少，最终达到相对稳定状态。

知识点4：吸入全身麻醉药的代谢和毒性　　　　副高：掌握　正高：熟练掌握

大多数吸入麻醉药的脂溶性都较大，很难以原形由肾脏排出，绝大部分由呼吸道排出，仅小部分在体内代谢后随尿排出。药物的主要代谢场所是肝脏，细胞色素P450是重要的药物氧化代谢酶，它能加速药物的氧化代谢过程。另外，有些药物具有药物代谢酶诱导作用，可以加快其自身代谢速度。药物的代谢过程及其代谢产物对肝脏和肾脏的功能都有不同程度的影响，影响的程度与药物代谢率和代谢中间产物及最终产物的毒性有关。通常来说，药物的代谢率越低，其毒性也越低。地氟烷和异氟烷的代谢率最低，因而其毒性也最低，恩氟烷与七氟烷次之，而氟烷最高。产生肾毒性的原因主要是血中无机氟（F⁻）浓度的升高。通常认为，当F⁻浓度<50μmol/L时不产生肾毒性；50~100μmol/L有引起肾毒性的可能；而>100μmol/L则肯定产生肾毒性。在酶的诱导下，F⁻浓度可显著升高。所有对慢性肾功能不全或应用酶诱导药物者，应当慎用卤素类吸入麻醉药。

知识点5：最低肺泡气浓度（MAC）　　　副高：熟练掌握　正高：熟练掌握

最低肺泡气浓度（MAC）一般用来评定吸入麻醉药的强度。目前临床上使用的吸入麻醉药的MAC值为：氧化亚氮（105%）>地氟烷（8%）>七氟烷（2%）>安氟烷（1.68%）>异氟烷（1.15%）>氟烷（0.78%）>甲氧氟烷（0.16%）。其中，氧化亚氮的MAC最大，麻醉作用最弱，效价最低。甲氧氟烷的MAC值最小，麻醉作用最强，效价最高。吸入麻醉药的MAC值受体温降低、年龄增加、合用中枢神经系统抑制药等因素影响，都会降低MAC。MAC值不受麻醉时间、性别及单纯高血压等影响。

知识点6：最低肺泡浓度的含义　　　　　副高：掌握　正高：熟练掌握

肺泡最小有效浓度（MAC）指挥发性麻醉药和纯氧同时吸入时在肺泡内可达到50%的患者对手术刺激不会导致摇头、四肢运动等反应的浓度。

知识点7：最低肺泡浓度的影响因素　　　副高：掌握　正高：熟练掌握

影响MAC的因素：
（1）年龄：MAC和年龄成反比。
（2）体温：MAC根据体温的升高而增加。
（3）麻醉性镇痛药：麻醉前用药，给吗啡类药物可降低7%~10%MAC值。
（4）复合吸入麻醉：复合吸入麻醉药可降低各自的MAC。
（5）脑内儿茶酚胺：中枢系统儿茶酚胺释放，可促使MAC增加。外周释放、给予儿茶酚胺并不影响MAC。
（6）电解质的影响：高钠血症可增加脑脊液钠离子浓度与渗透压，可使氟烷MAC增加43%。
（7）代谢性酸中毒可使MAC降低。
（8）失血、妊娠时也降低MAC。
（9）酒精急性中毒可降低MAC，慢性滥用增加MAC。
不影响MAC的因素：①性别；②麻醉时间；③昼夜变化；④甲状腺功能减低；⑤高血压。

知识点8：吸入麻醉药的可控性　　　　　　副高：熟练掌握　　正高：熟练掌握

吸入麻醉药可控性较静脉麻醉药好。可控性的大小与血/气分配系数有关。吸入麻醉药的血/气分配系数较小的包括氧化亚氮（N_2O）、异氟烷、恩氟烷、七氟烷和地氟烷，均为可控性较好的吸入麻醉药。

知识点9：吸入麻醉药的麻醉强度　　　　　　副高：熟练掌握　　正高：熟练掌握

吸入麻醉药的麻醉强度与麻醉药的油气分配系数有关。油/气分配系数越高，麻醉强度越大，所需MAC也就越小。

知识点10：第二气体效应　　　　　　　　　　副高：熟练掌握　　正高：熟练掌握

同时吸入高浓度气体（如N_2O）与低浓度气体（如氟烷）时，低浓度气体的肺泡气浓度和血中浓度提高的速度，相比单独使用相等的低浓度时更快。

知识点11：常用吸入麻醉药　　　　　　　　　副高：掌握　　正高：熟练掌握

（1）氧化亚氮（N_2O）：为麻醉性能较弱的气体麻醉药，推算其MAC为105%，常常与其他全麻药复合应用于麻醉维持，一般用吸入浓度为50%～70%。

（2）恩氟烷：麻醉性能较强，常用于麻醉的维持，维持期的吸入浓度为0.5%～2%。

（3）异氟烷：麻醉性能强，常用于麻醉的维持。

（4）七氟烷：麻醉性能较强，常用于麻醉诱导和维持。

（5）地氟烷：麻醉性能较弱，常单独以面罩诱导，也可以单独或与N_2O合用维持麻醉，麻醉深度可控性强，肌松药用量减少。

知识点12：吸入麻醉的方法——开放点滴法　　副高：掌握　　正高：熟练掌握

开放点滴法是用金属网麻醉面罩，其上覆盖4～8层纱布，放在麻醉患者口鼻上，以往应用乙醚点滴，现有时应用恩氟烷进行点滴诱导。

知识点13：吸入麻醉的方法——T形管法　　　副高：掌握　　正高：熟练掌握

T形管法就是一端接气管导管，另一端开放于空气之中，没有活瓣，呼吸阻力和无效腔均小，此法适用于婴幼儿麻醉，并可以在气源端接一贮气囊，进行辅助和控制呼吸。

知识点14：吸入麻醉的方法——Jackson-ress回路　副高：掌握　　正高：熟练掌握

Jackson-ress回路是T形管改良装置，在T形管的呼气端接一较长螺纹贮气管，其末端接

500ml贮气囊，气囊尾端开放或安装一呼气活瓣。此法主要用于小儿麻醉，可行辅助与控制呼吸。

| 知识点15：吸入麻醉的方法——Bain回路 | 副高：掌握　正高：熟练掌握 |

Bain回路为T型管的改良装置，有一螺纹管作为呼气管，螺纹管中央置一根细管接至患者气管。并由该管吸入氧气和麻醉气体，在螺纹管末端接贮气囊，气囊尾端开放或安装一呼气活瓣。

| 知识点16：吸入麻醉的方法——半紧闭法 | 副高：掌握　正高：熟练掌握 |

用循环式麻醉机，对逸气活瓣保持一定程度的开放，在呼气时一些呼出气体经此活瓣排出，一些呼气通过CO_2吸收器，再与新鲜气体混合后被重复吸入，因此不易产生CO_2蓄积。

| 知识点17：吸入麻醉的方法——紧闭法 | 副高：掌握　正高：熟练掌握 |

紧闭法是用来回式或循环紧闭麻醉装置实施吸入麻醉的方法，呼出气体经二氧化碳吸收器全部重复吸入，再与新鲜气体混合后被重复吸入，不与外界相通。

| 知识点18：低流量吸入麻醉 | 副高：熟练掌握　正高：熟练掌握 |

现在通常认为低流量麻醉为采用0.5～1.0L/min的新鲜流量的吸入麻醉，而新鲜流量为0.25～0.5L/min为最低流量麻醉。

| 知识点19：低流量吸入麻醉的优缺点 | 副高：掌握　正高：熟练掌握 |

优点：①经济、环保；②保存热量和湿度；③增加对患者情况的了解；④较易发现回路故障。

缺点：①使用N_2O时必须监测氧浓度；②吸气浓度不易控制；③需有适当的麻醉机；④回路内有麻醉气体以外的气体蓄积。

| 知识点20：吸入麻醉的实施 | 副高：熟练掌握　正高：熟练掌握 |

（1）诱导：吸入麻醉诱导的速度与吸入麻醉药的血/气分配系数（血中的溶解度）密切相关。目前临床上使用的吸入麻醉药的血/气分配系数由低到高顺序为：N_2O、地氟烷、七氟烷、异氟烷、恩氟烷与氟烷。对于吸入麻醉药，血/气分配系数越低，肺泡内麻醉药浓度在诱导时上升越快。

（2）维持：手术时间的长短与手术部位、手术方式等因素密切相关。麻醉时间的长短在每位患者都不尽相同，也影响患者的苏醒时间，因此麻醉维持阶段药物的选用尤其重要。伴随麻醉时间的延长，肌肉、脂肪等组织摄取储存的吸入麻醉药也越多。麻醉苏醒期间，各组织中的麻醉药物会释放入血，跟随血流到达肺。若通气无法将吸入麻醉药清除，该药物的再循环则导致苏醒延迟。

（3）苏醒

1）患者反应的快速恢复可维持有效的气道，减少由于呕吐、分泌物所导致的误吸，维持氧合。

2）心血管功能恢复快。

3）缩短离开手术室、PACU的时间。

4）达到使患者安全恢复协调动作的残留麻醉药浓度的速度更快。

5）减少可代谢的药物，降低生物降解毒性的风险。

6）吸入麻醉药可增强肌松药的作用。因此吸入麻醉药的快速清除能减少该作用，从而降低肌松药残余作用所引起的呼吸道并发症的发生率。

7）接近0.1MAC的吸入麻醉药浓度可增加患者对疼痛的感知，所以吸入麻醉药的快速清除可较快地达到更低的浓度，从而减轻患者术后即刻对疼痛的感知。

知识点21：吸入麻醉对呼吸系统的影响　　　　副高：掌握　　正高：熟练掌握

所有的强效吸入麻醉药在麻醉维持阶段均会抑制通气，增加动脉CO_2分压（$PaCO_2$），降低呼吸对PCO_2升高的反应性，降低血氧饱和度。所有的强效吸入麻醉药可以减轻支气管平滑肌的收缩，动物实验表明吸入麻醉药呈剂量依赖性抑制HPV，但临床使用的吸入麻醉药浓度并没有对HPV产生抑制作用。吸入麻醉药对呼吸道的刺激性随浓度的不同而改变。

知识点22：吸入麻醉对循环系统的影响　　　　副高：掌握　　正高：熟练掌握

在麻醉维持阶段，所有的强效麻醉药对心血管系统的影响，尤其是对心率和血压的影响相似。外科刺激会使患者心率增快，血压升高。常常使这种影响被掩盖，不易察觉。吸入麻醉药会导致冠脉窃血的证据非常有限，有研究发现异氟烷、七氟烷可以增加冠脉血流。氟烷可以增加心肌对儿茶酚胺的敏感性，易引起心律失常。

知识点23：吸入麻醉对中枢神经系统的影响　　　　副高：掌握　　正高：熟练掌握

强效吸入麻醉药呈剂量依赖地抑制脑电活动。强效吸入麻醉药能够降低脑血管张力与脑代谢率，增加脑血流和颅内压，尤其当吸入浓度>1MAC或血压维持于术前水平时。

知识点24：吸入麻醉对肝、肾的影响　　　　副高：掌握　　正高：熟练掌握

对于患者、志愿者、动物的研究均表明，现代强效吸入麻醉药特别是地氟烷、七氟烷、

异氟烷麻醉后的肝损害非常罕见。长时间麻醉和深麻醉不会或很少引起患者的肾功损害。这些受试者中包括了术前肾功损害、合并心脏疾病、再次手术的患者。

二、静脉全身麻醉

知识点25：静脉全身麻醉　　　　　副高：掌握　正高：熟练掌握

静脉全身麻醉指的是将静脉全麻药注入静脉，通过血液循环作用于中枢神经系统，进而产生全身麻醉作用的方法。

知识点26：静脉全身麻醉的特点　　　　　副高：掌握　正高：熟练掌握

静脉全身麻醉既可以单独，也可以与吸入麻醉联合使用来满足手术和/或检查的需要，促进了手术室外麻醉、麻醉下的监测管理与门诊手术麻醉的发展，为相关学科业务的顺利开展提供了保障。

知识点27：静脉全身麻醉的优点　　　　　副高：掌握　正高：熟练掌握

（1）静脉麻醉起效快且效能强。
（2）患者依从性好。
（3）麻醉实施相对简单，对药物输注设备的要求相对不高。
（4）药物种类齐全，可按照不同的病情、患者身体状况选用合适的药物搭配。
（5）无手术室污染、燃烧爆炸的潜在危险。
（6）麻醉效应可逆转。

知识点28：静脉全身麻醉药　　　　　副高：掌握　正高：熟练掌握

经静脉注射进入体内，通过血液循环作用于中枢神经系统而产生全身麻醉作用的药物，称为静脉麻醉药。

知识点29：静脉全身麻醉药——硫喷妥钠　　　　　副高：掌握　正高：熟练掌握

硫喷妥钠为超短效巴比妥类静脉全麻药，其临床应用于：①全麻诱导：常用剂量为$3 \sim 5mg/kg$，辅以肌松药即可完成气管内插管；②控制惊厥：静注2.5%溶液，成人剂量$75 \sim 125mg$，小儿$2 \sim 3mg/kg$；③小儿基础麻醉：深部肌内注射1.5%～2%溶液$15 \sim 20mg/kg$。

知识点30：静脉全身麻醉药——氯胺酮　　　　　副高：掌握　正高：熟练掌握

氯胺酮为苯环己哌啶的衍生物，其临床应用于：全麻诱导剂量为$1 \sim 2mg/kg$（静脉注射）。小儿基础麻醉时，肌注4～6mg/kg可维持麻醉30分钟左右。

并发症：

（1）血压升高：为用药初期的一过性反应，对患有高血压、动脉硬化者不利，术中渗血也可能增多。

（2）颅内压增高：对患有颅内占位性病变患者，颅内压升高更加显著。

（3）呼吸抑制：当静脉注入过快或过量时容易出现，应及时处理。

（4）喉痉挛：氯胺酮麻醉时咽喉部反射亢进，在刺激下容易发生喉痉挛。

（5）噩梦或精神症状：此药与地西泮等复合应用时，该不良反应可减轻。

（6）暂时失明：通常持续30～60分钟可自行恢复。

（7）恶心、呕吐时有发生，术中分泌物增加，可用阿托品预防。

| 知识点31：静脉全身麻醉药——依托咪酯 | 副高：掌握　正高：熟练掌握 |

依托咪酯（etomidate）为短效催眠药，其临床主要用于全麻诱导，适用于年老体弱和危重患者的麻醉，一般剂量为0.15～0.3mg/kg。年老体弱和重危患者可减至0.1mg/kg。

注意事项：

（1）此药可促使皮质激素效应消失，皮质激素释放量减少。所以对免疫抑制患者、脓毒血症或器官移植患者应慎用或禁用。

（2）此药与以下药物伍用时可诱发血压剧降等意外。①中枢性抗高血压药如甲基多巴、可乐定、利血平。②利尿性抗高血压药。③钙离子通道阻滞药。

（3）此药与芬太尼配伍应用时，可发生不能自制的肌肉强直和阵挛，地西泮可减少其发生。

（4）注射部位可有疼痛，发生率约为20%。

（5）术后可有恶心、呕吐等，发生率约为30%。麻醉前给予东莨菪碱、阿托品可有预防作用。

| 知识点32：静脉全身麻醉药——丙泊酚 | |
| 副高：掌握　正高：熟练掌握 |

丙泊酚（propofol，异丙酚）具有镇静、催眠作用，具有轻微镇痛作用。其临床应用：全麻静脉诱导，剂量为1.5～2.5mg/kg。可静脉持续输注与其他全麻药复合应用于麻醉维持，用量为50～150μg/（kg·min）［4～12mg/（kg·h）］。可用于门诊手术的麻醉具有较大优越性，用量约为2mg/（kg·h），停药后10分钟患者便可以回答问题。

注意事项：

（1）此药对呼吸抑制明显并且严重，容易出现呼吸暂停，时限短约30秒，此药与芬太尼合用时均会出现呼吸暂停并且时限延长。

（2）抑制心血管系统，其血压下降及心率增快作用大于硫喷妥钠。

（3）注药部位可有疼痛，发生率为10%～58%。

（4）用药后偶见精神错乱、体表异感、幻觉，女性患者用药后还有多情表现。

| 知识点33：静脉全身麻醉药——咪达唑仑 | 副高：熟练掌握　正高：熟练掌握 |

咪达唑仑具有较强的镇静、催眠、抗焦虑、抗惊厥、顺行性遗忘以及降低肌张力作用。麻醉诱导剂量为0.05~0.2mg/kg。

注意事项：咪达唑仑无明显不良反应，麻醉后24小时可出现恶心、呕吐，其发生率为0~19%，诱导剂量呼吸暂停发生率约为77%。降解产物仍有一定药理作用，并可积蓄于脑组织中。

| 知识点34：静脉全身麻醉药——右旋美托咪定 | 副高：熟练掌握　正高：熟练掌握 |

右旋美托咪定具有抗交感、镇静及镇痛的作用。麻醉诱导前持续输注右旋美托咪定0.5~1μg/kg（10~15分钟），可使麻醉诱导平稳，减轻插管反应。全麻维持期可持续泵注右旋美托咪定0.2~0.4μg/（kg·h），术中血流动力学更平稳，苏醒期更平稳，可减轻患者躁动。

| 知识点35：静脉全身麻醉药——γ-羟丁酸钠 | 副高：熟练掌握　正高：熟练掌握 |

γ-羟丁酸钠适用于麻醉诱导和麻醉辅助药。呼吸循环影响轻为此药特点，安全范围较宽，时效较长。其临床应用：麻醉诱导成人剂量为50~80mg/kg，患儿剂量为80~100mg/kg。体弱、衰老、脱水、休克等患者应适当减量；婴幼儿可给较大剂量。给药后15分钟仍未入睡者，应复合其他辅助药。手术时间长者，可每隔1~2小时追加首次剂量的1/2，最大用量不得>10g。通常取静脉单次给药法，注射速度以每分钟1g为宜。

注意事项：

（1）此药注速过快或剂量过大，可发生锥体外系兴奋症状（肌肉震颤、手指不自主动作等）。通常可自行消失，否则静脉注射地西泮5~10mg或2.5%硫喷妥钠5mg治疗。术前给予巴比妥类药或哌替啶有预防作用。

（2）偶尔可出现呼吸抑制，需施行控制呼吸给氧。

（3）γ-羟丁酸钠可降低血钾，对血钾正常患者可不发生影响，但长期因进食、呕吐、肠梗阻等血钾可能降低的患者应禁用此药。

| 知识点36：静脉全身麻醉药物的相互作用 | 副高：掌握　正高：熟练掌握 |

临床实施静脉全身麻醉时，大多是采用催眠镇静药物与阿片类药物的联合使用来进行麻醉诱导和维持。药物的联合使用通常会出现催眠、镇静及镇痛作用的相加和/或协同效应，并且降低了各自剂量，从而减少了并发症的发生。临床对静脉全身麻醉药物相互作用的研究大多集中在静脉麻醉药物之间的作用和静脉麻醉药物与麻醉性镇痛药物之间的作用。

知识点37：静脉全身麻醉的临床监测 　　　副高：掌握　正高：熟练掌握

（1）意识的监测：通过对原始脑电的快速计算与加工，产生了一系列源于脑电、用于监测意识深度的技术。

1）脑电双频指数（BIS）：BIS与多种全麻药物的血药浓度和镇静程度存在相关性，因而可以用于指导麻醉用药。

2）听觉诱发电位指数（AEPI）：听觉在麻醉状态下仍旧得以部分保留。由于AEPI仍需要一定的时间对信号进行平均加工处理，后来又有学者在AEPI中用ARX模式提取得出听觉诱发电位指数（AAI），该监测指标在临床更为常用。

3）熵：主要用于研究麻醉深度的有Shannon熵、Kolmogorov熵、单值分解、近似熵、交叉近似熵、状态熵（SE）和反应熵（RE）等。这些熵都是由脑电图参数转化而来，表达的是信息的不规则性。

4）Narcotrend：能够将麻醉下的脑电图进行自动分析并分级，进而显示麻醉深度。

（2）记忆（术中知晓）的监测：单纯依靠静脉全麻药来达到手术要求的肌松需要很大的药量，对呼吸循环均有严重的抑制，还会产生药物毒性作用。

（3）抗伤害感受的监测：抗伤害感受监测的研发起步较晚，也是尚不成熟的。临床上早期仅以血压和心率的高低甚或患者的体动与否来判断临床麻醉的深浅。

1）心率变异性指数（HRVI）：心率变异性（HRV）受自主神经系统控制，当交感－副交感神经的关系趋于平衡时，HRV就变小；而当其趋于失衡时，HRV就加大。

2）灌注指数：当伤害性刺激来临时，如果"镇痛"不够，则交感神经兴奋，脉搏血氧饱和度的指脉波波形常常伴有非常明显的变化，即波形明显变小。

三、全身复合麻醉

知识点38：静脉－吸入复合麻醉的含义 　　　副高：掌握　正高：熟练掌握

对患者同时或先后实施静脉全身麻醉技术和吸入全身麻醉技术的麻醉方法称为静脉－吸入复合麻醉。

知识点39：全身复合麻醉的特点 　　　副高：掌握　正高：熟练掌握

全身复合麻醉的特点是：先后或者同时应用几种麻醉药物或麻醉方法，以达到满意的外科麻醉状态，减少每一种麻醉药剂量及不良反应，增强了全身麻醉效果，并且避免麻醉过深干扰机体生理功能。

知识点40：全身复合麻醉的内容 　　　副高：掌握　正高：熟练掌握

全身复合麻醉主要包括：①静脉复合麻醉；②吸入复合麻醉；③静吸复合麻醉；④静吸复合麻醉联合硬膜外麻醉。

知识点41：全身复合麻醉的实施　　　　　　　　　　副高：掌握　正高：熟练掌握

全身复合麻醉可以单次静脉注射全身麻醉药物（如丙泊酚）来实现，也可以利用靶控输注（TCI）技术来完成。

第二节　椎管内麻醉

一、椎管解剖与麻醉生理

知识点1：脊椎的结构　　　　　　　　　　　　　　副高：掌握　正高：熟练掌握

脊椎包括椎体、后方的椎弓与由椎弓发出的突起（棘突、横突、关节突）三部分。椎体的功能是承重，椎弓根及椎板位于椎体后方，呈现半环形。其中，椎弓与椎体相连接的部分（侧方）称为椎弓根，其余部分（后方）称为椎板。相邻两个脊椎的椎弓根切迹之间围成的孔叫椎间孔，脊神经经此通过，棘突是椎板向后突出延伸部分，颈椎与腰椎的棘突基本呈平行排列，而胸椎（从第4到第12胸椎）棘突呈叠瓦状排列，棘突与椎体呈锐角。

知识点2：椎管的含义及其作用　　　　　　　　　　副高：掌握　正高：熟练掌握

椎体及与后方半环形的椎弓共同围成椎孔，所有脊椎的椎孔连通在一起形成的骨性管道称为椎管。椎管上起枕骨大孔，下达骶骨裂孔。椎管起到保护脊髓的作用。

知识点3：脊髓的解剖　　　　　　　　　　　　　　副高：熟练掌握　正高：熟练掌握

（1）脊髓容纳在椎管内，男性长度约为45cm、女性约为43cm，有31节脊髓节段。各脊髓阶段连接一对相应的脊神经，包括颈段8节脊神经、胸段12节脊神经、腰段5节脊神经和骶段5节脊神经。脊髓上端从枕骨大孔开始向颈以下慢慢变细，末端呈圆锥状，称为脊髓圆锥，终止于第1与第2腰椎之间，圆锥向下延续为细丝，称为终丝，长度约为20cm。脊髓的第4颈髓节到第1胸髓节为"颈膨大"，是臂丛神经的起点，相连于上肢的脊神经。第10～12腰髓节为"腰膨大"是骶神经丛的起点，相连于下肢的脊神经。

（2）圆锥：是脊髓终端的专称。在出生时位于第3腰椎平面，儿童期止于第2腰椎，成人止于第1腰椎体下缘、第1～2腰椎间盘平面，个体差异大。

知识点4：脊髓临床穿刺　　　　　　　　　　　　　副高：掌握　正高：熟练掌握

脊髓终止于第1腰椎下缘。硬脊膜囊终止于第2骶椎。临床上蛛网膜下腔麻醉在$L_{2\sim3}$、$L_{3\sim4}$或$L_{4\sim5}$穿刺是比较安全的。临床上以两侧髂嵴画一连线与腰椎相交叉，即是腰椎棘突第4～5间隙或第4腰椎棘突的标志，其他腰椎间隙可据此类推。

知识点5：脊柱及其生理弯曲　　　　　　　　　　　　　　副高：掌握　正高：熟练掌握

　　脊椎重叠构成了脊柱，它由7节颈椎、12节胸椎、5节腰椎、5节骶椎（融合为一块）和4节尾椎组成。正常成人的脊柱呈4个生理弯曲：颈曲、胸曲、腰曲和骶曲。

知识点6：脊柱生理弯曲对麻醉的影响　　　　　　　　　　副高：掌握　正高：熟练掌握

　　生理和病理弯曲对药液在蛛网膜下腔的移动乃至麻醉效果产生重要影响，应综合局麻药液的比重、患者体位等因素注意此问题。

知识点7：脊神经及体表标志　　　　　　　　　　　　　　副高：掌握　正高：熟练掌握

　　脊神经共有31对，其中包括8对颈神经、12对胸神经、5对腰神经、5对骶神经与1对尾神经。每对脊神经分为前根与后根，前根从脊髓前角发出，由运动纤维与交感神经传出纤维组成；后根由感觉纤维与交感神经传入纤维组成。脊神经在人体皮肤分布的体表标志为：甲状软骨部位为C_2，胸骨角为T_2，双乳头连线为T_4，剑突下为T_6，平脐为T_{10}，耻骨联合水平为T_{12}，如图2-2-1所示。

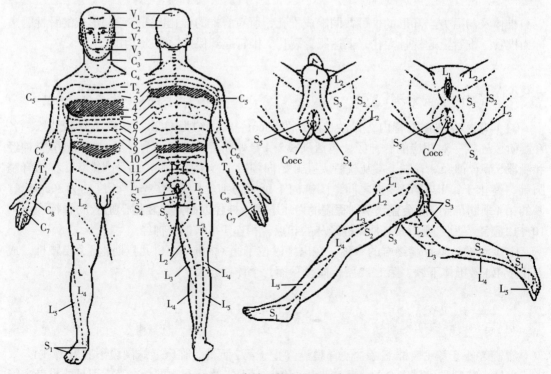

图2-2-1　脊神经体表分布示意图

注：C＝颈；T＝胸；L＝腰；S＝骶；Cocc＝尾

知识点8：椎管内麻醉的作用机制　　　　　　　　副高：掌握　正高：熟练掌握

　　椎管内麻醉的主要作用部位为脊神经根。将局部麻醉药注射到蛛网膜下腔的脑脊液或是硬脊膜外腔中，分别作用于蛛网膜下腔或硬膜外腔的脊神经根。脊神经后根的神经传导阻断后，可以阻断躯体和内脏的感觉，而脊神经前根阻断后，则阻断了运动与自主神经的传出。局部麻醉药对神经纤维的作用与神经纤维的粗细、有无髓鞘、局麻药的浓度以及与神经纤维接触的时间有关。脊神经根中自主神经的传导阻断后，可以导致交感阻滞和某些副交感神经阻滞。椎管内麻醉不能阻断迷走神经，因此椎管内麻醉可以导致交感神经张力减弱和/或副交感神经张力失拮抗。

知识点9：椎管内阻滞顺序　　　　　　　　　　　副高：掌握　正高：熟练掌握

　　因传递冲动的神经纤维互不相同，局麻药的阻滞顺序为，自主神经纤维先被阻滞，感觉神经纤维次之，运动神经纤维及有髓鞘的本体感觉纤维（A_r纤维）最后被阻滞。不同神经纤维被阻滞顺序依次分别为：血管舒缩→冷感→温感→对不同温度的辨别→慢痛→快痛→触觉→运动→压力感→本体感。消退顺序与阻滞顺序相反。

知识点10：椎管内神经阻滞穿刺点的定位　　　　副高：熟练掌握　正高：熟练掌握

　　在侧卧、屈膝、低头或抱膝体位下，按照棘突或棘突间隙与体表骨性标志的关系确定穿刺点的定位。
　　（1）两侧髂嵴最高点连线与脊柱的交叉点，通常为L_4棘突或$L_{4\sim5}$棘突间隙。
　　（2）两肩胛下角连线与脊柱的交叉点，通常为T_7棘突或$T_{7\sim8}$棘突间隙。
　　（3）两肩胛冈连线与脊柱的交叉点，通常为T_3棘突或$T_{3\sim4}$棘突间隙。
　　（4）颈根部突出最明显的棘突，通常为C_7棘突。

知识点11：椎管内麻醉心血管效应　　　　　　　　副高：掌握　正高：熟练掌握

　　椎管内阻滞一般会导致不同程度的血压下降，并伴以心率减慢和心脏收缩功能降低，与交感神经阻滞的范围成正比。交感神经阻滞导致静脉容量血管与动脉阻力血管舒张，血液淤积、回心血量（前负荷）减少及外周血管阻力降低。高位交感神经阻滞还会阻滞发自$T_1\sim T_4$的心脏交感神经。

知识点12：椎管内麻醉呼吸效应　　　　　　　　　副高：掌握　正高：熟练掌握

　　由于膈肌受发自$C_3\sim C_5$的膈神经支配，健康患者椎管内麻醉对肺功能影响比较小。高位椎管内麻醉使腹肌和肋间肌松弛，使主动呼气功能受损，导致呼吸储备容量、呼气峰流量和最大分钟通气量明显降低。所以，呼吸储备有限的患者应当慎用高平面椎管内麻醉。

知识点13：椎管内麻醉胃肠道生理　　　　　　副高：掌握　正高：熟练掌握

胃肠道由 T_5～L_1 水平交感神经支配。椎管内麻醉对胃肠道的影响主要是由于交感神经阻滞，迷走神经兴奋性相对增强所致。主要表现为分泌物增加、括约肌松弛和胃肠道收缩及肠蠕动亢进，术后镇痛有利于术后肠功能的恢复。恶心、呕吐为椎管内麻醉术中常见的并发症。

知识点14：椎管内麻醉内分泌和代谢生理　　　　副高：掌握　正高：熟练掌握

手术应激反应可以导致循环中促肾上腺皮质激素、促甲状腺素、生长激素、儿茶酚胺与血管紧张素水平增加，并激活肾素－血管紧张素－醛固酮系统。术野的感觉神经传入纤维对促发与维持应激反应起着重要的作用。由于椎管内麻醉阻滞了感觉神经传入纤维，能部分（创伤较大手术）或全部（四肢手术）抑制应激反应引起的内分泌和代谢反应。

二、蛛网膜下腔麻醉

知识点15：蛛网膜下腔麻醉分类　　　　　　副高：熟练掌握　正高：熟练掌握

感觉阻滞平面超过 T_4 者——高位脊麻，T_{10} 平面以下——低位脊麻，T_5～T_9——中位脊麻，若阻滞范围局限于会阴及臀部则称为鞍麻，若阻滞作用只限于（或主要限于）一侧下肢，则称单侧阻滞或单侧腰麻。

知识点16：蛛网膜下腔麻醉的适应证　　　　　　副高：掌握　正高：熟练掌握

（1）下腹及盆腔手术：如阑尾切除术、疝修补术、膀胱及前列腺手术、子宫及附件手术等。

（2）肛门及会阴部手术：如痔切除术、肛瘘切除术等，采用鞍区麻醉则更合理。

（3）下肢手术：如下肢的骨折或脱臼复位术、截肢术等，其镇痛效果比硬膜外阻滞更完全，并可以避免止血带所致不适。

（4）分娩镇痛。

知识点17：蛛网膜下腔麻醉的禁忌证或相对禁忌证　　副高：掌握　正高：熟练掌握

（1）中枢神经系统疾病脊髓或脊神经根病变、脊髓的慢性或退行性病变、颅内高压患者。

（2）全身性严重感染以及穿刺部位有炎症或感染者。

（3）腹内压明显增高者，如腹腔巨大肿瘤、大量腹水。

（4）休克患者。

（5）精神病、严重神经症以及小儿等不合作患者。

（6）脊柱外伤、有明显腰背痛病史者应禁用脊麻，脊柱畸形者只要部位不在腰部可考虑用脊麻，用药剂量应慎重。

（7）高血压患者若心脏代偿功能良好，并非脊麻禁忌。若高血压并存冠心病，则应禁用脊麻。收缩压>160mmHg和/或舒张压>110mmHg，通常应慎用或不用脊麻。

（8）慢性贫血患者只要血容量无明显减少，可考虑低平而脊麻，禁用中位以上脊麻。

（9）老年人因常并存心血管疾病、循环储备功能差，不易耐受血压波动，因此仅可选用低位脊麻。

知识点18：蛛网膜下腔麻醉穿刺针及穿刺部位　　　副高：掌握　正高：熟练掌握

（1）穿刺针：蛛网膜下腔麻醉穿刺针一般分为斜面穿刺针（切割型）与笔尖型穿刺针两种。笔尖型穿刺针的临床应用，极大降低了硬脊膜穿破后头痛的发生率。穿刺针的型号越小，头痛发生率就越低。

（2）穿刺部位：成人脊髓一般终止于 L_1，小儿则终止于 L_3，并随年龄的增长逐渐上移。所以成人脊髓麻醉可以选择 $L_2 \sim L_3$、$L_3 \sim L_4$ 或 $L_4 \sim L_5$ 间隙进针，小儿选择 $L_3 \sim L_4$ 或 $L_4 \sim L_5$ 间隙。

知识点19：蛛网膜下腔麻醉的常用局麻药　　　副高：掌握　正高：熟练掌握

蛛网膜下腔麻醉可以选择的药物包括普鲁卡因、利多卡因、丁哌卡因、丁卡因、左旋布比卡因、罗哌卡因。作用时间取决于局麻药的脂溶性、蛋白结合力及是否添加血管收缩药。

知识点20：蛛网膜下腔阻滞局麻药液的比重　　　副高：掌握　正高：熟练掌握

脊麻用局麻药可以配制成重比重、等比重与轻比重3种药液，临床上最常用的是重比重液。比重大于脑脊液的局部麻醉药为重比重液；一般1%丁卡因、生理盐水溶液等与脑脊液比重相等的，为等比重液；低于此浓度或低于脑脊液比重的，则为轻比重液。

利用重比重液下沉，轻比重液上浮的特性，配合体位的变动，可以使注入蛛网膜下腔的药物向一定方向和在一定范围内移动。药物比重与脑脊液比重差别越大，则药液越易移动。要使局麻药液配成重比重液，可以加入10%葡萄糖液。

知识点21：蛛网膜下腔阻滞平面的影响因素　　　副高：掌握　正高：熟练掌握

（1）局麻药的剂量为决定蛛网膜下腔阻滞平面的主要因素。

（2）穿刺部位：腹部手术时，穿刺点应选用腰$_{2\sim3}$间隙；下肢及会阴肛门手术时，穿刺点不建议超过腰$_4$间隙。

（3）患者体位和局麻药比重。

（4）注药速度。

（5）穿刺针斜口方向。

知识点22：蛛网膜下腔阻滞的管理　　　　　　副高：熟练掌握　正高：熟练掌握

（1）循环系统：阻滞平面超过胸$_4$以上通常会发生血压下降、心率减慢，大部分患者在注射15~30分钟发生，应加快输液速度，立即静脉注射麻黄碱15~30mg，可使血压立即回升；心率缓慢的患者应给予阿托品0.3~0.5mg，以降低迷走神经张力。

（2）呼吸系统：麻醉平面过高，可导致肋间肌麻痹，呈胸式呼吸微弱、腹式呼吸增强，严重时可使患者潮气量减少、咳嗽无力甚至发绀，应立即吸氧，进行辅助呼吸，直至肋间肌运动能力恢复。

（3）恶心、呕吐：常因血压下降导致脑缺氧，也可由于麻醉后胃肠蠕动亢进及手术牵拉内脏所导致，可使用升压药、止吐药甲氧氯普胺或吸氧等。

（4）手术完毕后，阻滞平面消退至胸$_6$以下方可送回病房。

知识点23：蛛网膜下腔阻滞的并发症　　　　　　　副高：掌握　正高：熟练掌握

（1）腰麻后头痛：头痛是腰麻后最常见的并发症，腰麻后头痛的平均发生率外科手术为13%，妇产科为18%。典型头痛可以在穿刺后的6~12小时内发生，多数发病于腰麻后1~3天，75%病例持续4天，10%持续1周，个别可以迁延1~5个月或更长时间。

（2）尿潴留：S$_{2~4}$的阻滞，可以使膀胱张力丧失，此时膀胱可以发生过度充盈，特别是男性患者。

（3）神经并发症：①脑神经受累：腰麻后脑神经受累的发生率平均为0.25%。症状为剧烈头痛、畏光、眩晕、复视与斜视；②假性脑脊膜炎：也称无菌性或化学性脑脊膜炎，发生率约1:2000，大多在腰麻后3~4天发病，临床表现主要是头痛及颈项强直，凯尔尼格征阳性，有时有复视、晕眩及呕吐；③粘连性蛛网膜炎：急性脑脊膜炎的反应大多为渗出性变化，如果炎症刺激严重，则继发性地出现增生性改变及纤维化，这种增生性改变称为粘连性蛛网膜炎；④马尾神经综合征：其发生原因与粘连性蛛网膜炎相同，患者于腰麻后下肢感觉及运动功能长时间不恢复，神经系统检查发现骶尾神经受累，便失禁及尿道括约肌麻痹，恢复异常缓慢；⑤脊髓炎：此类脊髓的炎症反应是局麻药对髓磷脂组织的影响。患者表现为感觉丧失及松弛性麻痹。症状可能完全恢复，也可能有一定进步，也可能终生残疾。

三、硬脊膜外腔麻醉

知识点24：硬脊膜外腔麻醉　　　　　　　　　　副高：掌握　正高：熟练掌握

硬脊膜外腔阻滞可以广泛应用于手术麻醉、产科镇痛、术后疼痛和慢性疼痛治疗。既可以单次使用，也可以经导管间断注射或连续输注。运动阻滞表现为完全或不完全阻滞，取决于药物的浓度和剂量。硬脊膜外腔麻醉的起效较慢（10～21分钟），具有分离阻滞和节段性阻滞的特点。低浓度局麻药可以阻滞交感和感觉纤维，保留运动功能，适用于产科麻醉及术后镇痛。

知识点25：硬膜外阻滞分类　　　　　　　　　　　副高：掌握　正高：熟练掌握

临床上，根据不同的阻滞部位可以将硬膜外阻滞分为以下4类：

（1）高位硬膜外阻滞：穿刺部位位于C_5～T_6，阻滞颈段及上胸段脊神经，适用于甲状腺、上肢或胸壁手术。

（2）中位硬膜外阻滞：位于T_6～T_{12}进行穿刺，常用于腹部手术。

（3）低位硬膜外阻滞：穿刺部位位于腰段各棘突间隙，用于盆腔及下肢手术。

（4）骶管阻滞：经骶裂孔穿刺，阻滞骶神经，适用于肛门、会阴部手术。

知识点26：硬膜外阻滞的适应证　　　　　　　　　副高：掌握　正高：熟练掌握

硬膜外阻滞主要适用于腹部手术，颈部、上肢及胸部手术也可以应用，但在管理上比较复杂。此外凡适于腰麻的下腹部及下肢等部位手术，均可以采用硬膜外阻滞。近年来，胸科及腹部手术多主张采用全麻复合硬膜外阻滞，可以减少全麻药的应用，使麻醉更加平稳；留置硬膜外导管可以用于术后行患者自控硬膜外镇痛（PCEA）。此外，还可与腰麻联合应用于分娩镇痛。

知识点27：硬膜外阻滞的禁忌证　　　　　　　　　副高：掌握　正高：熟练掌握

硬膜外阻滞对严重贫血、高血压（原发性或特发性高血压）及心脏代偿功能不良者应当慎用，严重休克患者应当禁用。穿刺部位有炎症或感染病灶者，也视为禁忌。对呼吸困难的患者也不宜选用颈、胸段硬膜外阻滞。

知识点28：硬脊膜外腔麻醉前用药　　　　　　　　副高：掌握　正高：熟练掌握

膜外阻滞的局麻药用量较大，为预防局麻药毒性反应，术前1～2小时可以给予巴比妥类药或苯二氮䓬类药；对于阻滞平面高、范围大或迷走神经兴奋性高的患者，应当同时加用阿托品，以防心率减慢。对于术前有剧烈疼痛者应当适量使用镇痛药。

知识点29：硬脊膜外腔麻醉给药方法　　　　　　　副高：掌握　正高：熟练掌握

按照每节段1～2ml局麻药及需要阻滞的范围，计算硬膜外麻醉初始剂量。首先给予试验剂量，1.5～2%利多卡因3～5ml（含或不含1:200000肾上腺素），5分钟后无蛛网膜下腔阻滞和注入血管现象，再给予剩余剂量。当阻滞平面出现消退时，追加初始剂量的 $1/3 \sim 1/2$。

知识点30：影响硬脊膜外腔麻醉平面的因素　　　　　副高：掌握　正高：熟练掌握

（1）穿刺部位：穿刺的部位是决定阻滞平面的最主要的因素。硬膜外麻醉为节段性阻滞。阻滞平面以穿刺点为中心，向头和尾两个方向扩散。

（2）局麻药容量和浓度：阻滞的范围取决于局麻药的容量。对于成人，每节段阻滞需 $1 \sim 2ml$ 局麻药。而药物的浓度是决定阻滞效果的重要因素。

（3）药物注射速度：药物注射速度越快，阻滞范围就越广。

（4）年龄：随着年龄增长，获得相同麻醉平面所需的局麻药容量呈下降趋势。这可能与硬脊膜外腔和顺应性随年龄增长而不断下降有关。

（5）身高和体重：除了特殊身高（特高或特矮）和病理性肥胖之外，身高和体重对阻滞平面的影响很小，没有临床意义。

（6）体位：虽然不如蛛网膜下腔麻醉那么明显，但重力对硬脊膜外腔局麻药的扩散也是有部分影响的。坐位或头高位可显著增加 L_5 和 S_1 神经根的阻滞。

（7）妊娠：足月孕妇硬膜外阻滞的局麻药用量仅为未孕时的 $1/3$。

（8）糖尿病和动脉硬化的患者，硬膜外阻滞所需的局麻药量相对正常人要少。

（9）全身情况差、脱水、血容量不足、腹内压增高、可加速药物扩散，用药量应格外慎重。

知识点31：硬膜外神经阻滞的管理　　　　　副高：熟练掌握　正高：熟练掌握

（1）急救用具准备：硬膜外神经阻滞一旦发生全脊麻，通常会引起呼吸、循环骤停，故在硬膜外神经阻滞实施前必须准备气管插管器械、给氧装置以及其他急救药品，方便紧急使用。

（2）建立输液通道：在穿刺和置管成功后，应先建立输液通路后再给局麻药，防止出现意外时，可立即通过静脉给予抢救治疗。

（3）试验剂量：开放静脉后，注射局麻药液 $3 \sim 5ml$，观察 5 分钟后，测试麻醉平面，排除全脊麻征后分次追加局麻药液，直至达到手术要求范围，通常首次总量为 $8 \sim 12ml$。

（4）维持剂量：按照初次总量、药物的不同，决定术中追加剂量与间隔时间，通常用量为首次量的 $1/3 \sim 1/2$，时间间隔 $40 \sim 90$ 分钟。

（5）循环监测：血压下降常出现于胸段硬膜外神经阻滞，因内脏交感神经阻滞，引起腹内血管扩张，回心血量减少导致血压下降，同时副交感神经相对亢进，可发生心动过缓，需先输液补充血容量，同时静脉注射麻黄碱 $15 \sim 30mg$，血压通常可回升。心动过缓患者，可同时给予阿托品 $0.3 \sim 0.5mg$。

（6）呼吸监测：颈部及上胸部硬膜外神经阻滞时，因肋间肌和膈肌不同程度麻痹，易发生呼吸抑制，故应使用小剂量、低浓度麻醉药，减轻胸段运动神经阻滞，防止出现呼吸抑制。下胸段及腰段硬膜外神经阻滞时，若用药剂量过多，易导致阻滞平面过高，出现呼吸抑制。术中可给予低流量面罩吸氧，严重呼吸困难者应使用人工辅助呼吸。

（7）恶心、呕吐：硬膜外神经阻滞无法有效克服内脏牵拉反应，患者经常发生恶心、呕吐、烦躁不安症状，应先给予适量的镇静剂（哌替啶50mg、氟哌利多1～2.5mg）静脉注入，若无效可施行迷走神经和腹腔神经丛封闭，必要时可改全麻。

知识点32：硬膜外神经阻滞失效的原因　　　　副高：熟练掌握　　正高：熟练掌握

（1）最为常见、易被忽略的原因是阻滞范围未能与手术要求相配合。
（2）导管位置不当可导致阻滞不全。
（3）注药困难常见的原因为硬膜外导管被反流血液凝块堵塞。
（4）硬膜外导管打折，误入椎间孔。
（5）由于导管导致的麻醉作用不全，最有效方法的为重新穿刺与置管。

知识点33：硬脊膜外腔麻醉特点　　　　　　　副高：掌握　　正高：熟练掌握

硬脊膜外腔麻醉起效较慢（10～20分钟），具有分离阻滞与节段性阻滞的特点。

四、骶管阻滞

知识点34：骶管的特点　　　　　　　　　　　副高：掌握　　正高：熟练掌握

骶管是硬脊膜外隙的一部分，主要呈三角形。骶管上自硬脊膜囊，即第2骶椎水平，终止于骶裂孔。

知识点35：骶管阻滞适应证　　　　　　　　　副高：掌握　　正高：熟练掌握

骶管阻滞是经骶裂孔穿刺，将局麻药注入骶管腔内（硬膜外间隙的骶骨部分）以阻滞骶神经。骶管阻滞是小儿常用的麻醉方式之一，也可以用于成人的肛门直肠和会阴手术。老年人骶尾韧带的钙化可以使骶管阻滞难以或无法实施。

知识点36：骶管阻滞麻醉穿刺定位　　　　　　副高：掌握　　正高：熟练掌握

骶管阻滞麻醉穿刺一般取侧卧或俯卧位。取侧卧位时，腰背应当向后弓曲，双膝关节屈向腹部；取俯卧位时，髋关节下需垫一厚枕，显露并突出骶部。穿刺者位于患者一侧，穿刺之前先定好位，从尾骨尖沿中线向头方向摸至4cm处（成人），可以触及一有弹性的凹陷骶裂孔，在孔的两旁可以触到蚕豆大的骨质隆起，即为骶角，两骶角连线中点即为穿刺点。髂后上嵴联线在第2骶椎平面，是硬脊膜囊的终止部位，在骶管穿刺时不宜超过此连线，否则有误入蛛网膜下腔发生全脊麻的危险。

知识点37：骶管阻滞麻醉穿刺及注药　　　　　副高：掌握　正高：熟练掌握

　　骶管阻滞麻醉穿刺时，患者取侧卧位或俯卧位。取侧卧位时，腰背应当尽量向后弓曲，双膝屈向腹部。取俯卧位时，髋部需垫厚枕以抬高骨盆，暴露骶部。于骶裂孔中心作皮内小丘，但不作皮下浸润，否则将会使骨质标志不清，妨碍穿刺点定位。将穿刺针垂直刺进皮肤，当刺破骶尾韧带时可以有阻力消失感觉。此时将针干向尾侧倾斜，与皮肤呈30°~45°角顺势推进2cm即可以到达骶管腔。接上注射器，抽吸无脑脊液，注射生理盐水和空气无阻力，也无皮肤隆起，证实针尖确在骶管腔内，即可以注入试验剂量。观察5分钟内无蛛网膜下腔阻滞现象，即可以分次注入其余药液。

　　穿刺成功与否主要在于是否掌握好穿刺针的方向。如果针与尾侧皮肤角度过小，即针体过度放平，针尖可以在骶管的后壁受阻；若角度过大，针尖常可以触及骶管前壁。穿刺时如遇骨质，不宜用暴力，应当退针少许，调整针体倾斜度后再进针，以免引起剧痛和损伤骶管静脉丛。当抽吸有较多回血时，应当放弃骶管阻滞，改用腰部硬膜外阻滞。

知识点38：骶管阻滞麻醉常用局麻药　　　　　副高：掌握　正高：熟练掌握

　　骶管阻滞麻醉常用局麻药常采用1%~1.5%利多卡因、0.5%布比卡因或0.5%罗哌卡因，注入局麻药15~20ml即可以满足骶管阻滞的麻醉效果。

知识点39：骶管阻滞麻醉并发症　　　　　副高：掌握　正高：熟练掌握

　　骶管腔内有丰富的静脉丛，穿刺时容易出血。对局部麻醉药的吸收也快，容易产生局麻药毒性反应。如果注药过快，则可能导致眩晕和头痛。因骶裂孔解剖变异较多，所以阻滞的失败率较高。由于骶神经阻滞时间较长，术后尿潴留较多。

五、蛛网膜下腔-硬膜外联合阻滞

知识点40：蛛网膜下腔-硬膜外联合阻滞　　　　　副高：掌握　正高：熟练掌握

　　蛛网膜下腔-硬膜外联合阻滞可以选用两点穿刺法，也可以采用一点穿刺方法。既向蛛网膜下腔注药，同时也经此穿刺针置入硬膜外导管。选用两点法穿刺时，首先根据手术部位选择合适的穿刺间隙行硬膜外穿刺，留置硬膜外导管备用；然后再于$L_{2~3}$或$L_{3~4}$行蛛网膜下腔穿刺，注局麻药行腰麻。选用一点穿刺法时，应用特制的联合穿刺针选择经$L_{2~3}$间隙穿刺。当硬膜外穿刺成功后，用25G腰麻针经硬膜外穿刺针管腔内行腰麻穿刺；当脑脊液流出后，将所需局麻药注入蛛网膜下腔（腰麻）；然后退出腰麻穿刺针，再经硬膜外穿刺针向头端置入硬膜外导管3~5cm，置管后将硬膜外穿刺针退出，并将硬膜外导管妥为固定（图2-2-2）。

　　蛛网膜下腔-硬膜外联合阻滞时所用的腰麻穿刺针较细，注药时间需45~60秒，但腰麻与硬膜外用药量均较两点穿刺法为少。一点穿刺法对患者的损伤比较小，由于采用25G腰

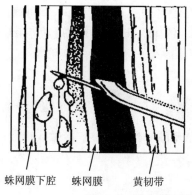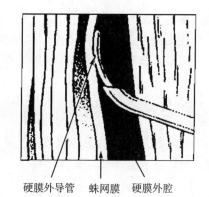

蛛网膜下腔　蛛网膜　黄韧带　　硬膜外导管　蛛网膜　硬膜外腔

图2-2-2　蛛网膜下腔-硬膜外联合阻滞示意

麻穿刺针，术后头痛发生率也明显减低。

知识点41：蛛网膜下腔-硬膜外联合阻滞优点　　副高：掌握　正高：熟练掌握

蛛网膜下腔-硬膜外联合阻滞优点主要有：①起效快、效果确切；②麻醉时间不受限制；③局麻药用量小，毒性反应发生率低；④术后可以进行硬膜外镇痛。

六、椎管内麻醉的并发症

知识点42：脊髓麻醉并发症——低血压的处理措施　　副高：掌握　正高：熟练掌握

处理措施：①静脉快速输液、积极使用血管升压药，早期应用阿托品治疗心动过缓。麻黄碱或去氧肾上腺素作用不佳时，应当尽早使用肾上腺素；②子宫压迫下腔静脉所致低血压，应当迅速将患者置于左侧卧位，解除子宫对下腔静脉的压迫；根据美国产科麻醉指南，在行脊髓麻醉以前给予1～2L晶体溶液，可以预防剖宫产脊髓麻醉期间出现的低血压，同时预防胎儿剖出后出现的回心血量剧增所导致的心肺并发症。

知识点43：脊髓麻醉并发症——呼吸抑制的处理措施　　副高：掌握　正高：熟练掌握

处理措施：①维持呼吸道通畅、面罩供氧、辅助或控制呼吸，严重呼吸抑制时需气管插管和机械通气；②如果是阿片类药物引起的呼吸抑制，可以用纳洛酮拮抗。

知识点44：脊髓麻醉并发症——硬脊膜穿破后头痛（PDPH）的处理措施

副高：掌握　正高：熟练掌握

处理措施：①卧床休息和补液。平卧或头低位，每日保证充足的补液量；②镇静和镇痛。镇痛治疗可以采用对乙酰氨基酚和NSAID，咖啡因可以收缩脑血管；③硬膜外腔注入生理盐水。单次注入生理盐水不能维持较高的硬膜外压力，需要持续输注才有效（15～25ml/h）；④硬膜外腔注入自体血。在硬脊膜穿破处或低一个间隙，注入自体血10～20ml，利用血凝块阻止脑脊液进一步渗漏。约90%患者单次血凝块治疗有效。在首次治疗无效的患者中，有90%在第二次注射后疼痛消失。

知识点45：脊髓麻醉并发症——背部疼痛的处理措施　　副高：掌握　　正高：熟练掌握

处理措施：局部理疗；口服镇痛药（乙酰氨基酚和NSAID）；冷敷或热敷；如背痛由肌肉痉挛所致，可以在痛点行局部封闭治疗。

知识点46：脊髓麻醉并发症——感染的处理措施　　副高：掌握　　正高：熟练掌握

（1）局部感染处理措施：选择敏感强效抗生素控制感染；如果局部形成脓肿，应当切开脓肿并放置引流管引流。

（2）蛛网膜炎处理措施：选择敏感强效抗生素控制感染。

知识点47：脊髓麻醉并发症——神经并发症的处理措施　　副高：掌握　　正高：熟练掌握

（1）局麻药的神经毒性作用处理措施：临床应用局麻药应遵循最低有效浓度的原则。

（2）粘连性蛛网膜炎处理措施：对症处理，及时应用抗生素、皮质激素、维生素B_1、维生素B_{12}。

（3）操作损伤处理措施：原则是尽早处理，避免患者出现截瘫。脱水治疗，减轻神经水肿；应用皮质醇激素；应用大剂量维生素B_1、维生素B_{12}和维生素C，促进神经恢复。

（4）脊髓前动脉栓塞处理措施：主要在于预防，一旦发生，主要为对症治疗。

知识点48：硬膜外麻醉并发症——穿破硬膜的处理措施　　副高：掌握　　正高：熟练掌握

硬膜外穿刺时，穿破硬脊膜后头痛处理措施：

（1）卧床休息和补液：平卧或头低位，每日保证充足的补液量。

（2）镇静和镇痛：镇痛治疗可以采用对乙酰氨基酚和NSAID，咖啡因可以收缩脑血管。

（3）硬膜外腔注入生理盐水：单次注入生理盐水不能维持较高的硬膜外压力，需要持续输注才有效（15～25ml/h）。

（4）硬膜外腔注入自体血：在硬脊膜穿破处或低一个间隙，注入自体血10～20ml，利用血凝块阻止脑脊液进一步渗漏。约90%患者单次血凝块治疗有效。在首次治疗无效的患者中，有90%在第二次注射后疼痛消失。

知识点49：硬膜外麻醉并发症——穿刺针或导管误入血管　　副高：掌握　　正高：熟练掌握

预防措施：①导管宜从背正中置入；②导管置入后注局麻药前应轻轻抽吸，验证是否有血液；③常规地通过导管注入试验剂量局麻药；④导管及盛有局麻药的注射器内若有血染，应警惕导管进入血管的可能。

处理措施：若血液由穿刺针或导管流出，可将导管退出1cm并以生理盐水10ml冲洗，通常可停止或缓解；无法缓解者，改变间隙冲洗穿刺或其他麻醉方法。若导管进入血管内而未及时发现，注入局麻药而导致局麻药毒性反应者，应立即按局麻药毒性反应处理。

知识点50：硬膜外麻醉并发症——平面异常广泛阻滞的处理措施
副高：掌握　正高：熟练掌握

（1）全脊髓麻醉处理措施：全脊麻的处理原则是维持患者的循环功能和呼吸功能。如患者神志不清，应行气管插管行机械通气，加速输液，使用血管加压药升高血压。如出现心搏骤停，立即行心肺复苏。只要循环和呼吸稳定，全脊麻可以完全恢复，不留后遗症。

（2）异常广泛阻滞：应当以支持治疗为主，可能需要气管插管、机械通气和心血管支持。

（3）硬膜外血肿处理措施：怀疑血肿时，应当立即进行神经系统影像学检查（MRI、CT或椎管造影）。尽快手术减压是治疗的关键，如果在6～8小时内实施手术减压，多数神经功能会得到良好的恢复，手术延迟可致永久性功能障碍。

（4）硬膜外脓肿处理措施：应用敏感、强效抗生素；最重要的治疗是尽早实施椎板切除减压术，以利受压神经功能及时恢复；没有神经症状时只需使用抗生素治疗。

（5）神经并发症处理同上。

（6）硬膜外导管折断处理措施：目前多数学者认为，导管断在硬膜外腔或深层肌肉或韧带处，可以先仔细观察而不必处理。如果没有不良反应，导管可以不取出；如果出现神经症状或其他不良反应，必须将导管取出。如果导管断在浅表组织内，特别是能看见部分导管时，细菌能沿导管进入体内，必须取出。

第三节　神经阻滞麻醉

知识点1：神经阻滞麻醉
副高：掌握　正高：熟练掌握

神经阻滞麻醉主要是将局麻药注射至神经干（丛）旁，暂时地阻滞神经的传导功能，从而达到手术无痛或所需治疗目的的方法。

知识点2：神经阻滞麻醉的适应证和禁忌证
副高：掌握　正高：熟练掌握

神经阻滞的适应证取决于手术范围、手术时间、患者的精神状态与合作程度。只要手术部位局限于某一或某些神经干（丛）所支配范围，并且阻滞时间能够满足手术需要者均可行神经阻滞麻醉。小儿或者患有精神疾病等不合作的患者，可以在基础麻醉下或全身麻醉后行神经阻滞。对于凝血功能异常者，穿刺部位感染、肿瘤、严重畸形和对局麻药过敏者、麻醉医师经验不足为神经阻滞的禁忌证。

| 知识点3：神经定位方法——异感定位 | 副高：掌握 正高：熟练掌握 |

当穿刺针直接触及神经时，在其支配的区域可出现异感，此时注射局麻药可以获得满意的麻醉效果。

| 知识点4：神经定位方法——神经刺激仪定位 | 副高：掌握 正高：熟练掌握 |

神经刺激仪的原理是利用电刺激器产生脉冲电流并传送至绝缘穿刺针，当针尖接近混合神经时，则会引起混合神经中的运动神经去极化，并且引起其所支配的肌肉颤搐，这样就可以通过肌肉颤搐反应来定位。

| 知识点5：神经定位方法——超声定位 | 副高：掌握 正高：熟练掌握 |

将超声探头扫描神经区域，使神经在轴平面成像，穿刺针在探头纵轴侧方进针，沿着超声声束的方向进入组织；在超声显像的导引下，调整穿刺针方向到达神经阻滞点。

| 知识点6：神经阻滞的药物选择 | 副高：掌握 正高：熟练掌握 |

神经阻滞应选择：1%～1.5%利多卡因、0.15%～0.2%丁卡因、0.25%～0.5%布比卡因及0.25%～0.5%罗哌卡因；或1%利多卡因与0.15%丁卡因混合液、1%利多卡因与0.25%丁哌卡因混合液等。

| 知识点7：颈神经丛 | 副高：掌握 正高：熟练掌握 |

颈神经丛来源于颈1～4（$C_{1～4}$）脊神经的前支。除了第1颈神经主要是运动神经外，其余3对颈神经均为感觉神经。后3对神经离开椎间孔后，从后面横过椎动脉及椎静脉，嵌于横突的凹面，到达横突尖端时，分为升支及降支，这些分支与上下相邻的颈神经分支在胸锁乳突肌之后连接成一系列环状神经，称为颈神经丛。颈神经丛分为深丛及浅丛，还形成颈袢，与C_5神经纤维形成膈神经。

| 知识点8：颈丛阻滞的实施——颈深丛阻滞法 | 副高：掌握 正高：熟练掌握 |

颈浅神经丛阻滞：患者取仰卧位，去枕，头偏向对侧。取胸锁乳突肌后缘中点为穿刺点。常规消毒皮肤，取22G穿刺针垂直缓慢进针直至出现落空感，注射10ml局麻药即完成浅丛阻滞。

颈深神经丛阻滞：患者取仰卧位，去枕，头偏向对侧。从乳突尖至锁骨中点做一连线，此连线中点即为第4颈椎横突位置（相当于成年男性喉结上缘）。2、4横突之间为第3颈椎横突。在2、3、4横突分别标记。常规消毒皮肤，取22G穿刺针垂直进针直至抵达颈椎横突，回抽无血及脑脊液即可注射局麻药3~5ml。深丛阻滞通常只需阻滞1~2点。或应用改良颈丛阻滞法，即以第4颈椎横突为穿刺点，当针尖抵达第4颈椎横突，回抽无血及脑脊液后一次注入局麻药10~15ml。超声定位：将探头放置在颈部侧方、胸锁乳突肌中点水平。一旦看见胸锁乳突肌，探头向后方移动，直至胸锁乳突肌后缘出现在超声屏幕的中间。颈浅丛是一个低回声结节集合（蜂窝状），紧靠在椎前筋膜的下方，椎前筋膜位于肌间沟表面。

知识点9：颈丛阻滞的实施——单侧或双侧阻滞　　　　副高：掌握　正高：熟练掌握

根据手术需要选择单侧阻滞或双侧阻滞，但药物总量应当在安全剂量范围内。双侧颈深丛阻滞时，有可能阻滞双侧膈神经或喉返神经而引起呼吸困难，故应当慎用。尤其是一针阻滞法易引起喉返神经麻痹，仅限于单侧阻滞。

知识点10：颈丛神经阻滞的并发症　　　　副高：掌握　正高：熟练掌握

（1）膈神经阻滞：颈深丛阻滞常易累及膈神经，双侧受累时可能出现呼吸困难及胸闷。此时应当立即吸氧或者给予辅助呼吸治疗。故应避免行双侧颈深丛阻滞。

（2）药液误入硬膜外间隙和蛛网膜下腔：可以引起高位硬膜外阻滞，而最严重的并发症是药液注入蛛网膜下腔引起全脊麻。穿刺针误入椎管的原因之一是进针过深，二是进针方向偏内向后，尤其以一针法误入蛛网膜下腔的机会最大。

（3）局麻药毒性反应：主要是穿刺针误入颈动脉或椎动脉而未及时发现，此外，颈部血管丰富，局麻药吸收过快，也可导致中毒。因此，必须严格掌握局麻药用量，必须反复回抽无血后再注药。

（4）喉返神经阻滞：针刺太深、注药压力太大可使迷走神经阻滞，造成患者发音嘶哑或失音，甚至呼吸困难。

（5）霍纳（Horner）综合征：注药后患者表现上睑下垂、瞳孔缩小、眼球下陷、眼结膜充血、鼻塞、面微红及不出汗，有时上述症状部分出现，此系颈交感神经被阻滞所致，短期内可以自行消失。

（6）椎动脉刺伤引起出血，局部血肿。

知识点11：臂丛神经结构　　　　副高：掌握　正高：熟练掌握

臂丛神经是由$C_{5~8}$及T_1脊神经的前支组成的，有时C_4及T_2脊神经前支发出的小分支也加入。组成臂丛的脊神经出椎间孔后，走向外侧，其中$C_{5~7}$前支沿相应横突的脊神经沟走行，在锁骨上部，前、中斜角肌的肌间沟分上、中、下干。三神经干经肌间沟下缘穿出，伴锁骨下动脉下行，在锁骨中点和第1肋之间进入腋窝顶部包绕腋动脉，形成5个终末分支：腋神经、肌皮神经、正中神经、尺神经和桡神经，支配上肢的感觉和运动。常用的臂神经丛阻滞入路包括肌间沟、锁骨上、锁骨下和腋路。

知识点12：臂丛神经阻滞的实施——腋路臂丛阻滞法   **副高：掌握 正高：熟练掌握**

适应证：适用于肘关节以远部位的手术，可提供满意的尺神经阻滞。

并发症：局麻药误入腋动脉是最常见的并发症。

仰卧头偏向对侧，阻滞侧上肢外展90°，肘屈曲，前臂外旋，手背向床且靠近头部呈"军礼状"。首先在腋窝触摸动脉搏动，然后沿动脉上行到胸大肌下缘动脉搏动消失处，略向下取动脉搏动最高点作为穿刺点。常规皮肤消毒后，左手指按压腋动脉搏动处，右手持4.5cm长22G穿刺针在腋动脉搏动最高点与动脉呈10°~20°夹角刺入皮肤，然后缓慢进针直至出现破鞘膜的落空感。松开持针手指，针随动脉搏动而摆动，即进入腋鞘内。但少数患者有异感。固定针头，回吸血液流出。分别在动脉上、下缘及后方注入局部麻醉药物15ml、10ml、5ml，以阻滞尺神经、正中神经及桡神经。注药完毕后，可见腋窝有梭状肿胀。将针尖拨出腋鞘，向腋窝顶方向刺入，注入局部麻醉药物5ml，以阻滞喙肱肌内的肌皮神经。将5ml局部麻醉药物注入腋动脉下方腋窝下缘皮下即可阻滞肋间臂神经。

超声定位：使用高频线性探头，可在截面上看到腋动脉和腋静脉，臂丛神经在动脉周围。在直视下，针在探头上方（外侧）刺入，并向下（内侧）朝神经丛方向深入。然后在每根神经周围注射10ml局部麻醉药。

知识点13：臂丛神经阻滞的实施——锁骨上臂丛阻滞法   **副高：掌握 正高：熟练掌握**

适应证：此阻滞法注射部位神经干紧密相连，可为肘部、前臂及手部手术提供满意的麻醉效果。

并发症：气胸是刺入路的最常见并发症。其他并发症为感染、血肿、神经损伤、局麻药中毒及阻滞失败。

麻醉患者去枕仰卧，头偏向对侧，上肢下垂并紧贴身体。锁骨中点上方1.0~1.5cm处，即锁骨中点上缘触及锁骨下动脉搏动点，此点外0.5cm、上约1cm处为进针点。在常规消毒后，穿刺针刺入皮肤向第3胸椎椎体方向进针，深度为1.0~2.5cm，直到上肢出现异感或触及第1肋骨，沿第1肋骨面前后移动寻找异感，出现异感后回吸无血或气体即可注入局部麻醉药物20~25ml。

超声定位：患者应仰卧，头转向对侧30°，线性高频探头置于锁骨上窝且角度略朝向胸腔。臂丛神经表现为锁骨下动脉表面和侧面的多个低回声圆盘样区。

知识点14：臂丛神经阻滞的实施——肌间沟阻滞法   **副高：掌握 正高：熟练掌握**

适应证：可阻滞颈神经丛与臂神经丛，非常适用于肩部和肱骨近端手术。由于尺神经阻滞不完全，故前臂和手部手术时必须联合尺神经阻滞。

并发症：与颈神经丛阻滞并发症相同。包括全脊麻、颈段硬膜外麻醉、膈神经和喉返神经麻痹、Horner综合征、局麻药毒性反应。

麻醉患者体位同锁骨上路阻滞法。首先定位胸锁乳突肌，由该肌后缘向后摸到一小条肌肉为前斜角肌，前、中斜角肌的间隙即肌间沟。在锁骨上约1cm处可触及细条横向走行的肌肉，即肩胛舌骨肌，该肌与前、中斜角肌构成一个三角，该三角靠肩胛舌骨肌处为穿刺点，如果肥胖、颈短患者肩胛舌肌不清楚，按锁骨上2cm的肌间沟为穿刺点。左手示指定位并按住肌间沟，右手持7号针进针1～2cm，突破筋膜，常出现异感，固定针头，回吸无脑脊液或血液，即可注入局部麻醉药物20～25ml。

超声定位：在近C_6水平识别胸锁乳突肌和肌间沟后，将高频线性超声探头垂直于肌间沟肌肉走行放置，可见臂丛神经和前中斜角肌横截面。在此水平上臂丛显示为3～5个圆形低回声区，颈动脉及颈内静脉位于前斜角肌前方，胸锁乳突肌较表浅，慢慢减小形成边缘。

知识点15：锁骨下血管旁阻滞法　　　副高：熟练掌握　正高：熟练掌握

麻醉患者仰卧，头偏向对侧，患肢贴身平放。使患者抬头显露胸锁乳突肌，在其外侧摸出前斜角肌，斜角肌外侧即为前、中斜角肌肌间沟，用左手手指沿肌间沟下摸，在肌间沟最低处可触摸到锁骨下动脉搏动。左手示指放到锁骨下动脉搏动处，右手持长度为3～4cm 22G穿刺针，自锁骨下动脉搏动点外侧沿中斜角肌的内侧缘向下肢方向推进。其方向不宜向内、向后偏移。进针过程中可有刺破臂丛鞘的感觉，针进入臂丛鞘后继续向前可出现异感；若无异感可使针稍偏内、偏后，即针刺方向朝对侧足跟，通常有异感。回抽无血或脑脊液即可注入局麻药液20～25ml，药量不应超过30ml。注射完局麻药后患者会有"压力异感"，此为药液已充填于臂丛鞘内的一种客观征象。

知识点16：锁骨下入路臂丛阻滞　　　副高：熟练掌握　正高：熟练掌握

适应证：此法主要用于上臂肱动脉中段以远部位的手术。

并发症：常见有感染、气胸、神经损伤、血肿、局麻药中毒及阻滞失败。

患者取仰卧位，去枕，头偏向对侧，患侧肩下垫一薄枕使肩关节充分外展。取喙突内下方2cm为穿刺点。常规皮肤消毒。取50～100mm 22G神经阻滞针垂直方向进针。通过神经刺激器、异感的方法确定为臂丛神经后固定针尖，回抽注射器确定无血及气体后，缓慢注射20～25ml局麻药。

超声定位：将高频线阵探头（7～14MHz）放置在锁骨下方，并呈矢状位。在靠近胸小肌筋膜深处观察到腋动脉和腋静脉。在搏动的腋动脉周围3点钟、6点钟与9点钟方向分别为臂丛神经内侧束、后束及外侧束。因该水平的臂丛神经分支重新汇合形成神经束，加上混合的纤维结缔组织，该处的臂丛束呈现强回声结构。

知识点17：尺神经阻滞解剖　　　副高：掌握　正高：熟练掌握

尺神经纤维来自C_8及T_1脊神经根前支组成的臂丛的下干。下干主支形成内侧束，在腋动脉内侧分出尺神经。沿着上臂内侧肱二头肌与肱三头肌肌间隔下行，在上臂中部穿出间隔，沿着三头肌内侧头前行直至肘部，继续下行于内上髁与鹰嘴间沟。

知识点18：肘部尺神经阻滞法　　　　副高：掌握　正高：熟练掌握

肘关节弯曲，在肱骨内上髁及尺骨鹰嘴间沟（尺神经沟）内，可以摸到尺神经。若将患者手臂外旋，手指按压尺神经沟处，可有异感。穿刺时，将患者前臂屈至90°，用23G针于尺神经沟下缘刺入皮肤，进针方向与神经平行，进针深达0.7～2.5cm时，可有达至小指的异感；注入局麻药5ml左右。

知识点19：腕部尺神经阻滞法　　　　副高：掌握　正高：熟练掌握

患者掌心向上、握拳，在尺侧茎突平面可摸到尺侧腕屈肌肌腱，尺神经位于此肌腱桡侧。从尺骨茎突横过腕部画一直线，此线与尺侧腕屈肌肌腱桡侧缘的交点即为穿刺点。用23G针垂直刺入，如果出现异感注入局麻药3～5ml。

超声定位：线阵探头放置在腕横纹水平将显示尺骨的前表面及其后方的高回声影；紧靠尺骨的外侧浅表部位就是三角形或椭圆形的高回声尺神经，尺神经的旁边是搏动的尺动脉。

知识点20：正中神经阻滞解剖　　　　副高：掌握　正高：熟练掌握

正中神经起源于$C_{6\sim8}$及T_1脊神经根，由臂丛的内侧束与外侧束组成。常伴行于腋动脉和肱动脉，在肱骨中段，横过动脉并转至其内侧。在肘部，位于肱二头肌纤维束之下，肱动脉及肱二头肌肌腱内侧，再穿过旋前圆肌，下行于屈指浅肌与屈指深肌之间，沿中线降至腕部。在掌横韧带处其位置最表浅，在桡侧腕屈肌与掌长肌之间的深处，然后穿过腕管在掌筋膜深面到达手掌。与尺神经结合支配手掌、示指、中指与环指背侧的一部分。

知识点21：肘部正中神经阻滞法　　　　副高：掌握　正高：熟练掌握

患者手掌向上平放，在肱骨内、外上髁之间画一条连线，此线与肱二头肌腱内缘的交叉点即正中神经所在部位。用22G的针垂直刺入皮下，直到出现异感。若达骨质而未见异感，则将针拔至皮下，反复作扇形穿刺以寻找异感。注入局麻药3～5ml。

如果使用超声，在截面上可见正中神经在肱动脉内侧且注射的局麻药包绕它。

知识点22：腕部正中神经阻滞法　　　　副高：掌握　正高：熟练掌握

当患者握拳屈腕时，可扪出桡侧屈腕肌腱与掌长肌腱两肌腱，腕部正中神经处于两肌腱之间、前臂深筋膜之下。手掌向上平放，由桡骨茎突平面，横过腕关节画一横线，横线与上述两肌腱之间的交叉点即为穿刺点。然后用22G针垂直刺入皮肤，进针穿过前臂深筋膜。在两肌腱间寻找异感，如果出现放射至掌桡侧的异感，可以注入局麻药3～5ml。

在超声引导下，正中神经可能在前臂中段水平，指深屈肌腹侧、指浅屈肌、拇长肌腱之间（探头面向垂直于神经走行的方向）。

知识点23：桡神经阻滞解剖	副高：掌握 正高：熟练掌握

桡神经源于$C_{5\sim8}$及T_1脊神经。臂丛的前、中、后三干的后支形成后束，桡神经是后束发出的一条粗大神经，为支配上肢后肌群的运动神经，也是上肢后面皮肤的主要感觉神经。自臂丛发出后，经过腋动脉的后方进入上臂，并与肱深动脉一同走向外下，在肱三头肌长头与内侧头之间，进入由肱三头肌与肱骨桡神经沟组成的肱骨肌管。在肱骨外上髁上方10cm处，穿过外侧肌间隔绕行至前方，由外上髁前方进入肘，并在此处分为浅深两支。深支主要支配肌肉和关节；浅支为感觉神经，在肱桡肌下沿桡动脉外缘下降，在前臂中、下1/3交界处转向背面，支配手腕、手背及桡侧三手指。

知识点24：肘部桡神经阻滞法	副高：掌握 正高：熟练掌握

患者手臂伸直，掌心向上，于肱骨内、外髁连线上画一横线，横行线上肱二头肌肌腱外缘的交叉点，即为穿刺点。用23G穿刺针垂直刺入，针刺向肱骨，寻找异感，必要时可作扇形穿刺以寻找桡神经异感。注入局麻药3～5ml。如果异感不能获得，可以将局麻药注入肱骨外髁前方，也能获得满意的阻滞效果。

超声定位：在肘部和肘下，桡神经位于肱肌（深部）与肱桡肌（浅部）之间，是肱动脉外侧的高回声椭圆形或三角形结构。

知识点25：腕部桡神经阻滞法	副高：掌握 正高：熟练掌握

由于桡神经是以多支的方式穿过腕部的，而且分支多而细，因此在腕部做环形皮下浸润即可阻滞腕部桡神经。又由于多数桡神经纤维通过腕背桡凹（拇指外展时桡侧腕部的凹陷处），此处应当作重点阻滞。手处于中间位，拇指外展，在拇指背侧基底部的凹陷内注入局麻药3～5ml。桡神经浅支在腕部发出终末支，因此，超声在腕部桡神经阻滞中不是很实用。

知识点26：腰神经丛阻滞	副高：熟练掌握 正高：熟练掌握

位于腰大肌与腰方肌之间的腰大肌间隙内。腰丛主要由$L_1\sim L_4$脊神经前支组成，一些T_{12}和L_5脊神经也参与组成。上位腰丛（$T_{12}\sim L_1$）形成髂腹下神经、髂腹股沟神经与生殖股神经。这三支神经前行穿过腹部肌肉，支配臀部及腹股沟区域。下位腰丛（$L_2\sim L_4$）形成股外侧皮神经、股神经及闭孔神经。这三支神经主要支配下肢腹侧面的感觉和运动。

（1）腰大肌间隙腰丛阻滞

适应证：此阻滞适用于单次下肢手术的术中麻醉与镇痛，应联合坐骨神经阻滞。

解剖定位：患者取侧卧位，屈髋，术侧向上。取髂嵴连线头侧3cm、正中线旁开4～5cm为穿刺点。

神经电刺激定位：常规皮肤消毒。取100mm 22G神经阻滞针并垂直进针。在针尖触及L_4横突时调整针尖偏向头侧，直至电流刺激引出股神经支配的股四头肌收缩（伸膝）。应反复回抽确认无血和脑脊液方可缓慢注射30～40ml局麻药。

超声定位：腰丛位置较深，不建议使用超声。

（2）"三合一"腰丛阻滞

适应证：通过单次注药完成腰丛3个分支的阻滞。该阻滞法仅阻滞股神经与闭孔神经，股外侧皮神经阻滞效果不佳。

解剖定位：患者取仰卧位。取腹股沟韧带下方、股动脉外侧为穿刺点。

神经电刺激定位：常规皮肤消毒。取50mm 22G神经阻滞针，以45°角向头端进针，直至引发股神经支配的股四头肌收缩（伸膝）。固定针尖，同时保持远端加压，经反复回抽确认无血后缓慢注入局麻药30～40ml，使药液向腰神经丛近端扩散。

超声定位：将低频凸阵探头（4～7MHz）置于腹股沟皱褶处，超声探头垂直于大腿长轴。显示屏上可清晰地显示股静脉、股动脉与股神经依次从大腿内侧向外侧排列。在腹股沟水平，股静脉呈三角形的高回声结构，中心呈蜂窝状。常规皮肤消毒和局部浸润麻醉后，取50mm阻滞针，采用平面内、平面外技术进针至股神经。反复回抽确认无血后，远端加压缓慢注射30～40ml局麻药。

并发症：可有血肿、感染以及局麻药中毒反应。

知识点27：经典后路坐骨神经阻滞　　　副高：熟练掌握　正高：熟练掌握

解剖定位：患者体位（侧卧，阻滞侧向上，屈髋，屈膝）。经髂后上棘与大转子连线中点做一垂直线，该垂直线与大转子–骶管裂孔连线的交点即为穿刺点。

神经电刺激定位：常规皮肤消毒。取100mm 22G神经阻滞针垂直进针，直至引出足部运动（如跖屈、背屈、内翻或外翻）。固定针尖，经反复回抽确认无血后缓慢注入局麻药20～30ml。

超声定位：将低频凸阵探头（4～7MHz）垂直于大腿长轴，从大腿近端的后面向臀肌远端移行。以坐骨结节和股骨大转子作为解剖骨性标志。坐骨神经位于两者之间，呈扁平状结构。常规皮肤消毒，局部浸润麻醉后取100mm阻滞针采用平面内、平面外技术进针至股神经。经反复回抽确认无血后，远端加压缓慢注射20ml局麻药。

并发症：可有血肿、感染以及局麻药中毒反应。

知识点28：股神经阻滞　　　副高：熟练掌握　正高：熟练掌握

解剖定位：在腹股沟韧带下面扪及股动脉搏动，于股动脉外侧1cm，相当于耻骨联合顶点水平处作标记为穿刺点。

操作：由穿刺点垂直刺入，缓慢前进，针尖越过深筋膜触及筋膜下神经时可出现异感；

若没有异感，可与腹股沟韧带平行方向，向深部做扇形穿刺探及异感，即可注药5～7ml。

超声定位：高频线性探头置于腹股沟皱褶处，探头平行皱褶本身或稍微横向。横截面上可见股动脉和股静脉，上面覆盖髂筋膜；在动脉外侧和髂筋膜深处，股神经呈纺锤形"蜂巢"。

知识点29：闭孔神经阻滞	副高：熟练掌握　正高：熟练掌握

解剖定位：闭孔神经起源于$L_{2～4}$脊神经前支。以耻骨结节下1.5cm、外侧1.5cm处作为穿刺点。

操作：由穿刺点垂直刺入，缓慢进针至触及骨质，为耻骨下支，稍微调节穿刺针方向使其针尖向外向脚侧进针，滑过耻骨下支边缘而进入闭孔或其附近，继续进针2～3cm即到达目标。经反复回抽确认无血后可注入10ml局麻药，退针少许注入局麻药10ml。若使用神经刺激仪引发大腿外展肌群颤搐来定位，可仅用10ml局麻药。

知识点30：隐神经阻滞	副高：熟练掌握　正高：熟练掌握

操作：患者取仰卧位，在胫骨内踝内侧面，膝盖上缘做皮丘，穿刺针经皮丘垂直刺入，缓慢进针直至出现异感。若遇骨质，可在骨面上行扇形穿刺以寻找异感，然后注药5～10ml。

知识点31：胸椎旁阻滞	副高：熟练掌握　正高：熟练掌握

操作：使患者取坐位或侧卧位，脊柱弯曲，触诊每个棘突，从突出的颈椎C_7计数来做胸段阻滞。找到胸椎棘突后旁开2.5～3cm，平棘突的上缘垂直进针，一般进针2～4cm可触到椎体下面的横突。此时传统方法为将针尖调整向头侧继续缓慢进针，直至越过横突上缘1～1.5cm时有阻力消失感。然而向尾端进针可减少气胸风险。单次注入15ml局麻药可产生4～5个节段的单侧躯体阻滞，或在每个节段注入局麻药3～4ml。

超声定位：使用曲线阵列探头，光束定位在旁矢状面，横突、肋骨头、肋横突韧带、胸膜可被确定。

知识点32：超声引导下腹横平面阻滞（TAP）	副高：熟练掌握　正高：熟练掌握

操作：使患者取仰卧位，超声探头置于腋中线上的髂嵴和肋缘之间，此位置腹壁的外侧肌肉层次易确定，这三层肌肉分别是腹外斜肌、腹内斜肌与腹横肌，注射的药物必须在腹内斜肌和腹横肌的筋膜之间并将这两层肌肉分开，然后注射15～20ml局麻药。

知识点33：股神经阻滞的适应证	副高：掌握　正高：熟练掌握

股神经主要支配股前部肌肉（股四头肌、缝匠肌与耻骨肌）以及从腹股沟韧带到膝部的

皮肤。股神经阻滞可以用于股前部和膝关节手术，常与其他下肢阻滞技术联合应用。

知识点34：股神经阻滞的并发症　　　　　　　　副高：掌握　正高：熟练掌握

穿刺点接近动脉，因此容易误伤动脉或将局麻药注入血管内。

知识点35：股外侧皮神经阻滞解剖　　　　　　副高：熟练掌握　正高：熟练掌握

股外侧皮神经为腰丛的分支，L_2、L_3脊神经的前支。于髂骨嵴部自腰大肌侧缘穿出、横越髂骨肌膜的下方，穿过腹股沟韧带外侧端的深部进入大腿，也就是在髂前上棘的内侧1.0～1.5cm处穿过腹股沟韧带，随即呈直角下降进入股部。由腹股沟韧带向下约为9cm处发出分支，前支分布于股到膝关节的前外侧表面，后支分布于臀部外侧及坐骨粗隆下大腿上2/3的皮肤。

知识点36：股外侧皮神经阻滞法　　　　　　　副高：熟练掌握　正高：熟练掌握

麻醉患者仰卧，髂前上棘内侧1.5cm、贴近腹股沟韧带下缘处作为穿刺点。使用5cm、22G穿刺针，向内、向下与皮肤呈45°角，触及阔筋膜时若有异感，可注入局麻药液5ml。若无异感，需把针拔到皮下，重新穿刺，缓慢向外向上找到异感然后注药。

与股神经及坐骨神经阻滞合用，可用于下肢手术。尤其是应用止血带的下肢手术，股外侧皮神经阻滞在抑制止血带压力导致胀痛方面具有重要作用。

知识点37：肋间神经阻滞解剖　　　　　　　　副高：熟练掌握　正高：熟练掌握

肋间神经为$T_{1\sim12}$脊神经的前支，每对肋间神经从椎间孔发出后，在肋骨下缘的肋骨沟内与肋间动脉相伴绕躯干环行，于腋前线处分出肋间神经外侧皮支，近胸骨处分出前皮支。肋间神经支配着肋间肌与腹壁肌的运动，并表现为带状支配相应的皮肤。

知识点38：肋间神经阻滞法　　　　　　　　　副高：熟练掌握　正高：熟练掌握

由于肋间神经在腋前线处分出其皮支，因此肋间神经阻滞点需在脊柱旁与腋前线之间的区域进行。该区域内肋骨最易触及的部位可选作穿刺点，可在腋后线、肋骨角或痛点最明显的部位；单侧阻滞宜取侧卧位，阻滞侧在上；双侧阻滞时宜取俯卧位或坐位。由于胸$_{1\sim3}$肋骨部分被肩胛骨遮盖，若行阻滞，需使上肢尽量外展、肩胛骨向两侧分开，可有助于穿刺。使用长22G短斜面穿刺针，于肋骨下缘处做皮丘，由皮丘直刺肋骨骨面，并注射0.5ml局麻药。随即使穿刺针稍立起，沿肋骨面向肋骨下缘移动，针尖滑过肋骨下缘后再刺入约0.3cm即达肋间隙。此时可有脱空感，回抽吸无血、无气后注射局麻药3～5ml。

知识点39：胸部和腰部椎旁神经阻滞法　　　副高：熟练掌握　正高：熟练掌握

使麻醉患者取俯卧、侧卧位，选择所需阻滞阶段棘突的位置。在棘突上缘旁3cm处做皮丘，取长10cm、22G穿刺针垂直刺入，当针尖碰到横突后将针尖向尾侧倾斜，越过横突下缘继续推进1～2cm到达椎间孔附近，抽吸无血或液体后注射局麻药5～8ml。

并发症：①麻药误入蛛网膜下腔、硬膜外腔。②局麻药毒性反应。③气胸。

知识点40：星状神经节阻滞法　　　副高：熟练掌握　正高：熟练掌握

使麻醉患者取平卧、正坐位，头部向对侧侧转45°后仰，在环状软骨平面用两手指在环状软骨外缘处下压，将胸锁乳突肌拨至外侧。取22G穿刺针垂直刺入，推进2.5～4cm直到碰到骨质退针0.5cm，回抽无血后注射局麻药10～15ml。

并发症：①麻药误入蛛网膜下腔导致全脊麻。②麻药误入血管导致的毒性反应。③脊髓损伤。④气胸。⑤血管损伤导致血肿形成。⑥喉返神经麻痹。⑦膈神经麻痹。应避免同时施行两侧星状神经节阻滞。

知识点41：腰交感神经阻滞法　　　副高：熟练掌握　正高：熟练掌握

使麻醉患者取侧卧位，在棘突上缘旁开4～6cm处做皮丘，取10cm、22G穿刺针经皮丘取与皮肤呈45°向中线刺入，直到针尖触到横突；稍退针后再推进，将针体顺横突尖滑过，利用横突尖为支点，向前刺入即可达到椎体前外侧，触及椎体，稍退0.2cm，注射局麻药5～10ml。

并发症：①麻药误入蛛网膜下腔和硬膜外腔。②麻药导致的全身毒性反应等。

第四节　局部麻醉

知识点1：局部麻醉　　　副高：掌握　正高：熟练掌握

局部麻醉是指应用局部麻醉药（以下简称局麻药）暂时阻断身体某一区域神经传导（特别是感觉神经传导）功能的麻醉方法。

知识点2：局部麻醉药　　　副高：熟练掌握　正高：熟练掌握

局部麻醉药为一种能可逆性阻断神经冲动的发生和传导，在神志清醒条件下使其相关神经支配部位产生暂时性、可逆性感觉丧失的药物。

知识点3：局麻药的作用机制　　　副高：熟练掌握　正高：熟练掌握

局麻药阻断细胞膜Na^+通道使其失活，可通过以下机制实现。

（1）局麻药降低活化的通道数量，即增加"失活"通道的数量。

（2）局麻药可部分或完全抑制构形的进程，直接干扰通道活化，即抑制通道从静息转化为开放状态。

（3）局麻药可减少通过各开放通道的电子流。

知识点4：影响局麻药作用的因素　　副高：熟练掌握　正高：熟练掌握

（1）剂量：剂量的大小可影响局麻药的显效速度、阻滞程度及持续时间。

（2）加入血管收缩药：局麻药中加入适量的血管收缩药（如肾上腺素），可降低局麻药经血液吸收速度，让更多局麻药分子到达神经膜，增强麻醉效果和延长作用时间。

（3）pH：局麻药大部分为弱碱性叔胺或仲胺，这些胺基不溶于水而且不稳定，必须与酸结合成可溶于水的盐。大部分局麻药pKa处于7.5～9.0，局麻药溶液pH增加，导致未带电荷的碱性形式局麻药含量增加，故增加了穿透神经鞘与神经膜的弥散速度，使局麻药起效更加迅速。

（4）局麻药混合应用：混合应用局麻药可利用不同药物的优缺点相互补偿，以获得较好的临床效果。通常以起效快的短效局麻药和起效慢的长效局麻药合用。

知识点5：局麻药的药代动力学　　副高：熟练掌握　正高：熟练掌握

（1）吸收：从局麻药注射部位吸收至血液内，受注射部位、剂量、局部组织血液灌流、药物–组织结合与血浆蛋白的结合，以及有无加用血管收缩药等因素的影响。

（2）分布：局麻药从注射部位经毛血管吸收广泛分布至全身各器官系统，最先承受药物负荷的是血流灌注丰富的器官，主要包括心、脑、肝和肾脏，然后以较慢的速率分布于肌肉、脂肪与皮肤。

（3）生物转化和清除：酯类局麻药通常在血浆中被假性胆碱酯酶水解，属肝外代谢。酰胺类局麻药代谢通常在肝细胞内质网内进行。

知识点6：常用的局麻药　　副高：掌握　正高：熟练掌握

局麻药依其分子结构的不同，分为酯类局麻药与酰胺类局麻药。

常用酯类局麻药有：

（1）普鲁卡因：局部麻醉时效短，通常仅可维持45～60分钟，扩散及穿透力较差，不适用于表面麻醉。静脉注射小剂量普鲁卡因具有镇静与镇痛的作用。但小剂量即可对中枢神经系统发生抑制，可有嗜睡和痛觉反应迟钝。

（2）丁卡因：为一类长效局麻药，起效时间10～15分钟，作用时间可＞3小时。穿透性较强，有较好的表面麻醉效果。眼科通常以1%等渗液作角膜表面麻醉，鼻腔黏膜与气管表面麻醉通常用2%溶液。

酰胺类局麻药有：

（1）利多卡因中效局麻药：此药特点包括起效快、穿透性强、弥散广无明显血管扩张作用。以0.5%～1%溶液用于局部浸润麻醉，时效达60～120分钟。硬膜外和骶管阻滞则以1%～2%溶液，出现镇痛作用约5分钟，达到完善的节段扩散约16分钟，时效为90～120分钟，极量为400mg。

（2）丁哌卡因长效局麻药：此药常用剂量对心血管功能影响不大，用量偏大时可引起血压下降和脉搏缓慢。0.5%等渗液可用于硬膜外阻滞，但对腹部肌松效果不佳，起效时间为18分钟，时效达300分钟。0.75%溶液可使起效时间缩短，且运动阻滞趋于完善，适用于腹部手术。0.5%溶液适用于蛛网膜下腔阻滞，一次最大剂量15～20mg，作用时效75～200分钟。0.125%溶液适用于分娩镇痛及术后镇痛。

（3）罗哌卡因：此药对心脏兴奋与传导抑制和丁哌卡因相比较弱，对感觉纤维的阻滞优于运动纤维，麻醉效果确切，作用时间长。0.5%溶液适用于神经阻滞、产科阻滞或镇痛，可避免运动神经的阻滞。起效时间为5～15分钟，感觉阻滞时间达4～6小时，加用肾上腺素不能延长运动神经阻滞时效，一次最大剂量200mg。

知识点7：局麻药的中毒反应　　　　　　　　　副高：掌握　正高：熟练掌握

局麻药的中毒反应主要有：

（1）中枢神经系统：早期有精神症状，如眩晕、耳鸣、多语、烦躁不安或嗜睡，舌唇麻木与眼球震颤；中期常有恶心、呕吐、视物模糊、肌肉震颤或抽搐；晚期全身肌肉痉挛抽搐，严重者昏迷。

（2）循环系统：早期表现为循环兴奋；晚期表现为循环抑制，严重者会心力衰竭或心脏骤停。血管内误注入丁哌卡因，可以引起心血管虚脱，因其与组织结合较强，治疗效果差。

（3）呼吸系统：胸闷、气短、呼吸困难，惊厥时出现发绀，严重者会呼吸骤停。

知识点8：局麻药中毒的预防和治疗　　　　　　副高：掌握　正高：熟练掌握

局麻药中毒的预防：

（1）应用局麻药的安全剂量。

（2）在局麻药溶液中加入肾上腺素。

（3）警惕毒性反应的先驱症状，包括惊恐、突然入睡、多语或肌肉抽动等。

（4）通常习惯应用非抑制剂量的巴比妥类药物作为麻醉前用药，以达到预防反应的目的。

局麻药中毒的治疗：

（1）立即停止局麻药注入。

（2）早期吸氧，开放静脉输液，维持呼吸及循环稳定。

（3）抽搐、惊厥者，注意保护患者，防止出现意外事件，可静脉注射地西泮或2.5%硫喷妥钠3～5ml，若仍无法制止抽搐可静脉注射肌肉松弛药，气管插管控制呼吸。

（4）生命支持疗法：主要有吸氧、辅助呼吸、控制呼吸、输血补液、升压药应用及心肺脑复苏等，建议一次性给予20%脂肪乳1.5ml/kg（成人可一次给予100ml），必要时还可继续以0.25ml/（kg·min）的速度输注10分钟。

知识点9：局麻药高敏反应及变态反应 副高：熟练掌握 正高：熟练掌握

高敏反应：即患者接受小剂量局麻药，可突然出现晕厥、呼吸抑制或循环衰竭等毒性反应的先兆，通常由于个体差异引起。

变态反应：也称为变态反应，属抗原抗体反应，轻者仅见皮肤斑疹、血管性水肿，重者可见呼吸道黏膜水肿、支气管痉挛、呼吸困难甚至发生肺水肿及循环衰竭，可危及生命。

知识点10：表面麻醉 副高：掌握 正高：熟练掌握

表面麻醉是利用渗透性强的局部麻醉药物施于黏膜表面，阻滞黏膜下神经末梢，使黏膜产生麻醉作用的方法。

知识点11：表面麻醉常用的麻醉药物 副高：掌握 正高：熟练掌握

多种局麻药可以用于表面麻醉，比如利多卡因、丁卡因、苯佐卡因和丙胺卡因等，可以制成溶液、乳剂、软膏、气雾剂，单独或与其他药物合用于皮肤、黏膜、口咽部、气管、直肠等部位。表面麻醉前可以静脉给予阿托品，使黏膜干燥，避免分泌物妨碍局麻药与黏膜的接触。不同部位的黏膜吸收局麻药的速度是不同的，气管及支气管应用气雾剂时，局麻药吸收最快。大面积黏膜应用高浓度及大剂量局麻药时易出现毒性反应，使用时应当严格控制剂量。

知识点12：局部浸润麻醉 副高：掌握 正高：熟练掌握

局部浸润麻醉是指沿手术切口线分层注射局麻药，以阻滞组织中的神经末梢。

知识点13：局部浸润麻醉操作方法 副高：掌握 正高：熟练掌握

麻醉时，首先将局麻药用22G细针在手术切口一端做一皮丘，使皮肤隆起呈现橘皮样外观，后沿皮肤切口在皮内作连续皮丘。作新皮丘时，注射针应当在前一皮丘内刺入，以减少穿刺时疼痛，然后再经皮丘按层浸润皮下、肌膜、腹膜或胸膜。也可以浸润一层切开一层，以延长麻醉时间和减少单位时间内局麻药的剂量。注药时应当加压，一边注药一边进针，使其在组织内形成张力性浸润，增强局麻效果，并对周围组织起到水压分离及止血作用。感染及癌肿部位不宜用局部浸润麻醉。

知识点14：静脉局部麻醉 副高：掌握 正高：熟练掌握

静脉局部麻醉是指在肢体近端结扎止血带后，经静脉注入局麻药，使止血带远端肢体得到麻醉的方法。

知识点15：静脉局部麻醉操作方法　　　　　　　副高：掌握　正高：熟练掌握

静脉局部麻醉操作方法为：用静脉套管针穿刺固定后，抬高患肢或以弹力绷带或电动气压驱血带驱血，并在该肢体上端结扎止血带，通过静脉套针在其远端静脉内注入局麻药，3～10分钟即可产生局麻作用。

知识点16：区域阻滞　　　　　　　　　　　　　副高：熟练掌握　正高：熟练掌握

指围绕手术区，在其周围和底部注射局麻药，以阻滞进入手术区的神经干及神经末梢，即区域阻滞。操作要点和局部浸润法相同，其优点为可防止穿刺病理阻滞；适用于门诊小手术、健康状况不佳的虚弱患者和高龄患者。

第五节　监护性麻醉（MAC）

知识点1：监护性麻醉（MAC）　　　　　　　　副高：掌握　正高：熟练掌握

监护性麻醉（MAC）即静脉麻醉及区域阻滞麻醉相结合的麻醉技术，在区域阻滞麻醉期间麻醉医师负责参与局麻患者的监测，对接受诊断性或治疗性操作的患者实施镇静镇痛，并监测患者的生命体征。

知识点2：监护性麻醉（MAC）的目的　　　　　副高：掌握　正高：熟练掌握

（1）解除患者的焦虑，并遗忘术中发生的不适和恐惧。
（2）减轻疼痛及其他伤害性刺激。
（3）提高围术期的安全性和舒适性。

知识点3：监护性麻醉（MAC）前准备　　　　　副高：掌握　正高：熟练掌握

（1）MAC的施行应对患者体格和重要脏器功能进行术前评估，可以按ASA分级标准进行。
（2）术前常规禁食。
（3）回顾病史、体检和必要的实验室检查。

知识点4：监护性麻醉（MAC）常用药物　　　　副高：掌握　正高：熟练掌握

监护性麻醉（MAC）常用药物包括地西泮、咪达唑仑、丙泊酚、氯胺酮、吗啡、芬太尼、阿芬太尼、雷米芬太尼（瑞芬太尼）等。

知识点5：监护性麻醉术中监测与管理　　　　　副高：掌握　正高：熟练掌握

术中应常规做血氧饱和度和无创血压的监测防止低氧血症和低血压的发生。应当配备有气管插管用具和急救药品，有条件的应配备有麻醉机、呼吸机。循环功能监测，包括持续监测心电图（ECG）、血压和心率。如在检查治疗室旁设立麻醉后监护室则更安全，可有效地处理苏醒期可能发生的并发症，如恶心、呕吐、呼吸抑制、缺氧、低血压、注射痛等。

第六节　控制性降压

知识点1：控制性降压的概念　　　　　　　　　副高：掌握　正高：熟练掌握

术中控制性降压指在全身麻醉下手术期间确保重要脏器氧供情况下，采用降压药物与技术等方法，将平均动脉压降至50~65mmHg，使手术野出血量随血压的降低而减少，防止有重要器官的缺血缺氧性损害，终止加压后血压可迅速回复至正常水平，不发生永久性器官损害。

知识点2：控制性降压的生理基础　　　　　　　副高：掌握　正高：熟练掌握

血液循环的主要功能是供给机体组织氧及营养物质，并运输组织产生的CO_2与代谢产物，因此组织器官充足的血液灌注比单纯的血压高低更为重要。正常人组织的血流量（Q）与供应该组织血管两端的压差（ΔP）成正比，与血流阻力（R）成反比，关系式为：$Q = \Delta P/R$。

其中，血管两端的压差与动脉压呈正相关；当血液黏度不变时，血流阻力（即血管阻力）与血管口径呈负相关。进行控制性降压时，循环血量和血液黏度不变，虽然动脉压降低，但由于周围血管扩张，使血管阻力降低，可以维持组织的血液灌注不变。这与休克时的低血压有着本质的区别。休克时，心排出量减少，周围血管阻力增加，组织灌注的血流量减少和不足，局部代谢产物堆积。

知识点3：控制性降压对机体的影响　　　　　　副高：掌握　正高：熟练掌握

（1）脑：在控制性降压过程中，最大的顾虑是脑供血不足与脑缺氧。神经细胞对缺氧的耐受性很低，因此一旦发生则可引起脑细胞功能的损害。

（2）心脏：挥发性麻醉药可以在一定程度上干扰冠脉循环的血流-压力自身调节能力，过低的低血压可逐渐削弱冠状动脉的扩张储备能力；当应激状态下心肌需氧骤增时，心脏代偿能力则受到限制。

（3）肝：控制性降压期间容易发生肝脏血流灌注不足与肝细胞缺氧。

（4）肾：当平均动脉压（MAP）不低于75mmHg时，肾小球滤过率保持不变，肾血流灌注仍足够满足肾细胞代谢的需要，尿量有可能减少。当MAP低于75mmHg时，肾小球滤过率下降，尿量减少至无尿。

（5）胃：胃肠道是另一个内脏主要器官，其血管的自身调节能力较肾及脑更差，血液循环的调控较困难。严重低血压时，容易产生内脏低灌流状态。手术刺激使交感神经兴奋性增加，可以引起内脏血管收缩。

知识点4：控制性降压适应证与禁忌证　　　　副高：掌握　正高：熟练掌握

（1）适应证：①血供丰富区域的手术，如头颈部、盆腔手术。②血管手术，如主动脉瘤、动脉导管未闭、颅内血管畸形。③创面较大且出血可能难以控制的手术，如脊柱侧弯矫正术、巨大脑膜。④显微外科手术、要求术野清晰的手术。⑤因宗教信仰而拒绝输血的患者。⑥大量输血有困难或有输血禁忌证的患者。⑦麻醉期间血压、颅内压和眼内压过度升高，可能导致严重不良后果者。

（2）禁忌证：①重要脏器实质性病变者。②血管病变者。③低血容量或严重贫血。④麻醉医师对该技术不熟悉时应视为绝对禁忌。⑤对有明显机体、器官、组织氧运输降低的患者应仔细衡量术中控制性降压的利弊后再酌情使用。

知识点5：控制性降压的基本原则　　　　副高：掌握　正高：熟练掌握

施行控制性降压的基本原则是：

（1）保证组织器官的血液灌注量。

（2）血压控制水平：①控制性降压的目的是减少失血与输血量、改善术野的环境，但不能以此作为降压程度的标准；②正常体温患者，MAP安全低限为$50\sim55$mmHg，在此范围脑血流（CBF）自身调节能力仍保持正常，一旦MAP下降低于此限度，CBF将平行地下降。临床应用中，短时间内降压后MAP保持为$60\sim65$mmHg是安全的。慢性高血压患者保持脑血管自身调节所需的脑灌注压水平更高。在满足手术要求的前提下，要尽可能维持较高的血压水平；③在麻醉的状况下，应当注意防止降压速度过快，以使机体有一个调节适应过程。

（3）控制性降压的时间。

（4）控制性降压期间，肺内分流量和无效腔量均可能增加，因此供氧必须充分。

（5）注意体位对局部血压的影响：①控制性降压过程中，应当尽量让手术野位于最高位置；②充分利用下肢位置对调节血压的影响，如下肢降低$15°$可使血压降低$10\sim20$mmHg，这样有利于血压的控制；③俯卧或侧卧位时，可以显著减少回心血量，使心排血量锐减，因而是控制性降压的风险体位，应当妥善处理。

（6）基本监测：①连续直接动脉血压监测；②心电图监测；③呼气末二氧化碳分压（$P_{ET}CO_2$）。

知识点6：吸入麻醉药物降压　　　　副高：掌握　正高：熟练掌握

吸入麻醉药物降压常采用异氟烷或七氟烷降压，恩氟烷、地氟烷也有应用。吸入麻醉药主要通过扩张外周血管与抑制心肌收缩力来降低血压。

知识点7：静脉麻醉药物降压　　　　　　　　副高：掌握　正高：熟练掌握

静脉麻醉药物降压常采用丙泊酚复合瑞芬太尼的全静脉麻醉来降压，丙泊酚具有扩张血管、抑制心肌、降低颅内压的作用。也可以同时复合硝普钠等血管活性药物进行控制性降压，达到更满意的效果。

知识点8：血管扩张药降压　　　　　　　　　　副高：掌握　正高：熟练掌握

（1）硝普钠：主要作用于小动脉，直接作用于血管平滑肌使其松弛降低外周血管阻力，较少影响心肌收缩力。

（2）硝酸甘油：主要作用于容量血管，直接抑制血管平滑肌使静脉扩张后，减少回心血量，导致心排出量减少与血压降低。

（3）肾上腺素能受体阻滞药：酚妥拉明仅为肾上腺素能受体阻滞药，具有较强的直接血管舒张作用，静脉注射后起效迅速，2分钟内作用达到高峰，约能维持5分钟。

（4）钙离子通道阻滞药：具有扩张周围血管、冠状动脉及脑血管的作用，降压同时不易引起心动过速。

（5）三磷腺苷（ATP）：以扩张小动脉为主，心脏后负荷降低明显，不影响前负荷和心室充盈，心排血量可增加。

知识点9：控制性降压的并发症　　　　　　　　副高：掌握　正高：熟练掌握

控制性降压并发症主要包括：①脑缺氧或脑栓塞；②血管栓塞，可见各部位血管栓塞；③冠状动脉供血不足、心肌梗死、心力衰竭甚至心脏骤停；④肾功能受损、少尿、无尿；⑤持续低血压、休克；⑥降压后反应性出血、手术部位出血；⑦嗜睡、苏醒延迟。

第七节　低　　温

知识点1：低温麻醉　　　　　　　　　　　　　副高：掌握　正高：熟练掌握

低温麻醉又称为全身低温，是一种将机体体温降低到一定程度以求达到降低机体代谢、保持或减弱机体细胞活动的方法。降温的方法有：①体表降温；②体腔降温；③体外循环血液降温；④体外循环与体表降温相结合的方法；⑤静脉输入冷液体（4~6℃）降温。

知识点2：低温分类　　　　　　　　　　　　　副高：掌握　正高：熟练掌握

低温按其程度可以分为浅低温（32~35℃）、中低温（28~32℃）和深低温

（20～28℃），深重低温（10～20℃）。

知识点3：低温麻醉降温方法——体表降温法　　　副高：掌握　正高：熟练掌握

（1）冰水浸浴法或冰屑降温法：将麻醉后的患者浸浴于0～4℃（儿童2～4℃）的冰水内。该法降温迅速，身体各部位降温一致。

（2）冰袋、冰帽降温法：将冰袋置于患者颈部、腋窝、腹股沟及腘窝大血管处。此法降温较慢，适合小儿，在成人常用于发热的物理降温。

（3）变温毯法：将患者置于特制的变温毯上。此法降温较慢，但实施比较方便容易。

（4）冷空腔法：将患者置于塑料箱内，将空气降温后吹入。此法降温慢且设备要求及安装程序繁复，临床很少使用。

知识点4：低温麻醉降温方法——体腔降温　　　副高：掌握　正高：熟练掌握

体腔降温就是将0～4℃无菌生理盐水注入胸腔或腹腔，主要作为在体腔手术时采用低温的一种辅助手段和补救方法，一般不单独应用。

知识点5：低温麻醉降温方法——体外降温　　　副高：掌握　正高：熟练掌握

在体外循环手术中，采用人工心肺机及热交换器（变温器）进行血流降温。此方法降温、复温快且可控性好。

知识点6：低温对中枢神经系统的影响　　　副高：熟练掌握　正高：熟练掌握

（1）低温有脑保护作用，改善大脑对缺血缺氧的耐受性，防止因缺血缺氧导致损伤。

（2）低温主要在于降低脑氧代谢率及脑葡萄糖代谢率，每降低1℃脑氧代谢率和脑葡萄糖代谢率降低7%～10%，既已证明低温脑保护的机制与能量保存，抵消酸中毒氧解曲线的移动，缺血细胞K^+外流减少等现象很少，关键为代谢需氧量与葡萄糖需求量减少，麻醉和低温的降低对脑氧代谢率的影响并不完全一样，麻醉抑制大脑功能，脑氧代谢率降低，当脑电波平直时不再降低，而低温除抑制功能外，还与抑制保持结构完整的代谢率有关。

（3）低温时脑血流量与脑代谢率的降低相平行，脑动静脉血氧差在低温时变化不大，表明血氧与释氧保持了大脑代谢要求的水平，体温下降1℃，脑血流量约减少7%，30℃时脑血流量减少一半，25℃时只有正常的25%，但全身血流量每降1℃只减少5%，表示脑血流阻力的增大。

知识点7：低温对血液系统的影响　　　副高：熟练掌握　正高：熟练掌握

血容量与血液成分随着温度的下降而变化，液体从血管中转移到组织间隙，使血容量减少、血液浓缩、血浆蛋白浓度增高，但总含量并无改变，嗜酸性粒细胞数减少，血液浓缩后血流速度减慢，并淤滞在末梢血管床中，尤其在肝静脉系统中更加显著。纤维蛋白原及血小板均减少，在轻度及中度低温时凝血功能是减低的，但在20℃时仍可导致血管内凝血。

知识点8：低温对循环的影响	副高：熟练掌握 正高：熟练掌握

（1）低温所导致的交感反应因麻醉与复合用药而削弱，但心排出量、心率以及平均动脉压依然随降温幅度呈比例性降低，每搏量变化不大，外周阻力依然升高，心排出量的减少按心率减慢为主，28℃时为常温时的50%，20℃时约为常温时的20%。心率的减慢是因为降温后与全身总氧耗量的下降呈平行关系，心肌收缩速度随温度而降低，但心肌收缩力并不抑制，因此常常误解低温抑制心肌收缩。

（2）低温时心血管虚脱为心律失常所致。28℃以下时，心律失常发生率增加，QT间期延长，ST抬高和S波之后出现陡峭波形，也就是Osborn波。

（3）低温导致的心律失常还包括结性心律、室性期前收缩、房室阻滞及室颤，这也是意外情况下低温致死的重要原因。

知识点9：低温对内分泌系统的影响	副高：熟练掌握 正高：熟练掌握

在麻醉、神经阻滞状态下，低温使脑、肾上腺皮质、髓质、甲状腺及胰腺等内分泌腺的功能抑制。实验证明当28～25℃肾上腺皮质激素可减到正常时的2.5%以下，在26℃时肾上腺素和去甲肾上腺素的分泌减少约90%。由于胰岛素分泌减少、血糖增多，复温后各内分泌腺功能均可快速恢复，甚至有功能亢进现象。

知识点10：低温对肾功能的影响	副高：熟练掌握 正高：熟练掌握

（1）低温可延长肾血流完全阻断的时间，在18～20℃下阻断肾血流90分钟，肾脏可无结构与功能变化。

（2）低温34～26℃时，肾小管的酶活性直接受抑制，且肾小管的再吸收能力也减弱，故尿量不会减少，有时反而增加。26℃以下时，尿量则明显减少。20℃以下时，尿形成停止。低温26℃以上时，尿钠和氯的排泄增加；但26℃以下随尿量减少其排泄量也下降，低温下钾的排出逐渐受抑制；27℃时钾的排出量是正常时的约63%，尿pH偏碱。复温后上述肾功能的改变均可快速恢复。

（3）常温下阻断降主动脉，肾功能可降到正常时的10%。低温下阻断肾血流，肾血流量与肾小球滤过率仅减少1/3。阻断2小时后的肾损害非常轻，表明低温对肾缺血有保护作用。

知识点11：低温对肝功能的影响	副高：熟练掌握 正高：熟练掌握

（1）在常温完全阻断肝循环20分钟，肝功能几乎无影响，在常温完全阻断肝循环

35～40分钟可发生损害，但可以完全恢复正常。

（2）低温32～28℃下，肝循环完全阻断的时间可延长60分钟，需注意的是低温下门脉血流量与胆汁分泌减少，肝细胞内溶酶体、线粒体及微粒体活动受到抑制。

（3）肝脏的解毒能力降低，对乳酸、葡萄糖和枸橼酸等的代谢也下降。故在低温麻醉下应严防麻醉药过量，还应避免大量输注葡萄糖等溶液。

知识点12：低温对呼吸系统的影响　　　　　副高：熟练掌握　正高：熟练掌握

（1）低温对自主呼吸的影响呈双相，首先为兴奋以后逐渐抑制，呼吸浅慢和降温呈线性关系，24℃左右自主呼吸停止。

（2）因机体仍需排除CO_2，而通气功能受麻醉及辅助用药的抑制，因此低温时支持呼吸依然很重要，低温时气管舒张故解剖和生理无效腔增大，但肺泡无效腔没有变化。肺内O_2和CO_2交换不受影响。

（3）由于低温时代谢降低，中枢神经又受低温的直接影响通气降低，但O_2耗量和CO_2产生量呈平行性下降，故商不变。即便在深低温时，呼吸中枢的缺氧性驱动反应依旧保持不变。

（4）血温下降可致使氧合血红蛋白解离曲线左移，使其氧释放至组织的量减少，血液酸血症还可使氧合血红蛋白解离曲线右移，使其氧释放到组织的量增加，二者产生代谢平衡，因此可使动静脉血氧差依旧保持正常。

知识点13：低温对酸碱和电解质的影响　　　　副高：熟练掌握　正高：熟练掌握

体表降温过程中，若体表与内脏之间的温差过大、麻醉过浅，可发生不同程度的代谢性酸血症。此外，寒战可导致呼吸加深加快进而发生暂时性呼吸性碱血症，但这仅能部分代偿代谢性酸血症，pH仍趋于下降，伴随体温下降可发生呼吸抑制，如纠正不及时，可造成明显的通气不足进而加重酸血症。

知识点14：复温　　　　　　　　　　　　　　副高：掌握　正高：熟练掌握

（1）体表复温：水温不超45℃，利用热水袋、电热毯、变温毯等。复温困难，时间长。

（2）胸、腹腔复温：40～45℃温盐水。

（3）体外循环（CPB）复温：水温和血温温差不宜超过8～10℃。升32℃上，可以停止复温，然后保温，2～4小时体温同升，复温过高可致反应性高热。达32℃，不必复温。

知识点15：复温休克　　　　　　　　　　　　副高：掌握　正高：熟练掌握

（1）复温过速时机体耗氧迅速增加，各器官功能未恢复正常，所以形成全身代谢障碍。

（2）临床主要表现为低血压、周围循环不良、心率增快、心排出量锐减、呼吸困难。血气分析可见明显的代谢性酸中毒。

（3）治疗复温休克，首先应当减缓复温速率，其他同一般抗休克治疗。

知识点16：低温适应证　　　　　　　　　　　副高：掌握　正高：熟练掌握

（1）心血管手术。

（2）神经外科手术。

（3）其他：①肝、肾的手术；②创伤大、出血多的手术；③控制高温；④脑复苏。

知识点17：低温麻醉注意事项　　　　　　　　副高：掌握　正高：熟练掌握

（1）麻醉处理：低温下应当保持适当的麻醉深度，充分供氧，注意改善微循环，维持酸碱平衡，以减轻低温带来的损害。

（2）体温监测：核心温度可以在肺动脉、鼓膜、食管远端或鼻咽部测量到，但临床上也可以通过口腔、腋窝或直肠的温度进行大致估计。各部位温度可以间接代表某一器官的温度。

（3）降温速度与幅度：影响体温下降的因素主要包括：①降温方法，体外循环法降温最快；②年龄、体表面积和肥胖程度；③麻醉深度；④室温与季节。

知识点18：低温并发症　　　　　　　　　　　副高：掌握　正高：熟练掌握

（1）御寒反应：在降温过程中患者可出现御寒反应，表现为寒战、皮肤苍白、血管收缩、肌张力增加等。应当适当加深麻醉、应用肌松药或神经节阻滞药。

（2）心律失常：在降温的过程中可出现各种心律失常，其中最严重的为心室颤动，体温在30℃以上时很少发生室颤，而体温在28℃以下时室颤的发生率则明显增加。所以应当加强体温监测，维持循环稳定，防止缺氧和CO_2蓄积，避免酸碱失衡和电解质紊乱。

（3）组织损伤：在体表降温时，耳郭及指/趾接触冰屑或冰袋与皮肤直接接触，可能造成冻伤。在复温过程中，温度过高可能造成烫伤。

（4）酸中毒：低温时组织灌注不足，可能出现代谢性酸中毒。在全麻过程中应当密切监测血液酸碱变化，及早发现，及时处理。

（5）胃肠出血：发生应激性溃疡或小肠动脉栓塞致内脏出血。

（6）复温性休克：在体温升到28℃以上时，如复温速度过快，可出现血压下降、心率加快及心排出量下降等休克体征，其主要因素可能为复温过快，机体由代谢低下迅速转为亢进，氧耗量因而剧增，而各器官功能尚未恢复正常，从而造成代谢障碍。

（7）脑血管痉挛和脑损害：在体温降到30℃以下时，容易出现脑血管痉挛继而导致脑损害，术后可有意识障碍、癫痫发作、肌强直、瘫痪、智力减退及精神变态等。

（8）局部组织的冻伤和烫伤：在低温麻醉时肢体末梢容易冻伤，取热水袋复温时水温＞50℃，即可导致烫伤。

第八节 血液保护技术

| 知识点1：血液保护原则 | 副高：掌握 正高：熟练掌握 |

血液保护原则包括：减少同种输血；减少血液激活；减少血液丢失；减少血液机械性破坏；改善生物的相容性；血液保护药物的应用及人工血液的应用。

| 知识点2：输血的目的 | 副高：掌握 正高：熟练掌握 |

输血的目的主要包括增加血液的携氧能力与纠正凝血功能障碍。

| 知识点3：自体输血的方法 | 副高：掌握 正高：熟练掌握 |

自身输血包括3种方法：术前自体血储存、血液稀释及血液回收。

| 知识点4：自体血储备的优缺点 | 副高：掌握 正高：熟练掌握 |

（1）优点：从输血安全方面考虑自体血储备受到重视。不必担心抗原抗体反应，不用顾虑特殊血型患者的手术用血问题，也不必担心输血后的传染病。

（2）缺点：但自体血储存也存在一些问题，如人为造成患者术前贫血、输血不良反应、血液污染、储血至回输过程中的某一环节出错导致严重溶血反应，病人住院时间延长等。

| 知识点5：血液制品 | 副高：掌握 正高：熟练掌握 |

血液制品一般包括：
（1）全血：主要是新鲜全血和库存全血。
（2）红细胞制剂：主要是少浆血、浓缩红细胞、洗涤红细胞、少白红细胞、冰冻红细胞和年轻红细胞。
（3）白细胞：主要是浓缩白细胞。
（4）血小板：主要是富血小板血浆和浓缩血小板血浆。
（5）血浆：主要是新鲜冷冻血浆、普通冷冻血浆、干血浆和冷沉淀。
（6）血浆蛋白：主要是清蛋白、免疫球蛋白和凝血因子制品。

知识点6：自体血储存 副高：掌握 正高：熟练掌握

自体血储存主要是指术前一定时间内采集患者自身的血液进行体外保存，然后在手术期间失血后回输于自身的方法。

知识点7：血液稀释 副高：掌握 正高：熟练掌握

血液稀释主要是指在手术前为患者采血并暂将血液储存起来，用晶体液或胶体液补充循环血容量。在手术过程中，利用稀释血液维持循环，最大限度降低血液浓度而减少丢失血液红细胞，从而减少失血，待手术结束前有计划地将采集的血液回输给病人。

知识点8：血液回收 副高：掌握 正高：熟练掌握

血液回收主要是指用血液回收装置，将患者体腔积血、手术失血及术后引流血液进行处理后回输给患者的技术。

知识点9：血液回收的适应证和禁忌证 副高：掌握 正高：熟练掌握

血液回收的适用范围比较广，可用于大多数出血量大的手术过程中，也可用于术后引流血液的回收。但下列情况不适合进行血液回收：①血液受胃肠道内容物、消化液、尿液污染者；②血液可能受肿瘤细胞污染者；③有脓毒症、菌血症者；④合并心、肺、肝、肾功能不全及原有贫血者；⑤胸腔、腹腔开放性损伤 > 4 小时者；⑥凝血因子缺乏者等。

知识点10：血液稀释的影响及优势 副高：掌握 正高：熟练掌握

血液稀释后，动脉氧含量降低，但充分的氧供并不会受到影响，主要代偿机制是心排出量和组织氧摄取率增加。急性等容血液稀释（ANH）还可以降低血液黏稠度而改善组织灌注。与储存式自身输血相比，ANH 方法比较简单、耗费低，血液中的血小板和凝血因子保存较好。有些不适合术前自体血采集储存的患者，在麻醉科医师严密监护下，可以安全地进行 ANH。疑有菌血症的患者不能进行储存式自身输血，但 ANH 不会造成细菌在血内繁殖。肿瘤手术不宜进行血液回收，但可以应用 ANH。

知识点11：局部应用的止血药或止血材料 副高：掌握 正高：熟练掌握

除了经静脉或肌内注射使用凝血药物之外，术中外科医师也可以直接在手术出血部位使用局部止血药或止血材料。目前应用较为广泛的包括凝血酶、吸收性明胶海绵、医用生物蛋白胶及止血纱布等，均可达到一定的减少手术出血的效果。

知识点12：微创外科　　　　　　　　　　　　副高：掌握　正高：熟练掌握

微创外科指通过微小切口或人体正常孔隙将特殊器械、物理能量或化学药剂送入人体内部，完成对体内病变、畸形和创伤的灭活、切除、修复或重建等操作，以达到治疗目标的医学分支。微创外科技术不但因更加精确而显著降低患者创伤及痛苦、缩短治疗周期，同时也减少了围术期血液丢失，使那些原来因接受传统手术而不得不面对大量失血、输血危险的患者，可在少出血、少输血甚至不输血的情况下顺利完成治疗。

第三章　麻醉临床监测

第一节　全麻深度临床判断及监测

知识点1：麻醉深度的定义　　　　　　　　副高：掌握　正高：熟练掌握

麻醉深度（DOA）是指麻醉药物对患者的意识、感觉、运动、神经反射及内环境稳定性的影响程度。麻醉深度是衡量麻醉质量的关键指标，监测麻醉深度能够提高手术安全性，减少麻醉并发症。

知识点2：理想的麻醉深度监测条件　　　　副高：熟练掌握　正高：熟练掌握

理想的麻醉深度监测应满足以下条件：①能够方便地在常规全麻中应用；能够实时无创的显示麻醉深度的变化；②能够监测各种麻醉药物和显示所有麻醉药不同等级的变化；③能够同时监测镇痛、镇静、肌松和刺激反应且不受神经肌肉阻滞药的影响；④反应时间方面达到最小延迟、抗干扰、适合手术室使用。目前，尚未有一种方法能达到上述条件。

知识点3：麻醉深度的判断方法　　　　　　副高：掌握　正高：熟练掌握

临床体征的观察仍然是目前判断麻醉深度的基本方法。麻醉深度应当根据复合应用的药物（包括各种全麻药、催眠药、安定药、肌松药及镇痛药等）对意识、感觉、运动、神经反射及内环境稳定性的影响程度来综合判断。

知识点4：临床麻醉深度判断标准　　　　　副高：掌握　正高：熟练掌握

（1）浅麻醉期：表现为：呼吸不规则，呛咳，气道阻力上升，喉痉挛。血压升高，心率加快。睫毛反射（−），眼睑反射（＋），眼球运动（＋），流泪。吞咽反射（＋），出汗，分泌物增多，刺激时体动。

（2）手术麻醉期：表现为：呼吸规律，气道阻力下降。血压稍低但稳定，手术刺激无改变。眼睑反射（−），眼球固定中央。刺激时无体动，黏膜分泌物消失。

（3）深麻醉期：表现为：膈肌呼吸，呼吸频率增加。血压下降。对光反射（−），瞳孔散大。

在临床上，常用改良观察患者/镇静评分（MOAA/S）量表来监测患者的意识状态，见表2-3-1，MOAA/S量表主要用于镇静水平的判断，不适合用于麻醉下的意识评价。

表2-3-1 改良观察患者/镇静评分（MOAA/S）量表

反应状态	评 分
反应清晰，并且能够以正常的音调讲话	5
反应不够清晰，昏睡状态，但能够以正常的音调讲话	4
只有在名字被重复大声呼叫后才有反应	3
只有在被轻微地戳刺或摇晃后才有反应	2
只有很重地对斜方肌捏掐后才有反应	1
即使很重地对斜方肌捏掐后也无反应	0

在监测麻醉患者意识方面，以脑电双频谱指数（BIS）的临床应用比较广泛。BIS是应用非线性相位锁定原理对原始脑电图（EEG）波形进行回归处理的一种方法。BIS数值范围为0～100，数值越大，患者的神志越清醒，建议麻醉期间控制BIS在40～60为适宜。

由于BIS能够反映大脑皮质的兴奋与抑制，与主要抑制大脑皮质的麻醉药，如丙泊酚、依托咪酯、硫喷妥钠、咪达唑仑和吸入麻醉药等的镇静麻醉作用有比较好的相关性，其中与丙泊酚的相关性最好。BIS监测与所使用的麻醉药有着直接的关系，能够最大限度地反映催眠药对中枢神经的药效作用，但对一些镇痛药物灵敏性较差，对氧化亚氮的监测也不理想。此外，BIS监测也不能很好地监测从清醒到意识消失的过渡期变化，其所用的专用电池需要进口且只能一次性使用，价格昂贵，限制了其广泛使用。

听觉诱发电位（AEP）主要是指听觉系统在接受声音刺激后，从耳蜗至各级听觉中枢而产生的相应电活动，共包括3个部分11个波形，即脑干听觉诱发电位、中潜伏期听觉诱发电位和长潜伏期诱发电位。在实际应用中，当患者处于麻醉状态时，AEP波幅降低，潜伏期延长，将监测到的这种变化量化即得到AEPI。AEPI使用数字（0～100）分度来反映麻醉、镇静深度。其中，100～60表示处于清醒状态，59～40为镇静状态，39～30为浅麻醉状态，＜30则表示处于充分麻醉状态。

AEP与BIS一样均能够良好地反映患者的意识恢复程度，但AEP还能够综合反映患者镇静、镇痛的程度。AEPI能够更加可靠地反映意识的存在与消失，能够快速反映清醒与睡眠之间的转换。AEPI是通过获取刺激诱发的反应而得到的，这种反应需要借助皮质下通路才可以实现，能够部分反映脊髓束的功能活动。因此，还可以在一定程度上预测切皮时的体动反应。

AEP用于对患者麻醉深度镇静水平的监测效果良好，能够使麻醉维持更平稳，减少麻药的用量；同时，可以确保患者术中无知晓、术后无记忆；能够准确判断意识有无；预测患者体动，能够更加全面地反映麻醉深度。

知识点8：脑电非线性动力学分析——熵指数　　副高：熟练掌握　正高：熟练掌握

熵的概念是描述系统的随机性和可预测性。熵越大往往表示系统有较大的随机性和较小的规律性。如麻醉下较清醒患者的脑电活动有更多的规律。熵可以量化由以前的脑电图的波幅推测随后的波幅的能力。

目前使用的熵包括两个值：状态熵（SE）和反应熵（RE），值变化范围为0～100。状态熵从0.8～32Hz频率普计算而来（主要为脑电部分），反映皮层的功能。反应熵从0.8～47Hz频率普计算而来（包括脑电、面部肌电部分），肌电图等于0时反应熵等于状态熵，反之则总是高于状态熵。对于麻醉较浅的患者，面部肌电图通常在脑电活动之前增加。

知识点9：Narcotrend指数（NI）　　副高：熟练掌握　正高：熟练掌握

NI是德国汉诺威大学研发的新一代麻醉深度监测系统，通过普通心电电极在脑部任意位置所采集分析的即时脑电信号，经过自动分析去除伪迹后应用多参数统计分析方法对脑电信号进行计算机处理。NI是一种可信性高的新型麻醉深度监测方法，对于麻醉深度和镇静水平的判断，预测概率PK为0.97，相关系数γ为0.95。

NI能够精确地测量麻醉深度及肌松程度，指导调节麻醉药物用量，防止术中知晓的发生，而且还可以缩短麻醉后的恢复时间，减少暴发性抑制脑部功能损害的时间。在临床应用上，NI使用普通的心电极片比较符合我国国情，可以使用针式电极，电极安放位置无特殊要求，也不受手术术式制约，可以反复消毒使用，不仅适合于临床所有全麻手术，而且液晶触搅屏，操作简单、方便。但是，NI无法正确地评估阿片类药物的镇痛水平。

知识点10：患者状态指数　　副高：熟练掌握　正高：熟练掌握

患者状态指数（PSI）是新近应用于临床的一种监测麻醉深度和镇静的量化脑电参数，已经用于评估镇静和全麻状态下的意识水平，其标度范围为0～100的无单位数值，数值越大，镇静深度越低；数值越小，镇静深度越高。其中，50～100表示轻度镇静状态，25～50表示理想麻醉状态，0～25表示深睡眠状态。在临床应用方面，PSI是目前临床上较新的围术期镇静深度监测方法，能够反映意识状态的改变，与患者镇静程度相关且独立于麻醉方法，可以有效地作为监测麻醉深度的方法。在麻醉的诱导与维持中，PSI对于意识的丧失与苏醒、静脉与吸入药物的给予均有很好的指示作用，比BIS在信号采集能力与抗干扰的能力上更胜一筹，能够减少麻醉药物使用剂量，缩短拔管时间。

知识点11：脑功能状态指数　　　　　　　　副高：熟练掌握　正高：熟练掌握

脑功能状态指数（CSI）可以对全麻患者的麻醉深度指标、额肌电指标以及脑部电信号等级指标进行记录，麻醉深度指数是以从0~100的为数不多的单元划分的，0是指平缓的脑电图，100是指脑电图活跃，即清醒状态。通常从40~60为麻醉深度指数最合适的范围。CSI指数能够判断患者的麻醉深度，反映患者意识水平更精确，为术中唤醒提供精确的指导，但对阿片类药物镇痛监测不敏感。

知识点12：伤害性刺激的监测——生理反应PRST记分系统
　　　　　　　　　　　　　　　　　　　副高：熟练掌握　正高：熟练掌握

生理反应PRST（P＝血压，R＝心率，S＝出汗，T＝流泪）记分系统可以用于肌松下麻醉深度的监测（表2-3-2），总分5~8分为麻醉过浅，2~4分为浅麻醉但仍适当，0~1分为麻醉适当或过深。

表2-3-2　生理反应PRST记分系统

指　标	体　征	分　值
收缩压（mmHg）	<对照值+15	0
	<对照值+30	1
	>对照值+30	2
心率（次/分）	<对照值+15	0
	<对照值+30	1
	>对照值+30	2
汗液	无	0
	皮肤潮湿	1
	可见汗珠	2
泪液	分开眼睑，无过多泪液	0
	分开眼睑，有过多泪液	1
	闭眼有泪液流出	2

知识点13：伤害性刺激的监测——末梢灌注指数（TPI）
　　　　　　　　　　　　　　　　　　　副高：熟练掌握　正高：熟练掌握

外周血管在伤害性刺激出现后的收缩能够使动脉搏动时的血管阻力增加，导致血流量减少，脉搏血氧仪监测会随着动脉搏动生成正弦波，其容积波幅代表末梢血管内通过的血容量大小，通过指端光传感器转化为电信号，经过计算机处理后转化为0～100的指数，这个指数就是TPI。TPI可以有效地监测伤害性刺激的程度，可以用于麻醉镇痛深度的监测和评估伤害性刺激对内脏血流灌注的影响。

> **知识点14：伤害性刺激的监测——伤害刺激反应指数**
> 副高：熟练掌握　正高：熟练掌握

伤害刺激反应指数（NSRI）主要是指对伤害性刺激发生反应的概率，范围从0～100，是反映阿片类药物和镇静药物协同抑制伤害性刺激的指数，NSRI的缺点是不能判断单个个体对伤害性刺激具体有无反应。

第二节　肌松监测

> **知识点1：神经肌肉传递功能监测的基本概念和必要性**
> 副高：掌握　正高：熟练掌握

在现代医学中，肌松药已经被广泛应用于临床麻醉以及危重患者的呼吸支持和呼吸治疗中。除此之外，临床麻醉中所应用的诸多静脉与吸入全麻药、局麻药及其他学科治疗用药，如安定镇静药、抗癫痫药、钙离子通道阻滞药等，对神经肌肉传递功能（NMT）产生多部位、多环节的影响。采取各种手段对此影响的性质与程度进行评估，即为NMT监测。如果将监测方法仅限于评价肌松药的神经肌肉阻滞性质与效能，则称为肌松效应监测。通过适宜的方法监测应用肌松药后机体神经肌肉传递功能的阻滞程度与恢复状况，对降低术后因肌松作用残留而引起的各种严重并发症的发生率、提高肌松药临床应用的安全性、合理性十分重要。

> **知识点2：神经肌肉传递功能监测的作用**
> 副高：熟练掌握　正高：熟练掌握

肌松药除了在临床麻醉中广泛应用外，危重患者的呼吸功能支持、严重或难治性抽搐惊厥等病理情况下也需要使用此类药物。NMT监测的作用主要有：①确定气管插管和拔管时机；②维持适当的肌松，满足手术要求，确保手术各阶段顺利进行；③正确指导使用肌松药的方法和追加肌松药的时间；④避免琥珀胆碱用量过多引起的Ⅱ相阻滞；⑤节约肌松药的用量；⑥确定肌松药逆转的时机及拮抗药的剂量；⑦预防肌松药的残余作用引起的术后呼吸功能不全。

> **知识点3：神经肌肉传递功能监测的部位**
> 副高：熟练掌握　正高：熟练掌握

神经肌肉传递功能监测的部位主要有：拇内收肌、眼轮匝肌、拇短屈肌、腓肠肌、股内收肌、喉内收肌、膈肌、腹肌。

（1）拇内收肌：是目前公认最准确、最方便的外周监测部位。

（2）眼轮匝肌：监测时刺激电极正极贴于外眦外侧2cm处，负极位于正极上方内侧1.5cm处。

（3）拇短屈肌：监测时电极均放置在内踝后方，正极在近内踝动脉搏动处，负极在距前一电极3～5cm的近端。在耳鼻喉科、眼科及神经外科手术中，眼轮匝肌的监测与手术者的操作有冲突时，监测足踇短屈肌上的无反应期和恢复期有其优势。

（4）腓肠肌：监测时刺激电极放置于腘窝处胫神经行径上。

（5）股内收肌：应用加速度仪对俯卧患者尝试对股内收肌进行肌松监测。

（6）喉内收肌：监测刺激电极放置于甲状软骨切迹的上面，经皮刺激喉返神经，用胶带贴于颈部。记录电极远端贴于气管导管套囊的起始部上端2cm处，气管插管后该电极位于声带及套囊之间。近端记录电极在气管导管的近端，连至肌电信号记录仪。电极传导线连接两端的记录电极贴缚于气管导管壁上。

（7）膈肌：对膈肌的直接监测可以正确地掌握神经肌肉阻滞情况。迄今为止，均采用EMG法进行膈肌监测。

（8）腹肌：主要包括腹内斜肌、腹外斜肌和腹直肌，有共同的神经支配，属于呼气肌。

知识点4：肌松监测仪　　　　　　　　　　　　　副高：掌握　　正高：熟练掌握

采用电刺激运动神经，致使其所支配部位的肌肉产生收缩和肌电反应，检测此反应，通过换能器或前置放大器，再经过微电脑放大，数字化处理，并显示在屏幕上或打印记录，由此设置系统所组成的监测仪，且专一实施肌松药阻滞效应监测，称为肌松自动监测仪。直接或间接检测肌肉收缩力的是肌肉机械收缩力型（MMG）肌松监测仪；检测诱发的肌肉复合动作电位（EMG）的是EMG型肌松监测仪。临床上使用肌松自动监测仪使肌松药阻滞效应的监测更简单方便。

知识点5：神经肌肉传递功能监测的基本原理　　　副高：掌握　　正高：熟练掌握

神经肌肉兴奋传递自运动神经产生冲动开始，经递质释放，形成终板电位与去极化，电-钙耦联及钙-收缩耦联，最终激发肌肉收缩。根据这个过程，NMT监测人为的以神经刺激器刺激运动神经，使之产生冲动，检测效应部位肌纤维反应。

知识点6：肌松监测仪的基本结构　　　　　　　　副高：掌握　　正高：熟练掌握

肌松监测仪的基本结构包括：神经刺激器、刺激电流输出与信号测试回路及信号转换器（换能器）或前置放大器、中央处理器（CPU）、显示器、打印机、面板控制键等。

知识点7：肌松监测仪的分类与优缺点　　　　　　副高：掌握　　正高：熟练掌握

（1）EMG型肌松监测仪：①优点为：受检测部位或肢端不需特殊固定、制动，基本不受位移影响；人－机连接简单；检测结果稳定精确，受干扰因素少。②主要缺点表现在无法直接反映肌肉收缩力，易受高频电器的干扰。

（2）MMG型肌松监测仪：MMG型肌松监测仪与EMG型肌松监测仪相比较其优点是：可以直接或间接反映肌肉的收缩力与肌松程度；不易受高频电器的干扰。但受检部位需良好的固定制动，且检测结果波动范围较大，不够稳定。

知识点8：神经刺激器与电刺激参数——刺激频率　副高：熟练掌握　正高：熟练掌握

（1）NMT监测所应用的刺激频率，可从慢频率0.1Hz开始直至强直刺激30～200Hz，按照不同的刺激频率及刺激脉冲数量与间隔时间可组成各种不同的NMT监测方法。

（2）刺激电流确定后，在0.1～50Hz的频率范围内，刺激频率越快，接头前膜释放ACh越多，肌肉收缩程度越大，所导致的肌肉疼痛也就越重。

知识点9：神经刺激器与电刺激参数——刺激电流电压强度

副高：熟练掌握　正高：熟练掌握

（1）神经刺激器输出的电压限制在300～400mV，常用100～150mV，当皮肤阻抗力0～25Ω时，输出的最大刺激电流为60～80mA，通常用20～50mA。

（2）受检部位温度低或油脂类物质多，皮肤阻抗增大，经皮肤传递至神经的电流减少，需要的刺激电流增加。

（3）按照神经刺激器输出刺激电流的大小分为两类，即超强与亚强刺激电流。

知识点10：神经刺激器与电刺激参数——刺激脉冲间的间隔时间

副高：熟练掌握　正高：熟练掌握

每次或每几次刺激脉冲间应间隔一定的时间，有利于使神经肌肉接头的功能恢复到正常稳定状态。刺激电流确定后，间隔时间的长短根据刺激频率的快慢而定，刺激频率越慢，间隔时间相应缩短，刺激频率越快，间隔时间相应延长。

知识点11：神经刺激器与电刺激参数——刺激电流输出方式

副高：熟练掌握　正高：熟练掌握

（1）刺激电流输出方式分为经自动校准输出与人为手控校准输出两种。

（2）经自动校准输出的刺激电流通常为超强刺激。在临床监测中，应以超强刺激开始后至少8～12分钟所测得的神经肌肉反应值作为参照值。

（3）人为手控输出的刺激电流可为超强刺激或亚强刺激。在监测非去极化阻滞选择亚强刺激时，可从10mA开始，以1mA起步，逐次增加，直至引出的TR值、D_2/D_1值达100%，将此值作为参照值。

知识点12：神经刺激器与电刺激参数——刺激脉冲波形与宽度
　　　　　　　　　　　　　　　　　　副高：熟练掌握　正高：熟练掌握

（1）神经刺激器发出的刺激脉冲波形是单相矩形波。

（2）刺激脉冲波形宽度即刺激脉冲持续时间，常用0.2~0.3ms，刺激脉冲持续时间与神经肌肉的反应强度成正比，持续时间越长，刺激神经肌肉的反应越强，但不能超过0.5ms，否则可引起类似双相刺激波形的作用，即使运动神经发生暴发性动作电位，或可直接刺激肌肉。

（3）刺激脉冲持续时间可自动校准确定或人为手控，在应用肌松药前进行参照值校准时，若不能得到100%参照值，可将刺激持续时间由0.2ms延长至0.3ms。

知识点13：力传感器　　　　　　　　　　　　　副高：掌握　正高：熟练掌握

力传感器一般固定在被测肢端，使大拇指运动所产生的力量始终较精确地对着力传感器的长轴，收缩力作用于力传感器内的应变元件，其电阻值随力的大小发生相应的改变。利用收缩力引起应变元件电阻值的变化，进而得到与收缩力变化相应的信号。此型肌松监测仪不能受肢体移位与自主运动的干扰，一旦改变受检肢端与力传感器的长轴关系，使力传感器受力方向发生成角改变，则可以严重影响监测结果的真实性。

知识点14：方位传感器　　　　　　　　　　　　副高：掌握　正高：熟练掌握

方位传感器为变感抗型或变容抗型换能器，以力传感器的长轴为基点，将受检肢端的偏移多少转变为电信号的大小，与力传感器的信号一起传给CPU综合、滤过及处理。为再进一步提高检测真实肌肉收缩力的准确性，肌肉收缩必须等长，因而需给被测肢端加上一定的前负荷，如拇指通常加200~300g，作为其静息张力，使肌肉在收缩前处于等长状态。

知识点15：压电传感器　　　　　　　　　　　　副高：掌握　正高：熟练掌握

压电传感器为近年来的一类新型传感器，主要结构系一氟化聚合体胶片，其长度仅为成人大拇指的2/3，韧性大，可以弯曲，贴缚于受检肢端。

知识点16：人-机连接　　　　　　　　　　　　副高：掌握　正高：熟练掌握

人-机连接理论上位于体表的运动神经均可作为刺激部位，但在临床麻醉中腕部、肘部尺神经最为常用，其次为腕部正中神经、胫后神经、腓神经及面部运动神经。

知识点17：NMT监测方法　　　　　　　　　　　副高：掌握　正高：熟练掌握

目前临床所应用的肌松监测方法主要为单次与强直刺激、四次成串刺激（TOF）、强直刺激后计数（PTC）、双短强直刺激（DBS）与强直后单爆发刺激（PTB）等。

| 知识点18：单次颤搐刺激的临床意义 | 副高：掌握 | 正高：熟练掌握 |

单次颤搐刺激主要用于粗略的判断程度较深的神经肌肉阻滞，包括去极化与非去极化阻滞程度，帮助确定第一次给药后的效果是否满意，应否再追加药物及给药时机。也用于判断鉴别呼吸抑制引起的原因是中枢性还是外周性。

| 知识点19：单次颤搐刺激的优缺点 | 副高：熟练掌握 | 正高：熟练掌握 |

（1）优点：简单、不适感轻或无不适感，可无顾虑的用于清醒、麻醉后苏醒患者，并且可做反复测试。

（2）缺点：①敏感性差，接头后膜ACh受体被药物占据超过75%才可出现刺激反应减弱，即使反应高度恢复到参照值的100%，也不能表示NMT完全恢复正常。②单次刺激只能监测神经肌肉阻滞程度，但不能辨别神经肌肉阻滞性质，即属去极化阻滞或非去极化阻滞。

| 知识点20：强直刺激的临床意义 | 副高：掌握 | 正高：熟练掌握 |

强直刺激在临床上即根据神经肌肉对强直刺激反应有无衰减及强直后易化现象，监测神经肌肉阻滞性质，判断其属于去极化阻滞或非去极化阻滞。

| 知识点21：强直刺激的优缺点 | 副高：熟练掌握 | 正高：熟练掌握 |

（1）优点：强直刺激不但能区别两类不同性质的神经肌肉阻滞，监测的敏感性高。当处于非去极化阻滞状态下，如超过60%的受体被占领，强直刺激收缩反应将出现衰减。

（2）缺点：①强直刺激可引起难以忍受的疼痛，清醒、麻醉后苏醒的患者较抗拒。②在神经肌肉阻滞后恢复的中晚期，强直刺激可拮抗药物所引起的神经肌肉阻滞，混淆掩盖恢复速度。③强直刺激后NMT需一段时间恢复正常，故每两次强直刺激至少间隔6～10分钟，因此该方法不宜做连续动态监测。

| 知识点22：强直刺激与单次颤搐刺激联合应用 | 副高：熟练掌握 | 正高：熟练掌握 |

在较大量琥珀胆碱引起的Ⅱ相阻滞时或非去极化肌松药所致的神经肌肉阻滞过程中，在单刺激过程中加入一次强直刺激，其后的单一刺激发生强直后易化反应，且持续一定时间消失。该现象主要为强直刺激期间，接头前膜受体激活所导致的ACh合成、动员、补充速度加快，尚持续一段时间的因素。

在神经肌肉处于去极化阻滞状态下，因强直刺激前收缩反应已是最大，或强直收缩反应仅保持在略高于强直刺激前值的水平上，所以强直后易化现象不明显。

强直刺激与单次颤搐刺激结合应用主要是利用该现象鉴别两类性质不同的阻滞状态，或用于长时间应用琥珀胆碱后发生的Ⅱ相阻滞。

知识点23：4次成串刺激（TOF）的临床意义　　副高：掌握　正高：熟练掌握

当非去极化阻滞与氯琥珀胆碱引起的Ⅱ相阻滞时T_4首先发生衰减，根据4次成串比值（TR）可以判断神经肌肉阻滞性质与深度。当应用去极化神经肌肉阻滞药物后，四次刺激反应高度同等降低，不出现衰减现象。深度非去极化阻滞后的恢复，4次刺激反应则按照1、2、3、4的顺序出现。TR值恢复至<0.6，有明显的肌肉收缩无力，由此所致的通气指标、气道保护功能不能满足机体的基本需要。

知识点24：四次成串刺激（TOF）的优缺点　　副高：熟练掌握　正高：熟练掌握

（1）优点：四次成串刺激（TOF）法可对神经肌肉阻滞进行准确、动态性的定性定量监测，并可持续反复进行。清醒患者由于超强刺激会有不适感，但大部分患者仍可耐受，在应用非去极化阻滞监测时若改为亚强刺激，可明显减少不适感。

（2）缺点：①无法监测深度神经肌肉阻滞，当T_4消失、T_1低于参照值的10%~20%，TR值计算为零，较此水平更深的非去极化阻滞或琥珀胆碱所致的Ⅱ相阻滞，不能进一步用数字监测表示；当去极化阻滞的程度深于T_1为零的水平，也不能定量表示。②监测神经肌肉阻滞后的恢复过程的敏感性仍嫌不够，当NMJ处的ACh受体被药物占据70%，TR值即可达>0.70，其敏感程度明显较强直刺激低。③四次成串刺激（TOF）超强刺激可导致清醒患者不适或恐惧感。

知识点25：强直刺激后计数（PTC）和强直后单爆发刺激（PTB）的临床意义
　　副高：掌握　正高：熟练掌握

强直刺激后计数（PTC）和强直后单爆发刺激（PTB）主要应用于深度非去极化阻滞下对单次颤搐与TOF刺激无反应时监测阻滞深度。由于强直刺激可以影响去极化神经肌肉阻滞的恢复过程，因此应用去极化肌松药致深度神经肌肉阻滞不能行PTC监测。当进行神经外科、显微外科、眼科等精细手术时，为消除强烈刺激时的膈肌活动，防止患者突然出现随意运动，阻滞深度需达PTC=0。PTC=5~10，可视为深度神经肌肉阻滞。另外，通过观测PTC与强直后颤搐高度及TOF出现时间之间的关系，可以判断神经肌肉阻滞后开始恢复的时间。静注泮库溴铵0.1mg/kg后行气管内插管，PTC刺激有反应至TOF中T_1出现约需37分钟，静注阿曲库铵0.5mg/kg与维库溴铵0.1mg/kg后此时间为7~8分钟。

知识点26：双短强直刺激（DBS）的临床意义　　副高：掌握　正高：熟练掌握

双短强直刺激（DBS）主要用于神经肌肉非去极化阻滞后，经TOF已不能检测出衰减的恢复期时，监测残余非去极化阻滞。

知识点27：电极连接时影响NMT监测的常见因素　　副高：熟练掌握　正高：掌握

（1）粘贴电极处的皮肤没有处理干净，阻抗增加，参照值自动校准时需很大增益与超强刺激电流，甚至校准困难，得不到参照值。

（2）刺激电极没有放置在神经干走行的皮肤上，或两个刺激电极间的距离超过2cm，超强刺激电流超过70mA亦未获得参照值，使校准失败。

（3）在应用EMG型肌松自动监测仪时，参考电极与测试电极间的距离＜2cm，所检测的数据易出现伪差，因此而失真。

知识点28：临床估测法　　副高：熟练掌握　正高：熟练掌握

（1）抬头试验：通常以抬头离开枕头持续5秒作为神经肌肉阻滞后的恢复指标。抬头能持续5秒，TR值均为0.7以上，最大通气负压超过$-25cmH_2O$，肺活量达对照值的83%以上，潮气量＞7ml/kg。

（2）下肢抬高试验：抬高下肢离开手术床台面（床面）持续5秒以上，其临床意义与抬头试验相同。

（3）握力试验：该试验除配备专用握力计测量握力大小外，还需对照值，临床应用不便，通常人为估测患者抓物体或医师手指的力量判断肌力恢复程度。

（4）其他临床估测法：①抬下颌试验，为患者自主抬起下颌，判断颌面肌张力是否恢复。②检测眼睑是否下垂，是否能自行睁眼，观察抬举眼睑力量。③观察胸廓呼吸动度，应用神经肌肉阻滞药物后首先是膈肌恢复，若除膈肌以外的其他呼吸肌尚未恢复，表现为吸气时上腹部隆起，膈肌下移，而胸廓反而下陷，严重时可发生气管拖曳。

知识点29：中心体温与受检部位温度的影响　　副高：熟练掌握　正高：掌握

在进行NMT监测过程中，中心体温下降或局部低温均能够影响检测结果。两者下降均可以引起T_1高度降低，且降低幅度与其下降程度呈线性相关。中心体温引起T_1下降的温度阈值为36℃，拇内收肌为35.2℃，受检部位皮肤的温度亦应当维持在32℃以上，方能完全排除低温对T_1高度的影响。如果中心体温低于其温度阈值1℃，T_1高度降低14%；拇内收肌温度低于其阈值1℃，T_1高度下降18%。在室温条件下，全麻时中心体温常自主下降，局部温度也随之降低，不同程度地影响NMT，致使神经肌肉阻滞程度与真实的药效不符，阻滞后恢复水平不能达麻醉前参考值而误认为是肌松药的残余作用或全麻药的影响，特别是由此所得的监测数据的可靠性下降。

全麻中使用肌松监测仪，中心温度与被检测部位温度调控在温度阈值以上的波动范围不宜过大，最佳范围不宜超过1℃，如果波动范围过大，所检测数据的可靠性亦随之下降。中心温度、被检测部位温度对T_1的影响，以肌肉最大，皮肤最小，中心体温居中。肌肉皮肤温度维持正常有赖于中心体温，但若只维持中心体温正常，被检测部位长时间暴露在室温下，肌肉、皮肤温度也下降而影响NMT。因此为避免低温影响NMT监测的精确性与可靠性，不但需要维持中心体温于阈值以上，且应当注意受检部位保温。

知识点30：神经肌肉阻滞后恢复过程中T₁、TR值过高或不能恢复至参照值的常见因素
副高：熟练掌握　正高：掌握

应用肌松药后的恢复晚期，常常遇到T_1、TR值超过参照值，尤以加速度肌松自动监测仪多见；或者不能恢复到参照值，常见于EMG型肌松监测仪。其主要原因是：

（1）未把握好参照值校准时机。

（2）随意改变参照值自动校准时所设的刺激参数。

（3）患者在麻醉清醒过程中不予配合所致的干扰。

（4）受检肢体固定不合适或患者清醒过程中挣脱固定未发现。

（5）监测时间过长，导电膏导电性能下降。

（6）中心体温与受检部位温度下降。

（7）全麻药及其他药物对NMT的影响未完全消除。

（8）抗胆碱酯酶药用量不合适。

第三节　血流动力学监测

一、动脉压监测

知识点1：血压监测的意义及方法　　副高：掌握　正高：熟练掌握

血压是指血流对血管的侧压力。动脉血压的数值主要取决于心排出量和外周阻力，并且与血容量、血管壁弹性、血液黏稠度等因素有关，还间接反映了组织器官的灌注量、氧供需平衡、微循环等。血压监测是最基本、最重要的血流动力学监测之一。血压监测方法分为无创、间接测压法和有创、直接动脉内测压法。

知识点2：无创性测量法　　副高：掌握　正高：熟练掌握

根据袖套充气方式的不同，无创性测量法分为人工袖套测压法（手动测压法）和电子自动测压法（NIBP）两大类。

（1）手动测压法：手动测压法是经典的血压测量方法，即为人工袖套测压法。①指针显示法：即用弹簧血压表测压。袖套充气后，弹簧血压表指针上升，然后慢慢放气，观察指针摆动最大点时为SBP，指针摆动不明显时为DBP，不易确定。②听诊法：是临床使用的最普遍方法。听诊法利用柯氏音的原理，袖套充气后放气，听到响亮的第一声柯氏音即为SBP，至柯氏音变音音调变低或消失为DBP。③触诊法：袖套充气使动脉搏动消失，然后放气至搏动再次出现为SBP，继续放气出现水冲样波动，后突然转为正常，次转折点为DBP，但DBP不易确定。触诊法适用于低血压、低温、听诊有困难者，触诊法测得的血压比听诊法低。

（2）电子自动测压法：电子自动测压法又称为自动化无创测压法（NIBP），是当今临床麻醉和ICU中应用最广的血压监测方法之一。

1）自动间断测压法：采用振荡技术，上臂缚上普通橡胶袖套，测压仪内装设压力换能器、充气泵和微机等，能够定时使袖套自动充气和排气，当袖套充气压迫动脉时动脉搏动消失，然后逐渐排气，动脉的搏动大小就形成袖套内压力的变化，通过压力换能器形成振荡电信号，经放大器将信号放大，振幅最大时为平均动脉压。而收缩压和舒张压的数值是通过检测压力振荡变化率各方程式而得。

2）自动连续测压法：能够瞬时反映血压的变化。主要有4种方法：①指容积脉搏波法：根据Pena技术，采用伺服指脉测压仪进行连续血压监测。主要缺点是当动脉出现收缩痉挛时，可影响周围动脉血流而导致测量失真。②动脉张力测量法：在桡动脉部位安装特制的压力换能器，通过电子系统确定换能器在桡动脉上的最佳位置，可以取得动脉搏动的信号，测量每次搏动血压和显示脉搏波形，但是换能器的位置移动或受到碰压会影响测压的准确性。③动脉推迟检出法：在身体的不同部位（如前额、手指）安置两个光度的测量传感器，对动脉波延长的部分进行推迟检测，与动脉张力测量法相同，均需要用标准的NIBP法校对。④多普勒法：多普勒超声血压计根据多普勒效应原理，用探头测定充气袖带远端动脉壁运动的声波频率，从而间接测量血压。

知识点3：手动测压法的优缺点　　　　　副高：掌握　　正高：熟练掌握

（1）优点：所用的设备简单，费用低，便于携带，适用于一般手术患者的监测。

（2）缺点：用手法控制袖套充气费时费力，无法连续监测，不能及时反映患者血压的变化。

知识点4：导致手动测压法误差的因素　　　　副高：掌握　　正高：熟练掌握

导致手动测压法误差的因素包括：

（1）袖套使用不当：是导致手动测压出现误差最为常见的原因。太窄或包裹太松，压力读数偏高，袖套太宽，读数相对较低，通常袖套宽度应当比上臂周径大20%。

（2）肥胖患者或婴儿测压时应当注意其准确性。肥胖者手臂比一般人粗而不结实，即使应用标准宽度袖套，充气后部分压力仍作用于脂肪组织，因此读数就不够准确。小儿袖套宽度应当覆盖上臂长度2/3，婴儿只宜使用2.5cm的袖套。

（3）放气速度：放气过快测量值偏低，特别是在心率偏慢时，以3mmHg/s或每次心跳放气2mmHg的放气速度可以提高测压的准确性。

知识点5：自动测压法的优点　　　　　　　副高：掌握　　正高：熟练掌握

自动测压法的优点是：无创伤性，重复性好；操作简单，易于掌握；适用范围广泛，包括各年龄的患者和拟行各种大小手术的患者；自动化的血压监测，能够按需要定时测压，省时省力；能够自动检出袖套的大小，确定充气量；血压超出设定的上下限时能够自动报警。

知识点6：自动测压法的缺点　　　　　　　　　　副高：掌握　正高：熟练掌握

自动测压法的缺点是：虽然自动测压法系无创伤性和相对安全，但在临床中如果不注意合理正确使用，频繁测压、测压时间过长或测压间隔太短，有发生疼痛、上臂淤点和淤斑、静脉淤血、上肢水肿、血栓性静脉炎、外周神经病变等并发症的报道，所以对意识抑制、有外周神经病变、动静脉功能不全及心律不齐者使用时应当小心。

知识点7：有创性测量法　　　　　　　　　　　　副高：掌握　正高：熟练掌握

有创性测量法即直接动脉内测量血压。一般通过外周动脉置入导管测量，特殊需要时放入心室内或大血管内测压。

知识点8：有创性测量法的测压途径　　　　　　　副高：掌握　正高：熟练掌握

（1）桡动脉：穿刺和管理方便，是首选途径。

（2）股动脉：桡动脉穿刺困难时可以选用，由于穿刺部位接近会阴和肛门，应当注意预防污染。

（3）足背动脉：足背动脉是下肢胫前动脉的延伸，并发症较少，但该动脉较细，有时无法触及，给穿刺带来困难。身体其他部位的动脉，如肱动脉、腋动脉很少选用。

知识点9：有创性测量法的适应证　　　　　　　　副高：掌握　正高：熟练掌握

有创性测量法的适应证有：①心血管外科；②胸腹部大手术和器官移植；③各种危重患者、严重创伤、严重低血压、休克和控制性降压等；④需反复动脉采样者；⑤用间接法测压有困难或脉压狭窄难以测出时，采用直接动脉内测压；⑥术中需要进行血液稀释、控制性降压；⑦术中血流动力学波动大，患者需用血管活性药物调控；⑧呼吸、心跳停止后复苏的患者；⑨通过动脉压力波形提供诊断信息；⑩根据收缩压变异度评价容量治疗的反应。

知识点10：有创性测量法的禁忌证　　　　　　　副高：掌握　正高：熟练掌握

有创性测量法的禁忌证有：①Allen试验阳性者禁行同侧桡动脉穿刺；②穿刺局部或其附近存在感染；③凝血障碍患者易致血肿，若血肿部位深或邻近重要脏器、神经组织，则危害甚大；另外，对已应用或将应用抗凝剂的患者，最好选用浅表且处于肢体远端的动脉为宜；④患有血管疾患的患者，如血栓闭塞性脉管炎、Bavnaud病等；⑤手术操作所涉及的部位。

> **知识点11：有创性测量法的临床意义**　　　　　副高：掌握　正高：熟练掌握

（1）能够提供正确、可靠和连续的动脉血压波形和数据，用于指导危重患者和重大手术患者的诊断和治疗。

（2）通过动脉压波形测量和计算，左、右心室及主动脉压力上升最大速率（dp/dt_{max}），是一个心肌收缩性的粗略指标，简便易行可以连续测算。心功能正常者dp/dt约为1200mmHg/s，心脏病及心功能较差者dp/dt减低为500~800mmHg/s。

> **知识点12：正常动脉压波形**　　　　　　　　　副高：掌握　正高：熟练掌握

正常动脉压波形主要包括收缩相与舒张相。主动脉瓣开放和左心室快速射血入主动脉时为收缩相，动脉压波急骤上升至顶峰，即为收缩压。血流经主动脉到周围动脉，压力波下降，主动脉瓣关闭，直至下一次收缩的开始，波形下降至基线为舒张相，最低点即舒张压。动脉压波下降支出现的切迹称重搏切迹，如图2-3-1所示。

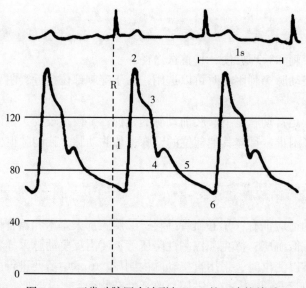

图2-3-1　正常动脉压力波形与ECG的R波的关系

注：1. 收缩期上升支；2. 收缩期峰压；3. 收缩期下降支；4. 降中峡；5. 舒张期血液流向外周；6. 舒张末压

不同部位的动脉压波形有所不同，越是远端的动脉，上升支越陡，收缩压越高，舒张压越低，但重搏切迹不明显，这是远端脉搏的放大现象。

> **知识点13：异常动脉压波形**　　　　　　　　　副高：掌握　正高：熟练掌握

异常动脉压波形如图2-3-2所示。

（1）圆钝波：波幅中等度降低，上升与下降支缓慢，顶峰圆钝，重搏切迹不明显，常见

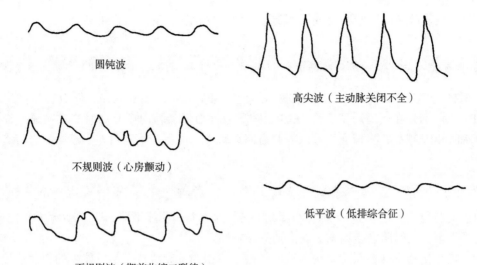

圆钝波

高尖波（主动脉关闭不全）

不规则波（心房颤动）

低平波（低排综合征）

不规则波（期前收缩二联律）

图2-3-2　异常动脉压波形

于心肌收缩功能低落或血容量不足。

（2）不规则波：波幅的大小不等，期前收缩的压力低平，常见于心律失常。

（3）高尖波：波幅高耸，上升支陡，重搏切迹不明显，舒张压低，脉压宽，见于高血压及主动脉瓣关闭不全。主动脉瓣狭窄者，下降支缓慢及坡度较大，舒张压偏高。

（4）低平波：上升和下降支缓慢，波幅低平，常见于低血压休克和低心排综合征。

知识点14：有创性测量法的并发症　　　　副高：熟练掌握　　正高：熟练掌握

（1）血栓形成与动脉栓塞。

（2）动脉空气栓塞。

（3）渗血、出血、血肿和假性动脉瘤。

（4）局部或全身感染。

（5）神经损伤。

（6）动脉导管接头突然断开。

知识点15：病理情况对动脉压波形的影响　　　副高：熟练掌握　　正高：熟练掌握

（1）二重脉：主动脉反流的动脉压波形显示上升支陡直，脉压宽和舒张压低，可有两个收缩期峰值，前者为左心室射血，后者为主动脉折返。肥厚型心肌病的患者也可见。

（2）交替脉：强弱交替出现的脉搏，一般为左心室严重收缩不良的信号，一般在升主动脉狭窄的患者更加显著。应注意的是，交替脉时的心律是正常的，区别于二联脉，后者为心室的二联律。

（3）奇脉：自主吸气时收缩压显著下降和脉压减小。心脏压塞时奇脉是特征性表现，气道阻塞、支气管痉挛、呼吸困难或任何胸膜腔内压变化较大的患者也可见。

知识点16：机械通气对动脉压波形的影响　　副高：熟练掌握　正高：熟练掌握

在机械通气周期中，最高和最低收缩压差（SPV）= 8～10mmHg。低血容量为出现较大的SPV，特别是在气道阻塞、高PEEP、肺顺应性力低、肺内压升高时非常明显。充血性心力衰竭时SPV减小，机械通气导致静脉血回流减少，前负荷下降对左心衰竭的患者有利。

知识点17：直接动脉压测定影响因素　　副高：熟练掌握　正高：熟练掌握

（1）动脉留置针的位置不当、堵塞动脉波形的收缩压明显下降，平均动脉压变化较小，波形变得平坦。若管腔完全堵塞，波形消失。

（2）压力传递和转换系统坚硬的管壁、最小体积的预充液体、尽可能少的三通连接和尽可能短的动脉延长管均可提高测定的准确性。

（3）传感器与仪器故障重新调整零点，判断传感器与仪器工作状态。

知识点18：超声引导下动脉穿刺　　副高：熟练掌握　正高：熟练掌握

（1）平面内穿刺：①穿刺部位消毒后，探头包裹无菌套，超声长轴切面结合彩色多普勒血流确定桡动脉位置，测量皮肤至桡动脉距离以及桡动脉直径。②20G套管针与皮肤呈30°～45°，在超声图像中找到完整进针声影后向桡动脉进针，针尖声影与桡动脉血管重叠后针尾有持续回血，放平套管针旋转置入套管。

（2）平面外穿刺：①穿刺部位消毒后，探头包裹无菌套，超声短轴切面结合彩色多普勒血流确定桡动脉位置，并移动探头将其位于探头中点。②20G套管针与皮肤呈30°～45°，在穿刺点进针，调整针尖位于桡动脉横切面上方后进针，直到针尾出现持续回血后放平套管针尝试置入套管。

知识点19：动脉压监测的临床意义　　副高：掌握　正高：熟练掌握

动脉血压是反映心肌收缩力和组织灌注情况的重要指标。在麻醉过程中，患者的内环境和血流动力学情况常会发生波动。在正常情况下、在一定血压范围内（平均动脉压MAP 50～150mmHg），各器官可以通过自动调节机制使血流量维持恒定以满足组织氧供，因此在该范围内的暂时的低血压不致引起组织供血不足。但在麻醉状态下，该自动调节机制被削弱，血压波动容易造成组织灌注不足。所以常规监测血压和维持血压于正常范围内十分重要。

二、中心静脉压监测

知识点20：中心静脉压　　副高：掌握　正高：熟练掌握

中心静脉压（CVP）主要是指位于胸腔内的上、下腔静脉近右心房入口处的压力，主要用于反映右心室前负荷。经皮穿刺中心静脉，主要经颈内静脉或锁骨下静脉，将导管插入上腔静脉，也可经股静脉用较长导管插入下腔静脉。

知识点21：中心静脉压监测适应证　　　副高：掌握　正高：熟练掌握

中心静脉穿刺置管是一种常用的监测及治疗方法，其适应证主要有：
（1）严重创伤、各类休克的危重患者。
（2）长期输液，或者接受完全胃肠外营养治疗，或接受化疗药物的患者。
（3）各类大手术或者可能引起血流动力学显著变化的手术，如心血管、嗜铬细胞瘤手术等。
（4）需要大量、快速输血补液的患者。
（5）需经中心静脉植入起搏器或者放置漂浮导管的患者。
（6）外周静脉通道难以建立时。
（7）需反复经静脉采集血样时。

知识点22：中心静脉压监测禁忌证　　　副高：掌握　正高：熟练掌握

以下情况，中心静脉压监测应用需慎重：
（1）收缩期血压＞200mmHg。
（2）凝血障碍。
（3）上腔静脉梗阻或创伤。
（4）严重呼吸困难。
（5）有气胸、血胸或颈部已有血肿。
（6）颈部手术。
（7）穿刺点附近有感染。
（8）患者躁动、极度紧张或不合作。
（9）仰卧时，静脉压低于大气压。
（10）初生婴儿。
（11）肺气肿。
（12）双侧肺尖部肺大疱。
（13）患者应用持续正压呼吸。
（14）极度消瘦。

知识点23：中心静脉压监测并发症和防治　　　副高：熟练掌握　正高：熟练掌握

（1）出血和血肿：大多数因刺破动脉导致、凝血机制不全以及肝素化后更容易出现。穿刺时注意摸到邻近动脉，并向一旁推开，注意进针不应太深。
（2）气胸和血胸：常出现于锁骨下静脉穿刺时，穿刺过深或穿刺针与皮肤成角太大容易出现。注意操作时一定要小心，怀疑气胸时听双侧呼吸音。

（3）神经和淋巴管损伤：可损伤臂丛或膈神经、颈交感干、喉返神经和迷走神经等；损伤胸导管可并发乳糜胸。

（4）气栓：中心静脉吸气时可形成负压，头高半卧位时更容易出现。因此穿刺时宜采取头低位，防止深呼吸和咳嗽，穿刺置管时应尽量不使中心静脉与空气相通。

（5）心律失常：该并发症常见，主要为钢丝或导管刺激引起。注意避免导管、钢丝插入过深，操作过程行ECG监测。

（6）血管和心脏穿孔：少见。可出现血胸、纵隔血肿及心脏压塞。

（7）血栓形成和栓塞：好发于长期置管及高营养疗法的患者，应注意液体持续滴注和肝素生理盐水定期冲洗，疑有管腔堵塞时不可强行冲注而应拔除置管，防止血块栓塞。

（8）感染：发病率为2%～10%。其75%为革兰阳性杆菌。操作时应严格无菌技术，穿刺部位每日消毒换敷料1次，测压管有污染时随时更换并加强护理；长期置管者，预防应用抗生素。

知识点24：中心静脉压监测的临床意义　　　　　副高：掌握　正高：熟练掌握

（1）CVP反映血容量和右心室功能：CVP反映了右心室功能和回心血量之间的平衡，是对右心室充盈压的直接测量。

（2）CVP反映左心室充盈压：无肺动脉高压或二尖瓣病变，而左心室功能良好，CVP可以间接反映左心室的充盈情况。

（3）CVP监测在体外循环中的作用：除估计右心功能和血容量之外，外科体外循环时监测CVP。

（4）CVP的正常值和变化的意义：见表2-3-3。

表2-3-3　CVP值的临床意义

项　目	CVP值（cmH_2O）	临床意义
正常值	4～10	—
低值	0～4	①低血容量；②血容量不低而有血管显著扩张；③甲状腺功能亢进、高热等；④血管扩张（如中毒性休克、CO_2蓄积等）
偏高	10～15	需防进一步增高，应立即处理
高值	＞15	①血容量正常时，多为心脏失代偿；②血容量不足，CVP反有增高，说明心功能严重受损；③血容量增大，输入过量，或流出道受阻；④间歇正压呼吸

（5）临床判断：临床上常依据中心静脉压的变化来估计患者的血流动力学状况。

知识点25：影响中心静脉压的因素　　　　　副高：掌握　正高：熟练掌握

影响中心静脉压（CVP）的因素主要有：

（1）病理因素：CVP升高可见于右心房及左、右心室心力衰竭、房颤、肺梗死、支气管痉挛、输血补液过量、纵隔压迫、张力性气胸及血胸、慢性肺部疾患、心包压塞、缩窄性心包炎、腹内压增高的各种疾病及先天性和后天性心脏病等。CVP降低的原因可能有失血和脱水引起的低血容量以及周围血管扩张，如神经性和过敏性休克等。

（2）神经体液因素：主要有：交感神经兴奋、儿茶酚胺、抗利尿激素、肾素和醛固酮等分泌增加，血管张力增加，使CVP升高。

（3）药物因素：快速输液、应用去甲肾上腺素等血管收缩药，CVP明显升高；用扩血管药或心功能不全患者用洋地黄等强心药后，CVP下降。

（4）其他因素：有缺氧和肺血管收缩、气管插管和气管切开、患者挣扎和躁动，控制呼吸时胸内压增加、腹腔手术和压迫等均使CVP升高，麻醉过深或椎管内麻醉时血管扩张，CVP降低。

知识点26：引起中心静脉压变化的原因及处理　　　　　　　副高：掌握　正高：熟练掌握

引起中心静脉压变化的原因及处理见表2-3-4。

表2-3-4　引起中心静脉压变化的原因及处理

中心静脉压	动脉压	原　　因	处　　理
低	低	血容量不足	补充血容量
低	正常	心功能良好，血容量轻度不足	适当补充血容量
高	低	心功能差，心排血量减少	强心、供氧、利尿、纠正酸中毒，适当控制补液或谨慎选用血管扩张药
高	正常	容量血管过度收缩，肺循环阻力增高	控制补液，用血管扩张药扩张容量血管及肺血管
正常	低	心脏排血功能减低，容量血管过度收缩，血容量不足或已足	强心、补液试验、血容量不足时适当补液

知识点27：超声引导下中心静脉穿刺置管的操作方法

副高：熟练掌握　正高：熟练掌握

（1）用超声探头依穿刺血管的解剖部位，超声检查通过不同切面确认血管位置、走行、内径、与相邻组织关系，静脉在超声定位受压时管腔明显变窄，而动脉有搏动性，管腔几乎不受影响，估测进针深度与角度，体表穿刺点的距离。在病变的情况下可启动彩色多普勒血流程序显示真实彩色血流图像。

（2）对穿刺部位和探头严格消毒、铺巾。

（3）再次确定穿刺点，用穿刺针按超声指示的方向与角度进针。当超声导向显示针尖到达靶血管腔内时轻轻回抽针芯，察看回血情况。若回血良好，将导管置入，超声再次确认导管位置后抽导丝，接治疗液体。

（4）穿刺点皮肤消毒，用敷料、护理薄膜粘贴固定导管，保持局部皮肤干燥。

知识点28：超声引导下中心静脉穿刺置管的注意事项 副高：熟练掌握 正高：熟练掌握

（1）应注意使用超声仪器的性能，熟练掌握相应的操作技术，通力协作。

（2）了解操作部位解剖结构、常见动脉变异和主要侧支通路。

（3）静脉探测是注意使用探头的压力不宜过大，防止影响静脉的显示。

（4）穿刺过程应严格按照无菌操作要求进行。

（5）对留置深静脉导管监测，了解导管位置是否保持准确、是否有血栓形成等并发症。

知识点29：中心静脉导管异位 副高：熟练掌握 正高：熟练掌握

（1）导管脱出。

（2）导管插入太深，自行扭曲盘绕、误入歧途或进入心脏。

（3）细的静脉管壁穿孔。

（4）导管异位于同侧、对侧上肢静脉的分支中，也可能误入分支静脉或周围脏器。

知识点30：中心静脉导管异位的影响 副高：熟练掌握 正高：熟练掌握

（1）易引起心律失常，损伤右心瓣膜甚至心肌，心腔壁腐蚀、穿孔，导致心脏压塞，影响心脏功能。

（2）胸腔积液或纵隔积液。

（3）颈部肿胀甚至可压迫气管造成呼吸困难。

（4）形成静脉炎，血栓形成堵塞管腔。

（5）影响药物、溶液的滴注速度，部分诊断性的测量信息也无法获得。

知识点31：中心静脉导管位置的监测 副高：熟练掌握 正高：熟练掌握

（1）通常导管尖端应位于上腔静脉与右房汇合处上方2cm的位置，导管尖端移动可留有余地不至于对心脏造成直接损伤。经下腔静脉置管，应将导管尖端和横膈持平或高于横膈水平。

（2）监测中心静脉导管位置常用方法：心电图检查、X线检查、超声心动图检查。

知识点32：中心静脉压波形与ECG和心动周期的关系 副高：掌握 正高：熟练掌握

ECG的P波之后为舒张末期，R波是舒张期结束和收缩期开始。CVP波形包括3个收缩成分（a、c、v）和2个舒张成分（x、y）（图2-3-3）。a波由心房收缩产生，c波在ECG的QRS波之后，是三尖瓣关闭所产生的轻度压力升高，即右心室等容收缩期。收缩射血的心室牵拉心房，致使心房腔增大，心房内的压力持续下降。因此便产生了x波谷，此时心房压力最低。相于c波的前后两部分x波谷可分为x和x′波。随后是v波，它表示心房压力到达高峰，这是因为充满静脉血的心房收缩而三尖瓣仍然关闭所造成的。v波往往紧随出现在心电图的T波之后。随后当三尖瓣打开，血液从心房流向心室，心房压开始下降。y波即表示三尖瓣开放，右心房排空。

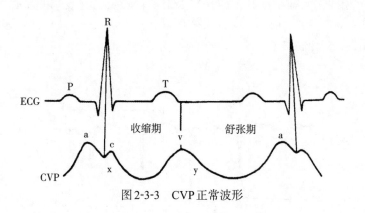

图2-3-3　CVP正常波形

知识点33：中心静脉压波形与压力、流量和容量的关系

副高：掌握　正高：熟练掌握

如图2-3-3所示，CVP波形反映右心房压力周期性变化，有3个正向波a、c、v和2个负向波x、y。a波表示右心房收缩压，v波表示右心房舒张压，两者波幅和压力几乎相同，正常在3~4mmHg，正常右心房平均压为2~6mmHg。静脉血回流到心脏，取决于周围静脉和右心房压差，当右心房压力波处于波谷时（x波和y波），血液从腔静脉回流到右心房；相反，当右心房压力波处于波峰时（a波、c波和v波），血液回流最少。

知识点34：中心静脉压波形与左心房压和肺小动脉楔压的关系

副高：掌握　正高：熟练掌握

正常情况下平均左心房压超过平均右心房压（图2-3-4），但也可有暂时性相反变化。由于窦房结位于上腔静脉和右心房之间，左心房压的a波在右心房压a波之后20毫秒，在左心

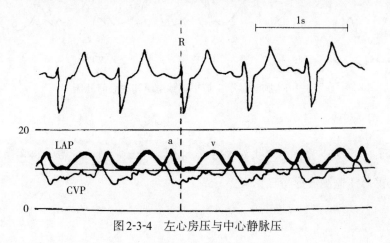

图2-3-4　左心房压与中心静脉压

室等容收缩期开始和二尖瓣关闭产生c波，左心房压和右心房压的波形基本一致，右心房压a波和v波较左心房压明显，说明右心房膨胀较左心房大。正常肺小动脉楔压波形与左心房压和CVP基本上相同，而肺小动脉楔压是反映出现较晚及已有衰减的左心房压，其波形在左心房压后150～200毫秒，如果a波和v波较明显，在没嵌入时a波离开收缩相上升支，v波切迹不明显（图2-3-5、图2-3-6）。

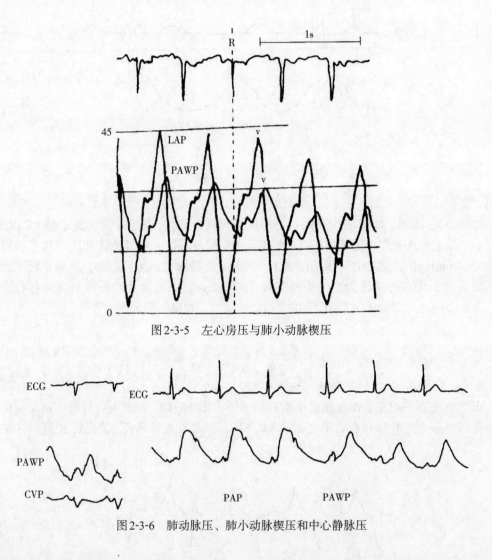

图2-3-5 左心房压与肺小动脉楔压

图2-3-6 肺动脉压、肺小动脉楔压和中心静脉压

知识点35：异常中心静脉压监测波形特点　　　　　　　　副高：掌握　正高：熟练掌握

异常中心静脉压监测波形特点见表2-3-5。

表2-3-5　异常CVP波形

病理生理改变	CVP波形特点
房颤	a波消失，c波明显
房室分离	大炮a波
三尖瓣反流	收缩期c-v波增高，x波谷消失
三尖瓣狭窄	a波增高，y波谷减弱
右心室缺血	a、v波增高，x、y波谷变深。M或W波形
心包缩窄	a、v波增高，x、y波谷变深，M或W波形
急性心脏压塞	x波明显，y波谷减弱
自主通气和正压通气时的呼吸变化	在呼气末测量压力

知识点36：心律失常中心静脉压波形分析　　　　副高：掌握　　正高：熟练掌握

（1）心动过速时：P-R间期和y波降支缩短，使a、c波融合。

（2）心动过缓时：CVP波形较为明显，可见y波和x波，还有另外的舒张中期-后期的平台波（h波），在y波降支之后和a波之前。

（3）房颤：因为缺乏有效的心房收缩，舒张末期和收缩早期心房容量增大，a波消失，c波明显。偶尔，当心室率减慢时在CVP波形中还可看到房颤或房扑波，如图2-3-7所示。

（4）等律性房室分离或结性节律：当三尖瓣关闭时，心室收缩期开始而心房也同时在收缩从而产生了大炮型a波（图2-3-8）。心室起搏时正常的房室节律消失，也可在CVP波形中发现有大炮波出现（图2-3-9）。CVP还可以帮助诊断动脉压过低的原因，心电图不能检测舒张末期心房的收缩情况，但是可以通过CVP波形诊断。

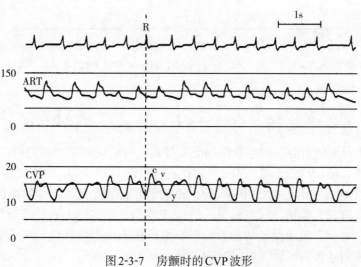

图2-3-7　房颤时的CVP波形

注：a波缺失，c波明显，v波不变，y波低平

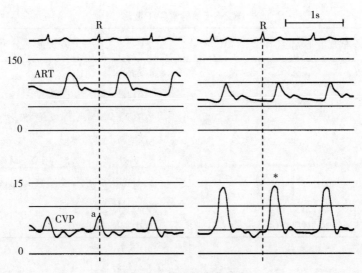

图2-3-8 等律性房室分离

注：与正常的舒张末期a波相反（左图），表现为收缩期大炮波（右图，*号）；这类心律失常伴随着心室充盈下降，导致动脉压下降

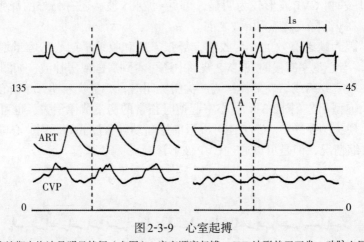

图2-3-9 心室起搏

注：CVP的收缩期大炮波是明显特征（左图）；房室顺序起搏，CVP波形趋于正常，动脉血压增加（右图）

知识点37：三尖瓣病变——三尖瓣关闭不全波形分析　　　　副高：掌握　　正高：熟练掌握

　　通过三尖瓣反流使右心房产生收缩期充盈异常，可以见到宽而高的收缩期c-v波，此波从收缩早期开始，使CVP波形心室化，与右心室压波形类似。需注意的是，反流波形的开始，持续和强度均不同于正常CVP的v波，正常v波是收缩末期腔静脉血流充盈心室所产生。有三尖瓣反流者，监护仪仅显示单一的CVP均值，而实际上右心室舒张末压力比这个值要低。所以，对于三尖瓣反流的患者，右心室舒张末压力应该以ECG上R波出现时所对应的CVP值来衡量才较为准确，如图2-3-10所示。

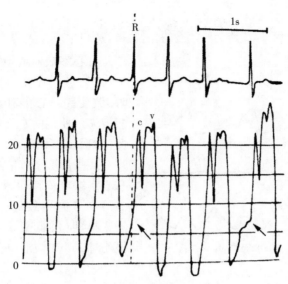

图2-3-10　三尖瓣关闭不全

注：平均CVP增高，波形显示收缩期高c-v波，而x波谷消失；估计舒张末期压力最好是在ECG出现R波时（箭头处），其低于平均CVP

知识点38：三尖瓣病变——三尖瓣狭窄波形分析　　　　　副高：掌握　正高：熟练掌握

舒张期右心房不能完全排空，右心房与心室在舒张期自始至终存在压力梯度，右心室也不能完全充盈。由于舒张期右心房血液流出受阻，a波异常明显，而y波低平，如图2-3-11所示。

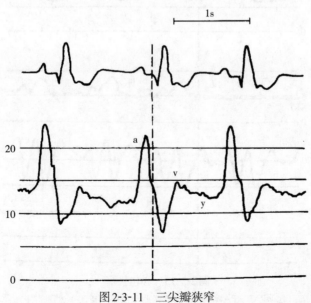

图2-3-11　三尖瓣狭窄

注：平均CVP明显增高，舒张期y波减弱，舒张末期a波明显

知识点39：右心室缺血和梗死波形分析　　　　　　　　　　副高：掌握　正高：熟练掌握

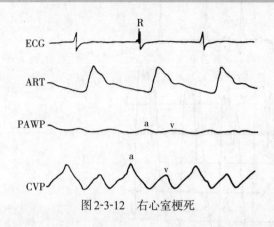

图2-3-12　右心室梗死

右心室缺血或梗死时血压低，CVP高于PAWP，a、v波明显。当合并右房梗死时a波变钝，心排血量减少，右心房泵功能丧失，梗死的右心室对前负荷存在依赖性，如图2-3-12所示。

某些情况下，右心室顺应性受损，如右心室缺血、肺动脉高压、肺动脉瓣狭窄等，均可能导致舒张末期a波异常明显，舒张早期y波低平。当心包疾病和右心室梗死时，CVP波形也会发生改变。

知识点40：心包狭窄和压塞波形分析　　　　　　　　　　副高：掌握　正高：熟练掌握

如图2-3-13所示，当心包狭窄时回心血量减少，心排血量降低，CVP升高，舒张末期4个心腔压力均相同，舒张压升高，v波较明显，x波和y波降支比较深，产生M或W形状，

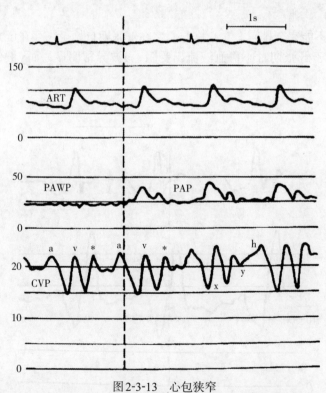

图2-3-13　心包狭窄

造成PAP、PAWP和CVP舒张期充盈压升高，并达到平衡

注：CVP波形呈高a波、v波和陡峭x波和y波谷，以及舒张中期平台波（＊）或h波

舒张早期y波降支时间比较短。在舒张中期升高，直到舒张末期形成平台类似CVP的h波，或称为平方根波。

当心脏压塞时，舒张期充盈压升高，a波与v波均抬高，右心房压力波形明显，x波突出，而y波缩短或消失（图2-3-14）。缩窄性心包炎的x波与y波均明显。

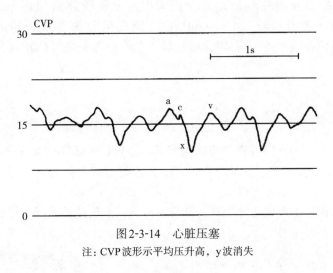

图2-3-14　心脏压塞

注：CVP波形示平均压升高，y波消失

三、肺动脉压监测

知识点41：肺动脉压的含义	副高：掌握　正高：熟练掌握

肺动脉压是指血流对肺动脉壁的侧压力，主要包括肺动脉收缩压（PASP）、肺动脉舒张压（PADP）与平均肺动脉压（MPAP）。

知识点42：肺动脉压测定方法	副高：掌握　正高：熟练掌握

肺动脉压测定方法：先将肺动脉漂浮导管（Swan-Ganz导管）经颈内静脉、锁骨下静脉或股静脉置入上腔静脉或下腔静脉，而后进入右心房，然后将导管远端气囊充气，利用心脏搏动时血流的推送作用，使导管远端漂流通过右心室，进入肺动脉主干，到达肺小动脉。当漂浮导管远端位于肺小动脉后，导管远端气囊未充气时，导管远端测定的就是肺动脉压。

知识点43：肺动脉压监测适应证	副高：掌握　正高：熟练掌握

（1）重危患者：急性呼吸窘迫综合征（ARDS）时发生左心衰竭，最佳的诊断方法是测PAWP。

（2）对循环不稳定患者：应用正性增强心肌收缩性药物与扩血管药等，通过肺动脉导管

（PAC）监测可指导治疗，并且观察治疗效果。

（3）急性心肌梗死：PAWP与左侧心力衰竭的X线变化有良好的相关性，根据心脏指数（CI）、PAWP可以对急性心肌梗死患者进行分级，可以估计近期和远期预后。

（4）区别心源性与非心源性肺水肿：PAWP与肺毛细血管静水压基本一致，其升高的原因为左侧心力衰竭或输液过量。正常时，血浆胶体渗透压（COP）与PAWP之差为10~18mmHg。当相差减至4~8mmHg时，则发生心源性水肿的可能性明显增加；当<4mmHg时，则不可避免发生心源性肺水肿，左侧心力衰竭的COP与PAWP的阶差可呈负值。

知识点44：肺动脉压监测禁忌证　　　　　　　副高：掌握　正高：熟练掌握

（1）绝对禁忌证：①三尖瓣或肺动脉瓣狭窄；②右心房或右心室内肿块（肿瘤或血栓形成）；③法洛四联症。右心室流出道十分敏感，PAC通过肺动脉时，常可诱发右心室漏斗部痉挛而使发绀加重。

（2）相对禁忌证：①严重心律失常；②凝血障碍；③近期植入起搏导管者。

知识点45：肺动脉导管置入方法　　　　　　　副高：掌握　正高：熟练掌握

一般选择右颈内静脉，其从皮肤至右心房的距离最短，导管可以直达右心房，操作与颈内静脉做CVP类似，容易掌握，并发症较少。当颈内静脉穿刺成功后，将特制的导引钢丝插入，沿着钢丝将导管鞘和静脉扩张器插入静脉，然后拔出钢丝和静脉扩张器，经过导管鞘将PAC插入RA，按照波形特征与压力大小，经过右心室、PA进入肺小动脉，相当于左心房水平，PAC即停留于肺小动脉内，可以测得PAWP、SvO_2和心排出量。

知识点46：肺动脉压监测临床意义　　　　　　　副高：掌握　正高：熟练掌握

肺动脉压大约只有主动脉压的1/5，它是反映右心室后负荷的重要指标。

当二尖瓣功能正常时，PAWP仅仅比左房压（LAP）高1~2mmHg，可较准确地反映肺静脉压和LAP，所以可以用于评价肺循环阻力和左心室前负荷。如果肺血管无病变，PADP仅比PAWP高1~3mmHg，所以PADP可以反映PAWP水平，进而反映LAP和左心室前负荷。而且PADP可连续测量，比PAWP更方便。

PAWP有助于鉴别心源性肺水肿与非心源性肺水肿。当患者左心室功能不全时，CVP无法反映左心室的功能，而PAWP可以反映LAP压，并可以间接反映左室舒张末期压力。PCWP升高的原因为左心衰竭或输液过量。当PAWP>18mmHg时可能发生肺淤血，当PAWP>25mmHg时，发生肺水肿的可能性明显增加。

对于循环不稳定、心功能不全的危重患者，可以通过Swan-Ganz导管同时监测PAWP与心排出量，绘制出左心功能曲线图，根据心功能曲线所处位置进行分析、判断和治疗，并可以根据治疗后心功能曲线变化的趋势及时调整方案，从而进一步指导容量治疗、正性肌力药物和血管活性药物等的应用。

四、心排出量监测

| 知识点47：心排出量的概念及分类 | 副高：掌握　正高：熟练掌握 |

心排出量（CO）是临床上了解循环功能最重要的基本指标之一，CO指的是心脏每分钟将血液泵至周围循环的血量，可以反映整个循环系统的功能状况，包括心脏机械做功和血流动力学指标，包括药物、输血、补液等，了解前、后负荷、心率及心肌收缩力，并由此估计患者的预后。

CO测定方法可以分为有创性和无创性两大类。

| 知识点48：无创性心排出量监测方法分类 | 副高：掌握　正高：熟练掌握 |

无创性心排出量监测一般包括超声多普勒法、胸部生物阻抗法与二氧化碳无创性CO测定。

| 知识点49：经食管超声多普勒 | 副高：掌握　正高：熟练掌握 |

HemoSonicTM100的超声多普勒探头通过测定红细胞移动速度来推算降主动脉的血流，其配有的M型超声探头，还可以直接测量降主动脉直径的大小，而不需要根据年龄、身高等参数来间接推算主动脉直径，进而提高测量结果的准确性。

| 知识点50：经气管超声多普勒 | 副高：掌握　正高：熟练掌握 |

经气管超声多普勒（TTD）应用多普勒效应原理进行主动脉横截面积（A）与平均血流速度（V）的测定，从而计算出CO。

$$CO = V \times A$$

TTD探头有左、右两块换能器，左侧用于发射超声波，右侧则用来接收回波。接收到的频率与发射时的频率不同，频率的差值称之为频移（Δf），可以用以计算V。

$$V = C\Delta f / 2f_0 \cos\theta$$

主动脉横截面积可以通过TTD探头发射5MHz的波宽为1mm的脉冲多普勒信号来测定。信号发射方向与换能器垂直，发射范围为60mm。由于主动脉壁的运动可以产生一特殊的声音，所以，它的位置可以通过多普勒频移来辨别，这样便确定了超声射程（r）。主动脉直径（d）与面积（A）可以测出。计算公式如下：

$$d = r\sin\theta$$

$$A = \pi \ (d/2)^2$$

知识点51：二氧化碳无创性CO测定　　　　　　　副高：掌握　正高：熟练掌握

利用二氧化碳（CO_2）弥散能力强的特点，将直接Fick原理转化为以CO_2来测定CO，其基本公式为：

$$CO = \frac{VCO_2}{CvCO_2 - CaCO_2}$$

（1）平衡法：先将装有8%～10%CO_2用氧作平衡的气袋，容量为潮气量的1.5～2倍，再令受检者在呼气末开始呼吸袋中气体，同时以CO_2测定仪连续采样，直至CO_2波形有满意的平台时，则气袋、肺泡气即达到平衡，平台处的CO_2分压即为$PvCO_2$，然后进行计算。

（2）指数法：先在气袋中装有2%～3%的CO_2，再呼吸时气道内CO_2浓度呈指数升高，然后用公式计算出CO。

（3）单次或多次法：受试者作一长时程的呼气，其速率为8～12L/min，连续测定呼出气中CO_2分压力，并绘制O_2-CO_2图形，从连接各点曲线的斜率来算出相应瞬间呼吸更换率，以交换率为0.32时，对应的PCO_2是真正的$PvCO_2$，交换率为0时，对应的PCO_2是氧合的$PvCO_2$。其计算公式为：

$$CO = \frac{VO_2 \ (R - 0.32)}{S \ (PvCO_2 - PaCO_2)}$$

（4）三次呼吸法：气袋中装有6%～9%CO_2，利用氧作平衡，再呼吸至少4次，并记录第2、3、4次吸气初和呼气末CO_2分压，通过作图与回归直线得出氧和$PvCO_2$，取其平均值。再按照单次法公式计算。

（5）监测呼出、部分重吸入气体中CO_2测量CO（RBCO）。

知识点52：有创性心排出量监测方法分类　　　　　副高：掌握　正高：熟练掌握

有创性心排出量监测包括：Fick法、指示剂稀释法与热稀释法。

知识点53：Fick法　　　　　　　　　　　　　　　副高：掌握　正高：熟练掌握

Fick法于1870年首先提出由于肺循环与体循环的血流量相等，因此测定单位时间内流经肺循环的血量可以确定心排出量。当某种物质注入流动液体后的分布等于流速乘以物质近端与远端的浓度差，直接Fick法是用氧耗量和动、静脉氧含量差来计算CO的，其公式为：

$$CO = \frac{VO_2}{CaO_2 - CvO_2}$$

知识点54：指示剂稀释法　　　　　副高：掌握　正高：熟练掌握

（1）锂稀释法（LiDCO）：先从中心静脉注入氯化锂（LiCl），然后在外周动脉处通过锂敏感探头测锂离子引起的电压变化，通过公式来计算CO值。

（2）温度稀释法（TDCO）：通过PAC末端的热敏电阻单臂电桥阻抗可以探测肺动脉血流温度的变化，通过计算机算出温度稀释曲线下面积，结合注入液体的容积可以推算出CO。温度稀释法再循环量很小（约为曲线峰值的4%），故可以基本排除再循环所产生的影响。其计算公式为：

$$CO = V_1 (T_B - Ti) k_1 k_2 / \Delta T_B (t) dt$$

（3）连续心排出量（CCO）：先将传统的肺动脉导管进行改进，在相当于右心室部位装入一热释放器，热释放器在安全范围内连续地、按照非随机双序将热能释放入血，经过右心室血稀释后，随着右心室收缩，血液流到导管顶端，由于该处被稀释后血温下降而使传感器产生一系列电位变化，形成与冷盐水相似的温度稀释曲线，从而计算出肺动脉血流速度与心排出量。

装入肺动脉导管的温度释放器有"开"与"关"两种状态，在"关"的状态没有热能释放入血，而在"开"的状态，温度释放器以7.5W的能量释放热量。"开"与"关"状态轮流交换，仪器内有自动监控释放温度装置并自动进行调节。因此监测心排出量不需人工校正。

知识点55：胸部生物阻抗法（TEB）　　　副高：掌握　正高：熟练掌握

胸部生物阻抗法（TEB）利用心动周期中胸部电阻抗的变化来测定左心室收缩时间与计算心搏量。

知识点56：心排出量监测的临床意义　　　副高：掌握　正高：熟练掌握

（1）监测心泵功能：心血管系统完整的泵功能最终体现在CO的多少。

（2）计算血流动力学参数：结合其他指标，利用CO可以计算CI、每搏量（SV）、每搏量指数（SVI）、每搏量变异（SVV）、脉压变异（PPV）、SVR、肺血管阻力（PVR）、全心舒张末期容积（GEDV）与血管外肺水（EVLW）等参数。

（3）判断组织氧供需平衡：通过监测血红蛋白浓度、心排出量、动脉血氧饱和度与混合静脉血氧饱和度（SvO_2），可以分别计算氧供（DO_2）与氧耗（VO_2），了解组织灌注、氧合和代谢状态，指导临床治疗与评价疗效。

知识点57：外周血管阻力（SVR）　　　　副高：掌握　正高：熟练掌握

外周血管阻力（SVR）一般是指小动脉和微动脉对血流的阻力，其计算公式为SVR = 80×（MAP-RAP）/CO。其中，RAP为右房压，测量困难时可以用CVP替代。SVR正常值是900～1400（dyn·s）/cm^5。将SVR标准化后，可以计算外周血管阻力指数（SVRI），

$SVRI = 80×（MAP-RAP）/CI$，正常值为$1700～2600（dyn·s）/cm^5$。心力衰竭或心源性休克时，交感神经系统和肾素－血管紧张素系统张力增加，以维持一定的灌注压，这时SVR显著升高。

知识点58：心排出量监测的新进展 副高：掌握 正高：熟练掌握

在2005年，爱德华生命科学（Edwards Lifescieces）公司推出了一种新的微创血流动力学监测系统，包括FloTrac传感器及Vigileo监护仪。此装置与外周动脉导管相连，对动脉波形进行分析，结合患者的个人资料来计算心排出量。也可以监测血氧饱和度、血压与血容量。测定心排出量无须温度稀释或染料稀释，而且可以连续监测。

FloTrac/Vigileo监测系统监测心排出量，无需其他方法进行定标。研究显示该监测系统在心排出量变化范围内和各种临床情况下均可准确反映心排出量，用于监测危重疾病、心血管功能障碍、创伤或大手术的患者。与肺动脉导管相比，此监测系统的创伤小，只需外周动脉置管。

但是，当主动脉反流、外周血管剧烈收缩、心律失常等情况下动脉波形有干扰，不能准确地反映心排血量。

第四节 心电图监测

知识点1：心电产生的基本原理 副高：掌握 正高：熟练掌握

心电图（ECG）是指心脏的电学活动用心电图机连续描记下来所形成的曲线。心电图已成为围术期麻醉手术患者一项常规监测方法，能保证循环功能稳定，及时发现心肌缺血、心律失常等。心电产生的基本原理主要包括：①心肌细胞膜电位；②双相动作电位；③膜电位的离子理论；④探查电极的位置与波形的关系；⑤心脏传导系统组织；⑥心电向量。

知识点2：临床应用电极和导联——常规导联 副高：掌握 正高：熟练掌握

（1）标准肢体导联（双极肢体导联）：①Ⅰ导：左上肢（＋），右上肢（－）；②Ⅱ导：左下肢（＋），右上肢（－）；③Ⅲ导：左下肢（＋），左上肢（－）。

Ⅱ导联是围术期最为常用的监护导联，能较好地显示心电图形，可以发现左心室下壁的心肌缺血。

（2）加压单极肢体导联：①aVL-左上肢；②aVR-右上肢；③aVF-左下肢。其中，aVF最容易反映左心室下壁的心肌缺血。

（3）胸前导联：①V_1：电极置于胸骨右缘第4肋间；②V_2：电极置于胸骨左缘第4肋间；③V_3：电极置于V_2与V_4导联之间；④V_4：电极置于第5肋间左锁骨中线；⑤V_5：电极置于V_4导联同一水平左腋前线处；⑥V_6：电极置于V_4导联同一水平左腋中线处；⑦$V_{4～6}$：监测左前降支及回旋支冠脉支配的心肌，围术期常用V_5。

知识点3：临床应用电极和导联——特殊导联　　　　副高：掌握　正高：熟练掌握

（1）右胸导联。

（2）后壁导联。

（3）改良的胸部监护导联（modified chest lead，MCL导联）：对标准双极肢体导联的改良方法主要包括MCL_1、CS_5、CB_5、CM_5和CC_5等。目的是试图增大P波高度，利于诊断房性心律失常，增加ECG监测前壁和侧壁心肌缺血的敏感性。

（4）食管导联：利用装有单极或双极的心电图导联与食管听诊器导管，将探测电极通过橡皮管送入食管内，正极与左上肢导线相连，负极与右上肢导线相连，用人工导联描记到食管心电图。食管心电图的优点为波形清晰，干扰少。

（5）气管导联：电极安置在气管导管的气囊上，气囊充气后电极可以紧贴气管壁，作用电极在左臂，使各波显示清楚、振幅大，用于昏迷、不合作及全麻的患者，对冠心病、风心病、电解质紊乱等患者有诊断价值。

（6）心内导联：通过中心静脉导管至心腔，导管上有V探头，放置于右心室。可以用于诊断和治疗特殊的心律失常。

（7）头胸导联（HC导联）。

知识点4：临床应用电极和导联的注意事项　　　　副高：熟练掌握　正高：熟练掌握

（1）肢体导联电极对心电图信号影响非常小，无论贴在四肢或躯干。

（2）在胸骨切开手术时可选择V_1导联。若怀疑右心室、下壁缺血或梗死，可选择V_4导联。

（3）心率监测和脉率监测相互补充，心率监测偶尔需参考脉率监测数据。

（4）患者移动或肌肉抽动、起搏心律、电干扰、监护导联选用不当等都可导致心电图曲线扭曲，进而影响心率监测的准确性，其中以电干扰最为常见。

（5）分析心律失常需要与直接动脉血压、肺动脉压以及中心静脉压等的曲线结合起来进行，若心电图曲线不易识别心律失常时，动脉压与静脉压力曲线可帮助判断心动周期。

（6）当选择ST段移位诊断心肌缺血时，应确保导联选用正确、电极放置准确、滤波器选用恰当和增益调节适当。

（7）高频滤波可使记录到的ST段扭曲、导致ST段明显抬高及下移，易造成过度诊断心肌缺血。

（8）计算机辅助ST段监测、自动计算并显示的ST段异常，必须与模拟的心电图波形吻合。

（9）诊断心肌缺血除依赖ST段移位外，需要结合患者的病史、症状和其他辅助检查资料进行综合分析。

（10）在电极安放在胸部时应确保让出心前区，以备在紧急时可安放电极板进行胸外电击除颤。

（11）心电监测所获得的心电图主要显示心律失常，用作图形分析欠佳，尤其是ST段的偏移、QRS波的形态等与常规导联的区别较大。

（12）如患者活动、挣扎、咳嗽时可出现基线不稳，图形凌乱。频繁出现时应检查电极是否脱落、与皮肤接触状况等。

（13）电极的正极应确保放置在负极的左侧或下方。若位置颠倒，图形也会倒置。

知识点5：心电监测的类型	副高：掌握　正高：熟练掌握

心电监测的类型主要包括：①心电监测仪和心电监测系统；②动态心电图监护（Holter）；③遥测心电图监护仪；④电话传输心电监测；⑤希氏束心电图；⑥植入式动态心电监测仪（ICR）；⑦麻醉监护信息网络系统。

知识点6：心电图的基本波形	副高：掌握　正高：熟练掌握

（1）正常心电图：因测量电极安放位置和连线方式（导联方式）不同，所记录到的心电图在波形上也有所不同。

（2）小儿心电图的特点：①心率较快，P-R间期短，10岁以上可同成人；②新生儿心电图为"悬垂型"；③3个月内QRS向量向左，无Q波；④随年龄的增长，从右心室占优势改变为左心室占优势；⑤T波变异较大，常常低平或倒置。

（3）老年人心电图特点：①异常心电图较多；②心律失常多见；③房室肥大多见；④大多见ST段改变，大多数有心肌缺血表现。

知识点7：心电轴	副高：掌握　正高：熟练掌握

心脏激动时产生的心电向量称为心电轴，平均电轴向量称为平均电轴，心电轴通常指QRS平均电轴。正常心电轴为 $+30° \sim +90°$。

知识点8：心电监测诊断的基本步骤	副高：掌握　正高：熟练掌握

心电监测诊断的基本步骤为：心律→R-R是否相等→心率→心律失常→ST-T改变。

知识点9：围术期引起心肌缺血的因素	副高：掌握　正高：熟练掌握

（1）原有的冠心病。

（2）围术期的因素：除了原有的疾病外，围术期心肌缺血的发生尚与下列因素有关：①患者本人：年龄与体质；②手术大小、种类、手术部位及手术操作；③麻醉因素：药物、缺氧、二氧化碳蓄积、麻醉深浅度；④容量不足、贫血、长时间低血压、低体温。

知识点10：心肌梗死的心电图特征　　　　　　　　　副高：掌握　　正高：熟练掌握

心电图的改变为坏死型、损伤型及缺血型改变三者的合并。

（1）缺血性T波的改变：缺血性T波包括以下3个特点：①升支与降支对称；②高而尖耸；③由直立变为倒置。

（2）损伤性ST段改变：心电图改变为ST段抬高，是心外膜下心肌的损伤。而内膜下心肌损伤ST段则表现为降低。

（3）坏死型Q波改变：心电图出现异常Q波或QS波，为不可逆损害。Q波时间≥0.04秒，深度>1/4R波。

知识点11：急性心肌梗死（AMI）心电图演变及分期　　　　副高：掌握　　正高：熟练掌握

（1）超急性期：见于AMI发生后数分钟或数小时，是围术期最为常见的情况，此时期无异常Q波。心电图主要表现在：①T波高尖；②ST段抬高，始呈上斜形，继是凹面向上形，进而弓背向上形抬高；③室壁激动时间（VAT）延长>0.045s，QRS增宽>0.12s，R波振幅增高；④致命性心律失常。

（2）急性期：可见于AMI发生后数小时或数日，持续到数周。心电图特点是：①坏死性Q波：在以S波为主的导联，如V_1、V_2表现为QS型；在以R波为主波的导联，如V_5、V_6表现为QR型，可伴有顿挫或是切迹；②R波降低或消失；③ST段抬高逐渐加重，出现典型凸面向上，呈单向曲线；④T波倒置。

知识点12：急性心肌梗死（AMI）定位诊断　　　　　　副高：掌握　　正高：熟练掌握

急性心肌梗死（AMI）定位诊断见表2-3-6。

表2-3-6　心肌梗死的定位诊断

阻塞的冠状动脉	梗死部位	导联
左前降支	前间壁	$V_1 \sim V_3$
左前降支	前壁（心尖）	$V_2 \sim V_4$
左前降支、左回旋支	前侧壁	$V_4 \sim V_6$
左前降支、左回旋支	高侧壁	I、aVL
左前降支	广泛前壁	I、aVL、$V_1 \sim V_6$
右冠状动脉或左回旋支	下壁	II、III、aVF
左回旋支	正后壁	$V_7 \sim V_9$（$V_1 \sim V_3$）
右冠状动脉或左回旋支	下侧壁	II、III、aVF、$V_4 \sim V_6$
右冠状动脉或左回旋支	下后壁	II、III、aVF、$V_7 \sim V_9$（$V_1 \sim V_3$）

知识点13：心电图诊断急性心肌梗死的现代观点　　　副高：掌握；正高：熟练掌握

心电图诊断急性心肌梗死的现代观点包括：①提高体表心电图诊断AMI的可靠性；②急性心肌梗死心电图分类方法的演变过程；③心电图诊断AMI的新标准和等位（同）性Q波：a. 2000年欧洲心脏病学会/美国心脏病学会（ESC/ACC）公布的急性心肌梗死心电图诊断的新标准（表2-3-7）；b. 等位（同）性Q波的概念：一些AMI病例心电图出现不典型改变，有人统称其为等位性Q波，因其与病理性Q波有等同的诊断价值。等位性Q波必须与临床、血清生化标志密切结合进行分析。

表2-3-7　急性心肌梗死心电图诊断标准（ESC/ACC，2000）

导　联	进展性AMI ST段抬高（mV）	确立的AMI Q波时间（ms）
V_1、V_2	≥0.2	任何Q波
其他导联（aVR除外）	≥0.1	≥30

知识点14：心律失常产生的电生理基础　　　副高：掌握　正高：熟练掌握

（1）心脏的生理特征包括：①自律性、自动性；②兴奋性（应激性）；③传导性。
（2）神经纤维功能对心肌的调节作用。
（3）围术期引起心律失常的因素包括：①术前患者的基础病情；②术中缺氧、二氧化碳蓄积；③麻醉操作和手术刺激；④低温、低血压；⑤术中电解质紊乱，低钾；⑥麻醉药物。

知识点15：心律失常对血流动力学的影响　　　副高：熟练掌握　正高：熟练掌握

不同类型的心律失常对血流动力学的影响程度不同。
心律失常对血流动力学的影响取决于其性质与持续时间，与心脏的基本情况也密切有关。心律失常影响血流动力学的决定因素是心率及心排出量。

知识点16：对血流动力学影响较重的几种心律失常

　　　副高：熟练掌握　正高：熟练掌握

（1）阵发性室上性心动过速。
（2）房颤。
（3）室速。
（4）室扑及室颤。
（5）房室传导阻滞（AVB）。

（6）心肌缺血。

（7）心肌梗死。

知识点17：心律失常的心电图诊断步骤　　副高：掌握　正高：熟练掌握

诊断步骤为：测量P-P间期，确定心房搏动率→P波形态是否正常，每个导联中的各个P波形态是否相同→确定心室的搏动率→测量QRS时间，检查每个导联中的QRS波群是否相同→P波与QRS之间的时间关系→每个P波与P波之间的距离→每个R波与R波之间的距离→选择一个P-QRS-T波群比较清楚的导联，较长地记录一段心电图，并综合分析，仔细研究一切额外的搏动，根据其形状及发生时间判断出心律失常的类型。在观察心电图的同时，注意心电图基线是否稳定，以免将伪差误认为心律失常。

知识点18：Brugada综合征的心电图特征　　副高：掌握　正高：熟练掌握

（1）$V_1 \sim V_3$导联ST段抬高，T波倒置，其他导联ST段改变不明显。

（2）$V_1 \sim V_3$可出现右束支阻滞图形rSR′型，而V_5/V_6导联无宽S波。

知识点19：特发性长Q-T综合征的心电图特征　　副高：掌握　正高：熟练掌握

（1）Q-T间期延长，Q-Tc ≥ 0.48秒，常伴有晕厥发作可以确诊。

（2）T波形态改变为双向、双峰、切迹T波，在胸导联明显。有时T波交替性变化。

（3）心率明显慢，有窦性停搏，常出现长间歇。

知识点20：特发性J波（早期复极综合征）的心电图特征

副高：掌握　正高：熟练掌握

（1）QRS波群未出现明显的J波，大多见于胸导联，在长间歇、室性心动过速前后非常明显。

（2）可以出现右束支阻滞心电图形。

（3）心内电生理检查，H-V间期延长。

知识点21：T波电交替的心电图特征　　副高：掌握　正高：熟练掌握

（1）仅T波的方向和/或形态发生交替改变，形成2∶1电交替。

（2）其他波形无相应变化。

知识点22：Epsilon波的心电图特征　　　　　　　　副高：掌握　正高：熟练掌握

（1）在V_1、V_2导联QRS终末出现向上的小棘波，称E波，可以持续数十毫秒。

（2）Fontaine设计了双极胸导联，可以提高E波的检出率。

知识点23：心率变异的分析　　　　　　　　　　　副高：掌握　正高：熟练掌握

心率变异性（HRV）主要是指逐次心跳间期的微小变异，它反映自主神经的张力及均衡性。目前作为评估麻醉深度变化及反映患者疼痛状况的指标。在临床上公认作为心电监测的一个指标，对AMI后患者心源性猝死的预测，判断恶性心律失常的发生均有临床价值。HRV的下降还是多种非心律失常性心脏病事件预后不良的标志。

近年临床研究发现，HRV对心律失常事件预测的特异性和敏感性都不高，阳性率不超过30%。目前研究运用非线性的混沌分析方法，可以获取更多的有关自主神经调节及体液因素等复杂信息，以提高HRV的诊断价值。

知识点24：心率震荡（HRT）　　　　　　　　　　副高：掌握　正高：熟练掌握

心率震荡（HRT）主要是窦房结对室性期前收缩的一种双向生理反应，主要表现为一次短暂的初期心率加速与随后的心率减慢。通过两个参数，震荡初始发作（To）与震荡倾斜率（Ts）进行定量表达，得出计算To与Ts的公式及中性值。HRT正常存在时，人体自主神经功能完好；当人体自主神经功能受到损伤时，HRT变化会减弱或消失。在临床应用中，已经肯定HRT作为心梗后死亡率的预测指标。至于在其他心血管疾病与非心血管疾病中的应用，尚在探索阶段。

知识点25：心磁图（MCG）　　　　　　　　　　　副高：掌握　正高：熟练掌握

心磁图（MCG）检查是对心脏磁场信号变化的记录与分析的一种无创性心电监测技术。其不需要电极与受检查者接触，因此不受电极的影响，方法简单且省时。在临床上适用于心律失常方面的诊断，对于异位兴奋电旁路的定位，束支阻滞的发现及药物诊断治疗的监测有着重要意义，对心肌缺血、心肌梗死的检测及疗效的评价，对心脏负荷过重及猝死危险性评估具有诊断价值。

知识点26：高频心电图（HFECG）　　　　　　　　副高：掌握　正高：熟练掌握

高频心电图（HFECG）主要是利用频响范围在0.05～1000Hz，扫描速度一般在250～700mm/s，整机灵敏度为30～100mm/mV的检测技术，检测心脏的电活动信号描记出来的心电图，是分析心电高频信息的一项专门技术。

知识点27：心外膜电位的动态标测　　　　　副高：掌握　正高：熟练掌握

心外膜标测术利用由多个电极组成的电极片在开胸的状况下，对心脏电兴奋进行直接标测，并以图形方式表达的方法。通过等电位图与等时图表达，该心外膜标测系统能够较好地反映局部心肌的真实的电活动情况，为心律失常的研究、诊断与定位提供依据，尤其适用于心脏直视手术的监测与心律失常外科治疗的定位和疗效的判断等。

知识点28：心电峰值标测图　　　　　副高：掌握　正高：熟练掌握

心电峰值标测图（EPM）主要是以心电图为基础，选择了心电图中最具特征意义的各波峰值的电位及重要的时程点，设计了体表心电峰值标测图，通过等电位图和等时图的结合，提出了一系列全新的定量、定位与定时程的四维指标。临床实践证明，其在诊断心梗、确定梗死面积和梗死周围阻滞、心肌病的鉴别诊断、复极异常、传导障碍的诊断和进行追踪观察、判断预后等方面，显示了超越ECG的优越性，对诊断心律失常具有很大应用价值。

第五节　呼吸及麻醉气体监测

知识点1：呼吸运动的监测　　　　　副高：掌握　正高：熟练掌握

呼吸过程可分为外呼吸、气体在血液中的运输和内呼吸，外呼吸是将外界的氧气吸入到肺泡，将储存的二氧化碳排出体外的过程；内呼吸是细胞利用氧和排出二氧化碳的交换过程。呼吸功能监测除一般的观察外，主要是连续动态监测患者的肺容量、通气功能、换气功能和呼吸动力学。呼吸运动的监测包括呼吸频率、幅度与模式等。正常呼吸时，两侧胸廓对称，胸腹同步；呼吸频率为10～16次/分，超过20次/分即提示有潜在的呼吸障碍，当>30次/分时，常表现为明显的呼吸窘迫。呼吸频率过慢一般可见于严重缺氧、中枢神经系统病变或阿片类药物过量。上呼吸道梗阻可呈现三凹征，并且可见颈部呼吸辅助肌收缩。下呼吸道梗阻一般表现为呼气时腹肌紧张、呼气期延长。

知识点2：呼吸音的监测　　　　　副高：掌握　正高：熟练掌握

采用听诊器或食管听诊器，监听呼吸音的强度、音调、时相与性质的改变，可鉴别正常与病理呼吸音及其部位，如呼吸音的消失、减弱、增强；呼气延长、断续呼吸音、鼾音、哮鸣音、水泡音、捻发音与胸膜摩擦音等。如患者与麻醉机接通时，可以经过气管内导管、回路中的螺纹管、呼吸囊等进行监听。

知识点3：每分通气量（VE）　　　　　副高：掌握　正高：熟练掌握

每分通气量VE是指在静息状态下每分钟吸入或呼出气体的总量，等于潮气量与呼吸频率的乘积。每分通气量V_E正常值：成年男性约6.6L，成年女性约5.0L。由于无效腔的存在，V_E并不能代表肺泡通气量。

| 知识点4：肺泡通气量（V_A） | 副高：掌握 正高：熟练掌握 |

肺泡通气量V_A指每分钟吸入肺泡的新鲜气量，其计算公式为：

$$V_A = （潮气量-无效腔量）\times 呼吸频率$$

| 知识点5：呼吸功能的简易测定——屏气试验 | 副高：掌握 正高：熟练掌握 |

屏气试验，即俗称的"憋气"，正常人可持续30秒以上，呼吸循环功能代偿差者，屏气时间少于30秒。

| 知识点6：呼吸功能的简易测定——吹气试验 | 副高：掌握 正高：熟练掌握 |

患者深吸气后，将手掌心对准患者的口，让患者尽快将气呼出，如感觉吹出气体有力、流速快，且能在大约3秒内呼尽，则肺功能正常。常用以下方法：

（1）火柴试验：将点燃的火柴置于患者口前一定距离，让患者用力将火柴吹灭。如不能在15cm距离将火吹灭，则可估计时间肺活量1秒率<60%，1秒量<1.6L，最大通气量<50L/min。如距离为7.5cm时仍不能吹灭，估计最大通气量<40L/min。

（2）蜡烛试验：与火柴试验相似，患者如能将90cm以外点燃的蜡烛吹灭，估计呼吸功能基本正常。

（3）呼吸时间测定：置听诊器于患者的胸骨上窝，令患者尽力呼气，然后测定呼气时间，如果超过7秒，估计最大通气量<50L/min，时间肺活量1秒率<60%。

| 知识点7：肺内气体弥散过程 | 副高：掌握 正高：熟练掌握 |

临床上采用一氧化碳测试肺的弥散功能。肺内气体弥散过程，可以分为以下3个部分：①肺泡内气体弥散；②气体通过肺泡壁毛细血管膜的弥散；③气体与毛细血管内红细胞血红蛋白的结合。

目前临床通常采用CO进行肺弥散能力（D_L）测定。肺CO弥散能力（D_{LCO}）是指气体在单位时间与单位压力差条件下CO的转移量。弥散量的判断以正常预计值的公式计算，如实测值小于预计值的80%时视为异常。

| 知识点8：肺顺应性监测 | 副高：熟练掌握 正高：熟练掌握 |

（1）呼吸系统在单位压力变化下的容积改变即为顺应性，表示为胸廓和肺脏可扩张程度

的指标。胸肺顺应性监测可用于检测小气道疾患、评价肺组织的弹性、指导机械通气模式的调整以及PEE的应用。

（2）静态顺应性（Cstat）：指在呼吸周期中气流暂时阻断时所测得的肺顺应性，相当于肺组织的弹性。$Cstat = V_T/(Ppk-PEEP)$，正常Cstat为$50\sim100ml/cmH_2O$，Cstat降低主要见于肺水肿、肺不张、气胸、胸腔积液以及胸壁受压等。

（3）动态顺应性（Cdyn）：指在呼吸周期中气流未阻断时所测得的肺顺应性。反映肺组织弹性，且受气道阻力的影响。$Cdyn = V_T/(Pplat-PEEP)$，正常Cdyn为$40\sim80ml/cmH_2O$，Cdyn降低见于各种原因引起的气道阻力增加。

知识点9：气道反应性	副高：掌握　正高：熟练掌握

气道反应性主要是指气道，特别是气管、支气管对各种刺激（物理、化学及生物等因素）所发生的收缩反应。通常采用测定气道阻力大小、气体流速的方法来反映气道管径的大小变化。其测定结果常用剂量-反应曲线来表示，通过曲线形态的变化来判断受试者气道反应性。

知识点10：氧供（DO_2）	副高：掌握　正高：熟练掌握

氧供（DO_2）主要是机体通过循环系统在单位时间内向组织提供的氧量。其数值为心排出量与动脉血氧含量的乘积，即：$DO_2 = Qt \cdot CaO_2$。

知识点11：氧耗（VO_2）	副高：掌握　正高：熟练掌握

氧耗（VO_2）主要是指单位时间全身组织消耗氧的总量，取决于机体的功能代谢状态。

知识点12：传统血氧饱和度（SpO_2）精确度和生理学局限性	副高：掌握　正高：熟练掌握

多种因素可以影响传统脉搏血氧饱和度仪读数的可靠性，传统SpO_2常见误差的原因包括：①血红蛋白异常；②静脉内染料：存在于搏动性血液中的可吸收660nm和940nm光的任何物质，均会影响SpO_2的正确性；③外周脉搏减弱；④运动伪差；⑤静脉搏动；⑥半影效应。

知识点13：呼气末二氧化碳（$PetCO_2$）监测	副高：熟练掌握　正高：熟练掌握

组织细胞代谢产生二氧化碳，经毛细血管与静脉运输到肺，在呼气时排出体外，体内二氧化碳产量（V_{CO_2}）和肺通气量（V_A）决定肺泡内二氧化碳分压（$PetCO_2$）。CO_2弥散能力强，非常容易从肺毛细血管进入肺泡内。肺泡和动脉CO_2完全平衡，最后呼出的气体应为肺

泡气。呼气末二氧化碳的测定方法有3种，即红外线法、质谱仪法和比色法。临床上，常用的红外线法又根据气体采样的方式分为两类，即旁流型和主流型。

知识点14：正常的$PetCO_2$波形及意义　　　　副高：熟练掌握　正高：熟练掌握

（1）Ⅰ相：吸气基线，应处于零位，是呼气的开始部分为呼吸道内死腔气，通常不含二氧化碳。

（2）Ⅱ相：呼气上升支，较陡直，是肺泡与无效腔的混合气。

（3）Ⅲ相：二氧化碳曲线是水平、微向上倾斜，称为呼气平台，为混合肺泡气，平台终点是呼气末气流，为$PetCO_2$值。

（4）Ⅵ相：吸气下降支，二氧化碳曲线迅速、陡直下降至基线新鲜气体进入气道。

知识点15：异常的$PetCO_2$波形及意义　　　　副高：熟练掌握　正高：熟练掌握

（1）呼气中CO_2消失，提示有效的肺循环、肺通气不足或缺乏，麻醉时通常因技术性原因所致，包括气管插管误入食管、通气环路接头脱落或由于通气障碍导致（如呼吸暂停、呼吸道梗阻甚至心跳停止）。

（2）吸气中出现CO_2有意识地进行重吸入时，吸入气出现CO_2为正常现象（如MaplesonD型装置的Bain环路），异常、大量的出现提示麻醉环路有故障，如活瓣关闭失灵。CO_2吸收剂失效MaplesonD系统新鲜气流不足。

（3）呼出气$PETCO_2$波形异常：上升段延长提示因呼吸道高位阻塞、支气管痉挛导致呼气流量下降，肺泡平台倾斜度增加，提示因慢性阻塞性肺疾患、气管痉挛使肺泡排气不均。有的波形改变并非是病理现象，如潮气量不足时使用面罩，可看到不规则的或截锥形的波形；侧卧位机械通气时，肺泡平台呈驼峰状，Bain环路时可见慢频率呼吸心源性起伏和"Bain 1/3隆凸"波形。

（4）$PETCO_2$偏差：当$PETCO_2$接近$PACO_2$逐渐升高，提示肺泡通气不足、进入肺泡的CO_2增加，如恶性高热；$PETCO_2$逐渐下降，提示存在过度通气、循环系统的低排综合征。$PETCO_2$逐渐下降，提示因肺栓塞造成CO_2输送突然中断。

知识点16：小气道功能的监测作用　　　　副高：掌握　正高：熟练掌握

小气道主要是指气道内径在2mm以内的细支气管。小气道病变早期在临床上大多无症状，胸部X线检查及常规肺功能测定也基本正常，小气道功能测定有助于病变的早期发现与诊断。

知识点17：呼吸压力（Pp）　　　　副高：掌握　正高：熟练掌握

由于呼吸肌收缩与松弛使胸腔容量发生改变引起一系列压力变化，产生了呼吸运动的动力。

知识点18：胸膜腔内压　　　　　　　副高：熟练掌握　正高：熟练掌握

肺组织弹力与胸廓弹力，两个相反方向力的作用结果产生胸膜腔负压。在静息呼吸周期中，胸膜腔内压始终低于大气压，故促使周围静脉血回流到心脏，胸膜腔内压力正常呼气时为$-5\sim-3$mmHg，吸气时为$-10\sim-5$mmHg。

知识点19：肺泡压　　　　　　　　　副高：熟练掌握　正高：熟练掌握

肺泡压是胸膜腔内压和肺组织弹力作用的结果。吸气时，胸内负压增加，超过肺组织弹力则肺泡压成为负压，空气被吸入肺泡；呼气时，胸腔负压慢慢减少，低于组织弹力时肺泡压成为正压，高于大气压，肺内气体排出体外，因此在呼吸周期中肺泡压在大气压上下呈正负波动，吸气为负，呼气为正。

知识点20：气道内压　　　　　　　　副高：熟练掌握　正高：熟练掌握

大气压与肺泡内压间有压力差时可产生气道压力的变化。吸气时，肺泡压为负压，气道内压自呼吸道开口向肺泡递减；呼气时，反之。平静呼气终末时，气道内压与大气压相等。

知识点21：气道压　　　　　　　　　副高：熟练掌握　正高：熟练掌握

气道压是扩张、压缩呼吸道的压力，是由气道内压与胸膜腔内压差决定。呼气时，胸膜腔内负压减少，气道内外压差也随之减少，管口径缩小。

知识点22：胸肺压　　　　　　　　　副高：熟练掌握　正高：熟练掌握

为扩张与压缩胸壁与肺的总压力，相当于肺泡与胸廓外大气压的差数。当自主呼吸时胸肺压缩，肺泡压大于大气压，反之则低于大气压。当自主呼吸消失，使用机械正压通气，吸气末的气道压力即跨胸肺压。

知识点23：跨肺压　　　　　　　　　副高：熟练掌握　正高：熟练掌握

肺泡压与胸膜腔内压差，也就是使肺扩张和收缩的力量。在呼吸周期中，因跨肺压存在区域性差异，肺的各部分容积变化不一，使吸入气体分布不均。

知识点24：跨胸壁压　　　　　　　　副高：熟练掌握　正高：熟练掌握

跨胸壁压为扩张、压缩胸壁的压力，胸膜腔内压与胸外大气压的差数。

知识点25：跨膈压　　　　　　　　副高：熟练掌握　正高：熟练掌握

跨膈压（Pdi）指的是腹内压与胸内压之差值，因胃内压（Pg）几乎等于腹内压，食管内压（Pes）几乎等于胸内压，因此通常以两者差值表示，即 Pdi = Pg-Pes。

知识点26：呼吸力学连续气道监测　　　副高：掌握　正高：熟练掌握

呼吸力学监测主要是临床呼吸道管理与呼吸功能监测的重要措施之一，连续气道监测（CAM）是呼吸力学监测的重要组成部分之一。采用旁气流（SSS）技术，对患者通气压力、容量、流率、阻力与胸肺顺应性等指标进行动态观察，以顺应性环（PV环）和/或阻力环（FV环）变化为主综合分析，对了解肺和气道力学的状态、通气失常的诊治、反映困难插管与心肺复苏的动态效果、麻醉意外的预测与防止有着重要的临床价值。

知识点27：电化学测氧仪的特点　　　　副高：掌握　正高：熟练掌握

电化学测氧仪是麻醉机上可以发现氧气供应错误的监视仪器，电化学测氧仪属于强制性麻醉机配件。

知识点28：顺磁测氧仪的特点　　　　　副高：掌握　正高：熟练掌握

顺磁测氧仪常与红外线技术整合成为多功能的麻醉气体监测仪，它不需要更换传感器，性能稳定，反应速度快，可以连续观察呼吸气体的氧气浓度曲线。其测量值不受大气压的影响，在实施全紧闭麻醉排出气体返回麻醉回路时，会有空气干扰吸入麻醉。

知识点29：压电晶体分析技术的原理　　副高：掌握　正高：熟练掌握

压电晶体在极间电压的作用下，会产生一定频率的振荡，振荡频率与晶体物理特性、电极板质量及极间电压相关。在晶体极板上涂复脂质层，当脂质层与麻醉药蒸气接触时，就会吸附麻醉药蒸气使之质量发生变化，引起晶体振荡频率偏移，频率偏移量与混合气体中麻醉蒸气浓度呈比例。

知识点30：气相色谱分析技术的特点　　副高：掌握　正高：熟练掌握

气相色谱的通用性较好，可以检测各种与麻醉相关的气体。但该方法分析速度比较慢，不同理化性质的气体不能同时测定，难以满足临床连续快速监测的要求。

知识点31：旁流式红外线气体检测仪的特点　副高：掌握　正高：熟练掌握

旁流式红外线气体检测仪的传感器安装在主机内，远离患者，工作环境稳定，有利于精确测量。旁流式红外线气体检测仪反应速度快，可以连续测量呼吸气体中的二氧化碳和各种吸入麻醉气体的浓度。但是，检测气体要经过较长的采气管道才能到达传感器，所以有一定延迟时间。

第六节 脑功能监测

知识点1：颅内压监测基本原理 副高：熟练掌握 正高：熟练掌握

颅内压（ICP）是指颅内容物（脑组织、血液和脑脊液等）对颅腔壁上的压力。ICP持续超过2kPa，临床上称为颅内压增高。ICP主要由硬脑膜的弹性作用（非流体净力）和血管性压力作用（流体净力）产生，但还受到颅脑解剖、脑脊液（CSF）产生与流通、动静脉压等影响。因此，ICP反映了脑脊髓系统复杂的生理因素之间的相互作用。

知识点2：颅内压监测指征 副高：熟练掌握 正高：熟练掌握

颅内压监测指征主要包括：①CT示中线移位超过0.5cm；②眼底乳头水肿；③突发头痛、失明；④颅内血管瘤；⑤重症头部损伤。

知识点3：脑室内监测方法 副高：熟练掌握 正高：熟练掌握

脑室内监测被认为是颅内压监测的"金标准"，在临床上普遍使用。脑室内监测主要利用侧脑室穿刺外引流的方法将含有压力感应探头的导管置入侧脑室，通过内置于导管中的导线连接压力感应探头与体外显示器。脑室内监测方法兼有测压准确和随时引流脑脊液的优点，方便颅内给药和脑脊液化验。但是，当脑水肿严重、颅内出血时脑室受压变窄、移位甚至消失，就会给穿刺和置管带来一定困难。随着导管长时间的放置，脑室内监测的感染风险增加，其准确性会逐渐下降。

知识点4：脑实质内监测方法 副高：熟练掌握 正高：熟练掌握

脑实质内监测是一种较好的替代脑室内置管监测的方法，其准确性仅次于脑室内监测，且引起感染和颅内出血的概率比较低。脑实质内监测方法的主要缺点是不能引流脑脊液，价格昂贵，且由于颅内压在颅腔内的分布并不均匀一致，因此监测值更多的反映局部颅内压，例如幕上监测的颅内压值可能和幕下值存在差异。

知识点5：有创脑电阻抗监测方法 副高：熟练掌握 正高：熟练掌握

有创脑电阻抗监测是一种新的生物阻抗技术，其原理主要是当生物组织接受低于其兴奋阈的微弱电流时，生物组织表面就会产生电位差，电位差可以反映生物阻抗变化，建立这种阻抗变化与颅内压增高的关系即可实现间接测量颅内压变化的目的。

知识点6：经颅多普勒超声监测方法　　　　副高：熟练掌握　正高：熟练掌握

经颅多普勒超声监测颅内压的基本原理是利用流体的多普勒效应，通过低频脉冲超声波对颅底血管进行扫描，得到发射波和接受波之间的频移差，通过计算机对频移差值的大小及方向进行分析处理，便可以获得受测血管血流状况的各项指标，主要有经颅多普勒超声参数和经颅多普勒超声频谱。由于经颅多普勒超声能够反映脑血流的动态变化，但因颅内压和脑血流速度的关系容易受脑血管活性的影响，在临床上影响脑血管活性的因素有很多，因此难以准确计算颅内压值。

知识点7：颅内顺应性曲线　　　　副高：熟练掌握　正高：熟练掌握

颅内压力-容量间的关系在颅内压监测方面十分重要。脑室内快速注入1ml容量，颅内压上升不应超过0.5kPa。颅内压力-容量曲线并非线性曲线，而是呈指数关系的曲线。在颅内压正常或升高的早期，颅内压力-容量曲线平坦，说明颅腔代偿功能好。一旦失代偿，颅内压力-容量曲线便会陡然上升。

知识点8：颅内压监测的适应证　　　　副高：熟练掌握　正高：熟练掌握

目前为止，脑室内压监测仍然是颅脑外伤患者首选的脑监测技术。为规范颅内压监测在颅脑创伤患者中的使用，美国在颅脑损伤指南中建议颅内压监测的使用指征是：

（1）伤后格拉斯哥昏迷评分在3～8分，头颅CT扫描见异常表现。

（2）伤后格拉斯哥昏迷评分在3～8分，头颅CT扫描正常，但满足以下两项或更多条件者：年龄＞40岁，单侧或双侧去皮质表现，收缩压＜11.97kPa。

知识点9：脑电监测　　　　副高：熟练掌握　正高：熟练掌握

脑电图（EEG）作为大脑代谢状态的反映，可以监测麻醉和/或镇静深度；监测术中，尤其是麻醉下无意识的患者全脑或局部脑缺血、缺氧的出现。但是，脑电图的分析费时，限制其临床应用。数量化脑电图（qEEG）应运而生，主要包括频域分析、时域分析、双谱分析、非线性分析以及诱发电位等。

qEEG监测的特点主要有：①可以简便、无创伤地床旁连续性监测；②可以直观、量化地反映脑功能状态；③能够在可逆阶段检测出中枢神经系统的异常和功能障碍，多数情况下早于临床体征的出现；④不受患者意识障碍与麻醉状态的影响；⑤能够预测中枢神经系统的功能改变和转归，特别是昏迷患者。

知识点10：脑电活动与脑代谢、脑血流之间的关系　　　　副高：熟练掌握　正高：熟练掌握

脑电活动与脑血流和脑代谢之间关系十分密切。脑仅占体重的2%～3%，但会消耗身体

休息时总氧耗的20%。正常清醒的人，脑氧代谢率的60%会用于供应脑电生理活动。皮质氧消耗与EEG活动存在着相关性。当EEG快波占优势时，皮质具有较高的氧代谢率，而当慢波占优势时，脑氧耗则较低。脑循环停止后大约10秒，缺氧导致意识丧失（脑功能障碍），同时EEG活动消失（等电位）。低氧时，可产生短暂的EEG快波，这主要是由于刺激外周化学感受器兴奋网状激活系统。随后出现慢波活动，最后直至脑电活动静止。

知识点11：脑血流监测　　　　　　　　副高：熟练掌握　　正高：熟练掌握

脑电图（EEG）目前仍为术中监测脑缺血（氧）的"金标准"，即使脑电活动与脑血流和脑代谢之间紧密相关，但脑电图（EEG）对脑缺血的监测为阈值性的，并不是定量性的。脑血流（CBF）占心排出量的15%～20%，750～1000ml/min，主要取决于脑灌注压（CPP）和脑血管阻力（CVR），其关系公式为：CBF = CPP/CVR，CPP = 平均动脉压 – 平均颅内压。

脑灌注压增高超过正常30%，或降低30%～50%，CBF可保持不变。即平均动脉压在60～150mmHg范围内CBF依靠其自身的自动调节机制而维持稳定。超过此范围，CBF将被动地随脑灌注压而变化。

脑血流的监测方法主要有：热扩散脑血流量监测、脑组织氧分压监测、阻抗法、核素清除法、颈静脉球氧饱和度、经颅多普勒法、激光多普勒法。

知识点12：经颅多普勒超声技术　　　　　副高：熟练掌握　　正高：熟练掌握

经颅多普勒超声技术（TCD）是将脉冲多普勒技术和低发射频率相结合，进而使超声波可以穿透颅骨较薄的部位进入颅内，直接获得脑底血管多普勒信号，进行脑底动脉血流流速的测定。该技术的特点为可无创、连续、动态的监测脑血流动力学。

知识点13：TCD脑血流监测在围术期的应用　　　　副高：熟练掌握　　正高：熟练掌握

TCD脑血流监测在围术期的应用见表2-3-8。

表2-3-8　TCD脑血流监测在围术期的应用

应用项目		应用价值
颈动脉内膜切除术	术前监测	术前监测有助于病变的定位诊断，确定狭窄的程度、范围和侧支循环状况外，主要监测术中暂时阻断颈动脉时脑缺血的危险。TCD对CBF已受限的患者仍能准确监测脑灌注状态
	颈动脉阻断时	大脑中动脉的V_{mean}与EEG变化、颈内动脉（阻断后）远端血压和CBF之间存在相关性。大脑中动脉V_{mean} < 30cm/s时，表示CBF < 20ml（100g·min），提示患者将发生脑缺血改变
	术后监测	由于长期脑低灌注的突然解除，脑自动调节丧失，患者出现术侧的头痛，同侧大脑中动脉的V_{mean}与MAP呈平行变化（压力依赖型），TCD监测证实脑过度灌注，此状况要持续2周

续　表

应用项目	应用价值
外循环期间连续监测大脑中动脉	及时发现由于流量、灌注压力及温度等因素改变所致的CBF和脑灌注的改变，采取相应措施防止术中脑低灌注的情况发生，避免脑缺血损害；监测出通过血管的微气栓或栓子；监测主动脉内球囊反搏时患者的脑动脉血流，进而判断反搏增加脑血流的效果
脑血管病外科	可以无创伤性诊断脑血管狭窄和栓塞、脑血管畸形、大的动脉瘤、脑血管痉挛等；可以术前判断患者Willis环侧支循环情况，脑血管舒缩反应贮备能力，提供影像学检查所不能得到的脑血流动力学资料；术中控制性降压时的CBF监测和CBF自动调节功能的监测；利于引导管的进入途径，提供栓塞后动脉供血和侧支循环情况，连续监测有无脑血管痉挛发生
可以研究麻醉药对CBF的影响	麻醉药通过直接或间接对脑血管的影响改变CBF，TCD无创伤连续监测技术为临床研究麻醉药对CBF的影响提供了重要手段
心肺复苏与颅内循环停止（脑死亡）	TCD脑血流监测技术为连续监测和研究心肺脑复苏期间的CBF、脑灌注和脑血流动力学提供了重要手段

知识点14：激光多普勒脑血流监测（LDF）　　副高：熟练掌握　正高：熟练掌握

　　LDF的测量基本原理是基于Doppler效应的，LDF主要是采用红外线激光二极管发射单色的内聚激光，波长一般为780nm左右，对生物组织的影响极低，不会产生损害。LDF激光通过光导纤维照射被检测组织表面，同时可以收集被照射组织的散射光，传递至光敏探测器。光敏探测器再将光学信号转变为电信号，经过微处理器对该电信号的分析，即可反映被检测组织血流量的变化。LDF通过记录激光照射下血细胞因运动而产生的散射光的频移，从而推算被检测组织的血流量。由于探头所吸收的光子绝大部分来源于红细胞的反射，激光光束在组织中的穿透力约为1mm，散射的体积约为1mm^3，因此LDF可以反映微循环中流动红细胞在一定容积内的浓度（CMBC）及血流流速（V），进而得出单位容积中的脑血流量（PU）。因此，LDF测量主要用于反映单位时间内局部皮质脑血流的变化。激光多普勒脑血流监测的优缺点见表2-3-9。

表2-3-9　激光多普勒脑血流监测的优缺点

优　　点	缺　　点
1.属于无创伤性持续监测脑微循环血流量	1.无法反映血流量的绝对值大小，多用百分率表示血流量的相对变化情况
2.可以监测较大范围内的血流动力学变化	2.LDF发射的激光不能穿透颅骨，测量时需要暴露脑组织
3.瞬时测量时间为0.1秒，可以迅速反馈血流变化，符合多部位重复测量的需要	3.只能测量激光照射范围内的血流量变化，无法反映脑组织局部病理性改变
4.可以用于床边监护、神经外科术中监测及动物实验的皮质脑血流监测	4.对探头移动很敏感，测量时需要相对固定探头
5.常用于监测脑血管自动调节功能及脑血管对CO_2浓度变化的反应性	5.易受可见血管影响，测量时应当避开大血管

知识点 15：脑氧饱和度监测　　　　　副高：熟练掌握　正高：熟练掌握

近红外光谱仪（NIRS）可以连续、无创监测局部脑组织的氧饱和度（$rSCO_2$）和脑血流动力学变化。通常用于新生儿围生期、颈动脉内膜切除术、心脏手术和深低温停循环手术等术中脑缺氧（血）的监测。

知识点 16：诱发电位　　　　　　　　　副高：熟练掌握　正高：熟练掌握

诱发电位（EP）为中枢神经系统在感受外在或内在刺激过程中出现的生物电活动。与自发脑电的无极性及不规律相比，诱发电位的基本特征为与刺激存在明显的锁时关系，重复刺激时波形及幅度一般相同。围术期监测主要应用感觉诱发电位，主要包括躯体感觉诱发电位、听觉诱发电位及视觉诱发电位。

多数诱发电位（EP）的神经发生源已相对明确，可按照临床需要进行目的监测与定位分析神经系统传导通路上不同层次的变化，包括皮层EP、皮层下EP、脑干EP、脊髓EP以及外周（颅）神经EP。

知识点 17：经颅二维彩色超声　　　　　副高：熟练掌握　正高：熟练掌握

经颅二维彩色超声（TCCS）是一种用低频探头显示脑实质二维结构、结合TCD及频谱多普勒等显示脑实质、颅内血管及血流速度的直观而有效的诊断工具。TCCS能够比较敏感地反映脑血管的功能状态，是一种可靠、可重复、价廉、可以作为诊断和预测疗效的脑血流改变的重要工具之一。TCCS可以检测到一些运动障碍疾病的基底节改变、脑中线的移位情况以及在颅高压时视神经鞘直径的变化情况。

第七节　体温监测

知识点 1：身体温度　　　　　　　　　　副高：掌握　正高：熟练掌握

身体的温度是由体温调节系统进行调节的，它协调热和冷的防御反应，这些有效的反应一般维持机体核心体温围绕正常值（37℃）在0.2℃范围内上下波动。有效监测和调节体温是保证麻醉手术成功、减少术后并发症的重要措施之一。

知识点 2：表层温度　　　　　　　　　　副高：掌握　正高：熟练掌握

人体的外周组织包括皮肤、皮下组织和肌肉等的温度称为表层温度。

知识点 3：体核温度　　　　　　　　　　副高：掌握　正高：熟练掌握

机体深部（心、肺、脑和腹腔内脏等处）的温度称为体核温度。

知识点4：体温调节　　　　　　　　　　　　　　　　副高：掌握　正高：熟练掌握

机体内有体温调节系统，很多组织包括下视丘、脊髓、深部中心组织、皮肤均参与体温调节。在外界环境温度改变时，通过调节产热过程和散热过程，维持体温相对稳定。调节过程涉及传入温度感觉、体温调节中枢及传出反应。体温调节控制机制主要是：来自不同组织温度传入的结合，即平均体温，当平均体温低于对寒冷反应的阈值时，引起血管收缩、非寒战性产热及寒战。当平均体温超过高温阈时，产生血管扩张及出汗。当平均体温在此两阈之间（阈间范围）时，无体温调节反应。由于温度输入大部分来自深部腹胸组织、脊髓及脑，因此没有哪一种组织能称作"标准温度"。但是，中心组织温度差很少超过0.2℃，因此可以测鼓膜、食管或肺动脉温度而估计。下视丘对来自皮肤表面、神经轴及深部组织的冷热阈的输入进行综合比较，进而调节温度。

知识点5：围术期体温下降的原因　　　　　　　　　　副高：掌握　正高：熟练掌握

围术期体温低于36℃即围术期低体温。麻醉期间非故意性体温降低是围术期最常见的体温失衡现象，它主要是在麻醉导致的体温调节功能受损的基础上，再加上手术室低温环境、手术各操作过程、年龄和疾病等因素共同作用的结果。

知识点6：低体温的诱发因素　　　　　　　　　　　　副高：熟练掌握　正高：熟练掌握

（1）室温较低：当室温<21℃时患者散热增多。
（2）室内有风：使用层流通气设备可使对流散热的比例增加到61%，而蒸发散热为19%。
（3）麻醉期间机体代谢产热降低30%左右。
（4）麻醉药可抑制体温调节反应系统。
（5）在手术过程中患者的内脏暴露的时间较长，体腔多次用冷溶液冲洗，冷的静脉输液可使患者体温下降。
（6）体内热量的重新分布。

知识点7：低体温对机体的益处　　　　　　　　　　　副高：熟练掌握　正高：熟练掌握

适当的低体温（低于正常体温的1～3℃）可降低组织器官的氧耗，对部分患者有保护作用，有助于组织器官保护，改善心肺复苏后神经并发症。

知识点8：围术期轻度低体温对机体的影响　　　　　　副高：掌握　正高：熟练掌握

轻度体温降低（1～3℃）可能对另外一些患者产生的伤害：
（1）心脏并发症：心肌梗死是围术期致死的首要原因之一。研究发现核心体温降低

1.4℃时，患者心脏不良事件的发生率会升高3倍。体温在33℃以下时，可出现心律失常，甚至出现房颤。

（2）凝血障碍：低温主要是通过对血小板和凝血因子酶活性的影响引起凝血功能障碍。

（3）药效和药代改变：在无御寒反应的前提下，代谢率随体温下降而降低，体温每下降1℃，机体耗氧减少5%。和器官功能及药物代谢有关的酶对温度十分敏感，低温直接抑制肝酶活性，使药物代谢减慢，因而任何依靠这些器官清除的药物可能会蓄积。低体温还降低静脉麻醉药的清除率。

（4）麻醉恢复期延长：低体温抑制交感神经活性，儿茶酚胺产生减少，机体对外界刺激反应减弱，麻醉药物在机体内代谢变慢，导致苏醒延迟，故患者在麻醉恢复室的停留时间延长；前瞻性双盲试验表明，轻度低温明显延长成人转出恢复室的时间。但对婴儿和小儿的恢复时间没有影响。

（5）术后寒战：未做有效加温的患者，寒战发生率约为40%术后寒战可增加氧的消耗大约100%，并使二氧化碳的产生明显增加，升高眼内压和颅内压，由于牵拉切口，加剧疼痛，可能导致伤口裂开、出血等。

（6）伤口感染：低体温引发体温调节性血管收缩，显著降低皮下氧张力，组织缺氧间接抑制中性粒细胞功能，从而增加切口感染概率；而切口感染概率和皮下氧张力有关；低体温直接抑制免疫功能。同时低温引起蛋白质消耗和骨胶质合成减少，从而降低手术切口愈合能力。

（7）对免疫系统的影响：围术期低体温可以引发体温调节性血管收缩，显著降低皮下氧张力，组织缺氧间接抑制中性粒细胞功能；低体温会直接抑制免疫功能，包括T细胞介导的抗体产生以及中性粒细胞的非特异性氧化杀伤细菌的能力，同时低温引起蛋白质消耗和骨胶质合成减少，进而降低手术切口愈合能力，增加术后伤口感染和肺部感染的发生。

（8）对神经系统的影响：轻度体温下降，会降低中枢神经系统氧需和氧耗，利于脑保护。体温每下降1℃，脑血流量减少6.7%，颅内压降低5.5%。体温在33℃时脑功能不受影响，32℃时脑电波降低，28℃时意识消失。中枢神经系统变迟钝，识别与运动能力降低。

（9）对肝、肾功能的影响：低温可以增加肝对缺氧的耐受性。低温肝代谢降低，肝功能下降，解毒功能减弱，对葡萄糖、乳酸与枸橼酸等代谢减慢，输注大量葡萄糖、库血要注意。低温期所有内脏器官中肾脏血流减少最为明显，低温可以延长肾循环阻断时间，利于肾缺血保护；肾脏有效血浆流量减少，肾小球滤过率降低，肾小管分泌、重吸收功能降低，尿中K排出减少，Na^+、Cl^-排出增加，但是尿量减少不明显。

知识点9：引起围术期体温升高的因素　　　　副高：熟练掌握　　正高：熟练掌握

（1）患者因素：患者术前有感染、发热、菌血症、脱水等均可使体温升高。患有甲状腺功能亢进者手术中若出现甲状腺危象，体温可明显升高。

（2）环境因素：手术室温度、湿度过高，妨碍辐射传导、对流散热及蒸发散热，由于室温高引起的体温升高少见。

（3）麻醉因素：阿托品抑制汗腺分泌，不利于蒸发散热。全麻时诱导不平衡或麻醉浅，肌肉活动增加，产热增加，气管导管过细或未做控制呼吸，呼吸肌作功增加，气管导管过深，单肺通气，特别是小儿CO_2潴留，更易导致体温升高。

（4）手术操作因素：手术时若无菌巾覆盖过多，会对皮肤辐射、传导、对流散热的进行造成困难，只有通过蒸发出汗散热。胸腹腔手术用热盐水灌洗或用盐水纱布热敷，均可导致体温升高。术中输血输液易引起发热反应。脑外科手术在下视丘附近操作也可有体温升高现象。

（5）保温措施不当。

<table>
<tr><td>知识点10：围术期降温措施</td><td>副高：熟练掌握　正高：熟练掌握</td></tr>
</table>

（1）正确连续测温可做到早期发现体温升高，此为预防术中体温升高的先决条件。

（2）手术前根据患者的年龄、病情、麻醉及手术方式，正确地选用抗胆碱能药物，对于术前已有发热的患者，应针对病因进行相应处理后再麻醉。

（3）手术室温度应控制在24～25℃，注意采取保温、复温的措施不应过度。

（4）麻醉诱导及维持力求平稳，麻醉深度适中。维持正常的呼吸和循环功能，防止因气管导管以及呼吸机条件等原因导致的缺氧，应特别注意避免CO_2积聚。

（5）注意手术中胸腹腔各种冲洗液、输血补液和吸入气体的加温应适度。

（6）对脱水或输血补液反应等导致的体温升高做相应的处理。

（7）若出现体温升高应同时应用药物以及体表降温，用冰水湿敷前额、大血管处或头下置冰袋，也可以用酒精擦浴。

<table>
<tr><td>知识点11：电子体温计</td><td>副高：掌握　正高：熟练掌握</td></tr>
</table>

术中最为常用的体温测量是电子温度计如热敏电阻或热电偶。热敏电阻头是小球形半导体，电阻能够随温度呈线性改变，传感器输出电压转变成温度值，且无须校准。大多数数字温度计的基本组成电路是热敏电阻电路。热电偶是由一对不同金属连接而成的电路，在测温部位，温度的变化使不同金属连接点出现电流差异或测出产生的电压。热电偶温度探头在已知的温度处保持一个连结，温度探头顶端放置在第二个连结点。

<table>
<tr><td>知识点12：红外线体温计</td><td>副高：掌握　正高：熟练掌握</td></tr>
</table>

红外线体温计主要用于鼓膜温度的测定，因其反应速度快、与中心温度有较好的相关性，目前在临床上引起重视，过去十年来应用逐步广泛。不足的是探头为一次性使用，位置安放的不当将影响测定结果，并且只能够间断测定无法连续观察。

<table>
<tr><td>知识点13：液晶温度计</td><td>副高：掌握　正高：熟练掌握</td></tr>
</table>

合适的液体化合物被切成一薄塑料片，随着温度变化液体结构和颜色发生改变。通过不

同化学混合物的几何排列，用重叠数字化显示温度变化趋势的信息，此项技术可用于前额和四肢温度监测。因测定的是皮肤温度，与核心温度相关性差。

知识点14：围术期体温监测部位　　　　　　　副高：掌握　　正高：熟练掌握

核心温度决定温度调节反应，且与低温有关，麻醉状态下的患者，通常试图得其核心体温。核心温度可以通过鼻咽部、肺动脉导管、食管远端、鼓膜获得。另外，许多接近核心温度的部位在临床上也被应用，包括口腔、腋部、直肠、膀胱与皮肤温度，尽管这些监测有明显的局限，但可用于适当的条件下。

知识点15：体外循环时温度监测　　　　　　　副高：掌握　　正高：熟练掌握

低温体外循环时温度监测是一项极具挑战性的工作，因在患者降温和复温的过程中，大量热量通过体外循环进行交换。冷或温的血液被直接灌注到纵隔，导致核心温度最大和最迅速的改变。相对核心温度的变化，周围室温变化有一定的延迟，因热量在身体内部交换比通过体外循环机进行交互要慢得多。即便核心部位，某些区域例如直肠和膀胱的温度变化相对纵隔或脑温度变化有一定延迟，反映低灌注。在降温和复温结束时，中央室和周围室之间的温度平衡可能没达到。尤其可能的是，体外循环结束后，热量还可能从更温暖的中央室向周围室转移，导致核心温度的降低。

由于低温体外循环的目的之一是防止脑缺血损伤，因此准确了解脑部的温度非常重要。但目前临床应用的温度监测仪还无法做到完全准确和精确监测脑温。根据解剖部位，鼓膜温度最接近颅脑温度。其他核心温度监测部位如鼻咽、肺动脉、食管温度也能够用于体外循环时温度监测，能够迅速反映降温和复温时的温度变化。虽然在体外循环时通常也监测直肠和膀胱温度，但无法快速反映核心温度。然而，直肠和膀胱温度可用于分析复温和内脏灌注是否充分。皮肤温度也可用于分析循环结束时热量在中央室和外周室之间的分布情况。

知识点16：麻醉时最准确的体温监测部位　　　　副高：掌握　　正高：熟练掌握

（1）全麻时最准确的监测部位：肺动脉、食管、鼓膜、直肠和膀胱。

（2）区域麻醉时最准确的监测部位：①颞动脉、鼓膜、直肠和膀胱；②液晶温度计监测前额及颈部皮肤温度，应用偏移校正；③口腔、腋下温度；但通常不推荐下列监测部位：红外鼓膜、颞动脉、周围皮肤。

知识点17：术中低体温的预防和处理　　　　　　副高：掌握　　正高：熟练掌握

围术期低体温会明显增加并发症，有必要在治疗性低体温之外，维持手术患者的核心体温高于36℃。

术前应根据患者的年龄、病情、手术类型、手术时间及皮肤的完整性，评估手术期间是否有体温下降的可能以及其下降的程度。在患者进入手术室室温控制在22～24℃，术中应当建立体温监护，并制订保温措施。预先加温手术应当具备良好的温度调节设备，使室温维持在24～25℃。对于新生儿及早产儿，室温应维持在27～29℃，相对湿度为50%～60%，麻醉诱导前手术室预先加温1～2小时，可以减少因全麻诱导引起的再分布性低体温。麻醉的最初1小时内，皮肤体表加温通常并不能防止再分布性低体温的发生，但是能够预防。

低温的治疗包括被动升温和主动升温两种。被动升温是提供温暖的环境，用被单等覆盖暴露部位，使辐射和对流散热降到最低，防止热量继续丢失，利用自身的温度调节系统提高体温。方法包括：被覆、控制环境温度、输注氨基酸3种手段；主动升温是利用手术间的一些设施提供热量对流。①术中循环水加温：患者躺在可调节温度的水毯上，通过传导方式加温，效率有限。与患者接触面积仅为15%，接触面组织受重力压迫，背部的毛细血管局部血液循环较差，不能将热量带到身体内部，存在导致"热压伤"的风险。②充气加温系统：采用屏蔽辐射和对流是最为有效的无创加温方式。由电热充气装置和温毯组成，充气加温可以向皮肤表面传导热量，被动隔绝皮肤的散热，对四肢加温比对躯干加温更有效。充气加温系统几乎满足所有手术体位和不同人群的要求，不会造成烫伤或温度不够影响效果等不良反应。

再分布性低体温是椎管内麻醉和全麻后第1个小时内低体温的主要原因。可通过在麻醉前进行主动外周加温和口服扩血管药来控制。在第1个小时后，通过皮肤辐射和对流散热起到主要作用，此时被动隔热的能力有限，多数患者需要主动加温来维持体温正常。压缩空气交换毯似乎是最有效而最为常用的主动加温方法，即使在大手术也常能维持正常体温。但有些年老和体弱患者进行某些特殊手术如肝移植、多发创伤、冠脉搭桥手术、大的腹部手术，单纯压缩空气加温也许难以维持患者体温正常，通常需要联合应用其他保温措施。其中常用的是循环水加热垫和电加热垫。当需要输入大量的液体时，应当输入加温的液体。

婴儿因体表面积与体重之比大，容易发生低体温，应当避免出现低体温，否则后果较严重。婴儿越小室温应越偏高。婴儿应当放置于红外加热器下手术，头部用温帽保护。尽可能覆盖手术以外的部位。双下肢应用被单包裹，病儿身体下应有加热毯，并设定在36～37℃，以减少麻醉中对流热的丧失。液体应当加热到体温水平，吸入气也应当加热和加湿到32～37℃，以减少热丧失，防止气管黏膜的损害。

第八节 凝血功能监测

知识点1：床旁监测——激活全血凝固时间（ACT）

副高：熟练掌握　　正高：熟练掌握

激活全血凝固时间（ACT）反映全血中各个凝血因子及血小板凝血状态的综合程度，正常值是90～130秒，主要用于检测体外循环术中及肝素化治疗者，间接反映残留肝素的存在。能够影响ACT测定结果的因素见表2-3-10。

表2-3-10 能够影响ACT测定结果的因素

因 素	内 容
肝素的效价	不同厂家、不同批号、不同剂型的肝素,其提纯度、平均分子量及分子粒子的离散度也各不相同,导致其效价差异很大
患者对肝素反应的个体差异	血液中AT Ⅲ -凝血酶的比例的差别是导致个体差异主要原因
温度	低温可以使ACT明显延长、使各种凝血因子的活性下降。因此,ACT测定之前,玻璃试管应在37℃检测槽中预热保温3分钟以上
血液稀释	转流中的血液稀释可以使凝血因子大量稀释,难溶性纤维蛋白的形成及血小板的黏附聚集均受到影响,导致ACT延长

ACT延长不能反映是否有凝血因子的缺乏或相对缺乏情况,也不能反映血小板功能。

知识点2:床旁监测——激活部分凝血活酶时间　　副高:熟练掌握　正高:熟练掌握

激活部分凝血活酶时间(APTT)是目前监测肝素治疗的最常用方法,对小剂量肝素具有较高的敏感性。与ACT相比,APTT监测鱼清蛋白拮抗肝素残留作用和肝素反跳可能更准确。

知识点3:床旁监测——血栓弹力图　　　　　副高:熟练掌握　正高:熟练掌握

血栓弹力图(TEG)是由血栓弹性描记仪描记的凝血动态过程曲线,是一种能够动态分析血小板、凝血因子、纤维蛋白原等血液成分之间相互作用、血凝块形成和纤维蛋白溶解全过程的曲线图,也是一项动态监测血液凝固全过程、指导科学、合理用血的"新"技术。目前主要用于肝移植手术、体外循环手术患者凝血功能的动态检测,在急诊严重创伤、宫外孕破裂出血或产后大量出血、消化道大出血等可能出现严重凝血功能障碍的疾病中已经得到广泛应用。对凝血因子、纤维蛋白原、血小板聚集功能和纤维蛋白溶解等方面进行凝血全貌的检测及评估,其结果不受肝素类物质的影响,带有自动诊断功能。常规实验室凝血功能检查通常只检查离体血浆与凝血连锁反应中的一部分,而不能检测临床凝血全过程。

知识点4:血栓弹力图的原理　　　　　　　副高:熟练掌握　正高:熟练掌握

血栓弹力图(TEG)能监测患者的凝血状况,主要基于两个事实:①凝血过程的最终结果是形成凝血块;②凝血块的物理性质(形成速率、硬度及稳定性)将决定患者是否有正常的凝血功能,即是否出血或是否形成血栓。

知识点5:血栓弹力图——普通凝血检测　　　副高:熟练掌握　正高:熟练掌握

血栓弹力图普通凝血检测主要用于:①评估患者凝血状态;②指导输注各种成分血液;

③监测和预防血栓形成；④判断促凝和抗凝等药物的疗效；⑤区分原发和继发纤溶亢进；⑥判断DIC分期。血栓弹力图普通凝血检测如图2-3-15所示，检测项目的参考值和临床意义见表2-3-11。

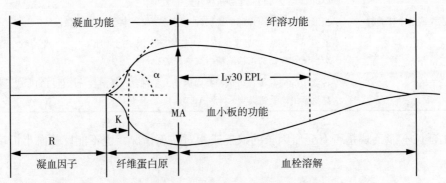

图2-3-15 血栓弹力图普通检测杯检查

表2-3-11 血栓弹力图普通检测杯检测项目的参考值和临床意义

检测内容	参考范围	数 值	临床意义
凝血反应时间（R值）	5～10分	R＜4分	高凝血因子活性
		11分＜R＜14分	较低凝血因子活性
		R＞14分	极低凝血因子活性
凝血形成时间（K值）	1～3分	α角＜45°	低纤维蛋白原水平
凝固角（α角）	53°～72°		
血栓最大幅度（MA）	50～70mm	46mm＜MA＜50mm	低血小板功能
		41mm＜MA＜45mm	较低血小板功能
		MA＜40mm	极低血小板功能
		MA＞73mm	血小板功能亢进
		R＜4分和MA＞73mm	高凝血因子活性和血小板功能亢进
凝血综合指数（CI）	−3～3	属于计算数值，不重点作为参考依据	
纤维蛋白溶解百分比（EPL）	0～15%	Ly30≥7.5%，CI＜1.0	原发性纤溶亢进
纤溶指数（Ly30）	0～7.5%	Ly30≥7.5%，CI＞3.0	继发性纤溶亢进
		Ly30≤7.5%，CI＞3.0	血栓前状态

知识点6：血栓弹力图直接诊断凝血功能障碍原因　　副高：熟练掌握　正高：熟练掌握

通过血栓弹力图可以直接诊断凝血功能障碍原因，如图2-3-16所示，阴影部分为正常凝血图形，实线部分为实际监测图形。

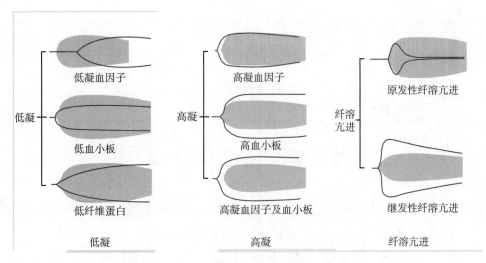

图2-3-16　通过血栓弹力图直接诊断凝血功能障碍原因

知识点7：血栓弹力图——肝素酶对比检测和血小板图监测
副高：熟练掌握　正高：熟练掌握

（1）肝素酶对比检测：①可以评估肝素、低分子肝素以及类肝素药物疗效；②监测肝素使用是否抵抗、有效或过量；③能够在体外循环手术期间进行动态的凝血监测，提供凝血方面的早期信息，合理指导治疗。

（2）血小板图监测：①测定单独或联合使用阿司匹林、波立维等抗血小板药物的疗法；②查找使用抗血小板药物后的出血原因；③评估服用抗血小板药物患者的出血风险，选择最佳手术时机；④预判再缺血事件的发生概率。

知识点8：药物对血栓弹力图的影响
副高：熟练掌握　正高：熟练掌握

药物对血栓弹力图的影响见表2-3-12。

表2-3-12　药物对血栓弹力图的影响

组　别	名　字	作　用	对血栓弹力图的影响
抗凝药物	华法林	阻断肝脏产生凝血因子	R值增加
	普通肝素	阻断凝血酶产生	
	低分子肝素		
	比伐卢定	阻断凝血酶作用	
	重组水蛭素		
	阿加曲班		

续　表

组　别	名　字	作　用	对血栓弹力图的影响
	冷沉淀	补充缺失/消耗的凝血因子	R值减小
促凝剂	凝血酶原复合物	增加凝血酶作用	
	鱼精蛋白	中和肝素作用	

第九节　内分泌功能监测

知识点1：麻醉药物对内分泌功能的影响　　　副高：熟练掌握　正高：熟练掌握

大多数麻醉药能够抑制机体对手术刺激等应激的内分泌反应。

（1）麻醉性镇痛药：吗啡可以抑制下丘脑促肾上腺皮质激素释放激素，进而影响垂体ACTH及肾上腺皮质激素的分泌，促进抗利尿激素分泌。吗啡还能刺激肾上腺髓质释放儿茶酚胺；哌替啶可以抑制垂体分泌ATCH。

（2）静脉麻醉药：巴比妥类药可以抑制下丘脑–垂体–肾上腺轴的肾上腺皮质激素的释放，抑制甲状腺摄碘和释放碘的作用，刺激抗利尿激素。吩噻嗪类药可以增加ACTH的分泌。氯胺酮和γ-羟丁酸钠促进ACTH分泌和肾上腺皮质激素分泌。

（3）吸入麻醉药：乙醚可以明显刺激内分泌系统的活性，抗利尿激素、生长激素、ACTH、甲状腺素（T_4）及儿茶酚胺均升高。氟烷能够增加抗利尿激素、生长激素、ACTH、甲状腺素、醛固酮、肾上腺皮质激素的分泌。甲氧氟烷可以促进抗利尿激素、生长激素分泌。安氟醚、异氟醚对内分泌影响较小，生长激素及泌乳素变化不大。

知识点2：麻醉方法对内分泌功能的影响　　　副高：熟练掌握　正高：熟练掌握

（1）椎管内阻滞麻醉：对内分泌的影响比较轻微。由于阻滞了交感神经，能够抑制机体对手术等刺激的反应，肾上腺皮质激素、甲状腺素、儿茶酚胺等分泌均减少。

（2）全麻：对内分泌的影响较椎管内阻滞麻醉显著，现代全麻药对内分泌的影响明显小于手术刺激的影响。

知识点3：激素及代谢产物的测定　　　副高：熟练掌握　正高：熟练掌握

内分泌系统为人体内重要的调节系统，在神经支配和物质代谢反馈调节基础上，分泌特殊生理作用的激素，对一定器官、组织发挥相应的生理效应。体液中大部分激素含量很低，用一般的化学方法不易检测到，常用的检测方法为标记免疫分析，尚无床旁检测方法。

第十节 围术期水、电解质平衡的监测

知识点1：体液的总量及分布	副高：熟练掌握　正高：熟练掌握

体液的总量及分布为：体液的总量因体重、年龄、性别与胖瘦而异，通常按体重的百分数来计算。男性约占体重61%，女性约占体重50%。

知识点2：电解质	副高：熟练掌握　正高：熟练掌握

（1）钠：为细胞外液中含量最多的阳离子，对维持细胞外液的渗透浓度有决定性作用。

（2）钾：为细胞内液中含量最多的阳离子，体内98%左右的钾均分布在细胞内。

（3）钙：其在调节分泌、肌肉收缩、细胞生长和电解质的转运等方面起重要作用。

（4）镁：与300种左右酶系统的激活有关，参与体内多种生化反应，其缺乏会造成严重的后果。

知识点3：水和电解质代谢	副高：熟练掌握　正高：熟练掌握

（1）每天摄入的水量分为：①直接摄取。②固体食物重的含水量。③内生水。

（2）从机体排出的水量：皮肤和呼吸道蒸发的隐性失水，经尿、粪便排出的水量。机体通过神经、内分泌系统和肾脏的调节作用来维持出入水量的平衡。

知识点4：水、电解质平衡的调节	副高：熟练掌握　正高：熟练掌握

（1）口渴机制：下丘脑可视上核侧面有口渴中枢。血浆晶体渗透压升高、有效血容量减少与血管紧张素Ⅱ增多均能导致口渴中枢神经兴奋而有口渴感，饮水后刺激因素得到缓解，口渴感消失。

（2）抗利尿激素（ADH）：主要由下丘脑视上核神经及室旁核神经元细胞分泌并在神经垂体贮存，可促进肾远曲小管与集合管对水的重吸收。

（3）醛固酮：为肾上腺皮质球状带分泌的盐皮质激素，能够促进肾远曲小管与集合管对Na^+的主动重吸收，促进K^+和H^+的排出。

（4）心房钠尿肽（ANP）：其主要存在于心房肌细胞的细胞质中，通过使肾小球滤过率增加、抑制肾髓质集合管对Na^+的重吸收而发挥利钠、利尿的作用。

（5）甲状旁腺素：甲状旁腺素由甲状旁腺分泌，可促进肾远曲小管与集合管对Ca^{2+}的重吸收，抑制近曲小管对磷酸盐、Na^+、K^+和HCO_3^-的重吸收；促进肾小管对Mg^{2+}的重吸收。

知识点5：脱水	副高：熟练掌握　正高：熟练掌握

脱水是以体液减少为特征的水电解质失衡。临床根据体内缺水、缺钠的多少及其症状

分为：

（1）高渗性脱水：大部分因水摄入不足或丢失过多所引起。

（2）低渗性脱水：以失钠为主，大部分因呕吐、腹泻、胃肠吸引、应用排钠的利尿药、高温大量出汗和反复抽吸胸、腹水，而只输入不含电解质的葡萄糖液均可造成失钠过多。

（3）等渗性脱水：又称为混合性脱水，因胃肠液急性丢失、大面积烧伤渗出液丢失、大量出汗和渗透性利尿（糖尿病昏迷）等均可造成水和电解质呈等渗性丧失。

| 知识点6：水中毒 | 副高：熟练掌握 正高：熟练掌握 |

主要因摄入水过多、一些疾病的原因，导致入水量超过肾脏的排泄能力，造成体内水过剩称为水中毒。

| 知识点7：电解质紊乱的常见类型 | 副高：熟练掌握 正高：熟练掌握 |

（1）正常血清钾离子含量为3.5～5.5mmol/L，当血钾＜3.5mmol/L时提示为低钾血症。

（2）当血清钾离子＞5.5mmol/L时，提示为高钾血症。

（3）正常血清钙离子为2.1～2.6mmol/L（8.5～10.5mg/dl），约50%呈游离的离子状态，在生理学上起重要作用。当血清钙离子＜2.1mmol/L时，提示为低钙血症。

（4）正常血清钠离子含量＜135mmol/L提示为低钠血症，＞145mmol/L提示为高钠血症。

第十一节 围术期酸碱平衡的监测

| 知识点1：酸碱平衡的调节 | 副高：熟练掌握 正高：熟练掌握 |

当酸碱失衡导致pH改变时，通常可通过体内缓冲系统、呼吸和肾脏调节，使其pH维持在正常值范围内。

（1）缓冲系统调节：通过缓冲中和任何可导致pH改变的酸、碱的效应，使其pH维持在正常范围内。

（2）呼吸调节：当代谢因素导致H^+改变（升高）而影响pH时，可兴奋外周化学感受器而使呼吸增强，进而使$PaCO_2$降低，以维持$HCO_3^-/PaCO_2$为20：1，pH接近正常值。

（3）肾脏调协：肾脏可通过对$NaHCO_3$重吸收、肾小管尿液内Na_2HPO_4的酸化（成为NaH_2PO_4）以及远端肾小管的泌氨作用，使体内多余的H^+排出体外，使其pH维持在正常值范围内。

| 知识点2：常见的酸碱平衡失常 | 副高：熟练掌握 正高：熟练掌握 |

（1）呼吸性酸中毒：因肺泡通气量不足，无法排除机体代谢所产生的CO_2，引起$PaCO_2$

升高。

（2）呼吸性碱中毒：因肺泡过度通气，排除的CO_2超过机体产生的CO_2，进而引起$PaCO_2$降低。

（3）代谢性酸中毒：按照碳酸氢盐缓冲系统平衡公式，H^+增加引起HCO_2的消耗、平衡向左移，HCO_3^-消耗致使阴离子间隙增加；HCO_3^-丢失时平衡向右移，H^+同样增加，新的阴离子产生使阴离子间隙不变。

（4）代谢性碱中毒：代谢终产物为碱性的很少，因此碱中毒一般是因为酸丢失过多或给予外源性碱所致。

知识点3：常用酸碱平衡指标　　　　　副高：熟练掌握　正高：熟练掌握

（1）pH：pH < 7.35为酸中毒，pH > 7.45为碱中毒。

（2）$PaCO_2$：为反映呼吸酸碱平衡的重要指标，$PaCO_2$ < 35mmHg提示肺泡过度换气、呼吸性碱中毒。$PaCO_2$ > 45mmHg提示换气不足、呼吸性酸中毒。

（3）标准HCO_3^-：特点为不受$PaCO_2$和SaO_2的影响，为判断代谢性酸碱平衡改变的重要指标，正常值为22～27mmol/L。

（4）剩余碱（BE）：是反映代谢性酸碱平衡与失常的重要指标，BE < -3mmol/L为代谢性酸中毒，BE > + 3mmol/L为代谢性碱中毒。

（5）PaO_2：吸空气状态下PaO_2 60～80mmHg提示为轻度低氧血症，PaO_2 40～60mmHg提示为中度低氧血症，PaO_2 < 40mmHg提示为重度低氧血症。

第十二节　经食管超声心动图的监测

知识点1：术中经食管超声心动图（TEE）的基本设备
　　　　　　　　　　　　　　　副高：熟练掌握　正高：熟练掌握

经食管超声心动图（TEE）是当今围术期医学实践中最强有力的心血管诊断技术。通过TEE提供的信息，麻醉医师、外科医师和重症监护医师能够及时改变治疗方案，降低并发症发生率，增加患者的生存率。一台完整配备的TEE超声仪主要包括TEE探头（换能器）、主机和与之匹配的图像记录系统。

（1）换能器：是超声检查的关键部件，主要通过特定的压电晶片将电信号换成超声信号发射至人体心脏，然后将经过心脏反射回来的超声信号转换成电信号。

（2）主机：主要是控制发射超声频率和接收反射回来的超声信号，以灰阶图像或多普勒频谱等显示出来。主机配备有强大的计算机功能的图像处理系统。

知识点2：经食管超声心动图（TEE）的临床应用　　副高：熟练掌握　正高：熟练掌握

（1）血流动力学评估：①评估左心室充盈；②估测心排出量；③评价心室收缩功能；

④评估心室舒张功能。

（2）经食管超声心动图能够在危及生命低血压期进行鉴别诊断：严重低血压期间，定性TEE评估心室充盈和功能指导输液、强心药和升压药的使用；严重左心衰竭的心室充盈（通过舒张末面积评估）增加，射血降低，体血管阻力低下的心室充盈是正常的或轻度降低，射血显著增加。

（3）检测心肌缺血。

（4）心脏手术中的经食管超声心动图：①TEE能在切皮前发现新诊断，以便及时改变手术处理。研究证明，TEE能检测出围术期处理中必须改变的其他问题，包括心内分流和块影、大血管阻塞、肺动脉栓塞和其他情况。②主动脉疾病：TEE不仅仅能够显示主动脉病变的部位、范围，还能显示主动脉夹层原发破口的部位和大小、夹层是否累及冠状动脉、头臂动脉，同时还能评价主动脉瓣功能，对检测主动脉斑块有着重要的意义。③瓣膜疾病：术中应用TEE能够在手术前后即刻准确评价瓣膜结构和功能；评估人工瓣膜功能。④冠状动脉疾病。⑤先天性心脏手术。

（5）经食管超声心动图在非心脏手术和重症医疗中的应用：在明确不稳定病因和指导容量复苏方面TEE发挥着重要作用；在重症监护病房中，TEE可以直接得到有关心脏解剖、心功能及血流动力学方面的相关信息，进而及时、准确地做出诊断，为治疗方法的选择及疗效的评估提供确切可靠的证据。

知识点3：食管超声的禁忌证和并发症　　　　副高：熟练掌握　正高：熟练掌握

（1）绝对禁忌证：食管切除术史、严重食管梗阻、食管穿孔与活动性食管出血。

（2）相对禁忌证：食管憩室、血管曲张和食管手术史以及胃手术史、纵隔放射治疗、无法解释的吞咽困难和其他可能加大放置和操作TEE探头难度的情况。

（3）术中TEE很少发生并发症，可能发生的并发症有严重吞咽痛、气管插管移位、上消化道出血、食管穿孔、食管烧伤、牙损伤等。

第四章　危重患者的监测和治疗

第一节　急性呼吸窘迫综合征

知识点1：急性呼吸窘迫综合征（ARDS）　　　　副高：熟悉　正高：熟悉

急性呼吸窘迫综合征（ARDS）为多种病因导致的，非心源性疾病过程中肺毛细血管内皮细胞与肺泡上皮细胞损伤造成弥漫性肺间质和肺泡水肿，临床综合征以进行性低氧血症、呼吸窘迫为特征。

知识点2：急性呼吸窘迫综合征（ARDS）的常见病因　　　副高：熟悉　正高：熟悉

急性呼吸窘迫综合征（ARDS）的常见病因：

（1）肺内因素：误吸、肺挫伤、肺部感染、肺栓塞、肺部手术、放射性肺损伤等。

（2）肺外因素：休克、严重创伤、重度急性胰腺炎、烧伤、糖尿病酮症酸中毒、DIC、大量输血、神经源性因素等。

知识点3：急性呼吸窘迫综合征（ARDS）的发病机制

副高：熟练掌握　正高：熟练掌握

急性呼吸窘迫综合征的发病原因可激发全身炎性反应，进而可引起肺和其他脏器损伤。激活的白细胞释放介质，可进一步扩大局部、全身炎症反应；急性呼吸窘迫综合征患者体内很多基本的内稳态系统被激活、抑制，主要包括凝血反应、补体系统、环加氧酶和白三烯途径、细胞因子和化学介质以及一氧化氮（NO）、环鸟苷-环磷酸鸟苷（cGMP）途径。肺泡损伤主要由氧自由基毒性、凝血酶、蛋白水解酶以及黏附分子等所致。高容量与高压机械通气可通过直接的机械损伤以及激发炎性介质释放从而加重肺泡损伤。

知识点4：急性呼吸窘迫综合征（ARDS）的发病机制

副高：熟练掌握　正高：熟练掌握

（1）急性肺泡损伤：最初的损伤累及肺泡毛细血管膜的内皮与上皮。

（2）渗出期：其异常表现通常为间质和肺泡的水肿。间质和肺泡水肿主要由内皮损伤所致，而非静水压。

（3）肺血管损伤：组织损伤和凝血反应被激活可导致肺泡出血，形成小动脉血栓，此变化可造成部分肺血管阻塞。血管切面消失，缩血管介质和低氧性肺血管收缩（HPV）可引起肺动脉高压，进而促进肺水肿发生，并造成右心室超负荷。

（4）增殖期：7~10天炎性渗出液变为慢性特征，表现为单核细胞、巨噬细胞、最后是成纤维细胞占优势。最初的损害由于胶原沉积而愈合，引起气体间隙消失，间质纤维化。

知识点5：急性呼吸窘迫综合征严重程度分级　　　　　副高：熟悉　正高：熟悉

轻度：$200mmHg < PaO_2/FiO_2 \leq 300mmHg$，且呼气末正压（PEEP）或持续气道正压（CPAP）$\geq 5cmH_2O$。

中度：$100mmHg < PaO_2/FiO_2 \leq 200mmHg$，且呼气末正压（PEEP）$\geq 5cmH_2O$。

重度：$PaO_2/FiO_2 \leq 100mmHg$，且呼气末正压（PEEP）$\geq 5cmH_2O$［当海拔高于1000米，可用以下校正公式：（$PaO_2/FiO_2 \times$ 当地大气压/760）］。

知识点6：急性呼吸窘迫综合征临床征象　　　　　副高：熟悉　正高：熟悉

症状：临床上，通常在起病6~72小时迅速出现呼吸困难，且进行性加重呼吸困难、发绀，呼吸窘迫的症状显著。缺氧症状使用鼻导管以及面罩吸氧的常规方法不能缓解。

体征：初期除呼吸频率增快外无明显体征。随病情进展可出现发绀。后期可出现肺实变体征。

知识点7：急性呼吸窘迫综合征诊断标准　　　　　副高：熟练掌握　正高：熟练掌握

起病时间：起病1周内具有明确的危险因素，或在1周内出现新的、突然加重的呼吸系统症状。

肺水肿原因：呼吸衰竭无法完全用心力衰竭或液体过负荷解释；若没有相关危险因素，应行客观检查（如超声心动图）以排除静水压增高型肺水肿。

胸部X线或CT扫描：双肺致密影，并不能用胸腔积液、肺叶/肺坍陷或结节。

知识点8：急性呼吸窘迫综合征一般治疗　　　　　副高：熟练掌握　正高：熟练掌握

（1）病因治疗：祛除、控制病因为ARDS治疗关键。

（2）一般治疗：①镇静，减少氧耗；②肌松药：重度ARDS患者短期使用（48小时内）肌松药物可能为安全的；③营养支持：早期启动肠内营养；④院内获得性肺炎的预防；⑤液体管理：适当利尿和限制性液体复苏。

（3）呼吸支持：氧疗、无创机械通气或机械通气。

知识点9：ARDS机械通气治疗　　　　　　　　　　　　　　　副高：熟悉　正高：熟悉

目前机械通气治疗ARDS主张采用肺保护和肺开放的策略。防止肺损伤，保持肺开放，改善通气，提高氧合。无创机械通气（NIV）可防止开放气道引起的并发症，但目前尚无足够证据证明NIV可作为ARDS导致的急性低氧的常规治疗。ARDS患者经高浓度吸氧无法改善低氧时，需行气管插管机械通气。机械通气策略宜采用肺保护通气、小潮气量（4～8ml/kg）和吸气压（平台压<30cmH_2O）。对于重度ARDS患者应每日>12小时的俯卧位通气。同低PEEP比较，中－重度ARDS患者应给予较高的PEEP。可实施肺复张策略。关于重度ARDS是否需行ECMO并无定论。

第二节　急性心力衰竭

知识点1：心源性心力衰竭　　　　　　　　　　　　　副高：熟练掌握　正高：熟练掌握

（1）心率及心律失常：心率是小儿心功能代偿的主要机制，当心率过缓或过快时可引发心力衰竭。但在成人，心率本身对心脏功能的影响较小，但合并有其他心脏问题时，如严重的瓣膜疾病或缺血性心脏病，可导致急性心力衰竭的发生。

（2）心脏结构改变：瓣膜疾病较常见，主要包括狭窄和关闭不全；左右心室流出道的肥厚或梗阻，先心病畸形矫正不满意，心室间隔穿孔以及人工瓣膜损坏等。

（3）心肌收缩力下降：心肌收缩力为成人心功能的主要代偿机制，当心肌缺血梗死时，对心肌特别是左心室的收缩力影响最大。而药物的抑制作用，包括各种麻醉药对心功能的抑制，β受体阻滞药、钙离子通道抑制药，特别是联合用药时负性肌力作用的叠加，在原有心脏疾病的基础上可导致心肌收缩力急剧下降发生急性心力衰竭。

（4）心室顺应性下降：围术期的心肌损害，包括心肌冬眠、顿抑和梗死等均可导致心室顺应性下降，心室容量减少进而使心排血量下降。

知识点2：非心源性心力衰竭　　　　　　　　　　　　副高：熟练掌握　正高：熟练掌握

（1）前负荷增加：小儿与老年患者对容量负荷的耐受较为有限，特别是在慢性心功能不全的情况下，当短时间内输入大量液体，特别是高渗液体甚至体位的变化，使回心血量增加，当血管内容量突然增加超过代偿能力时可发生急性左侧心力衰竭。

（2）后负荷增加：围术期的应激反应，通常可使周围血管剧烈收缩；高血压危象的发生时；缩血管药物若使用不当等，均可导致周围阻力突然上升，发生急性左侧心力衰竭。

（3）心室舒张受限：常见为急性心脏压塞。

（4）周围循环阻力（SVR）下降：可导致血流分布异常，进而造成重要脏器如心脑、肾的血液灌流减少。

知识点3：围术期心率、心律失常的常见原因　　　　副高：熟悉　正高：熟悉

（1）窦性心动过缓：大剂量芬太尼、β受体阻滞药过量、缺氧晚期、高位神经阻滞、药物作用、体位改变、窦房结动脉梗阻。

（2）房室传导阻滞：心肌缺血或梗死、手术创伤、电解质紊乱。

（3）窦性心动过速：疼痛紧张等应激反应、低血容量、血管活性药物、电解质紊乱。

（4）房性心动过速：儿茶酚胺类药物、电解质紊乱（低钾）。

（5）室性心动过速：心肌缺血、电解质紊乱，大多数发生在器质性心脏病患者中。

（6）心室颤动：任何引起心脏骤停的原因。

知识点4：围术期引起心肌收缩力下降的原因　　　　副高：熟悉　正高：熟悉

围术期引起心肌收缩力下降的原因包括：缺氧和低氧血症；心肌保护不良：冬眠、顿抑和梗死；酸中毒、电解质紊乱；心脏停跳液的残留作用；β受体下调；术前β受体阻滞药过量；各种原因造成的心动过速。

知识点5：引起围术期后负荷升高的原因　　　　副高：熟悉　正高：熟悉

（1）左心室：麻醉或镇痛不全；手术应激反应；缺氧和低氧血症；酸中毒；寒战；缩血管药物。

（2）右心室：肺高压；肺梗死；机械通气不当；左心室功能减退；急性呼吸窘迫综合征；缩血管药物。

知识点6：左侧心力衰竭的临床表现　　　　副高：熟悉　正高：熟悉

（1）体循环：早期表现为周围阻力增高，心排出量下降，随着左心功能不全的加重，心排出量持续下降，全身组织灌流减少，出现心源性休克的表现。

（2）肺循环：肺循环淤血，急性肺水肿是急性左侧心力衰竭的最为重要的临床征象。

（3）心脏本身：表现为心排出量下降，左心室舒张末容积和压力增高，室间隔向右心室移位，左心室心肌收缩和/或舒张减弱。

知识点7：右侧心力衰竭的临床表现　　　　副高：熟悉　正高：熟悉

（1）体循环：右侧心力衰竭的主要表现为体循环淤血，静脉压升高，颈静脉怒张，下肢水肿，肝脾大，并可能伴有腹水和胸腔积液。

（2）肺循环：肺动脉高压、出现肺血减少等征象。

（3）心脏本身：表现为心排出量下降，右室舒张末容积和压力增高，右心室心肌收缩和/或舒张减弱。

知识点8：全心功能衰竭的临床表现 副高：熟悉 正高：熟悉

全心功能衰竭即同时具有双侧心室衰竭的特点。全心功能衰竭往往是由一侧心室功能衰竭发展而来。急性左侧心力衰竭时左房压力骤升，使肺毛压升高而出现肺动脉高压，从而引发右侧心力衰竭。

知识点9：急性心力衰竭的监测 副高：熟练掌握 正高：熟练掌握

（1）心电图：可适时了解心率、心律或ST段的变化。

（2）中心静脉压：通过颈内静脉或锁骨下静脉插管监测中心静脉压，可了解心脏前负荷的情况与右心功能。

（3）脉搏血氧饱和度：反映氧合与末梢组织灌注的情况，$<90\%$为低氧状态。

（4）皮肤温度：特别是末梢皮肤温度，心力衰竭治疗后好转的主要征象为肢端慢慢变暖。

（5）肺动脉导管：又称漂浮导管，为监测心脏功能和血流动力学的"金标准"。可直接测定心排血量、右房压、肺动脉压及肺毛压，而且能同时计算出心排血指数、每搏量、左心室每搏功指数、肺循环阻力以及体循环阻力等指标。

（6）经食管超声心动图：随着计算机科学与技术的发展，TEE得到飞速发展，从双平面探头发展到多平面相控阵和全景探头，到超声三维重建与小儿专用探头。换能器的图像扫描速度、旋转角度和功能更好。所以放置一个食管探头，几乎可以解决所有问题。

（7）心肌氧耗：通过简单的临床指标可以简单进行评估。①心率收缩压乘积（$RPP = HR \times SBP$：<12000）。②三联指标（$TI = HR \times SBP \times PCWP$：$<150000$）。

知识点10：心力衰竭的预防和治疗的总原则 副高：熟悉 正高：熟悉

心力衰竭的预防和总的治疗原则为迅速缓解呼吸困难等严重症状，纠正低氧血症、稳定血流动力学状态、针对病因及时治疗、祛除诱因、维持内环境稳定和改善预后。

第三节 多脏器衰竭

知识点1：多器官功能障碍综合征（MODS） 副高：熟悉 正高：熟悉

多器官功能障碍综合征（MODS）是严重创伤、感染、休克及大手术等急性损伤后，同时或序贯出现两个或两个以上的器官功能障碍，即急性损伤患者的多个器官功能改变不能维持内环境稳定的临床综合征。

知识点2：多器官功能障碍综合征（MODS）的常见病因 副高：熟悉 正高：熟悉

（1）严重创伤、烧伤和大手术后：常会引起肺、心、肾、肝、消化道与造血系统等脏器的功能障碍。

（2）脓毒症及严重感染：脓毒症时，菌群紊乱、细菌移位及局部感染病灶是产生MODS的主要原因之一。临床上，以腹腔脓肿、重症急性胰腺炎、化脓性胆管炎与绞窄性肠梗阻等更易导致肺、肝、肾及胃肠道等脏器的功能障碍。

（3）休克和心肺复苏术后：各脏器常由于血流不足而呈低灌流状态，组织缺血、缺氧，导致损害各器官的功能，尤其是创伤大出血和严重感染引起的休克更易发生MODS。

（4）诊疗失误：比如大量输液、输血及药物使用不当。

（5）毒物和中毒：急性化学性中毒通常通过呼吸道侵入人体内，急性期时可出现全身炎症反应综合征（SIRS）与急性呼吸窘迫综合征（ARDS），主要表现为肺衰竭，最终出现其他器官的损伤而导致MODS。

知识点3：多器官功能障碍综合征（MODS）的发病机制　　　副高：熟悉　正高：熟悉

MODS的发病机制非常复杂，涉及神经体液、内分泌、免疫、基因等。MODS不仅与感染、创伤等直接损伤有关，更与机体自身对感染、创伤的免疫炎性反应具有本质性的联系。机体遭受严重损害因子的打击，发生防御反应，起到保护自身的作用。若反应过于剧烈，释放大量细胞因子、炎症介质及其他病理性产物，损伤细胞组织，导致MODS。组织缺血-再灌注过程和/或全身炎症反应是其共同的病理生理变化，"二次打击"所致的失控炎性反应被认为是MODS最重要的病理生理基础。

知识点4：多器官功能障碍综合征（MODS）的诊断标准　　　副高：熟悉　正高：熟悉

（1）诱发因素：有严重感染、创伤、休克等诱发MODS的病史。

（2）全身炎症发生综合征（SIRS）：具有SIRS的临床表现。

（3）多器官功能障碍：有两个及以上系统或器官功能障碍。

MODS评分标准（可参考改良Marshall评分）见表2-4-1。

表2-4-1　MODS评分标准（可参考改良Marshall评分）

器官系统	评　分				
	0	1	2	3	4
呼吸（PaO_2/FiO_2）	>400	301～400	201～300	101～200	≤101
肾脏					
（血肌酐，μmol/L）	≤134	134～169	170～310	311～439	>439
（血肌酐，mg/dl）	<1.4	1.4～1.8	1.9～3.6	3.6～4.9	>4.9
心血管（收缩压，mmHg）	>90	<90	<90	<90	<90
	输液有应答	输液无应答	输液无应答	pH<7.3	pH<7.2

注：任何器官评分≥2分可定义为存在器官功能衰竭，既往有慢性肾衰竭患者的评分依据基线肾功能进一步恶化的程度而定，对于基线血肌酐≥134μmol/L，或≥1.4mg/dl者尚无正式的修订方案

知识点5：多器官功能障碍综合征（MODS）的临床监测

副高：熟练掌握　正高：熟练掌握

（1）呼吸监测。

（2）血流动力学监测。

（3）心电图（ECG）监测。

（4）超声检查。

（5）肾功能检查。

（6）肝功能检查。

（7）凝血功能检查。

（8）胃黏膜pH（pHi）监测。

知识点6：多器官功能障碍综合征（MODS）的预防　副高：熟悉　正高：熟悉

（1）及时控制原发病。

（2）改善氧代谢及纠正组织缺氧。

（3）连续监测、早期器官功能支持。

知识点7：多器官功能障碍综合征（MODS）的治疗　副高：熟悉　正高：熟悉

MODS的治疗原则如下：

（1）及时有效地处理原发病。

（2）减少或阻断有害的介质或毒素释放，加强功能障碍器官的功能支持治疗，合理应用抗生素。

（3）预防和控制感染，按照高代谢的特点补充营养，并且对导致高代谢的各个环节进行干预。

（4）免疫调理。

（5）血液净化。清除炎性介质、调节机体免疫功能，调整血流动力学。

（6）通过浅低温减轻炎性反应，减轻缺血后内皮细胞损害，减少活性氧生成，保护组织抗氧化能力。

（7）运用中医的清热解毒、活血化瘀、扶正养阴。

（8）通过基因调控来干预炎症刺激信号的转导，来改变MODS的进程，从而到治疗MODS的目的。

知识点8：多器官功能障碍综合征（MODS）预后的主要影响因素

副高：熟悉 正高：熟悉

MODS预后的主要影响因素包括：①功能障碍的脏器数目越多，预后越差；②脑、凝血及肾功能恢复性较小，尤其是以脑功能为甚，可逆性最差；③原发病或原发病因素去除或控制得越早，脏器功能恢复的可能性越大。

第五章　麻醉并发症防治

第一节　围术期心律失常及心肌缺血、心肌梗死

知识点1：围术期心律失常病因　　　　　副高：熟悉　正高：掌握

围术期心律失常的病因可能包括交感神经兴奋、高碳酸血症、低氧血症、电解质和酸碱失衡、原发性心脏疾病、心肌缺血、颅内压增高、药物中毒和恶性高热等。

知识点2：窦性心动过缓病因　　　　　副高：熟练掌握　正高：熟练掌握

（1）缺氧。

（2）心脏本身疾病（如病态窦房结综合征、急性心肌梗死）。

（3）药物：主要有乙酰胆碱、β肾上腺素能受体阻滞剂、抗胆碱酯酶药、钙离子通道阻滞药、地高辛、麻醉性镇痛药等。

（4）迷走神经张力增高：腹膜和精索牵拉、眼心反射、颈部或胸部手术中对迷走神经和颈动脉窦的压迫、焦虑或疼痛导致神经中枢介导的迷走神经反应以及Valsalva动作。

（5）颅内压增高。

知识点3：窦性心动过缓治疗　　　　　副高：熟练掌握　正高：熟练掌握

（1）确保氧合与通气充分。

（2）解除诱发刺激，使用阿托品对抗。

（3）必要时使用麻黄碱、阿托品、异丙肾上腺素和心脏起搏。冠心病患者血压正常、心率不低于50次/分者，可不用处理。

知识点4：窦性心动过速病因　　　　　副高：熟练掌握　正高：熟练掌握

窦性心动过速的病因主要有儿茶酚胺过量、缺氧、高碳酸血症、低血容量、低血压、治疗用药（如阿托品、麻黄碱）、发热、肺梗死、心肌梗死、嗜铬细胞瘤、甲状腺毒症等。

知识点5：窦性心动过速治疗　　　　　副高：熟练掌握　正高：熟练掌握

（1）应纠正氧合与通气异常。

（2）应增加麻醉深度。

（3）应纠正低血容量。

（4）药物治疗：主要包括麻醉性镇痛药、β肾上腺素能阻滞药，对于患有冠心病高危患者，应在明确病因的同时给予β肾上腺素能阻滞药以控制其心率。

知识点6：室性心律失常　　　　　　　　副高：熟练掌握　　正高：熟练掌握

（1）室性期前收缩：正常人较少见，有变异、增宽的QRS波群，与正常心律轮流出现时可形成联律。在麻醉状态下，通常为儿茶酚胺过量、缺氧、高碳酸血症或有心梗、心肌缺血、洋地黄中毒以及低钾血症等。当室性期前收缩表现为多源性、成串出现、频率增加或出现"R on T"现象，可引起室性心动过速、心室颤动甚至心脏停搏，应立刻治疗。

（2）室性心动过速：心室波群增宽，心率为150～250次/分，应首先选择静脉使用利多卡因和心律转复来治疗。

（3）心室颤动：心室活性紊乱引起心室的无效收缩，应立即行除颤与心肺复苏。

（4）预激综合征：主要由心房与心室间存在异常通路所致。最为常见的机制是通过正常传导系统的前向传导和异常通路的逆向传导。特征性心电图显示短的P-R间期、增宽的QRS波群、QRS波起始部的△波。其治疗应选择β受体阻滞剂、腺苷及异常通路的射频消融等。

知识点7：心脏阻滞分类　　　　　　　　　　副高：熟悉　　正高：掌握

（1）一度房室传导阻滞：主要指P-R间期延长≥0.2秒，每个心房激动均可传至心室。

（2）二度房室传导阻滞：可以分为两型：①莫氏Ⅰ型：传导障碍位于房室结，主要表现为P-R间期逐渐延长，直至出现一个未传导的P波，通常为良性。②莫氏Ⅱ型：主要指阻滞位于房室结或以远，伴P-R间期恒定，易进展成为三度房室传导阻滞。

（3）三度房室传导阻滞：病变位于希氏束以远，主要表现为房室传导完全缺失，一般心室率<45次/分，P波规律出现，但是与QRS综合波不相关（房室分离）。

知识点8：麻醉期间心肌缺血和心肌梗死的病因　　　　副高：熟悉　　正高：掌握

心肌缺血和心肌梗死的病因主要包括疼痛刺激、低氧血症、贫血、低血压、心动过速、心律失常、高血压、麻醉药对心肌收缩力的抑制、电解质紊乱、低温与纵隔手术操作等。

知识点9：心肌缺血和心肌梗死的临床表现　　　　副高：熟悉　　正高：掌握

（1）主要症状：非全身麻醉患者可有胸闷、胸痛、左肩放射痛等典型心绞痛发作症状，但老年患者或糖尿病患者症状可不典型。

（2）心电图表现：①T波改变包括T波倒置，低平；②ST段抬高或压低是心肌缺血更特异的表现；③出现Q波，R波进行性降低；④心传导异常，心律失常。

知识点10：心肌缺血和心肌梗死的诊断及治疗　　　　副高：熟练掌握　正高：熟练掌握

观察临床症状和描记12导联心电图有利于诊断。若患者能耐受，应静脉滴注硝酸甘油，严重患者需至心脏内科会诊并送至ICU，尤其是正在发作的心肌缺血，应行有创监测与特殊治疗。此外，还有主动脉球囊反搏、经皮血管成形或血管重建术等。

第二节　围术期高、低血压及低氧血症、高碳酸血症

知识点1：围术期高血压　　　　副高：掌握　正高：熟练掌握

围术期高血压是指患者动脉血压高于正常值或升高超过基础血压的20%以上。

知识点2：围术期高血压病因　　　　副高：掌握　正高：熟练掌握

围术期高血压的病因主要包括：①儿茶酚胺过量，如麻醉深度不足、缺氧、高碳酸血症以及患者焦虑、疼痛和长时间使用止血带；②药物作用，常见于血管收缩药物的全身吸收、反跳性高血压、药物间的相互作用等；③容量过多；④基础疾病，如原发性高血压、甲状腺功能亢进、嗜铬细胞瘤与颅内压升高等；⑤手术因素，如颅脑手术牵拉额叶、主动脉阻断、膀胱膨胀等。

知识点3：围术期高血压的治疗　　　　副高：熟练掌握　正高：熟练掌握

（1）去除诱因（适当镇静镇痛、排空膀胱等）。
（2）改善氧合，纠正通气异常。
（3）增加麻醉深度，评估容量负荷。
（4）药物治疗：①血管扩张药。②β肾上腺素能受体阻滞药（如静注艾司洛尔5～10mg）。

知识点4：围术期低血压　　　　副高：掌握　正高：熟练掌握

围术期低血压主要指患者动脉压低于正常值或下降超过基础血压的20%以上。治疗上以预防为主，一旦发生应寻找低血压的原因及时对症处理。

知识点5：围术期低血压的病因　　　　副高：熟练掌握　正高：熟练掌握

围术期低血压病因主要为三方面：①监测失误；②患者自身因素（如低血容量、胸内压

力增高、过敏、栓塞、原发性泵功能衰竭等）；③医源性因素（如麻醉过深、椎管内麻醉平面过高或全脊麻、用药失误、过量等）。

知识点6：围术期低血压的发生机制　　　副高：熟练掌握　正高：熟练掌握

（1）收缩力降低

1）药物所致的心肌抑制：大部分麻醉药通常均可引起直接的剂量依赖性心肌抑制；心血管药（如β受体阻滞剂、钙通道阻滞药和利多卡因）均为心肌抑制药物。

2）心功能障碍：主要包括心肌缺血、低钙血症、心肌梗死、恶性心律失常、严重的酸中毒或碱中毒以及肺心病等。

（2）体血管阻力降低

1）药物所致的体血管阻力降低：大部分为麻醉药物、α肾上腺素能受体阻滞药、血管扩张药、引起组胺释放的药物等。

2）交感神经阻滞：通常可见于椎管内麻醉中。

3）血管活性物质的释放：主要包括脓毒血症、肠道操作或松开止血带后。

4）变态反应。

（3）静脉回流不足

1）低血容量：主要为失血、术前缺失、不显性蒸发、多尿或肾上腺功能不全等所致。

2）腔静脉压迫：主要包括手术操作、妊娠子宫和腹腔巨大包块压迫等。

3）静脉容积增加：其药物主要包括全麻诱导药物、血管扩张药物、引起组胺释放的药物等所致的静脉容积增加；交感神经阻滞；腹水释放过快等。

4）胸腔内压增高：主要包括大潮气量通气、呼气末正压等影响静脉回流。

5）其他：主要有气胸、肺动脉高压或心包压塞等导致的右心室功能障碍。

知识点7：低氧血症　　　　　　　　　　　副高：掌握　正高：熟练掌握

主要表现为呼吸空气时$PaO_2 < 60mmHg$，是全身麻醉后常见的并发症，可能导致严重的后果。据文献报道，术后发生1次或1次以上的低氧血症（$SaO_2 < 90\%$）的患者占55%。

知识点8：易于引起麻醉后低氧血症的原因　　　副高：掌握　正高：熟练掌握

易于引起麻醉后低氧血症的原因有：年龄大于65岁、体重超重、全身麻醉、全麻时间>3小时、胸腹部手术、麻醉药的应用及吸烟史等。监测脉搏血氧饱和度（SpO_2）有助于早期发现并及时处理。

知识点9：低氧血症的病因　　　　　　　　　副高：熟练掌握　正高：熟练掌握

（1）外部原因：供氧浓度低、中心氧源或输氧管道故障，呼吸环路泄漏等。

（2）气道梗阻：主要包括误吸、喉痉挛、气管导管梗阻、舌后坠、填塞物及牵张器的压迫等。

（3）通气不足：主要包括急、慢性呼吸系统疾病，呼吸肌功能的障碍、中枢性呼吸动力削弱、肥胖患者、胃胀气、支气管痉挛等。

（4）换气功能障碍：主要包括肺炎、肺不张、肺水肿、肺栓塞等影响肺泡表面气体交换过程的病理状态或肺泡通气/灌注比例失调等。

（5）氧输送与释放障碍：主要包括贫血、血红蛋白携氧能力下降、心脏右向左分流、血红蛋白-氧解离曲线左移等。

（6）氧耗增加：主要包括感染或恶性高热等高代谢状态。

知识点10：低氧血症的诊断　　　　　副高：熟练掌握　正高：熟练掌握

患者可表现为发绀，通过SpO_2监测或动脉血气分析协助诊断，主要应寻找原发病因（如张力性气胸、支气管痉挛等）。

知识点11：高碳酸血症　　　　　副高：掌握　正高：熟练掌握

$PaCO_2 > 40mmHg$称为高碳酸血症。吸入二氧化碳（CO_2）浓度达30%或$PaCO_2$达$90 \sim 120mmHg$时产生CO_2麻醉，从而引起意识丧失。

知识点12：高碳酸血症的病因　　　　　副高：熟练掌握　正高：熟练掌握

（1）通气不足

1）呼吸中枢抑制：主要为麻醉药物或原发性中枢神经系统疾病所致。

2）神经肌肉抑制：主要为椎管内麻醉平面过高、膈神经麻痹或肌肉松弛药物作用残留所致。

3）呼吸机设置不当导致每分钟通气量过低。

4）气道阻力增加：可出现在支气管痉挛，主支气管插管、上呼吸道梗阻，充血性心衰，严重的慢性阻塞性肺疾病，气胸或血胸等。

5）呼出气体重复吸入：主要包括CO_2吸收罐失效，吸气瓣、呼气瓣障碍，新鲜气体流量不足等。

（2）CO_2产生过多：主要包括外源性CO_2过多和高代谢状态等。

知识点13：高碳酸血症临床表现　　　　　副高：掌握　正高：熟练掌握

首先表现为交感兴奋，临床体征主要为呼吸急促、高血压、心率增快、脉压增大、皮肤红热、膈肌兴奋等，可能出现头痛、烦躁、兴奋和幻觉等症状。全麻状态下表现常不典型。

第三节 误吸及喉痉挛

知识点1：麻醉后误吸　　　　　　　　　　　　　副高：掌握　正高：熟练掌握

麻醉后发生呕吐或反流可致胃内容物的误吸，从而造成急性呼吸道梗阻和其他严重并发症，是目前全麻患者死亡的重要原因之一。

知识点2：麻醉后误吸的病因　　　　　　　　　　副高：掌握　正高：熟练掌握

麻醉后误吸病因主要包括以下几方面：

（1）危险因素：饱胃、合并反流性疾病、腹内压力高、妊娠、神经肌肉疾病、近期创伤史、围术期使用阿片类药物、糖尿病患者、脑损伤、脑卒中、气道表面麻醉后等。

（2）诱导时气道梗阻，用力吸气时胸内压明显下降，或面罩加压给氧时致胃内大量积气，胃内压升高，同时受头低位的重力影响。

（3）手术操作：气管切开术、上消化道手术、腹腔镜手术、特殊体位。

（4）麻醉深度不足引起的呛咳和躁动，过早拔除气管导管。

知识点3：麻醉后误吸的临床表现　　　　　　　　副高：熟练掌握　正高：熟练掌握

（1）急性呼吸道梗阻：吸入物对喉、气管的刺激可导致气道机械性梗阻而发生缺氧或高碳酸血症，或发生反射性心搏骤停。自主呼吸者表现为吸气困难、呼气困难甚至窒息。血压骤升、脉速，随之出现下降。缺氧可使心肌收缩力减弱、心室扩张，终致室颤。

（2）Mendelson综合征：为酸性胃液导致的严重误吸综合征，主要包括支气管痉挛、肺间质水肿或肺透明膜变。临床上，通常在误吸2～4小时发生哮喘样综合征，胸部X线改变通常在误吸后24小时才出现，其受累肺野呈不规则、边缘模糊的斑状阴影。

（3）吸入性肺炎、肺不张：气道梗阻或肺不张可引发肺内感染甚至发展成为肺脓肿。

知识点4：麻醉后误吸的预防和治疗　　　　　　　副高：熟练掌握　正高：熟练掌握

（1）减少胃内容量和提高胃液pH、降低胃内压使其低于食管下端括约肌阻力、保护气道，高危患者不可应用全身麻醉，或全麻患者行快速顺序诱导气管插管或清醒插管。

（2）重建通气道。

（3）支气管冲洗。

（4）纠正低氧血症：机械通气者使用PEEP通气模式。

（5）激素：早期应用可减缓炎症反应、改善毛细血管通透性以及减轻支气管痉挛。建议早期应用并早期停药。

（6）支持治疗：主要包括纠正酸中毒、保持水电解质的平衡、动脉血气分析、进行血流动力学、呼气末CO_2、SpO_2、心电图的监测与对症处理。

（7）气管镜检查：检查并清除支气管内残余的异物，减少或预防肺不张。

知识点5：喉痉挛	副高：掌握　正高：熟练掌握

喉痉挛主要是经喉上神经介导的声门肌痉挛所致上呼吸道反射性关闭，常见于儿童。

知识点6：喉痉挛的病因	副高：掌握　正高：熟练掌握

（1）气道高反应性，如上呼吸道感染。

（2）麻醉过浅时对气道的刺激，比如分泌物、吸入挥发性麻醉药，气管插管，置入口咽或鼻咽导气管，吸痰，喉镜检查等。

（3）外周疼痛刺激、麻醉浅时的腹膜牵张、强大的手术刺激、宫颈扩张、肛门牵拉、切皮和脓肿引流。拔除污染气道内的气管插管、甲状腺手术及低钙血症等。

知识点7：喉痉挛的临床表现	副高：熟练掌握　正高：熟练掌握

临床上，喉痉挛主要表现为吸气声呈鸡鸣样或消失，可见三凹征与气管牵拉，引发缺氧及高碳酸血症。重度喉痉挛可有"负压性肺水肿"，因此应积极预防与治疗喉痉挛。

第四节　急性肺栓塞、肺水肿

知识点1：急性肺栓塞	副高：掌握　正高：熟练掌握

急性肺栓塞主要是指外源性或内源性栓子突然堵塞肺动脉或其分支引起的肺循环障碍，受累肺组织血流中断或极度减少而引起的病理生理改变与临床综合征。

知识点2：急性肺栓塞的病因	副高：熟练掌握　正高：熟练掌握

（1）血栓栓塞：常见于盆腔与下肢的深静脉系统，易感因素主要包括高凝状态及血管壁异常，多伴发于妊娠、肿瘤、创伤、长期卧床和血管炎。

（2）脂肪栓塞：好发于骨盆、长骨创伤性骨折后或长骨手术、人工关节置换术等。

（3）气体栓塞：常见于空气进入静脉或静脉窦的情况，包括坐位行颅内手术时、中心静脉穿刺时、心脏直视手术、肝移植和腹腔镜手术注气时等情况。

（4）羊水栓塞：在急产或剖宫产手术时常见，主要原因是羊膜、绒毛膜撕裂，子宫或宫颈内静脉开放，并伴有巨大的压力将羊水成分驱入静脉而进入循环。

知识点3：急性肺栓塞的临床表现 副高：熟练掌握 正高：熟练掌握

（1）血栓栓塞：大多为非特异性表现，主要包括心动过速、呼吸增快、呼吸困难、支气管痉挛及发热等。

（2）脂肪栓塞：开始的症状与体征相似于肺血栓栓塞。自由脂肪酸的释放可导致精神状态萎靡、低氧血症加重、尿中出现脂肪滴或皮肤出现淤斑等。

（3）空气栓塞：超声心动图、多普勒检查可早期发现空气（0.25ml），呼气末CO_2分压降低，后期主要表现为低氧血症、中心静脉压升高、低血压、心室异位节律、心前区持续性"大水轮"样杂音等。

（4）羊水栓塞：其症状和体征主要包括休克、呼吸窘迫、出血和昏迷。临床上，主要表现为肺水肿、发绀、意识改变及惊厥，凝血功能障碍、肾衰和呼衰。

知识点4：急性肺栓塞的诊断 副高：熟练掌握 正高：熟练掌握

当突然出现急性呼吸困难、咳嗽、胸痛咯血、不明原因的气急与窒息感，并且发生严重休克和意识障碍，或在充分供氧、通气下仍呈进展性发绀、低血压，应考虑为肺栓塞。其最常见的体征为心动过速。

心电图改变最为常见的是心动过速和ST段下移，其他类型的心律失常也可发生；胸部X线检查无特异性价值；CT有时可发现栓子或由于梗死导致肺实质的改变；肺动脉造影出现肺动脉内充盈缺损或分支截断现象有重要诊断意义。超声心动图显示肺动脉压升高，右室功能异常。

知识点5：急性肺栓塞的治疗原则及方法 副高：掌握 正高：熟练掌握

大面积肺栓塞的治疗原则是：复苏、纠正和支持呼吸与循环衰竭，大面积肺栓塞的治疗方法包括：吸氧、镇痛，控制心力衰竭和心律失常，抗休克和抗凝治疗，溶栓、介入治疗和手术动脉取栓。

知识点6：急性肺水肿的病因 副高：掌握 正高：熟练掌握

急性肺水肿病因主要有：静水压升高、肺血管通透性增加、血浆胶体渗透压下降、组织间液负压、淋巴回流受阻。

知识点7：急性肺水肿病的临床表现 副高：掌握 正高：熟练掌握

急性肺水肿病临床表现为：心率加快、呼吸频率增加、喘鸣音、咳粉红色泡沫痰，听诊双肺细捻发音，心脏听诊可闻及舒张期奔马律，颈静脉压增高和肝充血。

知识点 8：急性肺水肿的治疗　　　　　　　　　　副高：熟练掌握　正高：熟练掌握

解除病因降低心脏后负荷抑制交感神经兴奋，充分供氧和机械通气治疗低氧血症。使患者应取坐位、双腿下垂，镇静并预防和控制感染。

第五节　恶性高热、苏醒延迟及术中知晓

知识点 1：恶性高热（MH）　　　　　　　　　　　　副高：掌握　正高：熟练掌握

恶性高热（MH）为一种在易感体质的患者中因药物触发骨骼肌代谢亢进引起的，以骨骼肌代谢紊乱、横纹肌溶解、突发性高热及高代谢状态为特征的临床综合征，存在明显的遗传倾向。

知识点 2：恶性高热病因　　　　　　　　　　　　副高：熟练掌握　正高：熟练掌握

发病原因是肌质网上的 Ryanodine 受体出现多位点突变，致使患者接触触发剂后肌质网钙离子释放和再摄取失衡，细胞内钙离子浓度增长失控，导致持续、强力的肌肉收缩，肌肉有氧代谢与无氧代谢的急剧增加产生大量热能、二氧化碳及乳酸，最终肌细胞膜的完整性丧失，细胞内成分进入循环。

恶性高热的急性发作依赖于遗传缺陷、抑制因子的缺乏和强效麻醉药以及非麻醉药的激发。激发 MH 的麻醉药物包括全部强效吸入麻醉药和琥珀酰胆碱。非去极化肌松药可阻滞琥珀酰胆碱激发 MH 的效应，还能减弱挥发性麻醉药的激发作用，且其神经肌肉阻滞的拮抗不会激发 MH 的发作。此外，机体经历环境应激时包括运动、热应激、缺氧、恐惧和兴奋时也可激发 MH。

知识点 3：恶性高热治疗　　　　　　　　　　　　副高：熟练掌握　正高：熟练掌握

（1）停止应用麻醉药物，100% 纯氧过度通气，以纠正高碳酸血症与低氧血症。

（2）重复应用丹曲林（2mg/kg，每 5 分钟的总量为 10mg/kg，必要时总量可达 29mg/kg）。丹曲林是唯一治疗 MH 的特效药，其不良反应有恶心、肌无力、肝毒性和静脉炎等。

（3）给予碳酸氢钠对抗酸中毒，同时可碱化尿液，避免肌红蛋白在肾小管内沉积。

（4）物理降温：当体温降至 $38 \sim 39\,^{\circ}\mathrm{C}$ 时需停止降温，避免发生意外及体温过低。

（5）监测尿量：维持肾血流量并碱化尿液，应用利尿药维持尿量，同时检查尿中肌红蛋白含量。

（6）根据电解质、血气分析、凝血功能监测等实验室检查结果指导进一步治疗。

知识点 4：恶性高热（MH）症状及体征　　　　　　副高：掌握　正高：熟练掌握

典型表现为患者接触激发剂后，骨骼肌代谢急剧增加，随后出现骨骼肌强直，强直先

从颌面部开始，致气管插管困难，继而扩展到全身骨骼肌、腹肌，晚期因肌肉强直而呈角弓反张。

体温急剧升高，呼吸深快。皮肤呈斑状潮红并迅速转为发绀，术野血色暗红，呈现低氧血症表现。心动过速、出汗和血压升高。代谢增加终致功能障碍，肌肉疼痛可持续数天至数周，并有肌肉肿胀；中枢神经系统的损害，可遗留有四肢麻痹、失明、耳聋等；肾功能障碍；有些患者虽然度过急性危象期，但数小时后有可能复发而致死。

知识点5：苏醒延迟　　　　　　　　　　　　副高：熟练掌握　正高：熟练掌握

苏醒延迟指在按计划停止给药后，患者如不能在60分钟内意识恢复且无法对言语或刺激等做出有思维的回答与动作。

知识点6：苏醒延迟病因　　　　　　　　　　副高：熟练掌握　正高：熟练掌握

（1）麻醉药、术前用药作用时间延长

1）镇静、催眠药或吸入麻醉药：其药量应个体化，呼出气浓度检查有利于监测吸入麻醉药的残余。

2）阿片类镇痛药：患者可出现特征性的瞳孔缩小、呼吸暂停或潮气量正常至偏大而呼吸频率减慢。

3）神经肌肉阻滞药：症状为浅快呼吸和鼻翼扇动，可应用肌松监测仪监测肌松恢复程度。

（2）麻醉前饮酒或其他药物：创伤患者常见，其血、尿与胃内容物检查分析均有助于诊断。

（3）代谢紊乱：主要包括低血糖、高渗性昏迷、甲状腺功能减退或肾上腺皮质功能不全等。

（4）低氧、高碳酸血症、低血钠或高血钠等内环境和电解质的紊乱：应检查血电解质和动脉血气，及时纠正明显的异常。

（5）中枢神经系统损伤：主要包括脑缺血、脑出血以及脑栓塞等造成的损害。

知识点7：苏醒延迟治疗　　　　　　　　　　副高：熟练掌握　正高：熟练掌握

（1）支持疗法：保证充分通气，补充血容量的不足，维持电解质的平衡。

（2）实验室检查：监测血电解质、血糖、酮体、动脉血气或尿常规，并及时纠正异常。

（3）若为麻醉药物作用的残余，可适时地使用拮抗药物。

知识点8：术中知晓　　　　　　　　　　　　副高：熟练掌握　正高：熟练掌握

术中知晓指患者在手术过程中出现了有意识的状态，并且在术后可以回忆起术中所发生的与手术相关的事件，并能叙述是否有疼痛情况。

（1）麻醉中知晓的原因：①机械故障或使用错误；②麻醉过浅；③肌松剂的应用；④全静脉麻醉比吸入麻醉术中知晓率高；⑤对麻醉药物的需要量存在个体差异。

（2）术中知晓可能发生的危险因素：①病史与麻醉史；②手术类型；③麻醉管理。

（3）麻醉管理中的注意事项：①术前，根据发生知晓危险因素在麻醉药物选择上做出适当的调整；②预防性使用术前药物可以降低术中知晓的发生率；③检查仪器设备，检查静脉给药通路的完整性及通畅性；④意外出现有意识状态时，应及时使用遗忘作用药物；⑤监测呼气末麻醉药浓度至少0.7MAC；⑥合理使用肌松药、镇痛药或其他静脉麻醉药物；⑦应用BIS等监测麻醉深度。

第六节　术后恶心呕吐、谵妄及麻醉后寒战

知识点1：术后恶心呕吐（PONV）	副高：掌握　正高：熟练掌握

术后恶心呕吐（PONV）是全麻后最常见的并发症之一，其发生率为20%～30%，造成患者明显不适和满意度下降，甚至延长住院时间，增加治疗费用。

知识点2：术后恶心呕吐（PONV）的危险因素	副高：掌握　正高：熟练掌握

（1）患者因素：女性、非吸烟、存在PONV病史及晕动病史者发病率高。

（2）麻醉因素：吸入麻醉药、硫喷妥钠、阿片类药物、依托咪酯、氯胺酮、曲马多等均可使PONV发生率增加。容量充足可降低PONV发生率。

（3）手术因素：手术时间越长则PONV发生率越高，特别是持续3小时以上的手术。部分手术，包括腹腔镜手术、胃肠道手术、神经外科手术、胆囊切除术、妇产科手术或斜视矫形术等其PONV发生率较高。

知识点3：术后恶心呕吐（PONV）的治疗	副高：熟练掌握　正高：熟练掌握

（1）丁酰苯类：应用小剂量的氟哌利多可明显减少术后恶心呕吐的发生率，但应用此药后可因Q-T间期延长引起严重心律失常，因此应心电监测3小时，有明显的Q-T间期延长时应禁止使用。

（2）5-羟色胺拮抗药：主要包括昂丹司琼、格雷司琼等，可较好的防治术后恶心呕吐，有时可出现镇静、焦虑、视力紊乱、肌张力失常或尿潴留等。

（3）胃动力药：甲氧氯普胺可促进食管与胃的蠕动，增强食管括约肌、贲门括约肌的张力并加速胃内容物排空，可防止术后恶心呕吐。

（4）抗胆碱药物：传统药物包括阿托品和东莨菪碱，但有较强的副作用（口干、谵妄、瞳孔扩大等）而限制了其应用。

（5）肾上腺皮质激素：地塞米松可应用于防治妇科手术PONV时具有相似于昂丹司琼的效果，但止吐机制尚不明确。

（6）非药理学治疗方法：主要包括术中辅助吸氧（$FiO_2 > 0.3$）、充分补液、经皮穴位电刺激和针刺疗法等。

（7）多模式综合治疗。

知识点4：术后谵妄　　　　　　　　　　　　　副高：掌握　正高：熟练掌握

谵妄是一种急性认知功能改变，主要表现为随时间波动的意识改变与注意力不集中。术后谵妄是指患者在经历外科手术后出现的谵妄，其发生具有明显的时间特点，通常发生在术后24~72小时。

知识点5：术后谵妄病因学　　　　　　　　　　副高：熟练掌握　正高：熟练掌握

谵妄的发生是易感人群在促发因素诱导下产生的结果。

（1）易感因素：①高龄：年龄大于65岁者谵妄发生率明显增加，并随年龄增加而增加；②基础疾病：术前有认知功能改变，自主活动受限、活动耐量降低或具有视觉、听觉损害的老年患者，严重营养不良、维生素缺乏及脱水，多个器官受损或存在代谢紊乱；③术前使用对活动有影响的药物以及吸烟、酗酒；④遗传因素。

（2）促发因素：①药物：苯二氮䓬类药物可使谵妄风险增加，抗胆碱能药物可导致谵妄和认知功能改变；②手术种类：在心血管手术和矫形外科手术中，其术后谵妄较多见，非心脏大手术和高危手术后也较多见，小手术后发生率较低；③ICU环境：ICU为谵妄的高发病区；④术后并发症：术后并发症会使谵妄风险增加，并发症的数量越多，发生谵妄的风险越大。

知识点6：术后谵妄临床表现　　　　　　　　　副高：熟练掌握　正高：熟练掌握

术后谵妄主要表现为意识障碍、认知能力改变、知觉障碍、情感障碍等，上述症状可持续一段时间或在一定时间内反复出现。

知识点7：术后谵妄诊断　　　　　　　　　　　副高：熟练掌握　正高：熟练掌握

通常大部分患者表现为对周围环境反应能力下降、集中转移注意力的能力下降或持续的认知能力下降，主要包括定向障碍、记忆丧失或言语改变等。另外，有少部分患者表现为典型的情绪异常、幻觉、躁动等，实验室及其他影像学资料证实无颅内器质性病变。

知识点8：术后谵妄鉴别诊断　　　　　　　　　副高：熟练掌握　正高：熟练掌握

（1）酒精戒断综合征：常见于大量饮酒的患者，临床上主要表现为自主神经功能亢进，这类患者有明确的相关病史，常出现于末次饮酒后5~10小时，高峰期为48~72小时，可持续5~7天或更长时间。其症状可被术后镇痛处理部分或全部掩盖。

（2）脂肪栓塞综合征：常出现在股骨颈骨折后24～48小时，临床上主要表现为胸部不适、胸痛、精神异常、皮肤淤斑，另外，可有发热、心动过速、黄疸、尿改变或视网膜改变等。

知识点9：术后谵妄的预防　　　　　　　　副高：掌握　正高：熟练掌握

由于谵妄通常是由多种易感因素和促发因素共同作用的结果，预防谵妄也应针对多种危险因素进行干预。因此，应详细了解患者的病史、并存疾病、药物和手术治疗情况，识别危险因素。

知识点10：麻醉后寒战的发生率　　　　　　副高：掌握　正高：熟练掌握

麻醉后寒战的发生率约为40%，其中接受全身麻醉的患者中为5%～65%，接受硬膜外麻醉的患者中约为33%，其发生与术中热量丢失成正比。

知识点11：麻醉后寒战的病因　　　　　　副高：熟练掌握　正高：熟练掌握

通常术后颤抖大多数为正常性寒战。术中低体温导致温度调节性寒战反应最为常见，但麻醉后寒战样颤抖的病因尚不明确。通常认为麻醉后寒战与脊髓反射去抑制、疼痛、致热源释放、肾上腺抑制、交感活性减弱、呼吸性碱中毒等因素有关。

知识点12：麻醉后寒战的临床表现　　　　　　副高：掌握　正高：熟练掌握

一般表现为易被察觉的肌纤维成束震颤或面部、下颌、头、躯干或肢体的持续超过15秒的震颤。至少存在以下两种不同类型的颤抖：

（1）紧张型：其表现类似于正常寒战，呈典型的每分钟4～8个周期性增强－减弱形式。

（2）阵挛型：为5～7Hz局部暴发，类似于病理性阵挛。

知识点13：麻醉后寒战的治疗　　　　　　副高：熟练掌握　正高：熟练掌握

（1）保温、加温治疗：如皮肤表面加温可通过增加经皮热传入冲动使机体温度调节系统可耐受较低的中心温度，从而治疗麻醉后寒战。

（2）药物治疗：为主要的治疗方法，大多数药物均可抑制寒战的发作，如阿片类药物、可乐定、多沙普仑和酮色林等。

第三篇
专科麻醉及特殊病症的麻醉

第一章 常见麻醉

第一节 眼耳鼻喉口腔颌面及整形外科手术麻醉

一、眼科手术麻醉

知识点1：眼科手术麻醉分类	副高：熟悉 正高：掌握

眼科手术麻醉常用麻醉方法包括全身麻醉和局部麻醉，目前在我国成人眼科手术通常采用局部麻醉，全身麻醉大多用于各种小儿眼科手术、老年眼科手术或者手术范围广而手术时间长的成年眼部手术。

知识点2：眼科手术麻醉前评估	副高：熟悉 正高：掌握

任意年龄患者均可能接受眼科手术，其中以小儿和老年患者居多。在老年眼疾患者中，最常见的全身性疾病为高血压、心脏病、糖尿病及慢性肺疾患。在评估患者全身情况时，必需行心电图、胸部X线片及血电解质、血糖、肌酐等检测，必要时做动脉血气检查。对这类患者术前用药要进行全面评估。部分老年患者伴有精神障碍，需评估其合作程度。

知识点3：小儿眼科手术的特殊问题	副高：熟悉 正高：掌握

小儿斜视矫正手术是眼科中最为常见的手术之一，应当警惕的是，施行眼肌手术的患

儿发生恶性高热的风险高于其他手术，而易发恶性高热的患者中常伴有局限性的骨骼肌力异常。患先天性白内障的小儿也可能伴有先天性气道异常或代谢异常。晶状体后纤维组织形成通常与新生儿期长时间使用高浓度氧治疗有关，因此新生儿吸氧时氧分压不适宜大于40%，且同时应监测视网膜血管直径改变。

知识点4：眼科用药的全身作用 　　　　　　　　　副高：熟悉　正高：掌握

许多眼科用药与麻醉密切相关，麻醉科医师需熟知眼科常用药物的药理作用和副作用，制订合理的给药方案。

（1）阿托品滴眼液：可引起心动过速、面色潮红、口渴皮肤干燥和烦躁不安。

（2）乙酰唑胺：适用于青光眼治疗，可产生碱性利尿而导致低钾，术前应当查电解质。

（3）二乙氧膦酰硫胆碱：它是一种局部抗胆碱酯酶药，血液吸收会导致血浆胆碱酯酶抑制，延长琥珀胆碱的肌松作用时间。

（4）去氧肾上腺素：适用于散瞳，可升高血压。对高血压、冠心病患者不利，也可能出现反射性心动过缓，需加以注意。

（5）马来酸噻吗洛尔：全身吸收可能导致心动过缓、支气管痉挛或加重充血性心力衰竭。此药还可能加重重症肌无力，导致新生儿和小婴儿术后呼吸抑制。

知识点5：眼科手术麻醉前用药 　　　　　　　　　副高：熟悉　正高：掌握

为了减轻患者焦虑，减少恶心呕吐，抑制泪液及呼吸道分泌物产生，并维持眼内压稳定，对接受眼科手术患者要因人而异地给予麻醉前用药。常用的有抗胆碱药、镇静、镇吐药和麻醉性镇痛药。

知识点6：眼科手术麻醉选择 　　　　　　　　　副高：熟悉　正高：掌握

（1）局部麻醉：①表面麻醉：可以选用0.25%～0.5%丁卡因、0.5%丙美卡因、2%利多卡因等作为表面麻醉药，适用于眼部短小及浅表手术；②浸润麻醉：是将适当浓度及容量的局麻药注射于拟手术部位组织内的麻醉方法；③神经阻滞：是将局麻药注射在拟手术区所支配神经干处，而不直接注入手术部位。

（2）全身麻醉：眼科手术选用全身麻醉，应当考虑眼球手术的特殊要求，防止麻醉药及麻醉操作对眼内压影响，预防眼心反射。

知识点7：麻醉药物对IOP的影响 　　　　　　　副高：熟练掌握　正高：熟练掌握

大部分全麻药、镇静药、麻醉性镇痛药、神经安定药等均存在不同程度的降低正常眼和青光眼患者IOP的作用，氯胺酮和琥珀胆碱则被认为具有升高IOP的作用。

（1）氯胺酮：大部分人倾向于氯胺酮增加IOP，但争议始终存在。有人认为氯胺酮升高

IOP与其增加脑血流量、眼外肌张力、升高血压或高碳酸血症有关，而非氯胺酮对IOP的直接作用。

（2）丙泊酚：丙泊酚除本身可直接降低IOP作用外，还可间接通过血流动力学的作用而影响眼内血流变化。对于IOP已经升高的患者，丙泊酚降低IOP的效果更加显著。

（3）依托咪酯：可通过对静脉压的作用进而产生降低IOP的效果，但程度较丙泊酚明显低。

（4）咪达唑仑：降低IOP作用相似于丙泊酚，但较丙泊酚弱。

（5）吸入麻醉药：可导致剂量依赖性IOP降低，可能机制涉及间脑中枢神经系统的抑制、房水生成的减少及流出的增加、改善房水循环或松弛眼外肌等。

（6）神经肌肉阻滞剂：非去极化肌松药被认为具有降低IOP作用，其主要机制为通过松弛眼外肌而实现。

知识点8：眼科手术中的监测　　　　　　　　　副高：熟悉　正高：掌握

眼疾患者常合并其他全身性疾患，无论是在局部还是全身麻醉下接受手术，均需建立静脉通道，并根据患者的全身状态、所施手术的大小来决定具体的监测指标，常规应包括心电图、无创血压和血氧饱和度，必要时还可监测有创动脉压、CVP和BIS等。

知识点9：与麻醉相关的眼部损伤　　　　　　　副高：熟悉　正高：掌握

患者在全麻苏醒后主诉视力障碍，必须注意发生视网膜中央动脉闭塞的可能性。在应用面罩时，要避免过度压迫眼球。全身性低血压和贫血同样可导致失明。

在全麻时眨眼反射消失，泪液生成受抑制。术中眼睑闭合不全，角膜完全或部分暴露会引起暴露性角膜炎，严重者可能导致角膜溃疡。湿盐水纱布将双眼覆盖，适当的用胶带闭合眼睑以及用眼膏可保护角膜。

二、耳鼻咽喉科手术麻醉

知识点10：耳鼻咽喉科手术麻醉特点　　　　　　副高：熟悉　正高：掌握

耳鼻喉科手术范围在头颈和颜面部，其解剖结构复杂并存在多种生理功能；手术通常与麻醉共同合用同一气道，易导致反流误吸及术中气道管理困难。耳鼻喉科疾病通常累及气道或压迫气管，手术部位又常在腔隙深部，手术野小，操作困难；显微外科手术操作更精细，难度更大；颈部手术操作可刺激颈动脉窦，使迷走反射导致血压急剧下降和严重心动过缓。这些均对麻醉提出特殊要求，需要麻醉者耳鼻喉科手术麻醉在围术期妥善处理。

知识点11：耳鼻咽喉科手术麻醉选择　　　　　　副高：熟悉　正高：掌握

一些短小和浅表的手术可在表面麻醉和局部浸润麻醉下完成，但随着外科手术的发展、麻醉药物与管理水平的提高及患者的要求增加，全身麻醉日渐广泛地应用于耳鼻喉科手术中。

知识点12：耳鼻咽喉科手术麻醉术中出血的处理　　副高：熟练掌握　正高：熟练掌握

（1）头颈部血运非常丰富，耳内和鼻咽部术野小，不易显露，操作深，不便止血，故出血量较多。为降低出血量可局部应用肾上腺素，但在并用氟烷麻醉时易发生严重心律失常。

（2）在表面麻醉加肾上腺素导致心动过速时，可静脉注射普萘洛尔0.008mg/kg，局部改用苯福林。此外，减少手术出血还可采用颈外动脉结扎或控制性低血压等方法。

（3）鼻咽纤维血管瘤手术时出血量多且急，控制性低血压可有较好效果。中耳手术视野极小，尤其是耳硬化症镫骨手术及手术切除镫骨换用修补物等。术野内极小量的出血也可对手术操作造成影响，可使头部抬高增加静脉回流，减少出血。

知识点13：耳科手术的麻醉　　　　　　　　副高：熟悉　正高：掌握

（1）很多耳科手术，可以在局麻或局麻加强化麻醉下完成。但对于重大复杂的手术或不合作的患者（如小儿）应当考虑全麻。

（2）显微镜在耳科手术中广泛应用，在显微镜下患者术中体动、咳嗽会被明显放大，影响手术的操作，因此显微手术多考虑全麻。

（3）对出血多或需在显微镜下完成的耳科手术应当考虑施行控制性降压。

（4）因氧化亚氮在血中的溶解度远远高于氮气，其进入中耳腔的速度快于氮气排出速度，就会使中耳腔内压迅速升高，特别在有咽鼓管阻塞的患者，压力可升至300～400mmHg，甚至引起鼓膜破裂。所以做此类手术忌用氧化亚氮。

（5）耳科手术常涉及面神经，如术中需要进行面神经监测，可以在插管前使用中短效肌松药之后不再使用肌松药，或者不使用肌松药。

（6）中耳及内耳手术后恶心、呕吐非常多见，应当常规给予抗呕吐药。

知识点14：鼻及鼻窦手术的麻醉　　　　　　副高：熟悉　正高：掌握

鼻科手术的患者因为疾病本身的原因，通常存在严重的鼻腔阻塞。行气道评估时需注意可能存在面罩通气困难，尤其在同时合并其他通气困难时。慢性鼻-鼻窦炎尤其是伴有鼻息肉患者可能合并支气管哮喘，此类患者再有阿司匹林耐受不良，则为阿司匹林耐受不良三联征或Samter三联征。非甾体类抗炎药会诱发哮喘，围术期需避免使用。对鼻咽部或鼻窦肿瘤切除或根治的患者，一般选择全身麻醉。行上颌窦癌根治术时，通常先在局麻下做气管切开术，再置入带套囊的气管导管后做静脉诱导。

知识点15：喉镜和支气管镜检查的麻醉　　　　副高：熟悉　正高：掌握

喉科手术通常需要接受全身麻醉，因其病变部位处于麻醉气道管理的关键区域，共用气道的问题比其他耳鼻咽喉–头颈外科更为突出。

声带手术：通常在纤维喉镜下完成，应有较深的麻醉才能使咽喉部肌肉松弛，防止喉镜放置过程中剧烈的心血管反应。声带手术时间通常较短，肌松药应用若选用琥珀酰胆碱作气管插管，而后用支撑喉镜时通常应追加琥珀酰胆碱一次。但第二次的追加可导致心率减慢，故可选用时短效的米库氯铵。若不要求声带运动，全麻管理并无特殊，但应尽可能选用较细的气管导管以便于声带显露，若细导管仍阻碍手术视野，可选用间断通气方式，即在充分供氧后拔出气管导管，外科医师在无遮挡的视野下完成操作，期间严密监测 SpO_2，当 SpO_2 <95%后由外科医师在直视下重新插入气管导管恢复通气。其他通气方法主要为采用细导管置入声门下或经悬吊喉镜的侧孔进行喷射通气。

知识点16：扁桃体及腺样体刮除手术的麻醉　　　　　　副高：熟悉　正高：掌握

对于4岁以下无法配合的患儿可使用七氟烷吸入诱导，4岁以上能配合的患儿和成人可在建立静脉通路后常规静脉快速诱导后气管插管。经鼻腔气管内插管有利于手术操作，但需要同时切除腺样体时必须经口腔插管。经口或经鼻插管最后均采用钢丝加强导管，术中注意其是否有受压或打折。

（1）术前评估：①了解有无阻塞性睡眠呼吸暂停（OSA），OSA患者可能存在困难气道；②了解有无合并呼吸道感染、哮喘或其他过敏史，如果存在感染，应当延迟手术；③患者血红蛋白应在100g/L以上，应无凝血功能障碍；④如伴有风湿热、心肌炎、肾炎、心脏瓣膜病变等，皆须在病情稳定后，经内科医生判断认为安全时方可进行手术。

（2）麻醉管理：①注意保持气管插管套囊的密闭性，避免口鼻腔分泌物和血液的反流误吸；②注意手术中因导管的移位和滑脱所造成的气道堵塞或窒息的发生；③严密观察患者生命体征的变化；④术毕拔管时务必慎重，严格掌握拔管指征。通常在术毕后，取出咽后壁纱布垫，并做充分的口咽及气管内吸引；⑤拔管后，置患者于侧卧位，用面罩吸入纯氧，至潮气量及呼吸频率完全正常，停止吸氧情况下 SpO_2 >95%时始可以返回病房。

（3）术后出血再次手术的麻醉处理：①应当选择清醒或快速诱导插管；②备好不同型号的气管导管和气管切开的器具；③备好吸引器，随时清理咽喉部位；④患者麻醉后应插入胃管吸取胃内容物，以减少术后恶心、呕吐的发生；⑤注意维持循环功能的稳定，防止出血性休克。

知识点17：全喉切除手术的麻醉　　　　　　副高：熟悉　正高：掌握

全喉切除通常在全身麻醉下进行。

（1）对肿瘤较大，影响声门暴露以及肿瘤侵及声门下或者存在出血病史的患者，首先在局麻下进行气管切开并置入带套囊的加强导管，然后再进行静脉诱导。

（2）术中保持麻醉深度适宜，以防止缺氧和二氧化碳蓄积。

（3）手术离颈部大血管近，容易致颈动脉窦反射，应注意监测。

（4）警惕大血管破裂时可能发生气栓，一旦发生应当停止吸入氧化亚氮。

知识点18：气管、支气管异物取出手术的麻醉　　　　　副高：熟悉　正高：掌握

（1）气管、支气管异物多见于1～4岁的小儿。可以采用七氟烷和氧气混合吸入或静脉内给药诱导，并行静脉麻醉维持，可以使用肌松药。也可以辅以4%利多卡因或1%丁卡因作咽喉部和气管内的表面麻醉。

（2）手术期间经支气管镜侧孔行喷射通气，以防止缺氧。

（3）术中严密观察SpO_2及心率的变化，如有缺氧应当中止手术，面罩加压给氧或行气管插管，等缺氧改善后再行手术。

（4）为了防止小儿气管镜检后发生喉水肿，术毕可以静脉注射地塞米松0.5～1.5mg/kg，并严密观察SpO_2。通常宜继续吸氧数分钟，待患儿清醒，病情平稳后再送回病房。

知识点19：上呼吸道激光手术的麻醉　　　　　副高：熟悉　正高：掌握

CO_2及钇铝石榴石（Nd：YAG）激光已广泛应用于上呼吸道手术中。术中最为严重的并发症是气道烧伤，估计发生率为0.50%～1.50%。如下措施可减少气道烧伤的发生率：

（1）降低气管导管的可燃性，应尽可能选择抗激光导管。

（2）尽可能降低吸入氧浓度（$FiO_2 < 30\%$），仅维持适当的动脉血氧饱和度。

（3）因氧化亚氮是一种强氧化剂，应用空气或氦气代替。

（4）使用间断通气或文丘里（Venturi）喷射通气技术。

这些措施可降低而不是消除气道烧伤的风险，因此麻醉医师需随时做好气道烧伤的准备。

三、口腔颌面外科手术麻醉

知识点20：呼吸道的远距离管理　　　　　副高：熟悉　正高：掌握

口腔、颌面部手术，术者往往占据患者头部，迫使麻醉者远离其气道；麻醉机一般只能放置于手术台侧方靠近脚端，术中气管内吸引或观察导管位置都极为不便，加之术者在操作时有可能将气管导管拖动、拽出或气管导管连接处脱落等引发的一系列意外事件，因此麻醉时应当格外小心。

知识点21：口腔颌面外科手术麻醉困难气道的评估　　　　　副高：熟悉　正高：掌握

麻醉前需认真访视，重点了解与呼吸道有关的病史，做好详细的物理检查，可以根据患者张口度、头颈活动度、甲颏间距、Mallampati分级等方法对插管难易度做出判断。正确评估，做出预案，采用最适当、最安全的方式进行诱导气管插管。

知识点22：口腔颌面外科手术麻醉苏醒期的管理　　　　　副高：熟悉　正高：掌握

（1）防止误吸：在拔管前应当充分吸引气道分泌物及胃内潴留液，待患者意识完全清

醒、咳嗽反射恢复后再拔管。

（2）保持呼吸道通畅：要求麻醉者掌握好拔管时机。传统的方法是于术毕在舌深部缝一根丝线，在必要时牵拉可保持气道通畅。现常于拔管前置入口咽或鼻咽通气道能够明显改善气道通畅增加拔管安全性。小儿气管黏膜和喉头组织质嫩，血管丰富，长时间气管插管后有可能导致喉水肿，地塞米松可预防喉水肿发生，可以适量使用。拔管后严重喉痉挛无法缓解时，需要立即静脉注射琥珀胆碱解除痉挛再行插管。

知识点23：口腔颌面外科手术的局部麻醉方式　　　　副高：熟悉　正高：掌握

局部麻醉包括局部浸润麻醉和神经阻滞麻醉，是口腔、颌面手术除全麻外最为常用的麻醉方法。此法具有操作简单、容易掌握、效果确切、价格便宜等优点。

知识点24：口腔颌面外科手术的全身麻醉方式　　　　副高：熟悉　正高：掌握

口腔、颌面部手术麻醉安危的关键是维持气道的畅通和充分的肺通气及术后防止窒息。气管插管静吸复合麻醉（或全凭静脉麻醉）是口腔颌面部手术的主要麻醉方式。在麻醉前必须根据患者呼吸道通畅度和气管插管的难易度，采取不同的诱导方式及插管方法。

（1）插管途径的选择：①经口腔明视插管：对插管不困难的口外手术患者均作首选；②经鼻腔气管内插管：通常来说为方便手术，口内手术多采用经鼻腔气管内插管。另外，对经口腔插管困难或有禁忌的患者也选择经鼻腔气管内插管；③经气管造口插管：对经口、鼻腔插管都有困难或禁忌者，可以先在局麻下气管造口，再经造口插入气管导管。或估计术后呼吸道不易维持通畅并可能气管切开的患者，可以在麻醉前预防性气管造口，经造口处插管。

（2）诱导方式的选择：①快速诱导气管插管：术前估计无气道梗阻及气管插管困难的患者，均可以选择快速诱导；②慢诱导自主呼吸下气管插管：气道梗阻症状不重，估计入睡或麻醉后梗阻无加重者，可以采取此法；③清醒气管内插管：对已知困难气道、饱食、急性外伤者应当采取清醒插管。

（3）气管导管的选择：口腔、颌面部手术，因手术视野小，为了方便术者操作，一般选择柔软性好、不易扭折及抗压的带有螺旋钢丝内环的气管导管（Woodbrige螺纹导管）。也可以选择异形气管导管，有利于最大限度的暴露手术野，方便术者操作且降低导管受压和扭曲的风险。

（4）麻醉实施：对困难插管患者插管前应当避免用任何麻醉药，保持患者意识清晰和自主呼吸；插管成功后迅速全麻。可以采用静吸复合或全凭静脉麻醉。

知识点25：口腔颌面外科手术麻醉中的呼吸管理　　　　副高：熟悉　正高：掌握

一旦插管成功，应当仔细检查导管插入的深度及导管固定的牢固度。口内手术一般取肩部垫高头过度后仰位，加之开口器最大开口，通常导管插入应当比一般稍偏深，并由术者将导管缝合在一侧口角固定。深浅不当或固定不牢均可因者操作致使导管过深或向外拽出而通气障碍或意外发生。插管后应当常规气管内吸引保持气道通畅，术中也应当观察气道压力，当压力升高时应当找出原因积极处理。对于体重<25kg的儿童，最好采用压力模式机械通气，并进行常规$PETCO_2$监测，避免缺氧或CO_2蓄积。

| 知识点26：口腔颌面外科手术麻醉中的循环管理 | 副高：熟悉　正高：掌握 |

口腔、颌面部血管丰富，手术出血多且不易止血。如果患者术中头过低影响静脉回流，可能出现颜面发绀、结膜水肿、术野渗血增加；如持续时间过长，将使颅内压升高，甚至损害大脑。为了避免上述情况，患者宜取头部略高位。麻醉力求平稳、镇痛完全，不宜呛咳、躁动，保持血压稳定。对于出血多的手术（比如血管瘤），根据失血量及时补充，在必要时采用控制性降压以减少出血。

| 知识点27：口腔颌面外科手术麻醉中的围术期监测 | 副高：熟悉　正高：掌握 |

血压、心率、ECG、SpO_2为常规监测项目。对小儿$PETCO_2$的监测是必不可少的。儿童仍需胸前放置听诊器观察心音及呼吸音。对于长时间手术还需进行血气分析，以了解通气情况，便于及时调整呼吸参数。对术时长失血多的患者术中需进行有创动脉压及CVP监测，还应当严格观察尿量，末梢颜色及体温。

| 知识点28：口腔颌面外科手术麻醉后的处理 | 副高：熟悉　正高：掌握 |

气管插管的患者应严格掌握拔管指征：完全清醒、正确示意；安静状态下每分钟通气量正常；喉反射完全恢复，有正常的吞咽反射；停止吸氧后10分钟SpO_2维持在95%以上。拔管前可静脉注射地塞米松并将患者头稍抬高，有可能缓解气道水肿。可以应用少量气管扩张剂和短效β受体阻滞剂如艾司洛尔，有助于改善患者呼吸和循环情况。在拔管前应吸净气管内、口鼻腔分泌物及血液。拔管后患者若出现呕吐，应及时清除呕吐物，以免误吸。对于某些患者估计术后可能发生气道梗阻者，做预防性气管造口仍值得考虑。

| 知识点29：口腔颌面外科手术术后常见并发症和预防 | 副高：熟练掌握　正高：熟练掌握 |

（1）出血、误吸、喉头水肿以及术后解剖位置的改变。手术结束前应用激素防止水肿，术后密切观察，必要时重新气管插管。

（2）口腔内出血，可导致血液直接误吸入呼吸道或血块阻塞呼吸道。在术后无明显渗血的情况下，应吸尽口腔内的血液分泌物后再拔管。

（3）Treacher-Collins综合征或Robin畸形，行咽成形修复术后咽喉腔可出现明显变窄，特别是年龄小、体质差及适应能力低下的患儿，拔管前需常规放置口咽导管，吸出分泌物，直至咽反射强烈，耐受不住时再拔出。

（4）对舌根、口底组织广泛切除或双侧颈淋巴结清扫患者，手术后颈部包扎敷料较多，可在拔管前放置口咽导管协助通气。

（5）口腔颌面部外伤，并伴有上、下颌骨骨折，舌及口底、颊黏膜组织严重撕裂伤，出血、软组织水肿明显使口咽腔变窄，舌体程度不同的失去了正常活动能力，应考虑留置导管延迟拔出。

（6）咽痛及咽喉部水肿：口腔、颌面及整形外科手术时间长，气管插管放置时间长，手术操作又在头部且位置不稳定，气管插管与气管黏膜多为摩擦状态，咽喉部水肿及损伤明显，术后患者可有明显咽痛。故口腔、颌面部手术患者术中应常规使用激素，术后应尽早开始雾化吸入可预防术后咽喉部水肿。

四、整形外科手术麻醉

知识点30：整形外科手术麻醉特点	副高：熟悉　正高：掌握

整形手术多为表浅部位手术，操作精细，通常时间较长。以年轻女性为主要群体，通常情况较好，但可能存在不同程度的心理问题。虽无须深麻醉和肌松要求，但过程要求平稳，绝对保证患者的安全。整形手术多数可以在局麻下进行，部分手术需要全身麻醉或区域阻滞。口腔颌面部的整形美容手术患者可能存在张口受限等困难气道的危险。包扎及固定是整形手术的重要步骤，不能过早终止麻醉，以防止患者躁动所导致伤口裂开等危险。

知识点31：整形外科手术麻醉的选择	副高：熟悉　正高：掌握

（1）区域阻滞麻醉：对于范围较局限的表浅手术，可由手术医师施行局部浸润麻醉，麻醉医师提供监护或适当的镇静、镇痛，但要注意呼吸抑制及局麻药用量过大导致的毒性反应。涉及范围较大、时间较长的手术，可施行区域阻滞麻醉。下肢血管外科手术可以在椎管内麻醉、神经阻滞麻醉下进行。尽量保持患者清醒合作，如使用辅助药，以不使患者失去合作能力为度。注意穿刺和拔管的时机。

（2）全身麻醉：①对于不适于或拒绝区域阻滞麻醉的患者，可选择气管插管静吸复合全身麻醉或全凭静脉麻醉，也可以插入喉罩；②麻醉无须太深，但要求平稳，维持血流动力学的稳定，避免发生低血压；③对于年轻女性患者应当做好术后恶心呕吐的预防应对措施，包括选择全凭静脉麻醉、应用地塞米松、止吐剂等；④浅表手术对肌肉松弛无特殊要求，只需用适量肌松药便于机械控制呼吸，甚至可以不用肌松剂插入喉罩进行手术麻醉；⑤长时间的手术应当加强监测，特别是$ETCO_2$、尿量、体温的监测。血管外科手术术中可以进行有创监测如中心静脉压、直接动脉测压，在必要时可以进行心排出量监测；⑥注意液体平衡。

第二节　普通外科手术麻醉

一、颈部手术麻醉

知识点1：颈部手术麻醉的特点　　　　副高：熟练掌握　正高：熟练掌握

（1）对呼吸功能的影响：颈前部巨大肿瘤可压迫气管进而导致呼吸道部分阻塞，麻醉后因肌肉的松弛会导致这种压迫加重。此外，因手术操作会对气管产生牵拉或压迫，可对正常的通气功能造成影响，或者引发喉痉挛、支气管痉挛甚至引起喉和气管水肿。

（2）对循环功能的影响：颈部大血管多，会增加术中出血的可能性；颈部静脉系统压力低，损伤后可能有空气进入导致气栓。颈动脉分叉处有颈动脉窦，手术操作刺激此处通常可引起严重反射性的心血管反应。

（3）颈部神经损伤或阻滞后的影响：颈部手术一般会牵涉颈交感神经节、喉上神经或喉返神经，可以发生霍纳综合征、声音嘶哑甚至呼吸困难。

知识点2：颈部手术麻醉前准备　　　　　　副高：熟悉　正高：掌握

（1）对全身性并发症应当予以治疗。
（2）要加强营养，提高对麻醉及手术的耐受力。
（3）维持正常的呼吸循环功能，纠正水及电解质紊乱。

知识点3：颈部手术麻醉方法　　　　　　　副高：熟悉　正高：掌握

若颈部手术范围较小，位置浅表者可考虑在局部浸润麻醉或颈丛神经阻滞下完成。但是对于较大或深部的肿物，或有压迫气道或已形成呼吸道梗阻者，或者施行广泛的颈深部手术时，则需要在全身麻醉插管进行。随着患者对术中舒适度要求增加，大部分手术都采用了全身麻醉。

知识点4：颈部手术麻醉注意事项　　　　　副高：熟悉　正高：掌握

在麻醉前，充分评估患者，根据患者病史、症状体征及颈部影像学检查判断呼吸道情况，制定合适的麻醉方案。同时，应当做好抢救用具、药品及输血的准备，保持两条静脉通路。麻醉管理的重点是保持呼吸道的通畅。颈部重大手术，可能造成胸膜破裂，出现大出血或是迷走神经反射性血压下降、心律不齐或心脏骤停必须暂停手术，积极抢救和处理。

知识点5：甲状腺功能亢进症手术术后并发症的处理　　副高：熟悉　正高：掌握

（1）甲状腺切除术后可能出现的喉返神经麻痹：拔管后应用喉镜观察声带活动，如单侧或双侧声带不活动并影响呼吸可以再次行气管插管。

（2）手术部位形成血肿：需要紧急打开手术切口清除血块，然后视呼吸道的畅通程度决定是否需再行气管插管或气管切开。

（3）术中误切除甲状旁腺：监测血钙浓度变化，必要时静脉滴注氯化钙补充血钙。

（4）甲状腺功能亢进危象的抢救：当术前准备不足时，如果术中出现心动过速、精神激动、躁动不安、恐惧，以致甲状腺功能亢进危象征象发生时，应当补充水分（生理盐水为主）、降温；静脉滴入艾司洛尔控制心率，先静脉注射0.5mg，然后每次0.5mg直到心率低于100次/分。使用丙基硫氧嘧啶，随后每12小时静脉给予碘化钠1g。尽快去除各种诱因，为了防止出现肾上腺抑制并发症，可每8小时给予氢化可的松100～200mg或地塞米松10～20mg。

| 知识点6：颈部外伤的手术麻醉注意事项 | 副高：熟悉　正高：掌握 |

（1）保持呼吸道通畅：采取一切有效办法，挽救生命；吸氧及注意加压包扎对呼吸的影响，在必要时辅助呼吸。

（2）止血：颈部血运丰富，外伤后出血多，止血要进行的彻底，以输血等措施预防和治疗休克，开放静脉。

（3）脱水：合并有肺、脑损伤者，在确认无活动性出血之后，应用甘露醇等脱水药。

| 知识点7：颈动脉内膜剥脱术的特点 | 副高：熟练掌握　正高：熟练掌握 |

（1）主要适用于治疗脑缺血，颈动脉粥样硬化为其主要病理改变。

（2）动脉粥样硬化多为全身性进行性病变还可涉及其他动脉，例如主动脉、冠状动脉及脑内动脉。

（3）常有脏器缺血的症状，例如脑缺血、心绞痛等。

（4）患者常并存有高血压、糖尿病、肾病等。

| 知识点8：颈动脉内膜剥脱术的麻醉处理 | 副高：熟练掌握　正高：熟练掌握 |

（1）术前治疗心脑血管疾病的药物应当持续至手术当天，如β受体阻滞药和控制血压的药物。ACEI类药物有导致术中顽固性低血压的可能，应更换为其他降压药。

（2）术前用药：选用小量、短效的镇静药，以便术后早期对中枢神经功能恢复的判断。

（3）区域阻滞：①对于能合作并耐受手术所采取的体位者，可以选用区域阻滞麻醉；②区域阻滞麻醉时患者清醒，便于连续观察中枢神经系统的改变；③通常行颈神经丛阻滞，包括浅丛和深丛，或由手术医师进行局部浸润麻醉。

（4）全身麻醉：是目前应用最多的麻醉方式。①适用于不合作或无法耐受手术体位者及手术复杂者；②可控制呼吸，保证供氧，并能够降低脑代谢；③麻醉诱导应当平稳，避免血压波动太大，维持适当脑灌注压。常用丙泊酚、地氟烷或七氟烷、瑞芬太尼等药物，维持较浅麻醉利于维持循环稳定，也有利于快速苏醒拔管，还有利于在阻断颈动脉时监测和比较EEC变化。

（5）术中监测：ECG、尿量、血压、$P_{ET}CO_2$、ECC、有创动脉压、血氧饱和度、血糖水平以及颈动脉阻断时间。术中高血糖可加重神经组织缺血性损伤，一般控制血糖11.1mmol/L以下。

知识点9：颈动脉内膜剥脱术中管理	副高：熟练掌握　正高：熟练掌握

麻醉管理原则：避免心、脑等重要器官缺血，维护全身及颅脑循环稳定，消除疼痛和缓解应激反应，保证患者术后清醒以便评估神经功能。

（1）维持血压在正常偏高水平，以利于增加脑灌注。避免$PaCO_2$过低或过高引起的脑血管收缩或扩张。

（2）当手术牵拉或刺激颈动脉窦时可能引起迷走神经反射，导致心动过缓和血压突然降低。一旦发生，应当立即停止手术刺激，并静脉注射阿托品。在颈动脉窦周围以局麻药封闭可预防其发生。

（3）阻断颈动脉：①在阻断前，静脉注射肝素5000U；②阻断期间应将血压维持在偏高水平，以增加脑灌注；③监测EEC，如有改变表明需要旁路分流或放置血管内支架。

（4）在开放颈动脉时可能引起反射性血管扩张和心动过缓，在必要时应用血管活性药物。

知识点10：颈动脉内膜剥脱术的麻醉术后注意事项	
	副高：熟练掌握　正高：熟练掌握

术后应当维持血流动力学稳定，拔气管导管时应避免患者躁动或挣扎，并立即检查中枢神经系统功能。术后神经系统功能障碍可由低灌流或栓塞引起，轻者可自行缓解，严重者应当立即再次手术。转运期间应当监测血压和SpO_2，并在监护室观察24小时。定期检查并比较中枢神经功能的变化，维持循环稳定，避免术后出血。

二、腹部手术麻醉

知识点11：腹部外科手术的特点	副高：熟悉　正高：掌握

腹部疾病患者病理生理变化较大，腹腔内脏器深藏于腹腔内，手术部位深，区域阻滞麻醉下牵拉内脏容易发生腹肌紧张、肠管积气、恶心、呕吐、膈肌抽动等。腹腔、盆腔巨大肿瘤、严重腹胀、大量腹水患者，不仅因腹压过高，膈肌运动受限而影响呼吸功能，且当剖腹减压时腹内压骤降，而发生血流动力学的骤然变化。误吸胃内容物是腹部手术麻醉的重要并发症和死亡原因，在麻醉时应当仔细评估，采取积极预防措施，大多数腹部手术前应放置胃管，使胃排空。腹部手术常有内脏的牵拉反应，这种牵拉反应受控于支配腹腔的交感神经及副交感神经。

知识点 12：腹部外科手术麻醉前准备   副高：熟悉   正高：掌握

在麻醉前，要积极适当地处理和纠正生理紊乱，改善全身营养不良，提高患者对麻醉的耐受性。

知识点 13：腹部外科手术麻醉方法的选择原则   副高：熟悉   正高：掌握

腹部外科手术麻醉方法的选择应尽量满足以下要求：
（1）不加重原有疾病。
（2）患者安全无痛。
（3）肌肉松弛能够满足手术需要。
（4）能够维持稳定的呼吸、循环状态。
（5）能够及时而顺利苏醒。
（6）术后很少或无并发症。
（7）麻醉方法中局麻、椎管内麻醉和全麻均可用于腹部外科手术。

知识点 14：腹部外科手术的局部麻醉方法   副高：熟悉   正高：掌握

局麻方法简单、方便，对患者血流动力学干扰较小，适用于腹壁、肛瘘、疝气、痔核等短小手术，还可以用于腹腔内的简单手术，如输卵管结扎术、阑尾切除术，但此时需要施行肠系膜根部及腹腔神经丛封闭。此外，可用于重度休克，高度黄疸患者进行胆囊造瘘等急诊手术。但局麻镇痛效果常不够满意，肌松不满意，术野显露差，使用受到限制。

知识点 15：腹部外科手术的椎管内麻醉方法   副高：熟悉   正高：掌握

（1）蛛网膜下腔麻醉（腰麻）：腰麻适用于下腹部及肛门会阴手术。起效迅速，镇痛效果好，肌松满意，肠管塌陷，手术野显露清楚。但维持的时间有限，术后患者偶有头痛及尿潴留等并发症发生，且禁忌证多，逐渐被硬膜外麻醉所取代。

（2）硬膜外麻醉：以往选用硬膜外麻醉较多。其优点包括：痛觉阻滞完善。肌松满意。对生理干扰小，呈节段性麻醉，麻醉范围局限在手术野，对呼吸、循环、肝肾功能影响小。因能够阻滞部分交感神经，可以使肠管收缩、塌陷，手术野显露好。术后并发症较少、恢复快，还可以用于术后镇痛等，非常适用于下腹部、盆腔手术及范围不大的胃、肠、胆道手术，还可用于无低血容量的急腹症患者。但上腹部手术用高平面硬膜外麻醉对血流动力学及肺部通气的影响较全麻明显，尤其是对低血容量的患者常引起明显的血压下降，甚至出现心脏骤停，同时硬膜外麻醉不能阻滞迷走神经引起的内脏牵拉反应，术中常使用静脉麻醉药，而这些药物又会干扰呼吸、循环功能。

（3）腰–硬联合麻醉：兼具以上两者的优势，为下腹部和下肢手术常用的麻醉方法之一。

知识点 16：腹部外科手术的全身麻醉方法　　　　副高：熟悉　正高：掌握

全身麻醉适用于范围大或时间长的手术，也适用于伴有低血容量的急腹症患者。全麻患者意识消失，镇痛完全，虽无法完全抑制内脏牵拉反应但患者不感到痛苦，辅助肌松药也可以使腹肌松弛满意，气管内插管还可以充分管理呼吸。麻醉深度容易控制，麻药用量少，安全范围大，术后苏醒快，所以已成为目前主流麻醉方式。但全麻苏醒时间长，术后仍需密切观察。由于患者情况不同，重要器官损害程度及代偿能力的差异，麻醉药物选择与组合因人而异。合理选用以上麻醉药物和麻醉方式，例如全身麻醉中联合硬膜外阻滞，不仅对患者生理干扰小，保证患者安全，更使手术操作顺利，患者术后苏醒快。

知识点 17：腹部手术术中处理　　　　　　　　　副高：熟悉　正高：掌握

（1）维持术中呼吸道通畅：对于慢性缺氧及术中头低位的患者，应当施行辅助或控制呼吸，改善肺泡通气量。防止缺氧和二氧化碳蓄积。

（2）重视胆道外科麻醉：胆道疾病是腹部外科最多的手术之一。常常伴有反复的感染、梗阻性黄疸和肝功能损害。麻醉中要注意肾功能的保护、纠正凝血机制的紊乱、肝功能的维护及术中胆－心反射，或迷走－迷走神经反射的防治。

知识点 18：腹股沟疝修补术的麻醉　　　　　　　副高：熟悉　正高：掌握

通常选用椎管内麻醉，腰麻和硬膜外麻醉均可，硬膜外麻醉穿刺部位多选 $T_{12} \sim L_1$ 或 $T_{11 \sim 12}$ 椎间隙，也可选用局麻。当手术分离疝囊颈和精索时，如患者不适，可行局部封闭。绞窄性疝多伴有腹胀及脱水，可以考虑选用全麻，为了防止胃内容物反流误吸，在麻醉前应行胃肠减压，并且注意纠正脱水和酸中毒。

知识点 19：胃肠道手术麻醉前的准备　　　　　　副高：熟悉　正高：掌握

患者多存在营养不良、贫血、低蛋白血症、电解质异常脱水、低血钾、代谢性酸中毒等，术前应尽量纠正。除急性出血为抢救生命需边输血边手术外，择期手术患者应小量多次输血宜常规施行胃肠减压，对幽门梗阻患者术前应常规洗胃。

知识点 20：胃肠道手术的麻醉方法　　　　　　　副高：熟悉　正高：掌握

（1）胃、十二指肠手术：目前国内多采用全身麻醉，以确保足够的肌肉松弛。

（2）结肠手术：可以首选连续硬膜外麻醉，术中辅以适量镇静镇痛药，以控制内脏牵拉反应。

（3）直肠癌根治术：麻醉可以选双管连续硬膜外麻醉，辅以适量镇静镇痛药，但应当注意局部麻醉药物的用量。

（4）目前腹腔镜下的微创手术快速发展，大部分胃肠手术均可在腹腔镜下完成，随着患者对舒适度的要求增加，大部分胃肠手术均采用全身麻醉并气管插管控制呼吸。也可考虑复合神经阻滞或硬膜外麻醉以提供更好的术后镇痛与恢复质量。

知识点21：胃肠道手术麻醉注意事项　　　　　副高：熟悉　正高：掌握

急慢性失血、营养不良、慢性消耗容易导致贫血。可以根据具体情况术中输血。慢性肠梗阻、胃肠手术术前应行胃肠减压。

知识点22：肝脾疾病麻醉前准备　　　　　　　副高：熟悉　正高：掌握

肝脾疾病手术术前应纠正贫血和低蛋白血症，加强护肝治疗，如凝血功能异常，应当针对性补充凝血因子，血浆或浓缩血小板，并适当与辅以维生素K治疗，门脉高压伴腹水、电解质紊乱者术前应当予以纠正，以提高对麻醉、手术及失血的耐受性及降低术后感染发生率。在术前应当做好输血和抗休克治疗的准备。

知识点23：肝脾疾病的麻醉方法　　　　　　　副高：熟悉　正高：掌握

无明显出血倾向及凝血功能障碍的左半肝或左肝外叶切除术和脾切除术可以选用连续硬膜外阻滞麻醉。右半肝、右肝后叶或更广泛肝切除时，为了使肝门能充分暴露和控制出血，有时还需要行胸腹联合切口，临床上多选择全身麻醉或全身麻醉联合连续硬膜外阻滞。伴有凝血功能障碍的肝叶切除，估计周围有粘连的脾切除、门脉高压患者的分流手术及肝、脾破裂手术，宜选用全麻。

知识点24：肝脾疾病麻醉注意事项　　　　　　副高：熟悉　正高：掌握

在麻醉中应当注意肝、肾功能的维护，及时纠正水、电解质、酸碱平衡失调。

知识点25：胆道疾病的病理生理　　　　　　　副高：熟悉　正高：掌握

急性梗阻性化脓性胆管炎时，胆管内压升高，胆管扩张，细菌和毒素进入循环，使机体出现一系列中毒症状，例如皮肤瘙痒、心动过缓。胆汁淤积还会使肝脏受累，导致低蛋白血症、凝血功能障碍等肝功能受损表现，极易引起严重的感染性休克。胆囊或胆道穿孔或损伤会引起化学性或感染性腹膜炎，血容量减少，血液浓缩（大量体液渗入腹腔内）。胆道出血常由感染、肿瘤或是损伤所致，极容易引起低血容量性休克。

知识点26：胆道手术麻醉前的准备　　　　　　　　副高：熟悉　　正高：掌握

（1）病情估计：在麻醉前要给予抗炎、利胆、护肝治疗。维生素K缺乏者应当给予治疗，使凝血功能恢复正常。阻塞性黄疸患者迷走神经张力增高，应当防治其引起的心律失常和低血压。术前伴有水、电解质、酸碱平衡失调、贫血、营养不良、低蛋白血症等，应当予以纠正，提高其对手术、麻醉的耐受力。

（2）麻醉前用药：有肝功能障碍者避免使用经肝脏代谢药物。有胆绞痛者避免使用芬太尼、吗啡等，以免使Oddi括约肌痉挛。胆道疾病，尤其是并发黄疸者，迷走神经极度兴奋，在麻醉前必须给予足量阿托品以抑制其兴奋性，防止麻醉中迷走神经反射的发生所引起的意外。

知识点27：胆道手术麻醉处理　　　　　　　　　　副高：熟悉　　正高：掌握

硬膜外麻醉、全麻及硬膜外麻醉复合全麻均可选用。硬膜外穿刺部位在$T_{8\sim9}$或$T_{9\sim10}$间隙，向头侧置管，阻滞平面在$T_{4\sim12}$，术中应当防治迷走神经反射，在必要时给予阿托品对抗。胆囊周围粘连严重，手术范围较广的手术宜选用全麻。麻醉药物中禁用对肝、肾功能有损害的药物，吸入麻醉药氟烷禁用，七氟烷、恩氟烷、地氟烷亦有一过性肝损害的报道。肌松药中苄基异喹啉类不经肝肾代谢，比甾体类更适用于阻塞性黄疸患者。对急性胆囊炎、坏疽性胆囊炎、坏死性梗阻性胆管炎合并感染性休克等急症患者以选用全身麻醉为佳。全麻药中对循环有抑制的药物应当结合麻醉深度监测调整剂量，在必要时加用血管活性药物，避免为维持血压造成术中知晓。在术前应用激素对治疗感染性休克存在一定争议，术中通过充分抗休克治疗及给予小剂量的激素和纠酸治疗，血压应当保证维持重要器官（心、脑）灌注的水平（平均动脉压＞60mmHg）。对有出血倾向的患者应给予针对性药物治疗，必要时可适量输血浆。

知识点28：胆道手术麻醉管理　　　　　　　　　　副高：熟悉　　正高：掌握

防治迷走神经反射所引起的心血管系统变化，加强呼吸、循环功能监测。

知识点29：门脉高压症的病理生理　　　　　　　　副高：熟练掌握　　正高：熟练掌握

（1）门脉高压症大多伴有严重肝功能障碍，引起严重贫血、低蛋白血症或腹水，同时多并发凝血因子的合成障碍、毛细血管脆性增加或血小板减少等因素导致的出血倾向，均可增加手术的危险性。

（2）手术前应进行系统治疗，如休息，高糖、高蛋白和高维生素饮食，输少量新鲜血或人体白蛋白来改善贫血及低蛋白血症，使其血红蛋白达到80g/L以上，血浆总蛋白与清蛋白分别达到60g/L和30g/L以上，同时输新鲜血还能纠正出血倾向。

（3）肝硬化腹水的患者通常伴有水钠潴留而限制钠盐摄入，反复抽吸腹水可引起水、电解质紊乱，术前应及时纠正。若并发大出血需急诊手术时，更加应同时补充血容量及电解质，且保护肝脏功能。

| 知识点30：胰腺疾病的病理生理 | 副高：熟悉　正高：掌握 |

胰头癌和十二指肠壶腹癌患者伴有严重的梗阻性黄疸、体质衰弱、营养不良、并伴有肝功能障碍。急性坏死型胰腺炎患者可能出现呕吐、胰腺出血、肠麻痹、腹腔内大量渗出物，而导致低血容量性休克，水、电解质紊乱，酸碱平衡失调。脂肪组织分解形成的脂肪酸与血中钙离子起皂化作用引起血钙偏低，胰腺在缺血缺氧的情况下可分泌心肌抑制因子（如低分子肽类物质）。有抑制心肌收缩力作用，使休克加重。胰腺炎继发腹膜炎致使大量蛋白液渗入腹腔，不仅影响膈肌运动，且使血浆蛋白丢失使血浆胶体渗透压降低，容易导致肺水肿，均使呼吸功能减退，甚至出现呼吸窘迫综合征。肾功能障碍也是常见合并症。胰腺内分泌肿瘤会导致相应的病理生理改变，如胰岛素瘤患者可以出现严重的低血糖等。

| 知识点31：胰腺手术麻醉前准备 | 副高：熟悉　正高：掌握 |

（1）病情估计：胰头癌患者在术前应当改善全身情况和营养不良，纠正水、电解质失衡；对于有出血倾向者，给予维生素 K 及其他止血药。急性坏死性胰腺炎患者应行对症治疗，减轻肠麻痹引起的腹胀，预防呕吐、反流所致的误吸；如伴有休克者应当积极纠正。

（2）麻醉前用药：地西泮、镇痛药在有肝功能损害的患者应个体化使用。

| 知识点32：胰腺手术麻醉处理 | 副高：熟悉　正高：掌握 |

简单的胰腺手术如胰腺囊肿可以选用硬膜外麻醉，穿刺的部位选 $T_{8\sim9}$ 或 $T_{9\sim10}$ 间隙，向头侧置管，但由于胰腺特别是胰头位置较深，周围毗邻复杂，且胰腺疾病病理生理改变相对较大，目前多选用全麻。急性坏死性胰腺炎伴休克者以及胰腺癌根治术的患者，由于手术复杂，创伤大，麻醉中选用对呼吸，循环和肝、肾功能无损害的麻醉药。

| 知识点33：胰腺手术麻醉管理 | 副高：熟悉　正高：掌握 |

急性坏死性胰腺炎患者术中注意补充血容量，纠正水、电解质紊乱，注意补钙，注意气道压力的变化，预防间质性肺水肿，甚至急性呼吸窘迫综合征的发生，注意心肌抑制或循环衰竭的发生；胰腺癌手术患者因手术创面大，注意补充血容量，宜进行中心静脉压监测，纠正水、电解质紊乱，还要注意保护肾功能，在少尿时可用少量呋塞米预防急性肾衰竭；全胰腺切除还应当根据血糖的变化给予胰岛素。

三、颅脑手术麻醉

（1）颅脑生理：颅腔内脑组织、脑脊液、脑血容量三者的体积与颅腔容积相适应，使颅内保持着稳定的压力。

（2）颅内高压：①症状：恶心、头痛、视盘水肿、嗜睡、意识丧失和行为改变。动眼神经麻痹引起同侧瞳孔的散大及无对光反应。展神经麻痹引起对侧偏瘫或轻偏瘫。颅后窝压力增高引起血压、呼吸改变、强迫体位。②处理：头高位、应用过度通气、脑脊液引流和使用高渗药物、皮质激素、利尿药及巴比妥类药等。

在麻醉前酌情用药。颅脑因手术时间长，出血量大，在麻醉前应根据手术情况准备充足的备血。有中枢性疾患的患者，常有体温突然升高的现象，术前、术中要将体温控制在常温以下为妥。有呼吸困难、通气不足所致低氧血症，需要尽快建立有效通气，颅脑外伤已有大量误吸的患者，首先要气管插管清理呼吸道，并用生理盐水稀释冲洗呼吸道，及时使用有效抗生素和肾上腺皮质激素防治呼吸道感染，充分吸氧后行手术。在术前尽快纠正水和电解质紊乱及酸碱平衡失调。癫痫发作者术前应当用抗癫痫药和镇静药防止癫痫发作。注意避免和消除颅内压（ICP）增高的因素：①二氧化碳蓄积；②低氧血症；③静脉压升高；④脑组织创伤、水肿和肿瘤（颅内占位性病变）；⑤手术刺激；⑥药物，如用吗啡等。

（1）仰卧头高位：促进脑静脉引流，利于降低ICP。但扭转头部可使颈静脉回流受阻，ICP升高。也可能使气管导管扭曲，气道压增高。

（2）俯卧位：应当注意维持循环稳定和呼吸道通畅。术前低血容量可能引起严重的直立性低血压。在翻身前后，均应检查并固定好导管位置，维持良好的供氧和通气。

（3）坐位：便于某些手术的操作；脑静脉引流通畅，有利于降低ICP，也可以减少失血；易于观察和维持呼吸道通畅，并可以增加胸肺顺应性；利于对面部、胸部和四肢的观察和处理。但有发生下列合并症的可能：①低血压和脑缺血：为了准确计算脑灌注压，应当将动脉压力换能器置于患者的前额水平；②气栓：由于头部位置明显高于右心房水平，空气由手术野开放的静脉进入。在发生气栓时，$ETCO_2$降低，CVP和PAP升高，$P_{(A-a)}O_2$和$PaCO_2$增加，血压降低。一旦发生，应当立即通告手术医师压迫开放的静脉并停吸N_2O，将患者置于水平或左侧头低足高位，在必要时由CVP导管将气体抽出；③外周神经损伤。

知识点37：颅脑手术呼吸管理　　　　　　　　　　副高：熟悉　正高：掌握

（1）避免发生呼吸道梗阻、CO_2蓄积和低氧血症；吸入氧的浓度以50%～60%为佳。长时间吸入高浓度的氧可能会导致肺泡表面活性物质丧失活性，术后容易发生肺不张。

（2）维持足够的麻醉深度，避免发生呛咳及支气管痉挛。

（3）轻度过度通气，维持$PaCO_2$在30～35mmHg时降低ICP最明显，而低于25mmHg时有可能导致脑缺氧。

（4）多主张机械通气，如保留自主呼吸，应当以同步间歇性指令通气（SIMV）或手法辅助呼吸，即可以避免气道压过高又能够达到适当过度通气的目的。

（5）PEEP对ICP不利，但在合并肺部疾病而发生低氧血症时，则应当视低氧血症和PEEP对CBF及ICP影响的利弊。应当以最低PEEP达到最好氧合，以利于脑的氧供。

知识点38：颅脑手术循环系统管理　　　　　　　　副高：熟悉　正高：掌握

术中应当维持正常血容量以确保循环功能的稳定，避免加重脑水肿。静脉输液选择上肢较好；输液的速度要匀速，避免输注含糖液。术中可以交替输注乳酸林格液和生理盐水来维持血清渗透压，大量乳酸林格液可能导致低渗状态，使脑水含量增加。在需要大量输液的情况下（例如多发伤、脑静脉窦撕裂、动脉瘤破裂等）联合应用等张晶体液和胶体液可能更合适。对较大颅内肿瘤、脑膜瘤、颅内动静脉畸形应作控制性降压。

知识点39：颅脑手术术中监测　　　　　　　　　　副高：熟悉　正高：掌握

（1）常规监测：ECG、SpO_2、血压、$ETCO_2$体温和尿量。

（2）特殊监测：①脑血流监测：测定CBF在手术室内操作较困难，无连续性。目前的监测方法包括：放射性氙清除法、正电子发射断层扫描（PET）、经颅多普勒超声图（TCD）或激光多普勒血流监测仪；②局部脑血氧饱和度（rSO_2）：近红外光谱仪（NIRS）为一种无创估计局部脑氧合的方法，它测量一些光吸收的变化，临床上将$rSO_2<55\%$作为脑组织缺氧的极限，且连续监测动态变化规律更具有临床意义。

（3）取特殊体位，手术创伤大及需要控制性低血压者应当监测有创动脉压。

（4）合并心血管疾病、颅内高压者，应当监测CVP，必要时放置Swan-Ganz漂浮导管监测PCWP及全套血流动力学参数。

（5）对于创伤大及脑严重外伤者，围术期应当监测ICP，以指导治疗。

知识点40：颅脑手术术后管理　　　　　　　　　　副高：熟悉　正高：掌握

（1）一些颅脑手术在术前会安放头架，术后在未摘除前尽可能不过早地减浅麻醉，避免术后高血压的发生。术中应用右美托咪定，也可增加术后血流动力学稳定。在开始头部包扎时静脉注射利多卡因1.5mg/kg可减少包扎时因气管导管移动导致的呛咳、屏气。

（2）气管内导管拔出时，如果麻醉太浅，容易出现呛咳、憋气。应当趁麻醉维持一定的深度时吸引呼吸道分泌物，待呼吸功能恢复，如潮气量>300ml，有吞咽动作，可以拔管。

（3）在拔管后，患者的下颌下坠，可以放置通气道，或将下颌托起面罩给氧，如不改善，可以考虑重新气管内插管。

（4）拔管后观察10～20分钟，患者呼吸、循环稳定，唤之能睁眼，脉搏氧饱和度在95%以上方可以送回病房。

复杂的长时间手术、神经功能恢复欠佳的患者应结合手术情况综合评估，谨慎拔管。脑干附近手术后可能需要延长拔管时间，必要时需气管切开辅助呼吸。

对于未预计到的苏醒延迟，需排除麻醉原因后尽早行颅脑CT检查，及时诊断和处理。

知识点41：颅内动脉瘤	副高：熟悉　正高：掌握

颅内动脉瘤指的是动脉管壁扩张，多发生于血管分叉处或Wills环周围。动脉瘤破裂出血常表现为蛛网膜下腔出血。

知识点42：颅内动静脉畸形	副高：熟悉　正高：掌握

颅内动静脉畸形指的是脑血管发育障碍引起的脑局部血管数量和结构异常，并对正常的脑血流产生影响。两者的麻醉处理基本相同。

知识点43：颅内动脉瘤和颅内动静脉畸形术前评估	副高：熟悉　正高：掌握

（1）精神紧张或是焦虑不安者，应当防止再次出血，术前可以用地西泮来减轻患者恐惧，但应当注意患者的呼吸功能改变。

（2）术前应当防治呼吸道感染及便秘，防止再次出血。

（3）颅内动脉瘤所致蛛网膜下腔出血（SAH）多采用Hunt-Hess分级：0级（未破裂动脉瘤）；Ⅰ级（无症状，或轻微头痛及轻度颈强直）；Ⅱ级（中度及重度头痛，颈强直，有神经麻痹，没有其他神经功能缺失）；Ⅲ级（嗜睡、意识模糊，或轻微灶性神经功能的缺失）；Ⅳ级（木僵，中度至重度偏瘫，可能存在早期去脑强直及自主神经系统功能障碍）；Ⅴ级（深昏迷，去因脑强直，濒死状态）。如果伴有严重全身疾患如糖尿病、高血压、严重动脉硬化、慢性肺部疾患及动脉造影示严重血管痉挛者，其评级需要加一级。

知识点44：颅内动脉瘤手术麻醉	副高：熟悉　正高：掌握

麻醉选择及麻醉处理颅内动脉瘤都选全身麻醉，麻醉诱导期可因血压骤升和呛咳而并发动脉瘤破裂出血，发生率为0.5%。可通过加深麻醉，应用利多卡因或预防性应用血管活性药物来减少气管插管的应激反应。

知识点45：动静脉畸形（AVM）手术麻醉方法的选择　　　　副高：熟悉　　正高：掌握

选择全身麻醉。但无须降温，不控制性降压。因畸形血管入口处的血压为40~70mmHg，低于全身动脉压。

知识点46：颅内动脉瘤和颅内动静脉畸形麻醉管理　　　　副高：熟悉　　正高：掌握

（1）开放两条或以上静脉通路，以备必要时能够快速输血输液。

（2）麻醉诱导力求平稳，无呛咳，防止气管在插管时血压骤升而发生的动脉瘤破裂出血，或心血管功能紊乱。

（3）麻醉维持，用静脉复合或静吸复合麻醉，术中维持脑松弛，以便实施动脉瘤的手术。

（4）维持合适的平均动脉压，防止近期受损、目前灌注接近正常的区域或主要依靠侧支循环的区域CBF明显减少。

（5）控制性降压术中在分离、钳夹动脉瘤血管时，一定要使血管的张力降低，防止血管破裂，利于钳夹血管。钙通道阻滞剂选用硝普钠、吸入异氟烷或硝酸甘油，或采用丙泊酚降压。目前，随着神经外科医师技术的提高，可导致脑灌注不足的以往常用的控制性降压技术现在很少使用。大部分神经外科医师通过暂时夹闭动脉瘤邻近的供血动脉达到"局部降低血压"的效果。部分为3~5分钟短期多次夹闭，但一些医师发现多次夹闭可损伤血管而采用5~10分钟时间段。

（6）控制性升压，在临时阻断动脉时为了增加侧支CBF，可能需要升高血压。此外在钳夹动脉瘤后，有些外科医师需要穿刺动脉瘤来确定合适的钳夹部位，此时可能需要暂时升高收缩压至150mmHg。在上述两种情况当中，均可以使用去氧肾上腺素。

（7）预防脑血管痉挛：蛛网膜下腔出血后脑血管痉挛提示预后不好，为动脉瘤破裂患者死亡及致残的主要因素。通常采用以下措施防治：提高血容量，维持正常或略高的血压，围术期静脉输注尼莫地平，夹闭动脉瘤后局部使用罂粟碱或尼莫地平浸泡。

知识点47：颅后窝手术术前评估　　　　副高：熟悉　　正高：掌握

（1）颅后窝肿瘤可能引起脑神经麻痹及小脑功能障碍；第Ⅳ脑室阻塞可能致脑积水；舌咽神经和迷走神经周围肿瘤可能导致吞咽困难，易发生误吸而引起肺部感染；脑干周围的手术极易发生循环呼吸改变。

（2）术前进食困难、呕吐、利尿以及限制液体可引起低血容量，在麻醉前适当补充液体，避免诱导时发生低血压。

（3）患者一般情况尚可选坐位。在改变体位时应当缓慢。对老人、小儿及低血容量患者更应谨慎，气管导管应选择金属螺纹导管。

知识点48：颅后窝手术麻醉选择　　　　　　　　　副高：熟悉　正高：掌握

选择全身麻醉，诱导力求平稳，避免呛咳、ICP增高。麻醉诱导可以选择硫喷妥钠或丙泊酚、咪达唑仑、芬太尼及非去极化肌松药。在诱导时禁忌头部过度后仰，以免延髓受压而呼吸停止。

知识点49：颅后窝手术麻醉体位　　　　　　　　　副高：熟悉　正高：掌握

颅后窝手术常采用坐位，不仅易于显露手术野，并且有利于静脉引流和脑脊液引流进而减少出血，降低颅内压。在坐位时下肢应裹弹力绷带，在改变体位时应缓慢，以防止直立性低血压。血容量不足的患者，应及时输液或输血。

知识点50：颅后窝手术麻醉管理　　　　　　　　　副高：熟悉　正高：掌握

除了维持一定的麻醉深度外，应当预料到手术操作引起循环和呼吸的改变。在脑桥和脑干周围操作时，可能引起心动过缓、室性期前收缩；刺激三叉神经根可能致血压突然升高，心动过速；刺激迷走神经时，可能引起心动过缓和低血压。如果保持患者的自主呼吸，刺激迷走神经常有呼吸减弱或呼吸急促的表现，也可出现咳嗽。当呼吸停止，应当停止手术，辅助呼吸或控制呼吸，设法使呼吸恢复。当呼吸难以恢复时可以行过度换气。另外可以用脱水药。呼吸仍不恢复时，说明第四脑室附近的生命中枢直接受到刺激或损害，后果严重。所以应当加强术中的监测。

知识点51：颅后窝手术中空气栓塞的诊断与处理　　副高：熟悉　正高：掌握

坐位时手术的部位高于心脏平面，静脉压低于大气压，可能有静脉空气栓塞的危险。

静脉空气栓塞的诊断：①超声多普勒换能器置于心前区（胸骨右侧第3、6肋间）进行监测，当突然出现散在的隆隆声响代替了常规的瑟瑟声，表示静脉气栓发生；②呼气末CO_2分压突然下降低于正常值的5%，反映无效腔的增加，因空气堵塞血管，肺泡没有血灌注，使排出CO_2的浓度突然降低；③经食管超声心动图（TEE）进行监测，因为它置于右房前，不但可以监测心脏功能，也有助于检测出气栓。

一旦出现气栓，早期听到空气在血液中的滚动声，晚期可能出现低血压，心动过速，心衰及发绀等。一旦怀疑空气栓塞应当立即停用N_2O，告知手术医师填塞手术区以防止空气再度进入。可将患者置于水平或左侧位，同时从CVP导管迅速抽气，对症处理低血压及心律失常等。

知识点52：颅后窝手术麻醉中的呼吸管理　　　　　副高：熟悉　正高：掌握

术中应当保持患者绝对平稳，麻醉应有一定深度，在脑干附近操作时，有的术者要求保留自主呼吸，通过呼吸深度和频率来判断手术是否损伤脑干或缺血，因为呼吸改变早于心血管系统及诱发电位的变化。但一些作者认为，保留自主呼吸没有监测作用，反而增加手术的危险性。因吸入麻醉药均有呼吸抑制，呼吸抑制势必会引起$PaCO_2$升高使脑血流量增加，颅内压升高。另外吸入麻醉药浓度过大使脑血管的扩张，也增加脑血流量，颅内压升高。是否保留呼吸主要取决于肿瘤的大小，还取决于术者操作方式即操作技巧。如保留呼吸，应当以SIMV或手法辅助呼吸，既可以避免气道压过高又有能达到适当过度通气的目的。

手术完毕，患者尚未完全清醒时，拔除气管导管，放置口咽通气道。如自主呼吸难以恢复，应当考虑到手术影响，可留置气管导管或者做气管切开。拔管后要警惕呼吸道梗阻致呼吸困难。

知识点 53：颅脑外伤手术麻醉方法　　　　副高：熟悉　正高：掌握

（1）气管内全身麻醉：麻醉诱导力求迅速而平稳，预防呛咳、屏气等加重颅高压的因素，同时防止头过度后仰。借助可视喉镜有助于减轻插管刺激。诱导可选用硫喷妥钠、丙泊酚、咪达唑仑、芬太尼或非去极化肌松药。需要注意的是，在颅内高压时，一旦掀开颅骨瓣则可能出现严重低血压，应做好快速输血的准备。

（2）局部麻醉加强化麻醉：适用于浅表的硬膜外损伤或钻孔引流术。

知识点 54：颅脑损伤手术麻醉的选择及管理　　　　副高：熟悉　正高：掌握

（1）一旦气道或者颈椎状况不明，在插管过程中所有患者都应该进行颈椎保护。

（2）一般情况尚可者，可以选全麻气管插管。注意压迫环状软骨和保持脊柱轴线稳定。虽然琥珀酰胆碱可能会增加ICP，但在重症颅脑损伤患者并不增加ICP，所以创伤性颅脑损伤患者并不禁用琥珀酰胆碱，

（3）预防颅内压升高，减轻脑水肿。不推荐预防性使用过度通气。

（4）补充血容量、纠正休克。

知识点 55：经鼻蝶窦肿瘤切除手术术前评估　　　　副高：熟悉　正高：掌握

术前重要的问题是对患者的内分泌功能进行评估，术前应纠正严重的肾上腺皮质功能低下及伴随的低钠血症。甲状腺功能减退比较少见，但如果发现术前甲状腺功能减退，应当引起重视并纠正，因为甲状腺功能减退的患者通常不能耐受麻醉药对心血管的抑制。分泌促肾上腺皮质激素（ACTH）的腺瘤（库欣综合征）一般伴随高血压、糖尿病和向心性肥胖。进行性肢端肥大的患者可出现舌体肥大和声门狭窄，应仔细评估气道，做好困难气道的所有准备。

知识点 56：经鼻蝶窦肿瘤切除手术麻醉管理　　　　副高：熟悉　正高：掌握

（1）肢端肥大：可能会出现气管插管困难，选用纤维光导喉镜帮助进行气管插管。

（2）选用金属螺旋气管导管：导管固定口腔左侧，在手术过程中无须放牙垫。咽部填塞可以防止血液流入胃内，减少术后呕吐，术毕放置牙垫，清除填塞物。

（3）对二氧化碳的管理视情况而定，通常情况下，要求使用低二氧化碳血症来减少脑容积，进而最大限度减轻蛛网膜凸入蝶鞍的程度。

（4）尿崩症是此类手术一种可能的并发症，但一般发生在术后4~12小时。当确诊尿崩症后，合适的液体补充方案为，每小时的液体维持量加上前一个小时尿量的2/3。

（5）手术完毕将口腔及气道充分吸引干净，患者完全清醒后才能拔管。

知识点57：脑脊液分流手术麻醉管理　　　　副高：熟悉　正高：掌握

（1）一般情况较好的患者通常不需要采用有创监测，应当选择避免进一步增加ICP的麻醉技术。常采用中度过度通气（25~30mmHg）。

（2）当脑室首次置管时，血压可能会出现突然下降（脑干压力减轻），有时会需用短效升压药。

（3）分流术后患者取平卧位，以防止脑室系统过快塌陷。

第三节　妇科和产科麻醉

一、妇科麻醉

知识点1：妇科手术麻醉前准备　　　　副高：熟悉　正高：掌握

（1）麻醉前访视：患者术前通常有紧张、焦虑情绪，访视时应适当进行解释和安抚。根据访视结果，将病史、体格检查和实验室检查结果进行综合分析，对患者的全身情况和麻醉耐受力做出全面评估。

（2）改善全身状况：妇科患者通常并发贫血和低蛋白血症，在麻醉前应予以纠正。

（3）治疗并存疾病：对中老年患者合并高血压、糖尿病、心脏病和慢性支气管炎等情况，麻醉前应及时给予治疗和调整。

知识点2：妇科手术麻醉方法　　　　副高：熟悉　正高：掌握

小手术可以在局部麻醉下完成。较大的妇科手术主要采用连续硬膜外麻醉或全身麻醉：

（1）一管法：穿刺点取T_{12}~L_1或$L_{2~3}$间隙，向头侧置管，经腹手术阻滞平面应达T_8~S_4，经阴道手术阻滞平面以达T_{10}~S_4为宜。

（2）两点穿刺法：取T_{12}~L_1及L_5~S_1两间隙分别穿刺，向头侧和向足侧各置一管，阻滞平面控制在T_6~S_4，适用于宫颈癌的扩大根治术。麻醉药物浓度较高，采用2%利多卡因麻醉后肌肉松弛满意，便于手术操作，麻醉效果可靠。

（3）全身麻醉：适用于腹腔镜手术及巨大卵巢囊肿切除术或一般情况衰弱的患者。

随着现代医疗水平的提高，目前腹腔镜手术已经开展的越来越多。但是腹腔镜的两大因素——二氧化碳人工气腹及Trendelenburg体位（头低25°~30°）对呼吸、循环系统及麻醉均具有较大影响。二氧化碳栓塞或腹腔的过分牵张致迷走神经张力增高可发生心动过缓甚至心跳停止。高碳酸血症常可导致窦性心动过速和室性期前收缩，需引起注意。

知识点3：腹腔镜手术麻醉方法　　　　　　　　　副高：熟悉　正高：掌握

腹腔镜手术选用气管内插管控制呼吸的全身麻醉最为常用和安全。腹膜牵张能够增加迷走神经张力，使心率减慢，术前应当给予阿托品，在短小手术中可以用喉罩辅助通气。但腹内压增高后气道压通常也超过20mmHg。喉罩可能有漏气问题，应该加以注意。人工气腹期间通气量通常应适当增加，避免二氧化碳过度蓄积。老年性慢性支气管炎以增加呼吸频率为主。

知识点4：宫腔镜手术麻醉方法　　　　　　　　　副高：熟悉　正高：掌握

宫腔镜下手术，根据患者的情况可选用全身麻醉或椎管内麻醉。因大部分宫腔镜手术时间较短，且术后疼痛较少见，全麻多采用喉罩通气不需使用肌松药，患者舒适度高且术后恢复快。

知识点5：人工流产等手术的麻醉方法　　　　　　副高：熟悉　正高：掌握

麻醉方法：目前常用静脉全身麻醉，通常应用丙泊酚，也可以采用依托咪酯、咪达唑仑。可以单独使用，也可以与镇痛药芬太尼、瑞芬太尼联合应用以增强麻醉的效果、减少用药剂量和减轻不良反应。呼吸管理很重要，应加强监测，必要时及时面罩辅助通气。

知识点6：人工流产等手术的麻醉注意事项　　　　副高：熟悉　正高：掌握

妇科手术后妇科医师通常给患者使用缩宫素等子宫肌兴奋药，但应当注意缩宫素可引起一过性低血压。麦角新碱因有强烈的催吐作用，麻醉浅时可能引起呕吐，截石位的患者使用时容易引起吸入性窒息。麦角新碱升高血压，禁用于心血管疾病者。

知识点7：子宫及附件切除术麻醉注意事项　　　　副高：熟悉　正高：掌握

此类手术面对的患者年龄段较广泛，可伴有循环或呼吸系统疾病，且由于长期失血通常伴有贫血，各器官由于慢性贫血可存在不同程度损害，应重视麻醉前纠正。若血红蛋白<70g/L，应认真对待处理，Hb>80g/L方可麻醉。通常可选用椎管内麻醉，若预计手术困难、需做淋巴结清扫时，为提高患者舒适度建议选用全身麻醉。老年患者合并心、肺疾病者应常规进行心电图及呼吸功能监测，维持血压、心率稳定，注意血容量动态平衡，避免心脏负荷增加，维持正常通气量，注意保护肾功能。此类手术除术前贫血或术中渗血较多者，大部分无需输血。

知识点8：卵巢良性肿瘤切除术的麻醉特点　　　　　　　　副高：熟悉　正高：掌握

（1）中等大以下的卵巢肿瘤：手术切口在脐以下者，可以选用硬膜外麻醉。注意事项同其他妇科手术。

（2）巨大卵巢肿瘤：其特点包括：①膈肌上抬，胸廓容积明显缩小，呼吸活动受限，患者常难以平卧；②肿瘤压迫下腔静脉，使回心血量减少，下肢淤血水肿；③巨大肿瘤压迫胃肠道，患者常有营养不良、严重贫血、消瘦、低蛋白血症。在麻醉前除了常规检查以外还应做长程心电图、超声心动图、肺功能及血气分析，了解患者心、肺功能代偿能力。对贫血及低蛋白血症应尽量予以纠正。宜选择全身麻醉。常规监测血压、脉搏血氧饱和度、心电图、呼气末二氧化碳分压、尿量、中心静脉压、体温等，有条件时可行直接动脉压监测。术中探查、搬动或切除肿瘤等操作过程中，要严密观察，搬出肿瘤后应当立即作腹部加压，防止因下腔静脉压迫解除，回心血量突然增加，导致心脏前负荷增高血诱发急性肺水肿，也可能因腹主动脉的压迫解除，后负荷降低而导致血压骤降。所以术中应根据血压、心率及中心静脉压的变化，及时调整输液速度，维持血容量动态平衡。

知识点9：膀胱、直肠阴道瘘修补的麻醉特点　　　　　　　副高：熟悉　正高：掌握

此类手术需截石位，椎管内麻醉操作后应重视体位摆放及对呼吸、循环的影响。此外，通常需局部注射肾上腺素等收缩血管且反复多次牵拉宫颈，应注意处理药物导致的血压高、心率快和迷走神经反射造成的心率减慢。阴式子宫肌瘤剥除术通常时间较长，渗血、出血较多，术前应认真改善全身状态，术中根据失血量及时输血补液。手术可选择较为简便的椎管内麻醉或全麻，应用刺激较小的喉罩通气。

知识点10：宫外孕、黄体破裂手术注意事项　　　　　　　　副高：熟悉　正高：掌握

此类手术常见急诊手术。术前应当迅速对患者的失血量和全身状态进行判断。麻醉选择主要取决于失血程度和手术方式。休克前期或轻度休克经过输血、输液治疗，血压、心率基本正常的患者，可以选用硬膜外阻滞。中、重度休克或需行腹腔镜手术的患者应当选择全身麻醉。如系饱胃患者，在诱导前应当放置粗大胃管以利吸引或诱吐，亦可以采用清醒气管插管。术中根据失血量及时补充血容量，并注意纠正代谢性酸中毒，保护肾脏功能。

二、产科麻醉

知识点11：产科手术术前准备　　　　　　　　　　　　　　副高：熟悉　正高：掌握

（1）麻醉医师应当详细了解产程经过，对母胎情况做出全面的估计。

（2）了解本次妊娠过程，既往病史：例如糖尿病、心脏病等及药物过敏史。

（3）了解术前的进食情况。非紧急手术，在麻醉前禁食6~8小时、禁饮至少2小时。

（4）因妊娠期间凝血因子发生改变，在麻醉前应当常规检查出血时间、凝血时间，凝血酶原时间、部分凝血活酶时间及血小板计数。

（5）在麻醉前做好新生儿急救准备，检查麻醉机、氧气、吸引器及各种抢救设备等。

知识点12：产科手术术中麻醉处理	副高：熟悉　正高：掌握

在麻醉时必须充分供氧，并尽力维持循环稳定。注意并纠正仰卧位低血压综合征。在应用升压药时注意升压药与麦角碱之间的相互协同的升压作用。

知识点13：剖宫产手术的麻醉选择	副高：熟悉　正高：掌握

按照手术的紧急程度、产妇的要求、产妇的全身状况以及麻醉医师的综合判断来决定麻醉方式的选择。

（1）局部浸润麻醉：适用于饱胃、脐带脱垂、严重胎儿宫内窒息或凝血功能异常需行紧急手术的产妇。

（2）蛛网膜下腔阻滞：是目前最简单的麻醉方法，具有起效快、阻滞效果好优点。需要注意的是，局麻药的用量应较常人适当减少，防止过高的阻滞平面。

（3）硬膜外阻滞：为施行剖宫产术的常用麻醉方法。穿刺点通常选用$L_{2~3}$或$L_{1~2}$间隙，向头侧或尾侧置管3cm。局麻药常选择1.5%利多卡因或0.5%丁哌卡因。用药剂量可较非孕妇减少1/3，相比于脊麻，硬膜外阻滞需使用大剂量局麻药方可达到剖宫产手术所需的阻滞平面。在剖宫产术中，通过硬膜外途径给予大量局麻药具有潜在的毒性，而孕妇硬膜外血管通常处于充盈状态，穿刺置管应小心，避免误入血管。硬膜外导管有移动的可能，故即使采用负压回抽试验也无法完全排除导管进入蛛网膜下腔、血管的可能。有多重措施可减少局麻药中毒的危险。首先在注药前应回吸，然后给予试验剂量并观察反应；其次应分次给药；最后应选用更安全的药物（如氯普鲁卡因、利多卡因）或较新的酰胺类局麻药（如罗哌卡因、左旋丁哌卡因）。

（4）腰-硬联合麻醉：可通过硬膜外导管注药延长阻滞时间，且术后可为患者提供良好的硬膜外镇痛。结合了腰麻和硬膜外麻醉的优点，为目前选用较多的麻醉方法。

（5）全身麻醉：仅适用于：①硬膜外阻滞有禁忌证的产妇；②妊娠合并严重心脏病或心力衰竭；③子痫昏迷患者；④妊娠合并精神病；⑤产前大出血；⑥产妇或家属拒绝局麻和椎管内麻醉。

全身麻醉的优点包括：诱导迅速、心血管功能稳定和良好的气道控制。但最严重的问题是气管插管失败和反流误吸。

避免胃液反流误吸的措施包括：①气管插管迅速有效；②插管前防止正压通气；③气管插管时压迫环状软骨（Sellick手法）；④待患者完全清醒、喉反射恢复后拔管。

插管失败、插管困难为麻醉相关性孕妇死亡的重要因素。假声带黏膜毛细血管充血，要求在孕妇中应选用较小号的气管插管。对于大部分孕妇来说，选用6.5或7.0号带套囊的气管插管最佳。监测措施至少要有心电图/血压/脉搏血氧饱和度，以及呼气末二氧化碳浓度监测，准备好吸引器和预防气管插管失败的器械。诱导前充分给氧去氮（流量>6L/min）。手术的各项准备措施（如消毒、铺巾）准备好之后才开始麻醉诱导，以尽量减少胎儿暴露于全麻药下的时间。诱导采用静脉麻醉诱导（如丙泊酚、维库溴铵等），麻醉维持可采用静吸复合麻醉。胎儿取出后立即加深麻醉，可适当提高吸入药浓度，追加阿片类镇痛药。

知识点14：分娩镇痛的常用方法　　　　　　　　副高：熟悉　正高：掌握

（1）非药物分娩镇痛技术：此镇痛法包括：①产前教育；②经皮电神经刺激仪镇痛；③针灸镇痛。

（2）全身性药物镇痛：阿片类药物是适用于减轻分娩痛的主要药物。

（3）吸入麻醉药物用于分娩镇痛：一般采用氧气中混入40%~50%的氧化亚氮或亚麻醉量的吸入麻醉药物。

（4）区域阻滞镇痛：可供选用的方法包括硬膜外、双管硬膜外、脊麻、硬膜外联合阻滞、连续硬膜外、骶管阻滞和双侧宫颈旁阻滞等。目前较多采用的是连续硬膜外麻醉后PCEA镇痛泵持续镇痛。

（5）微导管连续脊麻镇痛（CSA）：用28G导管置入蛛网膜下脑，经导管分次注入脂溶性阿片类药舒芬太尼和/或丁哌卡因，初步结果显示此方法用于分娩镇痛是安全有效的。

（6）脊髓-硬膜外镇痛（CSEA）：主要优点是镇痛起效快，用药量更少，运动阻滞较轻，镇痛效果佳。

知识点15：妊娠期先兆子痫和子痫患者麻醉处理　　　　副高：熟悉　正高：掌握

子痫可以分为轻度和重度，此类患者麻醉应当注意：仔细评估各系统受到的影响，包括：液体状态、气道水肿、血压控制情况；肝肾功能及全血检查等。

（1）此类患者多在手术前可能已大量使用硫酸镁、安定类药、吩噻嗪类药，β受体阻滞药、麻醉性镇痛药等。

（2）在麻醉时，孕产妇的各重要器官功能多已处于代偿或失代偿状态并因此而危及胎儿、新生儿。

（3）多行急诊剖宫产结束妊娠特点：麻醉选择：在无禁忌证时，区域阻滞麻醉（脊麻、硬膜外、腰-硬联合阻滞）可列为首选，即使是严重先兆子痫的患者，要加强管理确保循环功能相对稳定。全麻适用于子痫患者处于抽搐的状态时、不合作的产妇，椎管内麻醉有禁忌症的产妇。先兆子痫的患者通气及插管的失败率高，因此在麻醉选择时要权衡气管插管失败和低血压的风险。倘已使用硫酸镁的患者肌松药的量可酌减。除应当注意一般管理原则之外，防治低血压和缺氧最为重要。娩出的新生儿，均为高危儿，需要复苏送至儿科重症监护病房（PICU）监测的治疗概率大。

（4）麻醉力求平稳，减轻应激反应，术中维持血压在合理水平，充分供氧。围术期加强监测，除常规监测外，必要时可行ABP、CVP及血气分析，便于及时发现问题并进行相应的处理。

知识点16：妊娠合并糖尿病　　　　　　　　　　　　副高：熟悉　正高：掌握

孕产妇糖尿病酮性酸中毒，胎盘功能不全对胎儿的影响是本病麻醉中需要注意的主要问题。硬膜外麻醉不但可以消除疼痛，减少内源性儿茶酚胺的分泌，利于维持胎盘的血流灌注量，并且可以改善母体与胎儿的酸碱状态。由于糖尿病患者易发感染，所有产妇在行椎管内麻醉操作时都应严格无菌操作技术。术中要监测血糖浓度变化，胎儿娩出前母体血糖值应控制在正常水平，若母体血糖>7.21mmol/L，则新生儿发生反应性低血糖率可以增加至40%以上。

知识点17：妊娠期高血压疾病合并心力衰竭的麻醉前准备　　副高：熟悉　正高：掌握

在麻醉前应当积极治疗急性左心衰竭与肺水肿，快速洋地黄化，脱水利尿，酌情使用吗啡和降压药，心力衰竭控制24～48小时后，待机选择剖宫产。

知识点18：前置胎盘与胎盘早剥的麻醉前准备　　　　副高：熟悉　正高：掌握

此类患者麻醉前应当注意评估循环功能状态和贫血程度，除血、尿常规外，应当重视血小板计数，纤维蛋白原定量、凝血酶原时间及凝血酶原激活时间的检查，并做DIC过筛试验，警惕DIC和急性肾衰竭的发生，并积极地进行预防和治疗。

知识点19：前置胎盘与胎盘早剥的麻醉方法　　　　　副高：熟悉　正高：掌握

（1）麻醉选择依据病情轻重、胎心情况等因素综合考虑。凡母体有活动性出血、低血容量休克，有明确凝血功能异常或DIC，全身麻醉是唯一安全的选择。

（2）如果母体情况尚好、而胎儿宫内窘迫时应将产妇迅速送入手术室，经吸纯氧行胎儿监护，如胎心恢复稳定，可以选用椎管内阻滞麻醉。如胎儿更加恶化应当选择全身麻醉。

第四节　泌尿外科手术麻醉

知识点1：泌尿外科手术的麻醉特点　　　　　　　　副高：熟悉　正高：掌握

现代泌尿外科手术方式已由传统的开放性手术转变为微创内镜及腔镜下手术，故手术对机体的病理生理影响、相关风险和并发症也区别于传统的手术方式。对麻醉医师也提出了新的要求。

泌尿外科疾病常伴肾功能损害，导致水、电解质和酸碱平衡紊乱，常存在有继发性血压升高或代谢紊乱。泌尿外科手术在小儿和老年患者中占相当比例。泌尿外科手术常需特殊体位，因此需加强对呼吸循环的管理，注意预防颅内和下肢肌压力变化带来的体位损伤。泌尿外科手术时，并发症较多。肾上腺手术对机体干扰大，特别是嗜铬细胞瘤手术以阵发性或持续性高血压及剧烈的循环波动为病理生理特征，大多因精神激动、过量活动或瘤体受挤压而发作。

知识点2：泌尿外科手术麻醉前准备	副高：熟悉　正高：掌握

泌尿外科患者特别伴肾功能不全者可有高血压、贫血、低蛋白血症、水肿、高钾血症、酸血症及凝血功能紊乱等病理改变，麻醉前应当作适当治疗。给予外源性促红细胞生成素纠正贫血；已经存在肾衰竭出现如高血钾、代谢性酸中毒、钠水潴留的患者术前应先作血液透析；血清钾离子若超过6.5mmol/L，可以静脉滴注20%葡萄糖100ml＋15U胰岛素、静脉注射10%葡萄糖酸钙10ml（起效快，作用时间短）或50mmol碳酸氢钠（尤其是酸中毒时），使之降至5.0mmol/L以下；低钾者应当口服补钾，必要时静脉补钾；3个月内接受过激素治疗者或需做肾上腺手术的患者，术前应当给予激素；嗜铬细胞瘤伴高血压者术前应当进行相应的处理，包括合理地控制血压和适当地补充容量等。泌尿系结石手术患者需了解术前是否存在尿路梗阻及感染等情况。了解手术所需的特殊体位，避免体位相关呼吸循环干扰及神经损伤等并发症。

知识点3：泌尿外科手术的麻醉选择	副高：熟悉　正高：掌握

膀胱镜、输尿管镜、TURP及睾丸精索手术可选择椎管内麻醉；小儿泌尿外科手术通常选用全身麻醉。复杂的肾脏、肾上腺手术或腔镜手术均应选用全身麻醉较为安全，也可复合硬膜外麻醉或神经阻滞麻醉提供较完善的术后镇痛。

知识点4：泌尿外科手术麻醉注意事项	副高：熟悉　正高：掌握

（1）泌尿外科手术常需特殊体位，肾脏、上段输尿管手术常需侧卧位，膀胱、前列腺手术需用截石位，从而给循环、呼吸和麻醉带来一些不利影响。

（2）全膀胱切除行回肠代膀胱成形术，肾巨大肿瘤手术、前列腺手术等可造成术中大出血，应当及时补充血容量，防止休克发生。

（3）肾脏手术可能造成胸膜损伤而致气胸，一旦发生应当及时修补，修补时应做正压人工呼吸以膨胀肺。

（4）经尿道前列腺电切术中易发生TURP综合征。膀胱尿道镜手术可能发生尿道穿孔和膀胱穿孔。

（5）泌尿系结石患者可能发生感染性休克。

（6）低体温。

知识点5：膀胱镜检查和输尿管逆行造影的麻醉　　　　副高：熟悉　正高：掌握

膀胱镜检查与输尿管逆行造影可以诊断和治疗患者的肾、输尿管、膀胱、前列腺与尿道等上下泌尿道的各种疾患，包括血尿、反复的泌尿系感染、尿路结石、尿路梗阻与泌尿系的肿瘤等。

麻醉方式应当根据患者的年龄、性别与手术种类来选择。小儿常常使用全身麻醉；女性由于尿道短，在一些短时间诊断性操作时可以使用利多卡因凝胶表面麻醉，或者表麻复合镇静，在活检、烧灼及输尿管置管等较长时间手术操作时，多使用椎管内麻醉或全身麻醉。男性患者即使仅通过膀胱镜行诊断性操作，虽然有一些医院对年轻男性患者使用表面麻醉，但原则上仍以椎管内麻醉或全身麻醉为宜。

（1）全身麻醉：由于手术时间短（15～25分钟），大多数膀胱镜手术安排在门诊，适合于门诊手术的任何麻醉方式都可以使用。在使用全身麻醉时，对药物宜选择起效及苏醒快、作用时间短的药物，静脉麻醉药可选丙泊酚、芬太尼、瑞芬太尼等，中短效肌松药例如罗库溴铵、维库溴铵、顺阿曲库铵等，吸入麻醉药可选用七氟烷、地氟烷等；可使用喉罩；对肥胖、高龄与肺功能储备不良者在采用截石位与屈氏位时应当严密监测氧饱和度与血压。

（2）椎管内麻醉：硬膜外麻醉或蛛网膜下腔阻滞麻醉均可，但是蛛网膜下腔麻醉起效快、阻滞完善，大多数麻醉医师选择蛛网膜下腔麻醉。区域阻滞麻醉感觉阻滞平面达到T_{10}可以满足大部分膀胱镜手术的麻醉。对手术时间超过30分钟以及高龄高危患者，蛛网膜下腔麻醉均适宜。0.5%重比重或等比重丁哌卡因3ml（或0.75%丁哌卡因2ml）通常阻滞平面可以达到T_{10}，可满足多数手术。除非阻滞平面不够，否则不需要将患者倾斜为头低足高位。

知识点6：经腹前列腺手术的麻醉方法　　　　副高：熟悉　正高：掌握

（1）腹腔镜手术：通常使用气管内插管全身麻醉。该手术通常用来行根治性前列腺切除，与其他腹腔镜手术的区别主要在于：①手术中，为了充分暴露，采用更低的头低脚高屈氏位（＞30°）；②腹膜后腔镜入路，二氧化碳的吸收更明显；③因手术时间长，术中采用屈氏位，内脏牵拉操作多，要随时调节患者的呼吸参数；④为了防止肠胀气，应当尽量不使用氧化亚氮。

（2）经耻骨后与经下腹切开直视手术：可以使用全身麻醉，也可以使用区域阻滞麻醉，或者二者同时采用，区域阻滞的感觉阻滞平面达到T_6就可以满足手术的需要，区域阻滞的硬膜外置管可行术后硬膜外镇痛。

（3）摘除前列腺后短时间内可大量快速失血，小部分患者可出现纤维蛋白溶解致创面异常渗血，一旦诊断明确可给予氨基己酸和纤维蛋白原治疗。如果失血严重可补充新鲜冰冻血浆和红细胞。

知识点7：经腹前列腺手术麻醉注意事项　　　　副高：熟悉　正高：掌握

（1）手术出血严重：前列腺癌手术后容易出血，大多是由于此病纤维蛋白溶酶原的生成增多，使纤维蛋白溶酶活性增强的缘故。应当予以重视。

（2）防治经尿道前列腺电切的并发症：经尿道做前列腺电切，需要大量灌注液。现用灌注液是山梨醇及甘露醇合剂（山梨醇2.7g或甘露醇0.54g/100ml溶液），或1.5%甘氨酸液。但是膀胱内的吸收量较大，有报道称对灌注液吸收达0～30ml/min。大量吸收人血，使血液稀释、低钠血症、血浆蛋白渗透压下降及间质水肿。甘氨酸及其代谢产物氨，可以引起中枢神经症状，如神志不清、一过性失明及昏迷应当予以注意。静脉输液量应当适当限量；有水中毒时，特别大量灌注、手术时间过久时易致水中毒时，需做相关处理；伴有重症肝病者禁用甘氨酸灌注。

知识点8：经尿道前列腺切除术的麻醉　　　　副高：熟悉　正高：掌握

经尿道前列腺切除术（TURP）是一种在膀胱镜明视下使用环状电极切除前列腺组织的术式。通常用来切除增生在40～50g的前列腺组织。

麻醉通常采用硬膜外麻醉或蛛网膜下腔阻滞麻醉，只要平面达到T_{10}即可提供满意的手术条件。与全麻方式相比，区域阻滞麻醉的交感神经阻滞能够减少术后深静脉血栓的发生风险，最近的研究表明区域阻滞麻醉能降低术后高凝状态，维持正常的凝血与血小板功能。区域阻滞麻醉还具有不易掩盖TURP综合征和膀胱穿孔的症状和体征，以及降低术后即刻对镇痛的要求的优点。但是，对于前列腺癌患者伴背痛的，由于有椎骨转移的可能，禁忌行椎管内麻醉。由于行TURP手术者常常年龄较大，手术时可能意识不清或耳聋，没有办法配合，这时也不能选用椎管内麻醉。气管内麻醉是上述椎管内麻醉不宜时的良好选择，尤其是对很胖与有反流病史的患者。目前，尚无研究表明这两种麻醉方法在手术失血、术后认知功能和死亡率上存在差别。

TURP手术的患者，由于有时可能需要快速输血输液，所以需要留置较粗（16G）的静脉套管针，且可能需要加温输血输液。

术中若出现闭孔反射，可调整电极板的位置或事先行闭孔神经阻滞，如果反射严重影响手术进行，可改为全身麻醉，应用肌松药后可完全阻断。

警惕TURP综合征的发生，一旦发生TURP综合征，除呼吸循环支持外应采取以下措施：①限制输液，应用利尿剂；②血气离子分析，血钠<125mmol/L视情况补充高渗钠；③全麻气管插管呼气末正压通气有利于减轻肺水肿改善氧合。随着泌尿外科腔镜技术的发展，经尿道前列腺等离子切除术的第三代设备和技术已较为成熟，被广泛应用于治疗前列腺增生症，其使用的冲洗液为等渗氯化钠溶液，不会导致稀释性低钠血症，去除了水中毒的危险因素，止血效果好，不易出现膀胱穿孔，显著提高了手术的安全性。

术中监测体温，采取合适的保温措施。

知识点9：经尿道前列腺切除术的并发症　　副高：熟练掌握　正高：熟练掌握

（1）出血和凝血异常：由于增生的前列腺组织血供丰富，TURP时出血常见，出血量变化较大（200～2000ml），因和冲洗液混合，很难估计。

（2）TURP综合征：TURP手术大量使用灌洗液。TURP手术中前列腺组织的静脉窦开放可导致大量的灌洗液吸收入血。大量液体吸收后引起的一系列症状体征被称为TURP综合征。

（3）膀胱穿孔：TURP手术膀胱穿孔少见。通常因膀胱镜操作失误直接穿破膀胱或灌洗液引起膀胱过度膨胀所致。

（4）低体温：术中应用与室温相同的大量灌洗液时可使患者热量散失导致低体温。低体温引发的术后寒战可造成凝血块脱落，加重术后出血。

（5）败血症：前列腺组织容易滋生细菌并迁延形成慢性感染。手术操作或静脉窦的开放可使潜伏在腺体组织的细菌直接入血。

（6）心肌梗死和肺水肿：为TURP手术的并发症之一。由于行TURP手术的患者年龄较大，常合并心血管疾病，若手术中吸收灌洗液过多，可使心脏前负荷的增加，导致左心衰肺水肿甚至心肌梗死。

知识点10：回肠膀胱成形术的麻醉　　　　　　　　　　副高：熟悉　　正高：掌握

（1）手术特点：手术时间长、渗血多、创伤大、体液丢失多、内脏暴露时间长、体液蒸发多且隐性失血明显，在骶前部手术时又会大量失血或渗血不止，应正确评估血液丢失量并且及时补充。

（2）麻醉方法：①双管硬膜外麻醉：$T_{11～12}$向头侧、$L_{3～4}$向骶侧置管，手术在盆腔内操作时经下管注药，在腹部损伤时经上管注药；②不适于用硬膜外阻滞的患者，可选择全身麻醉。

随着腹腔镜的开展及患者舒适度提高，通常采用全身麻醉。麻醉维持以采用静吸复合麻醉，在选用麻醉药与肌松剂时建议选用蓄积较少的药物，防止在长时间手术麻醉后患者出现苏醒延迟。术中应重视血细胞比容和CVP监测并指导输血输液量，避免失血性休克，并注意输血并发症的发生。

知识点11：体外冲击波碎石术（ESWL）的麻醉　　　　　副高：熟悉　　正高：掌握

（1）术前准备：①肝功能及凝血机制检查；②术前10～14日要停服阿司匹林等抗凝药物；③术前不必停止抗高血压治疗；④严重高血压、心律不齐、冠心病、心力衰竭者，应当经治疗改善病情后方宜施行ESWL治疗。

（2）麻醉方法：碎石机品牌不同，致痛程度亦不同。较好的ESWL机致痛并不显著，只需给予适量的镇痛与镇静药即可。儿童、精神极度紧张的患者可以采用全身麻醉。全身麻醉下行高频通气可以减少肺叶覆盖肾脏的程度，故可以减少肺泡受损的可能。

（3）麻醉注意事项：氯胺酮全身麻醉能满足ESWL要求，小儿治疗电压、冲击波次数均明显低于成人，术后排石快而顺利，没有严重并发症。

知识点12：肾切除术的麻醉 副高：熟悉 正高：掌握

（1）麻醉前准备：通常取侧卧位，注意搬动时监测循环功能，特别是老年人。

（2）麻醉方法：因手术大多需要特殊体位，脊麻及硬膜外麻醉患者常痛苦不堪，且目前肾脏切除术通常采用腹腔镜手术，麻醉选用以全身麻醉为主，或复合硬膜外麻醉减轻应激反应与提供术后镇痛。探查和牵拉肾蒂时适当加深麻醉，维持循环稳定。

（3）手术特点：肾脏为全身血流量最多的器官，故肾脏手术术中可导致突发出血，若术前伴有肾脏功能不全，通常合并全身功能改变。手术时的特殊体位可影响呼吸/循环功能，尤其是肾脏托起时可导致静脉回流受阻，造成血压下降。侧卧还可导致神经牵拉或受压，造成颈丛/臂丛和腓总神经损伤等。手术过程中可能碰破胸膜，导致气胸且不易被发现。

（4）麻醉管理：由于生殖泌尿系统主要位于腹膜后，手术充入的二氧化碳可进入腹膜后间隙和腹膜后间隙与胸腔或皮下组织的交通结构，此类患者常可出现皮下气肿，并扩散到头部或颈部；充入的二氧化碳可导致高碳酸血症及明显的酸中毒，并可造成腹腔和胸腔内压显著升高，术中应监测二氧化碳并及时调整。手术中尽管补液适量，但仍可能出现无尿，手术后即刻多尿，可与腹膜后充入的气体造成肾周压力增加有关。

知识点13：原发性醛固酮增多症的麻醉 副高：熟练掌握 正高：熟练掌握

（1）临床表现：主要因肾上腺皮质病变导致醛固酮分泌过多引起，通常表现为血清钠增高、血清钾降低、低钾性碱中毒、血容量和细胞外液增加。

（2）麻醉方法及注意事项：术前应纠正电解质异常与高血压。麻醉方法首选全身麻醉，因低血钾和代谢性碱中毒，使神经肌肉接头的去极化容易控制、肌松药作用增强，在使用肌松药时应注意减量。术中严密监测心电图和血压，必要时行桡动脉及中心静脉穿刺置管。在切除肾上腺后，如果出现不可解释的低血压时，应及时静脉注射氢化可的松100～200mg，并观察血压变化，确认是否存在肾上腺皮质功能不全。麻醉过程中心电图的变化大多是由于电解质的紊乱导致的，如QT间期延长、ST段与T波的改变以及出现明显的U波等，均为低血钾的表现，若发现和处理不及时可出现严重心律失常。

知识点14：嗜铬细胞瘤手术的麻醉 副高：熟练掌握 正高：熟练掌握

（1）临床特点：①高血压：50%～60%患者为持续性高血压，其中半数患者呈阵发性加重，40%～50%为阵发性高血压，其血压升高程度通常较严重，甚至可出现高血压危象。②代谢紊乱：可引起空腹血糖增加，出现尿糖、消瘦和乏力等，部分可出现恶病质，一些患者可出现类似于甲状腺功能亢进的症状。③心脏病变：大量儿茶酚胺可导致周围血管收缩、心肌需氧量增加或心肌缺血缺氧加重，长期可引起儿茶酚胺性心肌炎甚至出现左心衰竭及肺水肿。

（2）术前准备：标准导联心电图、心脏彩超有利于评估心功能情况。对已经明确诊断的患者，应通过实验室检查证实肿瘤分泌激素是以去甲肾上腺素或肾上腺素为主，但部分患者术前肿瘤处于静止状态，不分泌或少量分泌激素，应事先准备对症措施。

（3）麻醉方法选择及术中管理要点：目前以全身麻醉为主。全麻诱导期易引发高血压，有时还可出现高血压危象，故在实施全麻前应准备好酚妥拉明，而且麻醉深度应足够。

（4）麻醉中的监测：除常规监测无创血压、心电图、心率、呼气末二氧化碳、尿量外，还需在麻醉诱导前监测有创静脉压力，术中避免出现缺氧与二氧化碳蓄积，并及时测定血气分析。

（5）高血压危象：阵发性、持续性血压增高超过250mmHg以上，持续1分钟即可诊断。常见于麻醉诱导、体位改变、术中探查、分离或压迫肿瘤时。一旦出现，应立即暂停手术操作并紧急降压，待高血压危象缓解后再进行手术操作。治疗高血压危象的必备药物为酚妥拉明，为α_1受体阻滞剂，特点为起效快、持续时间短（5～10分钟）且易于控制，为突发高血压危象处理最有效的降压药，还可辅助使用尼卡地平、硫酸镁、硝普钠或硝酸甘油等。

（6）麻醉后处理及并发症的防治：①恶性心律失常：常用β受体阻滞剂即可控制，静脉注射硫酸镁也可降低心肌损伤与恶性心律失常的发生。此外，顽固性心律失常还需考虑合并低钾血症，因肾上腺素可降低血浆钾浓度；②低血压：为患者术后早期死亡的主要因素。当手术结扎肿瘤血管、切除肿瘤后，体内儿茶酚胺浓度迅速下降，外周血管张力迅速减低，且先前应用α或β受体阻滞剂的残留作用以及血容量不足等，均可引发低血压。故需提前做好防范，在结扎血管和切除肿瘤前数分钟应停用降压药物，并加速补充血容量，出现低血压后首先应快速补充血容量，同时辅助血管活性药物，可采用去甲肾上腺素、肾上腺素、氯化钙和糖皮质激素等。

第五节 创伤患者麻醉

知识点1：严重创伤的紧急处理 　　　　　　副高：熟悉　正高：掌握

（1）气道梗阻：处理时，首先应头低位偏向一侧，同时托起下颌，清除分泌物及口腔内脱落的组织、异物、碎骨片、牙齿等，应争取经口插入喉罩、食管联合导管或经口、鼻行气管内插管。必要时，还可行气管造口术以解除气道梗阻，当情况紧急时也可行环甲膜穿刺。

（2）误吸：治疗上最重要的是气管插管，以50%氧＋50%空气辅助或者控制呼吸加压通气，如果PaO_2不能维持在70～80mmHg，则可以增加氧的浓度，以间歇正压通气（IPPV）或PEEP效果更佳。

（3）心包压塞：首先应当保持气道通畅及充分供氧，气管插管全麻后及时手术，切开心包、修补缺损；如果心动过缓，可以再静脉注射阿托品1～2mg。并适当扩充血容量及提高静脉压，低血压时应用多巴胺可以使循环功能得到改善。

（4）张力性气胸：应当立即使胸内气体迅速排出，如在胸骨旁第2肋间穿刺放气或行胸腔闭式引流等。

（5）急性出血的控制：控制明显外出血最有效的急救办法就是加压于出血点，并抬高损伤部位。四肢血管裂伤也可以用止血带。快速补充血容量，同时做好开腹止血的准备。

知识点2：创伤患者术前病情评估　　　　　　　　副高：熟悉　正高：掌握

（1）受伤史、既往史与神经学评估：先了解受伤的基本情况以确定是否存在危及生命的损伤，对清醒患者应当进一步了解既往有无慢性心、肺、肾、内分泌等疾病史。长期服用什么药物。可采用Glasgow昏迷评分对患者的神经学状态进行评估。由于创伤患者的神经系统病情可快速发生恶化，应高动态进行再评估。

（2）气道和呼吸评估：建立和维持气道通畅是气道评估的首要步骤。应当清除气道中的分泌物、呕吐物和异物。若气道通畅、通气充分，在进行其他复苏措施的同时应进行辅助供氧，并严密监护。创伤患者呼吸困难有以下几个原因：①呼吸道梗阻；②颅脑损伤、颅内压升高可以导致呼吸困难；③延髓部位损伤影响中枢；④胸部直接暴力造成多发性肋骨的骨折；⑤外伤性膈疝造成腹部脏器进入胸腔；⑥肺实质损伤及肺充血水肿。所有创伤患者的呼吸和气体交换情况应在气管插管后或开始正压通气时进行再评估。

（3）失血量评估：伤后的失血量一般无法精确估计，大多与损伤的性质、程度与部位有关。开放损伤较闭合损伤容易估计，一个手掌面积的开放损伤失血量约为500ml。对创伤程度及失血量的估计，不能单以血压数值作为唯一的依据，必须结合患者的临床表现与检查，进行全面分析及估计。

知识点3：创伤患者麻醉前准备　　　　　　　　　副高：熟悉　正高：掌握

（1）呕吐的预防：一般术前应当放置胃管且应当抽吸胃内容，另外可应用抗酸药，必要时应用带食管阻塞器的导管插管可减少误吸的危险。

（2）镇痛药的应用：镇痛药物通常不应常规使用，但剧烈疼痛的成年患者在无休克及诊断明确情况下，可以给予适量镇痛药。

知识点4：创伤患者麻醉前用药　　　　　　　　　副高：熟悉　正高：掌握

对严重创伤的患者要重视术前镇痛，但镇痛药的应用不能影响患者的循环与呼吸功能，特别在呼吸循环已受损的患者。危重患者、神志不清或昏迷患者的术前镇静、镇痛药可以省略；抗胆碱药物不可以省略，其除具有减少分泌的作用外，尚有抗不良反应的作用。

知识点5：创伤患者的区域神经阻滞麻醉方法　　　副高：熟悉　正高：掌握

单纯肢体损伤可以选择神经阻滞麻醉。

（1）下肢选腰麻或硬膜外麻醉，凡是有休克或有低血容量者禁忌时可应用股神经、坐骨神经麻醉。

（2）上肢手术选用臂丛麻醉。

（3）脊髓或外周神经有损伤时禁用腰麻和硬膜外麻醉。

知识点6：创伤患者的局部麻醉麻醉方法　　　　副高：熟悉　正高：掌握

局部麻醉只适用于小的创伤手术，对患者的生理影响轻微。注意患者要合作，要避免药物过量，必要时给予辅助镇静、镇痛药。垂危患者可以在呼吸、循环辅助的同时，辅助局部麻醉完成开胸、开腹与开颅探查等手术。

知识点7：创伤患者的全身麻醉麻醉方法　　　　副高：熟悉　正高：掌握

全身麻醉以气管内插管全身麻醉为首选。严重复合伤；休克；头颈、躯干部损伤；合并脊髓损伤；胸腹、颅脑同时合并肢体损伤等，均须选全身麻醉。创伤休克的患者在扩容和吸氧下，以气管内插管浅全身麻醉加肌肉松弛剂，控制呼吸为原则。

（1）诱导清醒插管或静脉诱导插管，静脉诱导插管按饱胃麻醉原则处理。复苏已经施行气管导管插管者，需要检查导管的位置，有无漏气，导管通畅情况。

（2）根据具体情况选择不同的插管方法：①颈椎骨折脱位：不宜活动头颈，经鼻插管不成功，可以在纤维支气管镜引导下插管；②昏迷患者：气管内插管；③严重颌面部损伤：颌骨骨折造成插管困难；颈椎骨折脱位插管时易造成脊髓的损伤，选用经鼻插管；④气管造口术：严重颌面、咽喉、颈、气管的损伤，重度呼吸道烧伤等，需做气管造口术；⑤机械呼吸：呼吸机支持呼吸。

知识点8：创伤患者麻醉维持　　　　　　　　副高：熟悉　正高：掌握

氧化亚氮、氧气、镇痛药、肌肉松弛剂的麻醉方法对循环无影响，麻醉维持应为首选。

（1）恩氟烷与异氟烷：恩氟烷与异氟烷间断吸入，对于循环影响小，体内代谢破坏少，肝脏的影响轻微，对于创伤后肝功能已受损者更有利；异氟烷可使心率加快，心排血量增加，外周阻力降低，一般适用于创伤休克患者。

（2）氯胺酮：氯胺酮镇痛作用强，中枢抑制轻，兴奋神经系统，呼吸易于维持通畅，使得上呼吸道及咽喉部肌肉保持一定的张力，保留反射容易维持呼吸道通畅，使血压升高，一般可用于严重创伤性休克患者，以氯胺酮、镇痛药及肌肉松弛剂维持麻醉。氯胺酮可与琥珀胆碱合用作为麻醉诱导。但是，氯胺酮可增高颅内压，脑外伤者禁用。

（3）神经安定镇痛麻醉：氟芬合剂（50:1）不会影响心脏收缩力，使周围血管阻力降低，末梢血容量增加，心排血量增加。应用氟芬合剂后，心血管维持稳定，只偶尔出现低血压，而心脏指数无改变，氟芬合剂、泮库溴铵，必要时辅助吸入氧化亚氮、氧气，是常用麻醉维持方法之一。应当分次少量给药，有低血容量时须先予纠正。氟芬合剂也可以用于清醒气管插管。肌肉松弛剂中的琥珀胆碱引起高血钾，在伤后1~2日应用时应当警惕。预防方法是静脉注射维库溴铵0.005~0.01mg/kg后，然后静脉注射琥珀胆碱。泮库溴铵无组胺释放作用，对于心率、血压、心排血量均无明显影响，用于严重创伤而无低血压者，常与氯胺酮合用于创伤失血患者。

知识点9：严重创伤患者的监测　　　　副高：熟悉　正高：掌握

临床常用监测除了血压、脉搏、末梢循环、中心静脉压、直接动脉压、尿量之外，还应当注意心电图、体温监测、呼吸功能的监测。术中出血量的评估对于进一步正确处理患者有着很大的参考意义。置入肺动脉导管，监测PCWP、心排血量等血流动力学参数及氧供、氧耗等指标。

知识点10：创伤性休克的病理生理　　　　副高：熟练掌握　正高：熟练掌握

（1）微循环障碍：出现休克后微循环血量锐减，血管内压下降，通过应激反应体内释放出大量的儿茶酚胺，导致周围小血管及微血管、内脏小血管及微血管的平滑肌包括毛细血管前括约肌强烈收缩。

（2）体液代谢变化：出现休克时体内儿茶酚胺增多，导致微动静脉吻合支开放，使其血流绕过毛细血管增加了组织灌流障碍的程度。同时，前列腺素、组胺、内啡肽、激肽、肿瘤坏死因子等体液因子在休克的发展中有着不同的致病作用。

（3）重要脏器受损：当休克持续超过10小时，便可出现内脏器官的不可逆损害。若有两个以上器官出现功能障碍称为多脏器功能衰竭，为常见的导致休克死亡原因。

知识点11：创伤性休克的诊断　　　　副高：熟练掌握　正高：熟练掌握

应先了解患者的外伤及出血史，明确创伤的性质。此外，患者的意识状态改变也十分重要。根据病情发展，患者的意识可出现正常→焦虑→激动→嗜睡→昏迷的渐进性改变。其次，早期的生命体征对诊断也有帮助。休克患者的早期症状包括面色苍白、外周湿冷、脉搏细弱或脉压降低等。

动脉血的碱剩余可用来估计休克的严重程度。血乳酸含量为反映休克严重程度及持续时间的可靠指标。

知识点12：创伤性休克的治疗　　　　副高：熟练掌握　正高：熟练掌握

（1）紧急复苏及病因治疗：如气道梗阻应开放气道。张力性气胸应使用粗针穿刺患侧第2肋间，争取连接水封瓶行闭合引流排气。如大失血休克应先紧急止血。开始病因治疗的同时还应进行增加组织灌注以及供氧量的治疗措施。

（2）提高组织供氧量：DO_2正常值为700～1400ml/min。若要提高组织供氧量，除要充分供氧外，更要增加心排血量及血红蛋白。

（3）补充血容量：休克患者均存在有效血容量不足，因此除了心源性休克外，补充血容量仍为抗休克的最基本措施之一，可直接增加组织灌注量或供氧量。特别低血容量休克患者补充血容量还是病因治疗之一。

（4）药物疗法：为增加休克患者组织灌注量与供氧量，通常在恢复血容量时还应用正性变力药与缩血管药增强心肌收缩力、加强周围血管阻力和心排血量，还需要用抗酸药与利尿药纠正代谢性酸中毒及预防急性肾衰竭，以及肾上腺皮质激素用于严重感染性休克等。

（5）免疫疗法：主要有单克隆抗肿瘤坏死因子抗体及白介素-1受体拮抗药，已开始试用于休克患者。

知识点13：严重烧伤的病理生理　　　　　　　副高：熟练掌握　正高：熟练掌握

（1）皮肤最重要的功能是防止身体失热失水，也是防止细菌性感染入侵的保护性屏障。通常体液丧失量与烧伤的面积、深度成正比。在一二度烧伤常以血浆丢失为主。

（2）红细胞减少与烧伤深度、面积成正比，在伤后的短期（72小时）由于血浓缩，因此需要先输一定液体再输全血。

（3）烧伤后代谢增高，因此营养治疗应特别注意，避免负氮平衡。

（4）患有严重气道梗阻者通常有气道烧伤，还可导致气道出血和肺的损伤，易发生ARDS。

知识点14：严重烧伤的病理分期　　　　　　　副高：熟练掌握　正高：熟练掌握

（1）休克期：体液的丢失大多为血浆，容易出现低血容量性休克。抢救休克以液体或代血浆为主，包括琥珀明胶或尿联明胶。

（2）感染期：需使用大量广谱抗生素，并且一定要结合创面分泌物培养菌株之后有的放矢应用，感染期还应进行清创，早期切痂植皮，更应加强控制感染。

（3）瘢痕形成期：此期应防止肢体或其关节功能障碍，除功能锻炼外，应及时进行整形手术。

知识点15：严重烧伤程度估计　　　　　　　副高：熟练掌握　正高：熟练掌握

（1）面积的估计：可采用较简易、广泛准确的新九分法，对于小面积烧伤可采用手掌法，即患者手指并拢后的掌面积约为其体表面积的1%。

（2）深度的估计：在中国目前应用最广泛的为"三度四分法"。

1）轻度：烧伤总面积在10%以下的二度烧伤。

2）中度：烧伤总面积在11%～30%或三度烧伤，面积在10%以下。

3）重度：烧伤总面积在31%～50%或三度烧伤面积在10%～20%，或面积不到30%，但合并有创伤、化学中毒及吸入性气道损伤。

4）特重度：烧伤面积50%以上或三度烧伤在20%以上。

知识点16：严重烧伤患者手术麻醉选择与管理　　　　　副高：熟悉　正高：掌握

麻醉医师除应当充分了解严重烧伤患者本身及复合性损伤病理生理变化的基础知识外，

还应当了解其手术侵袭大、渗血多、反复手术等特点选择最佳麻醉方法及麻醉用药。常用方法主要有以下几方面。

（1）小手术及点状植皮的患者，可以采用局部麻醉，但应用时要注意剂量，严防局麻药中毒。

（2）采用氯胺酮麻醉时，能够保持各种生理反射存在，可以不需气管插管。小儿也可肌注氯胺酮，效果良好。麻醉过程中心血管系统功能较稳定。但可以使血压升高及脉搏增快，能够增加心肌耗氧量。

（3）七氟烷吸入麻醉易于控制，也可以用氧化亚氮－七氟烷或异氟烷。

（4）在烧伤后18～60天应用琥珀胆碱时要慎重，因为期间患者血浆假性胆碱酯酶浓度下降，对该药比较敏感，或者诱导时钾离子从细胞内转移至细胞外使血清中钾离子浓度增高及直接对心肌的抑制作用，可能发生心脏骤停意外。应用非去极化肌松药较为安全。

（5）气管插管可以用带钢丝气管导管，套囊充气压力不可过高，面部有二度以上烧伤时，不能用面罩给氧，可以采用黏膜表面麻醉后经鼻或口腔明视插管，也可以在面部垫以纱布，加压吸氧后插管。对张口困难及瘢痕挛缩颏－胸粘连患者，可以采用经口或鼻盲探插管，也可以采用纤维支气管镜引导插管。

知识点17：严重烧伤患者手术麻醉监测　　　　　副高：熟悉　　正高：掌握

肢体烧伤患者测定血压及脉搏均比较困难，在麻醉时，可以凭借心电图观察心率、心律、听心音、测中心静脉压、观察创面渗血与尿量来判断循环情况，在有条件时可以利用食管或气道超声监测心排出量、心脏指数与周围血管阻力等血流动力学参数。

知识点18：脑外伤患者的麻醉　　　　　　　　　副高：熟悉　　正高：掌握

脑外伤是一个动态的可变过程，病情进展取决于损伤本身的程度以及继发性脑损害，治疗目的主要在于预防继发性脑损害，创造良好的生理条件从而增加存活机会。具体急救措施如下：

（1）提高脑组织氧合：脑外伤有许多影响呼吸功能的因素，如呼吸中枢的损伤，继发性脑水肿，胃内容物反流误吸以及神经性肺内分流增加。神志不清的患者或估计有可能发生呼吸衰竭的患者，尽早进行气管插管，既能避免误吸，又能控制呼吸以增加氧供，提高全身及脑组织氧合条件，而且可调节 $PaCO_2$ 与控制颅内高压。脑外伤且有昏迷的患者宜行气管切开。

（2）维持循环功能：由于脑灌注压＝平均动脉压－颅内压，为了避免缺氧，必须维持合适的脑灌注压（65～105mmHg）。单纯脑外伤本身很少产生低血压，但脑干的损伤或同时伴发其他复合伤者可以产生严重的低血压甚至危及生命，必须积极处理。高血压与心动过速是脑外伤后最常见的循环功能紊乱，心率超过120次/分占1/3，收缩压超过160mmHg占1/4。脑外伤后引起中枢性血管运动麻痹或自身调节功能障碍，这种异常情况下的高血压可以导致颅内压的增高，加重脑损害，所以当收缩压超过正常的30%时即应治疗。

当心电图出现高P波、P-R间期与Q-T间期延长，以及深U波与ST段及T波改变，或严重的室性期前收缩，传导阻滞及其他心律失常均提示预后不良，死亡率增高。

（3）控制颅内压：正常颅内压在患者取平卧位时为8~12mmHg（105~165mmH$_2$O）。严重颅内压增高可以明显降低脑灌注导致继发性脑损害。治疗颅内高压的方法主要包括过度通气、使用利尿脱水药、激素、静脉注射巴比妥类药物。

（4）麻醉处理：吸入全麻一般可以增加脑血流、脑血容量与颅内压，其中以氟烷最为明显，其次为恩氟烷与异氟烷。静脉麻醉药除氯胺酮外均可以使颅内压不同程度下降，其中硫喷妥钠可以显著降低颅内压，丙泊酚对颅内压的影响类似硫喷妥钠。依托咪酯、苯二氮䓬类以及阿片类镇痛药也具有降低颅内压的作用。术中应当注意输入体内的液体量，保持血压平稳，提高PaO$_2$，适度有利于脑组织的氧合。

知识点19：胸部创伤患者的麻醉　　　　　　　　　　副高：熟悉　正高：掌握

胸部损伤无论是开放型还是闭合型，通气功能均将受到影响，即使单纯肋骨骨折，也因疼痛而妨碍呼吸功能。多发性肋骨骨折，可以出现明显的反常呼吸。气胸是胸部创伤常见的并发症，可由于纵隔移位而严重干扰呼吸与循环，如系张力性气胸则影响更大。麻醉前，必须先行胸腔穿刺作闭式引流，否则可因正压通气而加剧胸腔积气与纵隔移位，甚至猝死。对于有颈部皮下气肿与纵隔增宽者，应当怀疑气管破裂。胸内大血管破裂往往因为失血急剧而病情危重，必须立即手术，不能延误。

肺实质损伤大多伴有咯血，诱导插管时要避免呛咳，要警惕大量血液涌出造成窒息。对于疑有心包压塞者，术前应当先在局麻下行心包穿刺减压，然后麻醉诱导，否则会因麻醉诱导出现严重低血压或心脏骤停。

胸部创伤常常需在气管内插管静脉复合或静吸复合全麻下急症开胸手术，麻醉处理的一般原则是浅麻醉，辅助肌松药，控制呼吸，改善呼吸功能。对于有肺挫伤者，应当严格控制术中输血输液，充分估计失血量，谨防过量引起肺水肿。术中监测脉氧饱和度、呼气末二氧化碳分压（P$_{ET}$CO$_2$）、心电图与中心静脉压。

知识点20：腹部创伤患者的麻醉　　　　　　　　　　副高：熟悉　正高：掌握

对于腹部创伤伴有出血者，治疗应当越早越好。脉压变窄，脉搏增快，提示失血量已达1000~2000ml。出血未止住前，宜尽量输注平衡盐液与血浆代用品；出血止住后再输全血，以节省血液。当休克初步改善后，立即在气管内麻醉下手术，以静脉复合或静吸复合并用肌松药维持麻醉。切开腹膜后，应当防止腹腔积血大量涌出，导致血压骤降，应当缓慢放出并作好快速输血的准备。

对于单纯胃肠损伤、无明显失血症状、情况较好者，可选用连续硬膜外阻滞麻醉。

知识点21：脊柱损伤患者的麻醉　　　　　　　　　　副高：熟悉　正高：掌握

脊柱骨折脱位导致脊髓损伤较为常见。C$_5$以上颈椎骨折脱位常合并高位截瘫，应当注意下列处理：①因肋间肌、膈肌麻痹可出现呼吸困难，为了保证通气量和维持呼吸道的通畅，必要时应当进行气管切开，连接呼吸机作辅助通气治疗；②合并颜面软组织损伤者，应当防止血块、异物堵塞呼吸道；③高位截瘫患者的咳嗽、排痰能力已丧失，可由于分泌物堆积造成呼吸道梗阻，也可因胃内容物反流导致误吸，应当随时吸引；④脊柱损伤急性期，由于椎管腔出血或水肿，可使病变上、下蔓延而致循环衰竭；⑤高位截瘫致呼吸功能障碍时，容易出现输液相对过量致肺水肿；⑥高位截瘫引起的心血管功能减退而不能耐受失血或体位改变，易出现低血压；⑦高位脊髓损伤患者可出现气管反射异常，表现刺激气管易出现心动过缓，若并存缺氧，可以导致心脏骤停。因此对高位截瘫患者吸引气管时须特别慎重。

单纯椎板切除减压可以在局麻下施行。颈椎骨折脱位需切开复位减压时，须应用全麻。麻醉实施中应当注意保持脊柱的稳定性，防止脊髓损伤加重。当气管插管有时较困难时，宜用经鼻清醒直探插管，或者借助纤维光导支气管镜插管，避免用琥珀胆碱快速诱导插管，以防止血钾升高性心脏骤停。术后拔管，要避免咳嗽、躁动，可以在拔管前静脉注射1～1.5mg/kg利多卡因作预防。

知识点22：挤压综合征患者的麻醉　　　　副高：熟悉　　正高：掌握

四肢或躯干严重创伤常常合并挤压综合征，系肌肉长时间受压致大批肌肉缺血坏死所致，死亡率很高；临床上除了表现皮肤肿胀、变硬、张力增加、水疱形成、皮下淤血、小血管阻塞与肢体缺血外，还可出现严重全身中毒症状、高钾血症与肾功能不全。

为了防止挤压综合征继续发展和促进受伤肢体功能恢复，需手术治疗。由于常合并肾功能不全，麻醉选择及术中处理均应以不影响肾功能为前提。避免用琥珀胆碱，以防止高钾血症。要避免大量输液；尽量不予输血，必需时应当输新鲜血。通过血气分析发现有高钾血症者，可以输高渗葡萄糖液加胰岛素（按3～4g加1U计算）；10%葡萄糖酸钙40～80ml静脉滴注；当有酸中毒时，用5%碳酸氢钠纠正，同时可碱化尿液，防止肌红蛋白阻塞肾小管；必要时采用利尿药，保护肾脏功能。

知识点23：创伤外科手术术中处理　　　　副高：熟悉　　正高：掌握

（1）严重创伤多为复合伤，处理比较困难。术中处理可遵循的原则为：①病情紧急需要手术治疗者，应当及时进行；②判断伤情，经过初步处理后，立即送往条件较好的医院进行抢救；③严重损伤，早期只需重点初步检查，待病情稳定后再进行详细、全面检查。

（2）肺泡血流灌注不足时缺氧，除了呼吸原因外，亦须考虑循环的原因，低血流量时肺泡血流灌注不足也无法解决缺氧问题，因此必须补充血容量。

（3）临床观察不能忽视，创伤患者的监测有许多现代的先进仪器，但是临床的观察无法被代替，仍无法忽视，只有全面的综合分析才能得出正确的诊断。

第六节 内镜手术麻醉

知识点1：内镜手术的特点及生理影响　　　　　副高：熟悉　正高：掌握

手术在窥镜观察下切除病变部位，无须进行常规的切开手术，因此对组织、肌肉损伤小，恢复快，住院时间短。必须通过窥镜清楚地观察病变，并使用长钳通过套管到体腔内进行分离、剥脱、套扎及切除等操作。为了将手术野显露清晰，便于操作，必须在腹腔或盆腔内注入大量CO_2气体。妇科手术除了需要气腹外还需患者采用头低、臀高的特殊体位，胸腔镜手术则需要使患者患侧肺塌陷。因CO_2气腹使腹腔内压力升高及所要求的特殊体位，皆对患者的生理功能有影响，因此麻醉管理应当以此为重点。

知识点2：内镜手术禁忌证　　　　　　　　　　副高：熟悉　正高：掌握

不是所有的患者皆适于内镜手术。年老，体弱，心肺功能不全者难以耐受手术时的特殊要求所引起的生理影响。以下患者应当禁用或慎用内镜方式的手术：

（1）慢性阻塞肺疾病及肺功能障碍的患者。

（2）合并心律失常患者。

（3）瓣膜疾病、冠心病及心功能不全患者。

一、腹腔镜手术麻醉

知识点3：腹腔镜手术的优缺点　　　　　　　　副高：熟悉　正高：掌握

（1）腹腔镜手术的优点：对机体内环境影响小、减轻创伤、降低手术并发症的发生率与死亡率，临床应用日益广泛。

（2）腹腔镜手术的缺点：须在气腹状态下实施，并将患者置于特殊体位，导致机体病理生理改变。一些腹腔镜手术还可能造成不易发现的内脏损伤，其失血量难以估计，使得麻醉处理更加复杂，麻醉风险增加。

知识点4：腹腔镜麻醉前准备　　　　　　　　　副高：熟悉　正高：掌握

（1）术前检查及麻醉前用药要求同一般腹部手术。

（2）禁食、禁水要求，同一般腹部手术。

（3）术前应用抗酸药和H_2受体阻滞药可提高胃液pH，减轻一旦发生误吸时的严重性，留置胃管，并减压引流，预防胃反流与误吸。

（4）留置导尿管，预防误伤膀胱。

（5）腹腔镜手术无绝对禁忌证，但要结合前述生理影响，对于心、肺、肾功能不全等合并症患者需慎重考虑腹腔镜和开腹手术的获益和风险，做出个体化选择。

知识点5：气腹对血流动力学的影响　　　　　副高：熟悉　正高：掌握

腹腔镜手术首先要建立气腹，气腹可以使心排血量降低10%～30%。当气腹压力低于10mmHg时，可以压迫腹腔脏器使静脉回流量先短暂增加，随着腹内压地进一步升高下腔静脉受压，则静脉回流受阻，血液潴留于下肢，每搏量与心脏指数则明显降低。这种现象在头低位时不太明显，但在头高位时则出现明显的低血压。当气腹压力达15mmHg时，周围血管阻力增高，左心室后负荷增加致使心肌耗氧量增高，有发生心肌缺血、心肌梗死或者充血性心力衰竭的潜在危险。此外，腹内压升高还可以引起迷走神经反射使心率减慢。因此，气腹压力不应超过20mmHg。还应当注意的是向腹腔充气时可引起心律失常，比如房室分离、结性心律、心动过缓与心脏骤停，大多发生于开始充气使腹膜快速张开时，这可能与刺激腹膜牵张感受器，兴奋迷走反射有关。

知识点6：气腹对呼吸功能的影响　　　　　副高：熟练掌握　正高：熟练掌握

（1）充入腹腔的CO_2经腹膜吸入血，其吸收率30分钟内可达70ml/min，而30～75分钟达90ml/min。该吸收率受气腹压力的影响，当腹膜毛细血管受压其血流量减少时则CO_2吸收量减少，但当气腹压下降腹膜毛细血管重新开放时CO_2吸收再度增加。

（2）因腹腔充气膈肌抬高，肺受压导致肺顺应性降低，气道压升高，通气功能下降，使体内CO_2排出减少。故可出现高CO_2血症、酸中毒，甚至低氧血症。经腹膜吸收的CO_2一些可经肺排出，而未能排出的CO_2潴留体内骨骼肌及骨内等处，可有持续高CO_2血症的危险。高CO_2刺激中枢神经系统，增加交感活性，导致心肌收缩力增加、心动过速和血压增高。

（3）CO_2直接作用还可扩张末梢小动脉，抑制心肌收缩力、诱发心律失常甚至心搏骤停。

知识点7：气腹对肾脏功能的影响　　　　　副高：熟悉　正高：掌握

CO_2气腹可以使尿量、肾血流减少和肾小球滤过率降至基础值的50%以下，明显低于开腹手术患者，可能引起肾脏功能的损害。其主要原因为：①神经内分泌改变交感兴奋，儿茶酚胺释放、抗利尿激素增高，引起肾皮质血流量降低。②气腹压增高，腔静脉回流受阻，心排量下降造成肾血流量降低。气腹终止后，尿量即显著增加。

知识点8：气腹的其他影响　　　　　副高：熟练掌握　正高：熟练掌握

气腹还可导致反流、误吸、术后恶心及呕吐。CO_2通过开口的小静脉或气腹针误注入血管可导致CO_2栓塞。因操作损伤膈肌和胸膜等原因可产生气胸。CO_2经穿刺孔进入皮下或气腹针注气于皮下可发生皮下气肿。另外，还有内脏损伤、出血、胆汁漏出、腹腔感染等。在采用头低足高位时，由于上腔静脉回流受阻、脑静脉淤血，颅内压和眼内压升高。

知识点9：腹腔镜手术麻醉选择 　　　　　　　　　副高：熟悉　正高：掌握

（1）全身麻醉：气管内插管全麻可以控制呼吸，维持恰当的麻醉深度与肌肉松弛，增加肺顺应性有利于通气，又有利于控制膈肌活动，便于手术操作和胆道造影时的呼吸配合，并且在连续监测$P_{ET}CO_2$下及时调节分钟通气量，在不增加潮气量的前提下，增加呼吸频率，维持$PaCO_2$在正常范围内，并且有利于迅速识别CO_2栓塞，及早处理。但是控制呼吸也有其缺点：①气道压升高，可进一步减少回心血量，使心搏量进一步下降，从而给循环系统带来更大的影响；②加重V_A/Q比例失调，加重缺氧；③膈肌和隆突向头侧移位易引起气管导管移位或进入支气管内。

全麻时，药物选择对患者预后并无重要影响，但目前多选用短效麻醉药物以加快手术周转，诱导时应当避免胃充气，以防胃液反流及误吸。喉罩不能防止误吸的发生，慎用于腹腔镜手术麻醉。

（2）硬膜外麻醉：硬膜外麻醉的优点在于患者保持清醒，不致引起误吸，且呼吸可靠，患者代偿性增加分钟通气量来维持。但腹部腹腔镜手术控制平面比较广（$T_4 \sim L_5$），加重对循环系统的影响；腹腔内大量CO_2使膈肌过度抬升和CO_2对膈肌表面的直接刺激均会引起肩臂放射性疼痛，需减慢充气速度（控制在$1.0 \sim 1.5L/min$）、维持较低压力（<10mmHg）；同时，交感神经阻滞也增加了迷走神经反射性心律失常的发生率和严重程度及患者的不适感，需辅以强效麻醉性镇痛药，但这些药物又影响清醒患者对呼吸的代偿。故目前很少选择单纯硬膜外麻醉完成手术。

（3）局部麻醉：局部麻醉辅以小剂量镇静镇痛药也用于腹腔镜检查等。

知识点10：腹腔镜手术术中监测 　　　　　　　　　副高：熟悉　正高：掌握

（1）腹腔镜手术常用监测包括无创血压、心电图、脉搏、血氧饱和度、气道压力、呼气末CO_2分压、TOF与体温等。

（2）在必要时，放置导尿管，减少手术损伤膀胱的机会，改善术野显露，监测尿量。

（3）心肺功能障碍者监测直接动脉压，可动态观察血压变化与方便血气分析。

（4）腹腔镜手术术中必须监测$P_{ET}CO_2$，并及时调整呼吸，维持正常血气状态。

（5）监测气道压，及早发现腹内压过高。

（6）腹腔镜手术虽然比开腹创伤小，术后恢复快，但术中对机体生理的影响却比开腹更为严重，故需要予以重视与妥善处理，以确保其安全性。

知识点11：腹腔镜气腹导致的并发症 　　　　　　副高：熟练掌握　正高：熟练掌握

较为常见的是二氧化碳皮下气肿、纵隔气肿、气胸。少数情况下也可出现心包积气、气栓等严重并发症。

二、胸腔镜手术麻醉

| 知识点12：胸腔镜手术的特点 | 副高：熟悉　正高：掌握 |

胸腔镜手术麻醉具有其独特性，腔镜手术应当在单肺通气下进行，应用双腔支气管插管进行单肺通气使手术侧肺完全萎陷，是手术实施的关键。

| 知识点13：胸腔镜手术麻醉选择 | 副高：熟悉　正高：掌握 |

现代胸腔镜手术大多需在全麻下完成。全麻无论采用纯吸入麻醉还是静吸复合麻醉亦或是全凭静脉麻醉，均以浅麻醉－肌松剂－控制呼吸为管理原则。可控制呼吸，预防纵隔摆动及反常呼吸引起的呼吸循环改变。准确地插入双腔管，确保术侧肺萎陷是手术实施的前提与成功的关键。

为了减少术中全麻药物的应用，使术后恢复的质量与多模式镇痛的需求更好地提高，目前通常采用全麻复合硬膜外、椎旁神经阻滞的复合麻醉方案。

一些患者通常状态良好、手术简单短小者，也有采用保留自主呼吸的不插管全麻，辅以硬膜外、神经阻滞麻醉完成手术，患者术后恢复更快，创伤更小，但对麻醉及手术要求较高。

| 知识点14：胸腔镜手术术中监测 | 副高：熟悉　正高：掌握 |

胸腔镜术中常规的监测手段包括血压、心电图、脉搏、血氧饱和度，呼气末二氧化碳分压监测及气道压变化的监测利于了解肺通气状态及气道阻力情况。

| 知识点15：胸腔镜手术麻醉后处理 | 副高：熟悉　正高：掌握 |

（1）术后苏醒：与普通胸科手术相比较，胸腔镜手术一般历时较短，麻醉医师如果对手术进程估计不足，常致过量应用麻醉药，导致术后苏醒延迟。

（2）术后肺不张：术后肺不张的预防是胸腔镜手术术后管理的关键。多种因素可促使术后肺不张的发生：①术后麻醉药残余作用，手术影响使功能残气量降低，部分肺泡通气不足或是萎陷；②术后疼痛导致潮气量降低，抑制自发深吸气，加重肺泡通气不足；③疼痛抑制咳嗽反射使气道内分泌物不易排出。预防措施包括：手术结束拔管前吸净支气管内分泌物，将双肺吹张；术后鼓励早期活动、深吸气和咳嗽、吸入支气管扩张药与充分镇痛。

（3）术后镇痛：复合硬膜外麻醉者，术后可应用PCEI镇痛，其他镇痛方式主要包括肋间神经阻滞、椎旁神经阻滞、切口局部封闭、非甾体类抗炎药、阿片类药物等多种方式。

| 知识点16：导致胸腔镜手术并发症的原因 | 副高：熟悉　正高：掌握 |

（1）低氧血症：一般包括肺功能不全、健肺通气不良、气管导管位置不当、血流动力学不稳定所导致。

（2）复张性肺水肿：肺组织长期受压、萎陷，缺氧，血管通透性增加，肺复张时液体外渗。胸腔镜手术术中持续的胸腔内吸引使胸内负压增大，回心血量增加，肺循环血量增加，漏出增多。

（3）心律失常：一般包括低氧血症、纵隔下移、二氧化碳潴留、手术刺激，游离肺门、心脏周围操作时。

第七节　小儿麻醉

| 知识点1：与麻醉有关的小儿生理特点 | 副高：熟悉　正高：掌握 |

（1）呼吸系统：婴幼儿的舌体相对较大、声门位置也相对较高。6岁以下小儿气管最狭窄处在环状软骨水平，呈漏斗形。按照单位体重而言，婴儿有效肺泡面积是成人的1/3，耗氧量是成人的2倍。说明换气效率不佳，更应重视呼吸管理。

（2）循环系统：小儿心血管系统功能良好，血管富有弹性。新生儿每搏量相对固定，心排出量主要靠心率的变化调节。小儿心率较快，心动过缓通常是缺氧的表现，必须引起重视。不同年龄间接测压所需要的袖带规格也不同。

新生儿因卵圆孔和动脉导管未闭合，心室做功显著增加，其左心室特别明显。与成人相比，心室顺应性较差，心肌收缩力下降，每搏量较小，心脏储备能力低下，对容量负荷较敏感，左心室正常充盈的情况下心排量较少依赖Frank-Starling定律，大部分依赖心率来维持。

患儿测压的袖带需选择合适，袖带过宽测压结果偏低，过窄则结果偏高，正确的袖带宽度为上臂长度的2/3。

（3）中枢神经系统与体温调节：新生儿及婴幼儿的自主神经系统占有一定优势，特别是迷走神经张力较高，术中容易发生心率的变化。婴幼儿的神经髓鞘发育未成熟，因此应用呼吸抑制药应当慎重。

新生儿体温调节机制发育尚不健全，常借环境温度而维持体温。6个月以上小儿麻醉期间体温有升高的倾向。新生儿缺乏皮下脂肪，婴儿体表面积相对较大，因此易引起体温下降，使术后苏醒延迟、呼吸抑制。

（4）代谢功能：出生后1小时的新生儿会有轻度代谢性酸中毒，若新生儿出生时窒息，阿普加（Apgar）评分在6分以下，表示体内氧不足，其代谢性酸中毒将更加明显。小儿术前禁食时间长有引起代谢性酸中毒倾向，因此婴儿手术前禁食时间应适当缩短，术中应静脉输注5%葡萄糖液。婴儿期间，肾脏的碳酸氢盐重吸收功能差。

知识点2：小儿麻醉前体格检查　　　　　　　副高：熟悉　正高：掌握

既要顾及全身又要突出重要方面，应当重点检查与麻醉有关的脏器和部位。

（1）呼吸系统：是否存在呼吸困难、咳嗽、咳痰、鼻塞、咽喉红肿充血扁桃体肿大、腺样体增生等，听诊两肺呼吸音是否对称、有无干湿性啰音，肺不张等情况。

（2）心血管系统：脉搏强弱、频率和节律；听诊心音是否存在杂音，明确其性质、部位、音调及分级。结合心电图、心功能及彩色超声波检查确定诊断。对有心血管疾病、择期手术的患儿应当请儿科会诊。

（3）仔细检查口腔：了解其张口的程度，牙齿有无松动、有无扁桃体肥大、腺样体增生以及其他可能妨碍气管插管的形态学异常改变。

知识点3：小儿麻醉前实验室检查　　　　　　　副高：熟悉　正高：掌握

应当常规行血、尿常规检查，胸透，心电图检查。择期大手术应当常规行肝肾功能检查。消耗性疾病且伴高热、频繁呕吐及腹泻的患儿应当查二氧化碳结合力、血浆蛋白及电解质等。

知识点4：小儿麻醉前病情估计　　　　　　　副高：熟悉　正高：掌握

根据麻醉前访视的结果，即所得的病史、体格检查及实验室检查资料，结合麻醉手术的创伤程度，进行综合性分析，可以对患儿的全身情况和麻醉耐受力做出比较全面的估计。参照美国麻醉医师协会（ASA）的分级标准，将患者全身体格健康情况进行分级。

知识点5：小儿麻醉前准备　　　　　　　副高：熟悉　正高：掌握

（1）麻醉前禁食：小儿在麻醉前既要保持胃排空，又要尽量缩短禁食禁水时间，因此必须取得患儿双亲的理解与合作，在规定时限内按时禁食与禁水。

（2）称体重：麻醉前，一定要称体重，用药按千克体重计算。

（3）纠正脱水：急症手术的患儿麻醉前，应当纠正明显脱水，补充液体，从而提高患儿对手术和麻醉的耐受力。

（4）麻醉前用药：基本目的与成人类似。因小儿心理发育不成熟，0~6个月尚不知恐惧，在麻醉前无须镇静。6个月至6岁因怕与父母分开，及对手术室环境的生疏、恐惧，从而导致哭闹挣扎，在麻醉前必须给予镇静或催眠。学龄以后虽然能理解和沟通，但大部仍心存恐惧和不安，应当耐心解释麻醉过程，手术室环境和可能存在的不适或疼痛（如注射），亲切交流，以获得患儿的信任，必要时仍需给予镇静、催眠。使家长安心常是消除儿童恐惧和焦虑的另一个重要途径，应当予以重视。

知识点6：婴幼儿麻醉前禁食禁水时间　　　　　　　　　　　　副高：熟悉　正高：掌握

婴幼儿麻醉前禁食禁水时间见表3-1-1。

表3-1-1　婴幼儿麻醉前禁食禁水时间

年　龄	麻醉前禁食禁水时间（h）	
	牛奶与固体食物	糖水或清液
新生儿	4	2
1~6个月	4	2
6个月至3岁	6	3
3岁以上	8	3

知识点7：小儿麻醉前用药与剂量　　　　　　　　　　　　　　副高：熟悉　正高：掌握

小儿麻醉前用药与剂量见表3-1-2。

表3-1-2　小儿麻醉前用药与剂量

药　名	用　法	剂量（mg/kg）
阿托品	肌注	0.02（最小0.1）
东莨菪碱	肌注	0.006~0.01
长托宁	肌注	0.01~0.02
地西泮	口服	0.1~0.3
	肌注	0.1~0.3
咪达唑仑	口服	0.5（新生儿不用）
	肌注	0.2（新生儿不用）
异丙嗪	肌注	0.5~1.0
氯丙嗪	肌注	0.5~1.0
吗啡	肌注	0.1~0.2
哌替啶	肌注	1.0~2.0
芬太尼	肌注	0.001~0.002
氯胺酮	口服	6.0~10.0
	肌注	3.0~6.0
可乐定	口服	0.004
氟哌利多	肌注	0.075

知识点8：小儿麻醉方法　　　　　　　　　　　副高：熟悉　正高：掌握

（1）局部麻醉：通常中等和短小手术选择基础麻醉加局部麻醉。

（2）氯胺酮：广泛适用于小儿麻醉，短小手术也多选用氯胺酮麻醉。

（3）全身麻醉：较大手术通常选择气管内插管全身麻醉，较为安全。成人常用的半紧闭环路不适用于婴儿，无重复吸入的开房环路较为适合。儿童应用麻醉机时需注意选用较小的呼吸囊和儿童专用的小直径的呼吸环路。<8个月的儿童术前可不使用镇静药物，多用吸入诱导。8个月至5岁以下儿童术前镇静用药可口服、肌注或滴鼻等，然后再选用吸入麻醉诱导。能配合的儿童诱导可选用与成人一样的静脉麻醉快速诱导，但需注意用药剂量。

（4）基础麻醉加椎管麻醉：较大儿童的下腹部、会阴部及下肢手术，也可以选用硬膜外麻醉、腰-硬联合、腰麻或骶麻。①硬膜外麻醉：适应证较成人要严，除了学龄前儿童能合作外，均先应用基础麻醉，以确保穿刺的顺利进行及患儿的安全。利多卡因用药，按照7~8mg/kg计算，浓度为0.7%~1.5%。罗哌卡因1~4mg/kg，浓度为0.5%~1%。丁哌卡因浓度为0.25%~0.5%，用量为0.75ml/kg；②骶管麻醉：基础麻醉后，用侧位法穿刺后，用药同硬膜外麻醉。单次的针刺深度<0.5cm；连续法可能造成局部麻醉药物蓄积，应当慎重。骶管麻醉是一种广泛适用于小儿的部位麻醉，安全且操作方便，常用于泌尿外科、骨科及横膈以下手术，也用于治疗继发于强烈血管收缩的血管功能不全。即使阻滞平面高达胸部，也很少发生血压下降；③腰麻：宜用于8岁以上的合作患儿，或先用基础麻醉，然后进行穿刺。这类手术多选择全身麻醉。

知识点9：小儿区域阻滞　　　　　　　　　　　副高：熟悉　正高：掌握

正常清醒状态下的儿童不能充分配合局部麻醉的实施，因此小儿区域麻醉绝大多数是在全麻状态下进行的。随着神经刺激仪与超声技术的广泛应用，区域麻醉的神经并发症也很少发生。一般中等和短小手术选择基础麻醉加局麻。较大儿童的下腹部、会阴部及下肢手术，可以选用硬膜外阻滞、蛛网膜下腔阻滞或骶管阻滞。小儿区域阻滞应当在基础麻醉后进行，术中常给以辅助麻醉。临床小儿麻醉多采用以区域阻滞为主的复合麻醉。超声引导穿刺技术可以用于大多数类型的小儿神经阻滞，有助于避免传统方法所引起的严重不良反应。

知识点10：小儿局麻药硬膜外腔允许最大剂量　　　副高：熟悉　正高：掌握

小儿局麻药硬膜外腔允许最大剂量见表3-1-3。

表3-1-3 小儿局麻药硬膜外腔允许最大剂量

局麻药	单次剂量 （mg/kg）	连续硬外速度 ［mg/（kg·h）］	年龄<6个月连续硬外速度 ［mg/（kg·h）］
丁哌卡因	3	0.4～0.5	0.2～0.25
左旋丁哌卡因	3	0.4～0.5	0.2～0.25
罗哌卡因	3	0.4～0.5	0.2～0.25
利多卡因	5	1.6	0.8
利多卡因加肾上腺素*	7	不用	不用
丁卡因	1	不用	不用

*：局麻药中加肾上腺素5μg/ml或1：200000

知识点11：小儿喉罩的适应证 　　　　　　副高：熟悉　正高：掌握

喉罩是小儿麻醉中较常用的一种保持呼吸道的工具，小儿上呼吸道狭窄更适合应用喉罩以保证其通畅，临床应用日益增加。其适应证：

（1）替代口咽通气道。

（2）替代气管导管，如日间手术、镇静及其他短小手术麻醉。

（3）困难气道的维持或引导气管插管。

知识点12：小儿喉罩的禁忌证 　　　　　　副高：熟悉　正高：掌握

（1）胃饱满反流误吸危险大。

（2）咽喉部存在感染或其他病变，如脓肿、肿瘤、血肿等。

（3）必须持续正压通气的手术，胸肺顺应性小，通气压力需要>25cmH$_2$O和开胸手术。

（4）呼吸道出血。

（5）扁桃体异常肥大。

（6）存在潜在的呼吸道梗阻，如气管受压、气管软化。

（7）术中需频繁变换头部的位置。

知识点13：小儿喉罩置入方法——标准（正中）置入法 　　副高：熟悉　正高：掌握

全麻至眼睑反射消失，嚼肌松弛，咽反射抑制（也可辅用于表面麻醉），头轻度后仰，插前完全抽瘪气囊，罩口朝向下颌，沿口腔中线向下插入，贴咽后壁下插直至无法推进，气囊注气。

知识点14：小儿喉罩置入方法——逆转法　　　　副高：熟悉　正高：掌握

先将喉罩口朝向硬腭置入至咽喉部后，旋转180°（喉罩口对向喉头），再继续往下插直至无法推进。

知识点15：小儿喉罩置入方法——部分充气侧入法　　　　副高：熟悉　正高：掌握

插前气囊按半量充气，按照正中法插入至气囊全部进入口内，向外旋转45°罩口向舌，将舌推向一侧，以拇、示指持喉罩管深插至受阻，然后向回旋转45°转回到中线，套囊充气，固定于右口角。接麻醉机验证喉罩位置，通气顺畅，无漏气，置入成功。

知识点16：小儿喉罩置入方法——喉镜直视下置入法　　　　副高：熟悉　正高：掌握

喉镜直视下（用或不用探条引导；充气或不充气）置入法，如非困难呼吸道，均易顺利成功。喉罩置入最佳的位置是喉罩进入咽腔，罩的下端进入食管上口，罩的上端紧贴会厌腹面的底部，罩内的通气口正对声门。罩套囊充气之后，即在喉头部形成封闭圈，确保通气效果，<10岁的患儿置入喉罩的平均深度=10cm+0.3×年龄（岁）。置入喉罩后正压通气，观察胸廓起伏，听诊两侧呼吸音，听诊颈前区是否有漏气音，纤维光导喉镜检查可以看到会厌和声门。因过高的气囊内压可能造成咽喉部疼痛、吞咽困难等并发症。因此临床应试注用最小充气量达到密封呼吸道和消化道即可，实际只需最大量的1/3～2/3已完全可达到要求，以减少并发症的发生。倘能监测气囊内压（40cmH$_2$O）最为合适。

知识点17：小儿喉罩的型号和规格　　　　副高：熟悉　正高：掌握

表3-1-4为小儿喉罩的型号和规格。

表3-1-4　小儿喉罩的型号和规格

型　号	体重（kg）	内径（cm）	长度（cm）	套囊最大空气容量（ml）	最大ETT*
1	<5	5.25	11.5	4	3.5
1.5	5～10	6.1	13.5	7	4.0
2	10～20	7.0	15.5	10	4.5
2.5	20～30	8.4	17.5	14	5.0
3	30～50	10	22	20	6.0（套囊）
4	50～70	10	22	30	6.5（套囊）
5	成人	11.5	23.5	40	7.0（套囊）

＊：喉罩导管可以通过的最大气管导管号数

知识点18：患儿口咽的结构特点　　　　　　副高：熟练掌握　正高：熟练掌握

患儿通气道的应用概率明显多于成人，患儿咽腔狭窄，侧壁没有骨性支撑，麻醉后咽肌松弛，易塌陷导致梗阻，一般需要通气道维持。最近又在喉罩基础上研制出新型的喉围通气道和咽导管，以维持呼吸道通畅。喉围通气道由远端带多个裂隙样开口的柔软尖端通气，近侧靠套囊固定导管位置，置入方法类似于喉罩。咽导管是会厌上通气装置，带两个气囊，前端为卵圆形开口，远侧气囊封闭气道远端，防止误吸，近侧气囊封闭通气部上方口咽部，插入方法与喉罩相同。

知识点19：肌肉松弛药在小儿麻醉中的应用　　　　副高：熟悉　正高：掌握

在婴幼儿时期神经肌肉接头发育尚未成熟，物理及生化方向均在发育，肌肉收缩性在变化，肌肉量在身体的比例在增加，因此神经肌肉接头对肌松药的敏感性也随之在不断地变化。因小儿体液分布特点细胞外液比例相对较大，也随年龄增长变化，而肌松药是水溶性的致使其表观分布容积、再分布、清除和代谢速度均在变化，影响作用部位的药物浓度，进而影响肌松药的药效（ED_{50}、ED_{95}）和阻滞时间。生后早期因体内分布容积较大，临床上需要更大的负荷量才能够达到预期的血药浓度。但因神经系统的发育，肌松药受体和乙酰胆碱的释放逐渐增加，对肌松药的敏感性也在逐渐增加。反映在ED_{95}的变化上。应用于成人的肌松药基本均可用于小儿，基于上述特点不同年龄剂量也有所不同。

氯琥珀胆碱是目前临床唯一应用的去极化肌松药。因潜在的肌病，和恶性高热的潜在危险，FDA曾经提出警告"小儿应用氯琥珀胆碱限于紧急插管或立即维持下呼吸道安全所必需"，人们不得不有所顾忌，再加短效非去极化新肌松药的不断出现，临床应用有所减少，但因其速效短效的优点，至今仍在应用。氯琥珀胆碱是水溶性，婴儿和儿童所需剂量较成人为大，通常2mg/kg静注。在建立静脉通路之前，紧急需要插管时，也可肌内注射，起效时间需要3～4分钟，剂量需增至3～4mg/kg。最为常见的副作用是房室结性或窦性心动过缓，也有心脏骤停的报道，因此术前药中须给阿托品。

知识点20：小儿肌松药插管剂量　　　　　　副高：熟悉　正高：掌握

小儿肌松药插管剂量见表3-1-5。

表3-1-5　小儿肌松药插管剂量

药　　物	剂量（mg/kg）	ED_{95}倍数	静注插管时间（min）	T_{25}时间（min）*
米库氯铵	0.2～0.3	2～3	1.5	5～15
罗库溴铵	0.6～1.0	2	1.0	10～30
顺阿曲库铵	0.15～10.2	5	1.5	45～75

续 表

药 物	剂量（mg/kg）	ED95倍数	静注插管时间（min）	T25时间（min）*
阿曲库铵	0.5	2	3.0	20～45
维库溴铵	0.05～0.1	1～2	2.0	20～60
泮库溴铵	0.1	1～2	2.5	45～60
氯琥珀胆碱	2.0	6	1.0	3～5

*：给药后肌松恢复到25%时间

知识点21：小儿肌松药术中维持剂量　　　　　　　　　副高：熟悉　正高：掌握

小儿肌松药术中维持剂量见表3-1-6。

表3-1-6　小儿肌松药术中维持剂量

药 物	维　　持		ED95（mg/kg）	
	单次静注（mg/kg）	连续静注（mg/kg）	婴儿	儿童
米库氯铵	0.1	10～20	0.1	0.1
顺阿曲库铵	0.1	1～5	0.05	0.05
维库溴铵	0.025	1	0.024	0.026
罗库溴铵	0.3～0.5	15	0.2	0.3
泮库溴铵	0.05	—	0.05	0.05

知识点22：小儿围术期液体疗法　　　　　　　　　　副高：熟悉　正高：掌握

（1）量的确定：①生理维持需要量：患儿维持需要量的补充可通过4:2:1法则计算，第1个10kg需要4ml/（kg·h），第2个10kg需要2ml/（kg·h）液量，剩余体重按1ml/（kg·h）计算；②术前禁食水欠缺量：术前禁食水欠缺量为生理维持量×禁食小时数，按照小时补充。一般在第1个小时给半量，第2小时和第3小时各给25%；③手术创伤引起的第三间隙丢失量和失血量：第三间隙丢失量，浅表小手术按照1ml/kg；中手术按照2～5ml/kg；大手术按照5～10ml/kg输给。小儿输液安全界限又很窄，即液体最小必须量和最大允许量之比小，二者绝对值的差更小。

（2）质的确定：电解质的补充，理论上维持量可用低张电解质溶液。通常对于健康儿童可输注乳酸盐林格液。因创伤所引起的丢失，应当补细胞外液即以补给平衡盐液为合适。对术前已存在电解质、酸碱平衡紊乱应当参照电解质、血气等结果确定。

（3）葡萄糖：婴儿代谢速度、氧耗约为成人的2倍，糖需要量为5g/（kg·d），因此维持量部分应当含有5%葡萄糖，以防止低血糖，满足代谢的需要，促进糖原的合成，减少蛋白质的消耗。通常给0.3g/（kg·h），即用2.5%～5%葡萄糖平衡盐液，定期监测血糖变化。

总之，小儿输液的安全范围小，婴幼儿最为明显，最好采用输液泵调节滴速。休克、水电解质平衡紊乱患儿，其需要液体量、质可以根据血压、尿量、CVP、电解质、血气等生理监测参数来确定。

知识点23：小儿围术期输血　　　　　　　　　　　　副高：熟悉　正高：掌握

术前血容量估计（EBV）：早产儿为90～100ml/kg；足月新生儿为80～90ml/kg；<1岁婴儿为75～80ml/kg，>1岁儿童为70ml/kg。判断患儿的血容量应考虑患儿之间的个体差异。按上述数值，结合患儿的血细胞容量，可大概推测患儿最大可耐受失血量（MABL）和可耐受失血量（ABL）。

$$MABL = \frac{估计血容量（EBV）（ml）\times [患儿HCT（\%）-25]}{患儿HCT（\%）}$$

$$ABL = EBV \times （Hct\ initial - Hct\ acceptable）/Hct\ initial$$

若失血量小于ABL的1/3，可输注乳酸林格液，若失血量大于ABL，应输注浓缩红细胞和等容量胶体液并适当给予新鲜冰冻血浆和血小板。Hct acceptable应按照患儿的具体情况而定。

知识点24：小儿麻醉手术的体位与姿势　　　　　　　副高：熟悉　正高：掌握

全身麻醉后要做好体位的固定，并要注意手术体位及姿势是否正确，要避免体位扭曲和硬物压迫。由于小儿皮肤和组织娇嫩，术中要注意体位改变的影响，在俯卧位时，应当常变换患儿头部位置。患儿胸腹部不能被压迫。如发现消毒巾、手术器械或手术者压迫患儿胸腹部时，应当及时予以纠正，以防对呼吸的影响。用面罩吸氧时不宜过紧，要每隔一段时间松开一次面罩，并按摩受压的部位。

知识点25：小儿围术期呼吸监测　　　　　　　　　　副高：熟悉　正高：掌握

（1）呼吸运动的观察：主要观察患儿的呼吸频率、幅度、节律、方式（胸或腹式）以及呼吸困难的征象，如鼻翼扇动、三凹征等。

（2）呼吸音的监听：小儿在麻醉时一般胸前固定听诊器，以便监听呼吸音的变化。

（3）黏膜、皮肤颜色的观察：主要观察口唇黏膜、指甲、耳垂及手术野出血的颜色。

（4）呼气末CO_2分压（$P_{ET}CO_2$）：与$PaCO_2$的差正常值为2～5mmHg，反映了肺泡无效腔的大小。

（5）脉搏血氧饱和度监测：反映组织氧合情况，脉氧仪连续监测不但提供SpO_2而且能够显示脉搏以及末梢动脉容积度，十分有价值。正常值为96%～100%。

（6）动脉血气分析：儿童可以直接取动脉血，新生儿或小婴儿可以取经加温后末梢灌注较好的手指、耳垂或脚趾的毛细血管血。

| 知识点26：小儿麻醉手术中低氧血症的预防 | 副高：熟悉　正高：掌握 |

小儿代谢率高，氧耗较成人高，同时对缺氧的耐受性差，术中低氧血症的发病率高，通气稍有不足，即发生低氧血症，威胁术中、术后安全。不论选哪种麻醉方法，麻醉中均要供给高浓度的氧气，以满足代谢的需要，避免二氧化碳的蓄积。预防低氧血症的方法包括：

（1）控制呼吸：全身麻醉患儿应当控制呼吸。可以用呼气末正压通气，呼气末的正压力为5cmH$_2$O。

（2）手法控制呼吸：小儿做控制呼吸，用手法操作，能够了解胸廓及肺的弹性变化，也能够了解呼吸道阻力的改变，对小儿呼吸的掌握有帮助。

（3）控制呼吸量：新生儿潮气量以7～10ml/kg为合适，如需过度换气，则用10ml/kg。呼吸频率6岁以下每分钟为15～30次，气道峰压（Pp）≤20cmH$_2$O，终末潮气二氧化碳分压35～40mmHg。控制呼吸是否适当，以血气、呼气末二氧化碳分压而决定。

（4）要保持呼吸道通畅：小儿的麻醉器械要求小，但气管导管内径要大，小于7岁的儿童通常不带套囊，以减少呼吸的阻力。要防止气管导管插入过深而进入右侧支气管、导管堵痰、扭曲、压扁等故障的发生，而引起的换气不足。头后仰，肩下略垫高，及时有效的吸氧。

（5）处理通气不足：当出现气管牵拽现象，即下颌抽动或点头呼吸，常提示通气的不足，为深麻醉或二氧化碳蓄积或呼吸道阻塞的征象，需要注意处理。在出现时应当和浅麻醉、诱导时挣扎、哭闹的呼吸变化相区别。

| 知识点27：小儿麻醉手术术后喉头水肿的预防 | 副高：熟悉　正高：掌握 |

小儿的气管内插管，操作应当准确轻柔。导管大小要合适，忌导管过粗；导管要质软，管壁薄，避免损伤咽喉稚嫩的组织，严防术后喉头水肿的情况发生。预防术后喉头水肿的措施包括：

（1）维持一定的麻醉深度：控制呼吸，避免因浅麻醉而使患儿出现频繁的吞咽动作，导致导管来回摩擦损伤黏膜。

（2）减少头部过多移动：任何体位变动或头部的过多移动，使插入的导管在气管内滑动而产生的摩擦损伤，应当尽量减少。

（3）导管避免过粗：所选用的导管直径应当比所估计的导管号码小一号为合适。＞2岁儿童气管导管内径可按4＋年龄/4来计算，应备粗细不等的3根导管。新生儿导管内径（ID）为3.0mm，早产儿导管内径为2.0～2.5mm。

（4）静脉注射地塞米松：在术中、术后应当静脉注射地塞米松，每次0.25～0.5mg/kg。

（5）插管操作准确轻柔：小儿插管操作，务必轻柔。应由有经验者施行。

知识点28：小儿围术期血流动力学监测 　　　　副高：熟悉　正高：掌握

（1）一般监测：①心电图；②心脏听诊；③无创血压测定。

（2）特殊监测：①中心静脉压（CVP）：小儿CVP随着年龄的增长变化较大，正常值为 $3\sim10cmH_2O$。新生儿可以选脐静脉插管，婴幼儿选用颈内静脉和锁骨下静脉，也可以用颈外静脉穿刺置管测压；②有创动脉血压监测：由动脉内穿刺置管，经压力换能器和扩大器直接显示压力波形及数值。常用穿刺有桡动脉、股动脉、足背动脉、肱动脉、颞浅动脉，新生儿可以用脐动脉；③肌松监测：目前肌松药在小儿麻醉中的应用日益广泛，习惯于根据临床经验，如抬头、睁眼、握手、呼吸运动等指标，判断神经肌肉阻滞程度，这些指标有其局限性。肌松监测仪在临床使用，可以大大减少肌松药残余作用导致的呼吸功能不全，而且还可以指导麻醉医师合理、正确地使用肌松药。

知识点29：小儿围术期体温监测 　　　　副高：熟悉　正高：掌握

麻醉和手术期间经常会出现体温的变化，尤其是小儿体表面积相对较大，其对低温和高温的耐受性均很差，因此对小儿的体温监测作为一种常规监测加以重视。

体温监测的部位包括：腋下、鼻咽部、直肠、食管、鼓膜、体表。

在麻醉过程中维持小儿体温方法有很多，可以使用恒温电热毯、红外线灯或加温毯，输血输液加温，呼吸通路安装湿化器有助于减少热量从呼吸道散失，腹腔热水冲洗。

知识点30：小儿膈疝手术麻醉术前准备 　　　　副高：熟悉　正高：掌握

（1）适当体位：如后外侧疝患儿向患侧半卧位，头抬高30°或直立位，以减轻肺部受压、肺不张和心脏移位；改善呼吸功能。

（2）呼吸困难者应给予高浓度氧吸入。

（3）纠正脱水和酸血症、贫血、低蛋白血症等。

（4）持续胃肠减压，使胸腔内膨胀的胃缩小，减轻对呼吸及循环的影响。

（5）术前用药：咪达唑仑、阿托品等。

知识点31：小儿膈疝手术麻醉实施 　　　　副高：熟悉　正高：掌握

不论经胸或经腹手术，都需气管内插管，静吸复合麻醉，避免应用或少用肌松药。麻醉药应当选择对呼吸和循环系统无明显抑制，经腹手术患儿可以加用连续硬膜外阻滞，它可以减少静脉、吸入麻醉药用量，并可以获得满意的肌肉松弛，同时可提供满意的术后镇痛。麻醉诱导方法根据患儿情况及年龄大小可以选择慢诱导或快速诱导。重危病儿可以采用基础麻醉＋喉部局麻下行气管插管。低氧症和肠腔胀气者不用氧化亚氮。

知识点32：小儿膈疝手术麻醉术中管理　　　　副高：熟悉　正高：掌握

（1）监测血压、心电、呼吸、动脉血气、SpO_2、体温等。特别注意右侧胸腔有无出现气胸，在必要时应当放置水面下胸腔引流管。

（2）通气方式：<20kg的患儿可以采用改良Ayre装置，或半开放回路，>20kg的患儿可以采用紧闭循环装置。应当使用压力限制型通气模式，吸气峰压<30cmH$_2$O。一些医疗中心倾向于使用允许性高碳酸血症（导管前$PaCO_2$<65mmHg）和轻度的低氧血症（导管前动脉SpO_2>85%），以减轻气压性创伤。

（3）内脏在复位时，手术者忌挤压胃、避免胃液反流致误吸。术中需加强胃管吸引，因为此类患者腹腔容积小，脏器复位后会增加腹内压，影响呼吸及循环系统。

（4）手术麻醉结束，呼吸管理需加强。多因先天性膈疝病儿肺发育不良，萎缩的肺脏也并非因脏器复位后便立即膨胀；加之脏器复位后腹腔压力增加，影响呼吸。所以患儿完全清醒才能够拔管。继续持续胃肠减压和呼吸管理。

知识点33：小儿气管、支气管异物取出麻醉术前准备　　　　副高：熟悉　正高：掌握

（1）如儿童有发绀或有吸气性和呼气性阻塞体征，应当在吸氧的条件下转送到手术室，进行异物取出术。

（2）并发症期需应当用大量抗生素进行抗炎治疗。

（3）术前用药：可视情况给予轻度镇静，阿托品0.02mg/kg。术前30~40分钟肌内注射。

知识点34：小儿气管、支气管异物取出麻醉选择　　　　副高：熟悉　正高：掌握

（1）无麻醉下直接喉镜取异物：喉和气管异物，可能引起严重呼吸窘迫；可导致完全阻塞而致死。为了争取时间，立即吸纯氧、局麻下直接喉镜下取异物。如不成功应当插入气管导管，辅助呼吸（切不可正压通气），待病儿缺氧得到改善后，再行支气管镜检查。

（2）静吸复合麻醉：保留自主呼吸时可应用七氟烷+纯氧通气诱导，达到合适的麻醉深度时声门和声门下行利多卡因表面麻醉，如需行控制通气可应用丙泊酚+琥珀胆碱快速诱导，丙泊酚+瑞芬太尼维持麻醉。

知识点35：小儿气管、支气管异物取出麻醉管理　　　　副高：熟悉　正高：掌握

（1）术中通气：经支气管侧管供氧。高频通气，60~100次/分频率，0.8~1.2kg驱动压。或安置半开放的装置给氧及辅助呼吸。

（2）监测：Bp、心电图、血压、SpO_2。

（3）注意事项：①X线胸片提示肺气肿，应当避免使用N_2O；②每次支气管镜检时间不宜过长，如果发现SpO_2下降至80%，心律明显减慢，口唇与指端发绀，心律失常，均应暂停手术，将镜管退至主气管。辅助呼吸，使SpO_2恢复正常再继续检查；③异物直径大于支

气管镜内径，应当同时将异物钳与支气管镜一起退出。若异物脱落，立即在咽喉部寻找；或再下支气管镜，在必要时行气管造口，可以由此处取出异物；④退出镜后，立即面罩加压吸氧，待病儿完全清醒后送至病房，继续吸氧；⑤为减少局部损伤继发术后喉水肿，术中及术后应当考虑用皮质醇如地塞米松0.25～0.5mg/kg。

知识点36：小儿湿肺手术麻醉准备　　　　　副高：熟悉　正高：掌握

（1）纠正低蛋白血症及贫血，必须应用抗生素治疗及定时更换体位加强引流以利于减少分泌物。

（2）X线胸片的复习，了解总气管和支气管的长度及直径，以供导管的选择及制作。

（3）术前用药：阿托品、地西泮或苯巴比妥手术前30分钟肌内注射。

知识点37：小儿湿肺手术麻醉导管的选择　　　副高：熟悉　正高：掌握

（1）单腔气管插管（SETT）：采用普通单腔气管导管插入健侧主支气管。

（2）气囊支气管堵塞导管（BB）：在普通气管导管置入BB也可以施行单肺通气。可以应用于任何年龄组。

（3）Univent管：可以用于6岁以上的小儿。

（4）双腔气管导管（DLT）：可以用于8岁以上的小儿。

知识点38：小儿湿肺手术麻醉实施与术中管理　　副高：熟悉　正高：掌握

（1）麻醉实施：多采用静吸复合全麻。

（2）术中管理：①监测血压、心电图、血气、脉搏氧饱和度、体温及CVP等；②输血输液量根据术中肺切除范围，出血量，循环状态等精细地进行调整输注速度和用量。总之，应当保持在等量或稍欠量补充为原则；③重视呼吸道管理，调整好通气各参数。如氧分压较低时可以采用5～6cmH$_2$O的PEEP方式进行治疗；④随时注意体位改变及术中牵拉肺时使导管发生的移位，此种情况极为危险，决不能让其发生。当肺叶或肺切除时，术者应当将残端支气管分泌物吸净，防止术中更换气管导管或术后拔管时分泌物进入健肺。

知识点39：小儿湿肺手术术后管理　　　　　副高：熟悉　正高：掌握

复查呼吸、血气、循环及各项生理参数正常后，吸净气管内分泌物，呼之能睁眼，咳嗽反射强烈，停止吸氧后SpO$_2$保持95%以上，可拔除气管导管。

知识点40：新生儿脐鼓出和腹裂麻醉　　　　副高：熟悉　正高：掌握

在麻醉前，应注意检查有无合并其他脏器的畸形。因腹腔脏器大量暴露，应当特别注意保温及水电解质的补充。麻醉诱导及气管插管无特殊要求。在术前应当经颈内或锁骨下静脉置管，监测CVP及作为输液通路。内脏复位时因外露内脏多，腹腔容积小，复位当时及复位后，腹内压增高，限制膈肌运动，压迫血管血液向胸腔转移等，严重影响心肺功能及产生明显的血流动力学的改变，甚至因腹内压持续过高（正常7mmHg±3mmHg）导致腹腔间隙综合征。因此应当根据呼吸功能和血流动力的耐受限度决定内脏还纳与关腹。有时采取腹壁减张措施，增加腹腔容积或分期修补腹壁。术中水电解质需要取决于外露内脏的多少，在内脏尚未还纳时一般需要 $15 \sim 25ml/(kg \cdot h)$。

知识点41：新生儿麻醉选择　　　　　副高：熟悉　正高：掌握

（1）局麻适用于短小手术，例如经会阴肛门成形等。

（2）骶管及脊麻镇痛确实，术后无呼吸抑制，适用于下腹及会阴部手术，骶管留置导管还可以用于术后镇痛。

（3）气管内全身麻醉适用于各部位较复杂手术，便于管理呼吸，最为常用。

知识点42：患儿疼痛的评估　　　　　副高：熟练掌握　正高：熟练掌握

疼痛的测定手段可根据年龄、发育阶段及环境的不同而不同。3岁以下的儿童，因大部分无法叙述疼痛的部位、性质及其程度，在疼痛评估时需要依靠他们的行为改变和生命体征变化。父母可观察其孩子是否出现特定的举止来确定患儿是否疼痛。当患儿可准确表达所经历的疼痛时，对疼痛的评估就非常准确了。

知识点43：患儿术后镇痛方法　　　　　副高：熟练掌握　正高：熟练掌握

因疼痛在脊髓水平的叠加放大效应的存在，术后镇痛应从术前与术中开始。患儿术后镇痛的方法主要包括局部麻醉镇痛与应用各种镇痛药物，自控镇痛技术已应用于7岁患儿。选用长效局麻药物行区域神经阻滞或手术区域直接局部浸润的方法简单易行，该方法对缓解患儿术后疼痛效果十分显著。

第八节　老年人麻醉

知识点1：高龄对机体生理的影响　　　　　副高：熟悉　正高：掌握

老年人中枢神经系统、外周神经系统均呈退行性变化以及功能下降。肺实质弹性回缩力的下降，肺顺应性降低，用力肺活量减少，呼吸肌力弱，术后易发生排痰困难。围术期肺部感染、肺栓塞、肺不张等并发症在老年患者中常见，特别是上腹部和胸部手术后。严重时甚至可能发生呼吸衰竭。在应激状态下，老年人心血管系统应激反应迟钝，对低血容量和低血压的代偿反应差。在药物作用、失血等情况下容易出现血压骤升、剧降，难治性低血压以至休克。老年人肝体积可缩小20%～40%，肝脏血流每10年大约减少10%，肝脏代谢药物的能力下降。老年人肾脏体积及功能均逐渐下降：肾脏维持电解质平衡和尿液浓缩能力的下降，保钠和排氢能力下降，液体管理变得困难，老年人糖耐量降低。体热容易丧失，更应加强体温监测和保温。老年人体内肌肉成分减少而脂肪含量增加，机体含水量减少，对药物的药代动力学及药效动力学可产生影响。

知识点2：老年人药动学特点　　　　　副高：熟悉　正高：掌握

老年人药代动力学的特点主要表现包括：被动转运吸收的药物吸收不变、主动转运吸收的药物减少、药物代谢能力的减弱、排泄能力的降低、消除半衰期的延长、游离型麻醉药物浓度的增高等。

老年人药效动力学特点：对麻醉药物的敏感性增强，对儿茶酚胺类药物的需要量增加，药物的不良反应率上升。

知识点3：苯二氮䓬类药物用于老年人的特点　　副高：熟练掌握　正高：熟练掌握

使用小剂量的苯二氮䓬类药物便可有镇静、抗焦虑和遗忘作用。用于麻醉诱导及维持时常用其较大剂量静脉注射和泵入，苯二氮䓬类药物更易抑制老年人的中枢神经系统，与年龄增长影响药物分布、清除率和消除有关。其中清除率为药代动力学指数中最易受老龄化影响的因素。

知识点4：氯胺酮用于老年人的特点　　　副高：熟练掌握　正高：熟练掌握

在临床上，对于老年危重患者通常使用氯胺酮静脉麻醉，其对心血管系统的抑制作用轻，但对老年冠心病患者氯胺酮可诱发心肌缺血改变。老年患者应用氯胺酮后，心率增快和血压升高都将增加心肌氧耗。慢性高血压患者对氯胺酮的心脏兴奋反应增强。低血容量老年患者应用氯胺酮后，对缺血性心脏可产生直接的负性肌力作用，因而易发生低血压危象。故对于老年危重患者应用氯胺酮的诱导剂量应十分谨慎，建议减量分次用药，并加强监测。

知识点5：依托咪酯用于老年人的特点　　　副高：熟练掌握　正高：熟练掌握

依托咪酯用于老年患者的麻醉诱导，其优点主要为血流动力学稳定，但对于合并心功能受损的老年患者可有明显的负性肌力作用，有创监测发现收缩压降低，舒张压、平均动脉压、心率及心指数均有下降，心肌血供和氧耗也有减少。依托咪酯诱导剂量使冠脉灌注压和心排出量降低，可因心肌氧需减少而仍能保证足够的灌注。依托咪酯对老年人心脏可产生负性肌力作用，故用于严重冠心病、脑血管硬化老年患者需格外谨慎，诱导剂量应减少。

知识点6：丙泊酚用于老年人的特点　　　　　副高：熟练掌握　正高：熟练掌握

丙泊酚麻醉诱导和维持的患者，年龄超过65岁者可出现苏醒延迟。老年患者由于肝功能和肝血流下降，对丙泊酚的药代动力学也随年龄而改变。老年人分布容积较小，静脉注射丙泊酚后血浆浓度可快速升高，而总清除率较低。老年患者所需的诱导剂量小，>1.75mg/kg即可诱发明显的低血压和呼吸暂停。

当丙泊酚用于合并呼吸系统疾病的老年患者，可出现扩张支气管、提高肺顺应性和降低吸气峰压的作用。由于此药物具有明显抑制缺氧通气反射的作用，故对老年患者在局麻或区域麻醉中辅用丙泊酚作为镇静剂时极易发生呼吸中枢抑制。

知识点7：高龄对硬膜外麻醉的影响　　　　　　　副高：熟悉　正高：掌握

高龄对硬膜外麻醉的影响包括解剖学、生理学和局麻药物药理等方面。

（1）解剖学方面：与年龄相关的脊柱关节的退行性改变使椎间隙变窄甚至闭锁，直入法穿刺不成功时可改为侧入法，往往能够成功。老年人硬膜外腔狭窄，椎间孔闭锁，药液易于扩散，可能比年轻人扩散的平面更广；老年人蛛网膜的绒毛体积增加，硬脊膜的通透性增加，因此老年人硬膜外麻醉起效较快。所以超过60岁的患者应当适当减少局麻药物的用量。

（2）生理学方面：老年人硬膜外麻醉后交感神经阻滞，易发生血压降低；在处理低血压时应当注意老年人对肾上腺素能受体兴奋剂的敏感性降低。此外，硬膜外麻醉后血管扩张，老年人可能会发生体温降低，有可能诱导产生危险的心血管并发症。

（3）局部麻醉药物药理方面：正常老化过程中发生的生理改变及老年人并发疾病的严重程度，均对硬膜外麻醉中局麻药物药代动力学和药效动力学可有不同程度的影响。

局麻药物的吸收决定于注射部位的血液供应和药物在注射部位的组织溶解度、分解率、浓度及通透性。老年人的病理或生理造成的局部血液灌注的改变可显著影响局麻药物的吸收率和清除率，如血容量不足或其他疾病引起的组织灌注不足，可减缓局麻药物的吸收，而伴有酸中毒的老年人可增加局麻药吸收从而增加局麻药中毒的发生率。临床常用酰胺类局麻药物主要通过肝微粒体酶代谢而排出体外，一些研究结果证明因年龄增加而引起的肝微粒体酶代谢减弱可显著减低其血浆清除率。同时因老年人血浆蛋白含量降低，与血浆蛋白结合药物的量相应减少，游离药物浓度升高，所以老年人使用蛋白结合率高的局麻药物时应当适当减少剂量。其他药物的相互作用也可影响局麻药物的药代动力学，例如β受体阻滞药可以减少肝血流、抑制肝细胞对药物代谢从而降低利多卡因等的清除率。

知识点8：老年人对局麻药物敏感性产生改变的原因　　　　副高：熟悉　正高：掌握

因老年人神经系统的生理功能变化，老年人对局麻药物敏感性可发生改变。产生敏感性改变的原因包括：药物感受器的数量变化；与细胞耦联的信号传导机制的变化；其他药物的相互作用。

知识点9：老年人手术麻醉术前评估　　　　　　　　副高：熟悉　正高：掌握

老年患者术前评估包括两个要点。第一要重点评估老龄过程中常见的合并疾病，这些合并疾病通常对麻醉管理提出特殊要求。心血管疾病和糖尿病在老年人群很常见。肺部疾患发生率增高，是老年非心脏手术后常见的致死因素。第二要将患者看作有机整体来重点评估器官功能的储备能力。单凭老年患者实验室检查结果是否在正常值范围内，无法预测围术期不良反应。术前心电图异常较常见，但对术后心脏并发症无预测价值。ASA分级和心脏病患者非心脏手术指南中的外科手术风险分级对患者评估意义更为显著。

知识点10：增加老年患者围术期死亡率的危险因素　　副高：熟悉　正高：掌握

增加老年患者围术期死亡率的危险因素包括：
（1）急诊手术：急诊手术的死亡率远高于择期手术。
（2）手术部位：胸、腹部手术的死亡率和并发症的发生率明显高于其他类型的手术。
（3）老年患者合并的疾病也是预测围术期死亡率的重要因素。
（4）评估人体营养状态的清蛋白水平，也可作为预测老龄患者手术预后的重要指标。

知识点11：老年人麻醉手术风险分级　　　　　　　　副高：熟悉　正高：掌握

手术风险评估包括手术性质（急症、择期）、手术范围及创伤程度、手术时间等。
（1）高风险（围术期心血管事件＞5%）：主动脉和大血管手术。
（2）中等风险（围术期心血管事件1%~5%）：腹腔或胸腔开放手术、颈内动脉手术、骨科手术、头颈部手术、前列腺手术。
（3）低风险（围术期心血管事件＜1%）：表浅手术、内镜手术、眼科手术、乳腺手术及门诊手术。

知识点12：老年人麻醉前准备　　　　　　　　　　　副高：熟悉　正高：掌握

（1）详细询问病史：包括现病史、既往史（相关疾病治疗情况）、个人史及家族史等。
（2）完善各项检查：对老年心血管的检查和准备要详细。术前检查项目可包括心电图、X线胸片、血常规、血糖、肝肾功能、电解质、肺功能、血气分析等。对已知存在的器官系统疾病应完善相关检查。
（3）治疗全身异常情况：对全身情况异常的老年患者，必须足够重视，慎重处理。老年人全身情况异常表现为：①心电图：心肌劳损、心房颤动、心肌梗死、左束支传导阻滞、Ⅱ~Ⅲ度房室传导阻滞、频发室性期前收缩、肺性P波；②X线片：心胸比＞50%；③眼底变化：Keith-Wagener Ⅱ度以上；④血压：依世界卫生组织（WHO）标准属于Ⅱ~Ⅲ期高血压者；⑤贫血：血红蛋白＜90g/L；血清总蛋白59g/L，肝功能异常；清蛋白29g/L以下；⑥其他：既往有脑血管意外、心肌梗死、糖尿病及心肾衰竭病史者。

（4）无须处理的异常情况：在麻醉前可以不处理的异常或非绝对禁忌的并发症包括：①单纯高血压：单纯性高血压不合并脏器功能障碍；②单纯心室肥厚：单纯心室肥厚不合并脏器功能障碍；③心电图轻度改变：心律失常或是ST段、T波改变等。

（5）心功能处在最佳状态：在麻醉前患者心功能要处于最佳状态时施行手术和麻醉。下列情况必须在术前和内科、外科进行协商处理，以提高手术的安全性：①心电图（ECG）改变：心电图多导联低电压；②室性期前收缩：频发的多源性室性期前收缩；③传导阻滞：完全性左束支传导阻滞；④心房颤动：心房颤动合并心室率增快；⑤房室传导阻滞：Ⅱ～Ⅲ度房室传导阻滞、有Q波并伴有明显的ST段降低及T波改变者；⑥心肌梗死：3～6个月之内有心肌梗死者；近期梗死的择期手术，应当延期至3～6个月以后进行；⑦肺性P波：ECG上可见肺性P波；⑧心功能不全：心功能差、射血分数＜50%；⑨微循环障碍：微循环淤血等；⑩急症：凡急症手术，手术不允许延迟时，应当在心血管内科医师协助下，共同维护心脏功能，以降低手术的病死率，特别是心肌梗死患者。

知识点13：老年人麻醉方法中的局部麻醉　　　　　副高：熟悉　　正高：掌握

局部浸润、区域阻滞及神经阻滞麻醉，患者可以保持清醒，对全身的生理影响轻微，只要能够满足手术要求，应当尽量应用，但局部浸润麻醉与区域阻滞麻醉只适用于短小手术。因老年人对局麻药的清除能力减低及敏感性增加，应当适当减少剂量和延长重复给药的间隔时间。老年人血管并发症多，局麻药中应少加或不加肾上腺素，但麻醉效果要确保满意。如镇痛不全，可能导致高血压、心动过速等，并因此诱发心肌缺血带来并发症。

知识点14：老年人麻醉方法中的椎管内麻醉　　　　　副高：熟悉　　正高：掌握

（1）蛛网膜下腔阻滞麻醉（又称为脊麻）：因老年人脊髓及周围神经退行性变，脑脊液分泌减少、压力降低、容量减少以及局麻药在蛛网膜下腔吸收减慢、浓度增高等，老年人脊麻起效快、扩散广、阻滞时间延长。加之老年人心血管调节能力差，容易发生明显低血压。但只要没有明显心功能不全和血容量不足，T_{12}平面以下的阻滞对循环影响较轻。因脊麻效果确切，肌松良好，所以老年人下肢、会阴及肛区手术采用低平面脊麻是可取的，但用药量宜减，通常减量1/3～1/2。如应用丁哌卡因5mg做鞍麻或5～7.5mg做低位脊麻。

（2）硬膜外阻滞麻醉：对于一般情况及心肺功能较好的老年患者，施行下腹部及其以下部位手术，硬膜外麻醉效果较好。因老年人的蛛网膜绒毛显著增大，使硬脊膜渗透性增高，硬膜外隙局麻药有可能弥散至硬膜下，以致3ml的试验剂量有可能出现高平面的硬膜外阻滞效果。因此老年患者应用硬膜外阻滞时应当分次小剂量给药，警惕异常的麻醉平面升高，并密切监测麻醉平面血流动力学变化和维持呼吸稳定。另外，老年人多有韧带纤维化和钙化，椎体肥大和骨质增生，硬膜外穿刺的难度有时较大。为确保患者在实施椎管内麻醉中的安全，患者进入手术室后先开放静脉，补充液体300～500ml。在硬膜外麻醉效果满意的基础上，为减轻牵拉痛和患者的焦虑，可以适当以辅助用药。切忌于硬膜外麻醉效果不满意的情况下，盲目应用辅助药施行手术。区域麻醉对术后纤维蛋白溶解有抑制作用。研究显示区域阻滞麻醉可减少全髋关节置换术后深静脉血栓的形成，甚至减少手术的出血量。

知识点15：老年人麻醉方法中的神经阻滞麻醉　　副高：熟练掌握　正高：熟练掌握

臂丛神经阻滞为上肢手术的最佳麻醉方法。因老年人呼吸系统病理生理变化及颈短或活动限制，采用腋路法较为安全。肌间沟阻滞则导致气胸与膈神经阻滞的风险更大。

颈丛阻滞，通常选择颈浅丛阻滞即可满足手术需要，局麻药中不加肾上腺素。

知识点16：老年人麻醉方法中的全身麻醉　　　　　副高：熟悉　正高：掌握

老年人一般有口角塌陷，可用纱布辅助密封以利于面罩通气，气管插管注意动作轻柔，防止牙齿脱落。诱导药物要适当减量，防止过度循环抑制，尽可能选择呼吸循环抑制作用轻的药物。保证呼吸道通畅，避免缺氧和二氧化碳蓄积。

阿片类镇痛剂建议选用短效或易于滴定的瑞芬太尼，与其他阿片类镇痛药相比瑞芬太尼在老年患者的药代动力学变异较小。老年患者全身麻醉建议选用短效肌肉松弛剂。研究表明泮库溴铵维持全麻者，术后肌松残余和肺部并发症发生率高于阿曲库铵及维库溴铵。舒更葡糖（经修饰含α-环糊精）可拮抗成人中罗库溴铵或维库溴铵诱导的神经阻滞，但在老年患者中可引起肌肉功能恢复更慢。地氟烷用于老年麻醉具有苏醒迅速的优点。同时注意对术中体温的监测及保护，以防止低体温的发生。有条件的还可进行麻醉深度监测，指导合理用药。

老年人软组织疏松且肌力差，术中不当体位更易导致神经损伤，需加以注意。

知识点17：老年人选择麻醉方法的依据　　　　　　副高：熟悉　正高：掌握

（1）患者的基本情况及并存疾病的状态。

（2）拟行手术的种类。

（3）麻醉医师个人经验及设备条件。

（4）麻醉方法及药物的优缺点。

知识点18：老年人麻醉手术术前用药　　　　　　　副高：熟悉　正高：掌握

老年人在麻醉前用药不宜使用麻醉性镇痛药，镇静催眠药的应用也需慎重，剂量应适当减少。抗胆碱药物因与术后谵妄相关，已不作为术前常规用药。对于口腔、气道内操作的手术或预计困难气道的患者，可适当选择小剂量阿托品或盐酸戊乙奎醚注射液。对反流误吸风险较高的患者需加强预防用药。

知识点19：麻醉中输液管理　　　　　　　　　副高：熟练掌握　正高：熟练掌握

（1）麻醉中输液的液体类型的选择：乳酸林格溶液、醋酸林格液体为老年患者围术期的首选液体类型。人工胶体溶液可以安全使用，如果术前评估为高危肾功能的老年患者，如肾损伤、肾功能不全，甚至因肾衰竭接受肾透析治疗，应慎用人工胶体溶液。

（2）液体管理：由于老年患者全身血容量降低，心肺肾功能减退以及静脉血管张力较差，围术期容易导致液体输注过负荷，因此应当引起高度重视。全身麻醉时可以预防性连续给予去氧肾上腺素 $0.5 \sim 1.0 \mu g/(kg \cdot min)$，或小剂量去甲肾上腺素 $0.05 \sim 0.1 \mu g/(kg \cdot min)$，降低为维持血流动力学平稳而对液体输注的过度依赖，为限制性液体管理方案的实施提供可能，一般腔镜手术术中维持的液体输注量不超过 $5ml/(kg \cdot h)$，开放性手术术中维持的液体量不应超过 $7ml/(kg \cdot h)$。对于椎管内麻醉，选择单侧腰麻或硬膜外麻醉时适当给予麻黄碱有助于防止因交感神经阻滞导致的血流动力学不稳定，防止过度输注液体。

知识点20：麻醉中输血管理　　　　　　　　　副高：熟练掌握　正高：熟练掌握

对于老年患者，异体红细胞以及血浆、血小板的输注所导致的近期以及远期风险远超临床预期，因此在输血原则上应尽量限制异体血的输注。对于非肿瘤外科手术，自体血液回收与输注有助于降低异体血输注所带来的风险。对于肿瘤外科手术，当术中出现大出血状况时，输血的原则以在维持基本全身氧供需平衡的前提下，尽量降低过多异体血的输注。在输注异体血前，应当进行血红蛋白浓度监测，以提供输血的客观证据。在术中大量出血短暂的状况下，容易因过度依赖输注压缩红细胞和晶体、胶体溶液而致稀释性凝血病的发生，新的凝血管理指南推荐输注红细胞与输注新鲜冷冻血浆的比例为 $2:1$，应在条件允许时进行实时凝血功能监测，例如血栓弹力血流图（TEG）或 Sinoclot 凝血功能监测，对于降低异体血输注的风险提供指导。在血容量急剧改变的状况下，患者的血温会出现急剧下降，因此有条件的情况下应对输血以及输液进行加温处置，目标是将患者体温维持在36℃以上。低体温易导致患者凝血酶原的活力降低以及纤维蛋白原合成功能抑制，由此应增加老年患者的出血量以及异体红细胞的输注量。

知识点21：麻醉中循环管理　　　　　　　　　副高：熟练掌握　正高：熟练掌握

（1）麻醉中应维持血流动力学稳定，保证氧供需平衡：由于老年患者心脏功能脆弱，需要稳定的血流动力学指标以确保心脏处于最佳工作效率，即维持较慢心率以及适当心肌灌注压力。当术中出现心肌缺血时，需要通过分析原因逆转不稳定的血流动力学状态，单纯给予扩冠药物可能会使心肌氧供需平衡恶化。当出现术中氧供需平衡异常时，血红蛋白含量、心脏前负荷、心率以及心脏收缩功能做全面分析。对于脑功能不良的老年患者，如合并脑卒中以及 TIA 病史，术中除维持全身氧供需平衡外，需要维持患者的血压在平静状态血压的基线水平至 $+20\%$ 范围，以防止潜在围术期脑低灌注性缺血以及急性脑梗死的发生，维持血压可以选用去氧肾上腺素或去甲肾上腺素。

（2）血管活性药物的选择与应用：术前不伴有心脏收缩功能异常的老年患者，术中常用血管活性药物为缩血管药物，例如去氧肾上腺素、甲氧明或去甲肾上腺素，或短效β受体阻滞剂，如艾司洛尔等；对于术前伴有收缩功能异常的老年患者，除使用上述血管活性药物外，一般还需要给予正性肌力药物，如多巴胺、多巴酚丁胺、肾上腺素及米力农等。

知识点22：残余肌松效应处理　　　　　　　副高：熟练掌握　正高：熟练掌握

由于老年患者肝肾功能减退，容易出现肌松残余，格隆溴铵等抗胆碱药物通过血脑屏障的难易程度从难到易顺序为：格隆溴铵<阿托品<东莨菪碱<长托宁，因此在条件允许的情况下可以首选格隆溴铵10g/kg、新斯的明50pg/kg拮抗。对于高龄患者，应加强术中肌松状态监测，尽量使用非经肝肾代谢的药物，提倡肌松药物药效的自然衰减，加强麻醉后恢复室（PACU）对此类患者的监护和处置。

知识点23：老年人麻醉手术术后注意事项　　　　　　副高：熟悉　正高：掌握

（1）术后监护：术前合并疾病对术后并发症的影响大于麻醉处理，围术期监护治疗主要针对合并疾病及手术类型进行。

（2）术后急性疼痛治疗：对有严重认知功能障碍的患者的疼痛评估很困难，可采取面部表情评分法。老年患者处理疼痛时要遵循：①多模式镇痛方式很重要，可提高镇痛效果和减轻镇痛药物毒性；②使用局部镇痛是一个有效的辅助方法；③尽量使用非甾体类抗菌药减少麻醉性镇痛药物的剂量、增加镇痛效果并减少炎症介质的发生，但应注意其副作用及不良反应。

（3）术后认知功能障碍：术后谵妄是常见的。短期的术后认知障碍可能与多种病因相关，其中包括微栓塞、低灌注、水电解质紊乱、感染、药物代谢障碍、低氧、高碳酸血症、麻醉、全身炎症反应、抑郁和遗传因素。

知识点24：对老年患者术后并发症的管理　　　　　　副高：熟悉　正高：掌握

（1）吸氧和加强生命体征监护：老年患者术后应当常规行鼻导管或面罩吸氧，同时应当常规监测SpO_2直到没有低氧血症发生的趋势为止，这样可以降低低氧血症的发生率。一般接受全身或椎管内麻醉的老年患者应当辅助吸氧48小时。必要时行机械通气支持治疗。

（2）术后镇痛：良好控制术后疼痛可减少老年患者心血管、呼吸和胃肠道系统的并发症，完善镇痛还可促进患者早期活动，从而早期出院。

老年患者术后使用对乙酰氨基酚等NSAID类药物镇痛时，应当考虑到老年患者易于发生肾功能损害、消化性溃疡等并发症。老年患者术后比较可取的镇痛方式应当为区域神经阻滞合并严密监测下的静脉阿片类药物应用，剂量可从青壮年的25%～50%开始，同时监测其镇静和呼吸循环状态。并根据镇痛评估的结果调整镇痛药物的剂量，这样既可以提高镇痛效果又可以减少与术后镇痛相关的并发症。

（3）术后输液管理：老年患者手术后易于发生液体输注不当，所以严格管理是非常必要的，建议详细记录出入量并能解释其变化的原因，这样可以大大降低手术后并发症的发生率及死亡率。

（4）处理术后恶心、呕吐。

（5）早期活动：早期、频繁的物理治疗和活动可促进术后恢复和减少住院日。若患者全身情况容许，手术后24小时应当进行活动和多种形式的康复治疗，同时也可容许伤腿负重（身体重量）行走。

（6）预防便秘：应当积极预防便秘，特别是髋部骨折的老年患者。手术后镇痛时阿片类药物（即使少量）的应用、脱水、食物中纤维减少和活动减少等都是导致便秘因素。可采取下列措施治疗便秘：轻泻药、增加液体摄入量、增加膳食中纤维和早期活动。

（7）其他应当考虑的因素：①将定时查看患者作为PACU、ICU的常规；②具有发生深静脉血栓危险的老年患者应当进行预防处理；③定期检查有无下列手术后并发症：感染（肺部、尿路、伤口）、深静脉血栓及肺栓塞、缺氧、败血症、水电解质失衡、乙醇或毒品戒断、认知功能障碍或痴呆及其引起的意识混乱；④及早进行肠道内或肠道外营养可促进康复；⑤推荐多科室合作使用多种手段促进恢复。

第九节　高血压患者麻醉

知识点1：高血压的定义和分级　　　　　　　副高：熟练掌握　正高：熟练掌握

在未使用降压药的情况下，非同日3次测量血压，收缩压≥140mmHg和/或舒张压≥90mmHg，90%～95%为原发性高血压，其他为继发性高血压。根据血压升高水平将高血压为1～3级（表3-1-7）。

表3-1-7　血压的分级（mmHg）

类　　别	收缩压		舒张压
正常血压	<120	和	<80
正常高值	120～139	和/或	80～89
高血压			
1级（轻度）	140～159	和/或	90～99
2级（中度）	160～179	和/或	100～109
3级（重度）	≥180	和/或	≥110
单纯收缩期高血压	≥140	和	<90

注：当收缩压和舒张压分属于不同分级时，以较高的级别作为标准

知识点2：围术期高血压的风险　　　　　副高：熟悉　正高：掌握

围术期高血压的风险在于可能出现严重的心血管不良事件，如心律失常、心肌缺血、左心衰竭、高血压脑病、颅内出血、主动脉撕裂、主动脉及大血管吻合口破裂、急性肾衰竭等。风险高低与高血压严重程度明显相关。

知识点3：高血压患者麻醉危险性评估　　　　副高：熟悉　正高：掌握

高血压患者的危险性评估，以高血压分期及是否合并重要脏器损害及损害的程度进行定夺：

（1）心脏有无心室肥厚或扩大、心律失常、冠心病与心功能不全。有心力衰竭和冠心病者，麻醉的危险性增加。

（2）有无高血压脑病及脑血管意外史。伴有者处理时危险性大。

（3）肾功能有异常者，麻醉的危险性大。

（4）有无血管痉挛、硬化、出血及渗出。

（5）应用利尿降压药后所导致的低血钾、低血钠等电解质紊乱时麻醉危险性大。全身麻醉药可增强利血平的降压作用。

（6）收缩压<160mmHg，舒张压<100mmHg，眼底检查可见血管痉挛或硬化Ⅰ级，无心、脑、肾损害者，对麻醉的危险性较小；收缩压>160mmHg或舒张压>100mmHg，眼底检查血管硬化Ⅱ级，心、肾功能有轻、中度损害者，对麻醉有一定的危险。

（7）术前抗是否规律高血压治疗以及治疗用药的种类和剂量。

知识点4：术前高血压的常见诱因　　　　副高：熟练掌握　正高：熟练掌握

（1）原发性高血压：有90%～95%为原发性高血压，主要为遗传易感性和环境因素的影响，此外，肥胖或服用特殊药物、睡眠呼吸暂停低通气综合征等也可导致原发性高血压。

（2）继发性高血压：有5%～10%为继发性高血压，血压升高仅是某种疾病的临床表现之一。导致继发性高血压的疾病常见的有颅脑疾病、血管疾病、肾脏疾病、内分泌疾病及妊娠期高血压。

（3）精神因素：临床上，有些患者对麻醉及手术有恐惧心理，在入手术室后测量血压偏高，回到病房、适度镇静后血压可恢复正常。

（4）其他病理生理状态：引起高血压的其他原因常见的有：①升压药物使用不当；②肠胀气；③尿潴留；④输液过量；⑤寒冷与低温；⑥术后咳嗽、恶心、呕吐及术后疼痛等。

知识点5：术前高血压的治疗原则　　　　副高：熟悉　正高：掌握

（1）接受正规内科评估与治疗，控制血压平稳。

（2）评估重要靶器官受累情况，维持重要器官的功能稳定。

（3）长期服用的大多数降压药物可继续服用至手术前。

（4）利血平、排钾利尿剂、长效 ACEI 术前需停用。

（5）突然停用 β 受体阻滞剂可导致急性戒断综合征，引发围术期心血管不良事件。

知识点6：高血压患者麻醉前准备　　　　副高：熟练掌握　正高：熟练掌握

（1）择期手术前应系统的降压治疗，一般在血压有效控制后行择期手术，同时改善受损器官功能。择期手术控制血压的目标：中青年患者血压<130/85mmHg，老年患者血压<140/90mmHg，高血压合并糖尿病患者<130/80mmHg。高血压合并慢性肾脏患者<130/80mmHg，甚至<125/5mmHg。此外，还应注意防止过度降压引起心肌缺血或脑缺血。

（2）行急诊手术患者在术前准备时应适当控制血压。如血压>180/110mmHg在严密监测下进行控制性降压，使血压维持在140/90mmHg左右。

知识点7：高血压患者选择麻醉方法的依据　　　　副高：熟悉　正高：掌握

麻醉选择的基本原则为确保患者安全的前提下提供更好的麻醉效果，对血流动力学影响小，具有可行性（如手术部位及大小、麻醉医师技术经验、麻醉设备条件与团队配合等）。

高血压患者的麻醉方法，根据高血压的严重程度和有无严重并发症来选择。对 I 期高血压的患者，麻醉危险性不大，与一般患者麻醉无区别。对 II 期高血压的患者，特别是 III 期高血压患者，常合并其他脏器的器质性病变，具有一定危险性，或危险性较大，应予以重视，应当选择对心、脑和肾功能影响最小的麻醉药物和方法。

知识点8：高血压患者麻醉方法　　　　副高：熟悉　正高：掌握

（1）局部麻醉：仅适用于小手术。麻醉的效果应力求完善，辅助镇静、镇痛药，以减少刺激。局部麻醉药物禁忌加入肾上腺素。

（2）腰麻：选低位手术较为安全。防止平面过高，以免对循环影响较大，不建议用于阻滞 T_{10} 以上的手术。手术时间较长的下腹部及下肢手术可选用腰–硬联合麻醉，注意血压变化。

（3）硬膜外麻醉：镇痛效果较完善，但平面不宜过宽，避免血压波动。应分次小量给药。一旦血压降低，以输液和升压药等纠正。当麻醉效果不能满意时，要慎用辅助药，必要时更改麻醉方法。

（4）全身麻醉：手术范围广、创伤大的复杂手术，或病情危重者，选全身麻醉较为安全。

知识点9：高血压患者麻醉管理的原则　　　　副高：熟悉　正高：掌握

根据手术和患者病情需要选择对循环干扰小、可控性强的麻醉药物和方法。麻醉管理的原则是维持血压接近术前的水平，防止血压剧烈波动（MAP波动>20%），保证重要器官的血流灌注。注意加强麻醉期间循环监测，保证围术期充分的镇痛。

| 知识点10：围术期麻醉及术后严重高血压的应激处理 | 副高：熟悉　正高：掌握 |

（1）分析原因：①手术、操作刺激强烈，麻醉深度不够；②输液过多或过快；③缺氧、二氧化碳蓄积早期、颅内压升高或膀胱过胀等；④长期应用止血带；⑤升压药物的作用；⑥体循环阻力增加（如血管阻断等）。

（2）根据患者病情及高血压的病因进行相关处理。

第十节　心脏病患者非心脏手术麻醉

| 知识点1：围术期危险性的影响因素 | 副高：熟悉　正高：掌握 |

麻醉和手术的危险性及结局，不仅取决于心脏病变本身的性质、程度及心功能状态，还取决于其他重要脏器和系统的功能状态，手术创伤的大小，麻醉和手术者的技术水平，术中、术后监测条件等因素。

| 知识点2：心脏病患者非心脏手术术前心血管功能评估 | 副高：熟悉　正高：掌握 |

可根据美国心脏协会和心脏病学会（AHA/ACC）制定的非心脏手术患者术前心血管评估指南，按照患者的病史、心脏危险因素、心功能状态和外科手术情况逐步分级检查评估。

| 知识点3：心脏病患者非心脏手术术前体能状态评估 | 副高：熟练掌握　正高：熟练掌握 |

心脏病患者非心脏手术术前体能状态评估见表3-1-8。

表3-1-8　心脏病患者非心脏手术术前体能状态评估

体力活动	MET
休息	1.00
户内行走	1.75
吃、穿洗漱	2.75
平地行走100~200米	2.75
轻体力活动（用吸尘器清洁房间等）	3.50
整理园林（拔草、锄草等）	4.50
性生活	5.25

续　表

体力活动	MET
上楼、登山	5.50
娱乐活动（高尔夫、保龄球、双打网球、足球、跳舞等）	6.0
剧烈体育活动（单打网球、足球、篮球、游泳）	7.5
重体力活动（搬运重家具、擦洗地板等）	8.0
短跑	8.0

良好的体能状态，体能活动通常可 > 7MET；中等体能状态通常为 4 ~ 7MET。如 MET < 4 则提示患者体能状态差。

通过患者活动情况、对低氧的耐受能力可用来衡量患者的心功能。1 ~ 4MET 为高危患者，4 ~ 7MT 可耐受中等手术，7MET 可耐受大手术。

知识点 4：心脏病患者非心脏手术术前呼吸功能与麻醉危险性评估
　　　　　　　　　　　　　　　　　　　　　　副高：熟练掌握　　正高：熟练掌握

（1）可耐受胸腹大手术的呼吸参数

1）最大通气量 MVV > 预计值的 50%。

2）第一秒时间肺活量 FEV_1 > 预计值的 50%。

3）肺活量 VC > 预计值的 50%。

4）残气量/肺总量 < 50%。

5）血气 PaO_2 > 70mmHg，$PaCO_2$ < 50mmHg。

（2）不宜行择期手术的呼吸参数应先进行内科治疗，改善呼吸功能。

1）最大通气量 MVV < 预计值的 50%。

2）肺活量 VC < 2L。

3）残气量/肺总量 > 60%。

4）第一秒时间肺活量 FEV_1 < 预计值的 50%。

5）血气 PaO_2 < 60mmHg，$PaCO_2$ > 60mmHg。

知识点 5：心脏病患者非心脏手术术前心血管药物调整　　副高：熟悉　正高：掌握

（1）洋地黄类药物：安全范围窄，通常情况下，术前 24 ~ 48 小时或手术当天停用，必须要用时（如用于控制房颤时快室率）改为静脉用药。

（2）β受体阻滞药和钙通道阻滞药：可以降低围术期心血管意外风险，可持续使用至术晨。

（3）ACE 抑制剂：易导致术中低血压，术前 24 小时停用，术后尽早恢复服用。

（4）利血平：易导致难以纠正的低血压，术前 1 ~ 2 周停药改用其他降压药物。

（5）利尿药：术前停用 2 ~ 3 天或用至术晨，需要监测电解质变化。

（6）急诊入室抢救性血管活性药物：持续使用并适当调整以维持血流动力学的稳定。

知识点6：心脏病患者非心脏手术术前抗凝药物调整 　　　　副高：熟悉　　正高：掌握

根据患者病情与手术出血风险决定是否停用抗凝药物及使用桥接药物。

（1）阿司匹林：冠脉支架患者建议围术期持续应用，其他患者仍存争议，可增加出血风险。

（2）氯吡格雷：一般建议术前停用7～10天。

（3）华法林：术前5天停用，达到INR < 1.5时手术出血风险小。

（4）达比加群：肾功能正常患者术前2～3天停用，肾功能不全严重患者术前需停用2～4天。

（5）利伐沙班：术前2～3天停用。

（6）肝素制品：普通肝素术前需停用4～5小时。预防剂量低分子肝素术前需停用10～12小时。治疗剂量低分子肝素术前至少停用4小时以上。肝素制品为常用的桥接抗凝药物（使用短效胃肠外药物减少无抗凝时间）。

知识点7：心脏病患者非心脏手术麻醉前用药 　　　　副高：熟悉　　正高：掌握

麻醉前用药的主要目的包括缓解术前紧张、焦虑、有利于血流动力学稳定。常用药物包括吗啡、咪达唑仑等镇痛镇静药物和东莨菪碱或阿托品等抗胆碱能药物。高血压及冠心病患者需要应用抗胆碱药物时通常不用阿托品而用东莨菪碱或长托宁代替。小儿患者在麻醉前用药可以通过口服、滴鼻及静脉注射等非肌内注射方式给予。急危重患者的麻醉前用药应当减量或不用。

知识点8：心脏病患者非心脏手术麻醉期间管理原则 　　　　副高：熟悉　　正高：掌握

（1）理想目标：维持血流动力学稳定及心肌氧供需平衡。

（2）具体要求：①控制高血压同时更应当避免低血压；②维持稳定而适当的心率；③合理的心脏前、后负荷；④维持电解质的正常及酸碱平衡；⑤避免缺氧及二氧化碳蓄积；⑥避免低灌注或分流加重。

（3）实施措施：①要求麻醉深浅适度，控制应激反应当在适当水平，术中不出现知晓，既达到良好镇痛又不至于影响血流动力学稳定；②麻醉药物和血管活性药物的结合使用，更有利于维持循环的稳定，降低心血管事件的风险。

知识点9：心脏病患者非心脏手术麻醉方法选择 　　　　副高：熟悉　　正高：掌握

（1）局部麻醉：仅用于短小的表浅手术，合并心脏病患者的局麻药中避免加肾上腺素等缩血管药物。

（2）外周神经阻滞：能够提供良好的阻滞效果和稳定的血流动力学效应，适用于合并心脏疾病患者的肢端部位手术。

（3）腰麻：低平面腰麻适用于肛门、会阴、下肢手术以及下腹部手术，危重患者选择骶麻应慎重并注意控制阻滞平面。

（4）持续硬膜外麻醉：用于下腹部手术及下肢手术，危重患者慎用或注意控制麻醉平面不宜过广。

（5）全身麻醉：适用范围广，但麻醉管理复杂，对麻醉医生综合水平要求相对较高。

（6）复合麻醉：如全麻复合椎管内阻滞或神经阻滞或局部麻醉，局部麻醉复合镇痛镇静，合理应用复合麻醉则能够提供更安全有效的麻醉和镇痛。

知识点10：冠心病围术期麻醉术前风险评估　　　副高：熟悉　正高：掌握

出现以下情况应当高度重视：①多次心肌梗死；②合并心衰；③左室舒张末期压力>18mmHg；④心脏指数<2.2L/（min·m²）；⑤射血分数<40%；⑥左室造影显示多部位心室运动障碍；⑦左室舒张末直径>60mm；⑧运动耐量差。

知识点11：围术期冠心病患者的非药物治疗　　　副高：熟悉　正高：掌握

（1）对稳定型心绞痛和无症状缺血性心脏病的患者没有证据支持术前需要预防性经皮冠状动脉介入治疗（PCI）或行冠状动脉搭桥（CABC）手术，除非患者发生急性冠状动脉综合征。

（2）术前已行PCI的患者应当仔细评估抗凝和术中出血的风险；PCI进行后4周内不建议进行择期非心脏手术。

（3）可以推迟12个月的非心脏手术，可以安装药物洗脱支架（DES），双抗凝（阿司匹林+氯吡格雷）持续12个月以上。

（4）可以推迟到1~12个月的手术，可进行普通支架置入术，行双抗凝4~6周后行单抗凝（阿司匹林）治疗。

（5）若2~6周内必须手术，行普通支架植入，单抗凝（阿司匹林）治疗。

知识点12：围术期冠心病患者的药物治疗　　　副高：熟悉　正高：掌握

围术期冠心病患者的药物治疗见表3-1-9。

表3-1-9　围术期冠心病患者的药物治疗

序号	项目	具体内容
1	β受体阻滞药	可减少冠心病患者围术期缺血，降低心梗和死亡率，长效药物优于短效药物，目标心率控制在70次/分以内
2	他汀类药物（降脂药）	术前使用他汀类药物可降低死亡率（44%），而停药是心肌坏死的独立预测因子，累积的证据表明心脏病患者围术期使用他汀类药物有心脏保护作用

续　表

序号	项　目	具体内容
3	α₂受体激动剂（可乐定）	对心脏病患者围术期血流动力学影响小，可降低心梗发生率和死亡率
4	钙通道阻滞药	可显著降低非心脏手术围术期心肌缺血和室上性心律失常发生率
5	硝酸酯类	高危患者，尤其是术前已经使用硝酸盐类控制心绞痛的患者非心术中预防使用硝酸甘油防止心肌缺血和心脏事件的益处不明确；预防性使用硝酸酯类必须考虑麻醉计划，患者的血流动力学状态，必须认识到术中经常发生低血压和低血容量
6	抗凝药物	噻吩吡啶类药物（氯吡格雷）在PCI后使用至少4~6周（普通支架）或12个月（药物洗脱支架），提前终止该药风险很大，出血风险大的手术尽可能推迟到药物结束后，无法推迟而需要停药物的，术后尽可能早期恢复，而阿司匹林必须持续使用

知识点13：冠心病患者的麻醉管理　　　　　副高：熟悉　正高：掌握

（1）在麻醉前适度使用镇痛镇静药物可以减轻患者紧张焦虑，对冠心病患者是有利的，而术前肌内注射阿托品增加心率和心肌氧耗，可以用东莨菪碱、盐酸戊乙奎醚替代。

（2）气管插管和麻醉诱导：依托咪酯用于麻醉诱导较丙泊酚更能提供相对稳定的血流动力学；阿片类药物能抑制气管插管时的应激反应，也可以辅助表面麻醉，在必要时静脉注射β受体阻滞药或钙通道阻滞药等能更好地控制应激反应导致的血流动力学变化。

（3）术中通过适当的麻醉调节手段（麻醉方法、麻醉药物的选择及麻醉深度调节）和合理应用血管活性药物，以达到维持血流动力学的稳定，保持心肌氧供需平衡，顺利渡过围术期。

（4）麻醉复苏及拔管：①在呼吸恢复后，在麻醉较深条件下拔管吸引，继之以口咽通气道等气道装置可以减轻拔管时血流动力学波动，或在停麻醉药后避免任何不良刺激，待患者自然苏醒后拔管，也可以提供较稳定的血流动力学效应；②拔管期间的应激反应必要时可以通过血管活性药物来控制；③阿托品/新斯的明合剂可增加心肌氧耗，诱发冠脉痉挛，不建议常规用于高血压、冠心病或老年患者的肌松拮抗。

（5）对于合并冠心病的患者，良好的术后镇痛是非常必要的。

知识点14：冠心病患者术中麻醉调节手段　　　　　副高：熟悉　正高：掌握

（1）预防交感张力过高（如麻醉调节和β受体阻滞药，避免缺氧及二氧化碳蓄积等）。

（2）适当降低心率和抑制心肌收缩性（如麻醉调节、β受体阻滞药和钙通道阻滞药）。

（3）确保必要的冠状动脉灌注压（如适度的容量和外周血管收缩药等维持血压稳定）。

（4）使用营养心肌和保护心肌的药物（1,6-二磷酸果糖、磷酸肌酸等）及手段（缺血预处理）。

（5）吸入麻醉药物（如异氟烷和七氟烷等）以及部分静脉麻醉药物（例如丙泊酚和右美托咪定等）证实有心肌保护作用。

知识点15：瓣膜心脏病围术期麻醉术前风险评估　　　　副高：熟悉　正高：掌握

（1）根据心脏超声及心导管检查了解病变部位及性质（狭窄或关闭不全）以及严重程度。

（2）评估心脏受损程度：心功能不全、心律失常、心肌缺血、脑供血不足等；心脏扩大程度或心胸比。

（3）了解肺部的受累情况：肺部感染或纤维化、肺动脉高压。

知识点16：瓣膜心脏病围术期麻醉管理　　　　副高：熟悉　正高：掌握

（1）主动脉瓣狭窄：①维持相对稳定的窦性心律及适当的容量，防止低血压的发生；②选择对心血管抑制较小的药物及麻醉方式；③可以选择缩血管药提高灌注压和正性肌力药改善心功能，扩血管药物使用应当谨慎。

（2）主动脉关闭不全：①维持必要的心肌收缩力；②维持充足的血容量；③轻度的血管扩张；④适当偏快的心率，应避免心动过缓。

（3）二尖瓣狭窄：①适当限制容量、维持循环稳定，避免心动过速；②在处理低血压时，可以选用带有正性肌力作用的药物（如麻黄碱、多巴胺及肾上腺素等）而并非纯血管收缩药和扩容。

（4）二尖瓣关闭不全：维持一定的心肌收缩力、血管扩张及适当增快的心率。

知识点17：先天性心脏病围术期麻醉术前风险评估　　　　副高：熟悉　正高：掌握

对于先天性心脏病，术前需了解：左向右分流还是右向左分流，缺损大小或分流量大小，病变的复杂程度，心脏受损状况或发育状况，活动能力和有无心衰，有无发绀和肺动脉高压，以及是否出现艾森门格综合征，患儿或患者发育情况及有无其他合并症；并应了解近期有无严重心衰、严重心律失常和晕厥情况发生。

知识点18：先天性心脏病围术期麻醉管理　　　　副高：熟悉　正高：掌握

（1）左向右分流（如房/室间隔缺损和动脉导管未闭等）：①在出现肺动脉高压和右心衰竭前，术中麻醉管理的重点是避免外周阻力增加导致左向右分流进一步加重，如避免过浅麻醉引起的应激反应引起外周阻力加重，在必要时适当降低外周阻力（如硬膜外阻滞或较深全麻，扩血管药物等）；②当疾病发展出现肺动脉压力增高或右心衰竭，则重点应当是降低肺动脉压力和心功能的支持等。

（2）右向左分流（如法洛四联症等）：①维持有效血容量及外周血管阻力（SVR），降低肺血管阻力（PVR）及预防缺氧发作；②机械通气时气道压力不宜过高，以免外周阻力和血压下降，谨慎使用椎管内麻醉，避免全麻过深，在必要时使用血管收缩药物提高外周血管的阻力；③负性肌力药物如吸入麻醉药、β受体阻滞药有助于缓解法洛四联症患者漏斗部痉挛；④体重超过20kg，HCT超过50%，可以放血10～20ml/kg；⑤心功能不全时需使用多巴胺及肾上腺素和/或米力农等正性肌力药。

（3）左向右分流型先天性心脏病在发展到一定程度（肺动脉压力≥外周血管阻力）时可能出现双向分流甚至有向左分流（即艾森门格综合征），是病情严重的表现，管理原则主要是维护心功能及降低肺动脉压力等措施，常用降低肺动脉压力的药物包括：硝酸甘油等血管扩张剂、吸入一氧化氮、静脉使用或雾化吸入前列腺素E_1等，选择具有降低肺动脉压的强心药物例如多巴酚丁胺及磷酸二酯酶抑制剂如米力农等。

知识点19：肥厚梗阻型心肌病麻醉管理　　　　　副高：熟悉　正高：掌握

（1）避免加重流出道梗阻和增加左室流出道压差的因素包括：动脉压下降、前负荷降低、心肌收缩力增强和心率加快。
（2）需充分镇静，减少应激反应。
（3）维持较高的前后负荷，避免使用血管扩张药物。
（4）用钙通道阻滞药和β受体阻滞药适度抑制心肌收缩力和降低心率或血压。
（5）在出现低血压时可适当使用血管收缩药物而避免使用正性肌力药物。
（6）安置ICD的患者术中需要使用电刀时需要提前暂时关闭ICD。

知识点20：心包疾病麻醉管理　　　　　副高：熟悉　正高：掌握

心包疾病麻醉管理包括：有创血压及CVP监测；选择对循环抑制小的麻醉药物；利尿、强心、扩血管治疗改善心功能；维持适度偏快的心率；限制性的容量管理；严重的心包压塞应当在麻醉前行心包穿刺引流。

第十一节　呼吸系统疾病患者麻醉

知识点1：急性呼吸道炎症的麻醉要点　　　　　副高：熟悉　正高：掌握

择期手术降低麻醉引发的呼吸道并发症的发生率的最佳方案是等呼吸道疾病临床痊愈1个月后，再接受麻醉。急诊手术时患者的外科疾病或外伤不允许选择麻醉时机，急诊手术麻醉前询问病史和查体需要更认真，准确判断与麻醉相关的病理变化，设计相应的麻醉方案，准备完善的应对措施和气管插管器材。

知识点2：慢性呼吸道炎症麻醉方法的选择　　　　　副高：熟悉　正高：掌握

（1）局麻与神经阻滞：可保留自主呼吸，对呼吸影响较小，但应用范围有限。
（2）椎管内麻醉：①单次腰麻或腰-硬联合阻滞麻醉，为下肢及会阴部手术较为合理的麻醉方法。但需控制好麻醉平面。对呼吸循环干扰较小。②脊麻不适用于严重呼吸功能障碍患者。③椎管内麻醉应慎用辅助药，应防止其呼吸抑制作用。

（3）气管内麻醉：适用于病情重、呼吸功能差或已有低氧血症的患者，也适用于长时间的复杂手术。但术后需要继续呼吸支持治疗。可使呼吸系统并发症的风险增加。可联合应用硬膜外麻醉，减少肌松药及镇痛药的用量，且提供满意的术后镇痛，减少呼吸相关并发症。

知识点3：慢性呼吸道炎患者麻醉所用的吸入麻醉药　　　　副高：熟悉　　正高：掌握

氟烷对于呼吸道无刺激，一般可以直接松弛支气管平滑肌，主要适用于慢性支气管炎及哮喘患者。低浓度异氟醚和七氟醚对呼吸道无刺激，并可以抑制迷走神经兴奋引起的支气管痉挛。但地氟烷有气道刺激作用，对高反应性气道患者不宜应用。

知识点4：慢性呼吸道炎患者麻醉所用的静脉麻醉药　　　　副高：熟悉　　正高：掌握

硫喷妥钠禁用于哮喘患者。氯胺酮增加儿茶酚胺，通过兴奋β_2受体使支气管扩张，尤其适用于哮喘患者；但不适用于呼吸功能不全者；禁用于慢性支气管炎继发肺动脉高压者。氯琥珀胆碱及阿曲库铵具有一定组胺释放作用，而顺式阿曲库铵、泮库溴铵和维库溴铵无此作用。异丙酚和咪达唑仑可以安全地用于静脉麻醉。

知识点5：哮喘患者的麻醉方法选择　　　　副高：熟悉　　正高：掌握

麻醉方法选择可按照患者情况和手术需要来决定。原则上麻醉方法与药物应最大限度减少对呼吸道的刺激。手术允许的条件下可选局部麻醉、神经阻滞或椎管内麻醉，如选用全麻尽可能避免清醒插管，选用喉罩置入可减少支气管痉挛的风险，但无法完全避免。

知识点6：哮喘患者的麻醉药物选择　　　　副高：熟悉　　正高：掌握

凡是兴奋β_2受体使支气管扩张的药物均能够使用。如镇痛药，哌替啶、芬太尼适用，吗啡禁用。镇静安定药，如地西泮、咪达唑仑、氟哌利多、氯丙嗪、异丙嗪（抗组胺作用）；全麻药氯胺酮可以对抗组胺引起的支气管痉挛。它是一种非经直肠给药的苯环乙哌啶衍生物，对于肾上腺素能系统有兴奋作用，可以通过β_2受体使支气管扩张；依托咪酯、异丙酚无组胺释放作用；硫喷妥钠有组胺释放作用，禁用。

吸入麻醉药安氟醚、异氟醚、七氟醚具有解除支气管痉挛的作用；非去极化肌松药维库溴铵，无组胺释放作用；阿曲库铵，有组胺释放作用，箭毒有组胺释放作用。去极化氯琥珀胆碱组胺释放少；局麻药利多卡因比较安全，且变态反应少。

知识点7：食管手术的麻醉处理　　　　副高：熟悉　　正高：掌握

（1）麻醉诱导：由于食管患者容易发生反流误吸，因此清醒气管插管或快速诱导插管时均应压迫环状软骨。

（2）气管内导管选择：经过左胸腹切口进行下段食管切除术可无需用双腔管萎陷左肺，应当用单腔气管导管及拉钩压迫左肺即可暴露满意的手术野。

（3）麻醉中注意：由于术中常因低血容量、失血、上腔静脉受压或手术操作牵拉心脏等刺激引起血流动力变化，低血压可能发生，应当及时通知术者。由于食管切除常把胃提至胸腔，所以应当禁用高浓度N_2O，以免腹胀损害呼吸功能及干扰手术操作。

开胸进行食管穿孔或破裂修补术后，并发症较多，容易并发纵隔炎导致严重厌氧或G^-菌败血症，所以麻醉前即应开始用广谱抗生素。术终可保留气管导管观察一段时间，有利于吸痰及呼吸管理，也可以防止喉返神经损伤后发生误吸。

知识点8：纵隔肿块压迫气管及支气管的麻醉　　　　　副高：熟悉　正高：掌握

麻醉前，应查看X线片或CT测定狭窄处管径（X线片常放大20%）准备合适的气管导管，同时应估计狭窄处至切牙的长度，必须应用足够长度及硬度，必要时可以采用带螺旋钢条的气管导管，通过气管压迫部位才能解除梗阻。术前充分评估患者的气管插管条件及面罩通气困难程度，必要时可行保留自主呼吸的清醒插管较为安全。往往需要试插不同管径的导管才能成功。气道梗阻时，有时可以变动体位而缓解，可视喉镜、纤维支气管镜均应有所准备。术终拔管前先拔至声门下观察压迫部位气管（或支气管）有否萎陷，再决定拔管较为安全。必要时可带管入ICU待条件成熟后再脱机拔管。由于解除梗阻，强烈吸气可能引起负压性肺水肿，应及时给予正压高氧通气等措施。

知识点9：纵隔肿块累及心血管的麻醉　　　　　　　　副高：熟悉　正高：掌握

上腔静脉（SVC）梗阻大多见于支气管癌、恶性淋巴瘤及肺动脉置测压管后导致SVC栓塞，病情险恶。由于外周静脉压剧升，上半身静脉怒张一般包括胸壁静脉扩张、发绀及头、颈、臂水肿。由于气道内静脉怒张出现呼吸困难、咳嗽与端坐呼吸。颅内静脉压增加引起神志改变。麻醉后减少静脉回流可能出现低血压，气管插管易产生气管内出血。纵隔肿瘤如压迫肺动脉还可能导致心排出量及肺灌注量降低，危及生命。对于严重气管梗阻不能缓解或发绀不能减轻时应当立即采用股动静脉带氧合器的体外循环。严重SVC梗阻术前，可以先进行纵隔放射治疗以减轻症状，麻醉时应当取半坐位以减轻气道水肿，建议麻醉前先做桡动脉置管测压，中心静脉压应当从股静脉置管，因经SVC易发生穿孔出血危险及测压有误。静脉输液应当在下肢用粗针管置入。避免从上肢静脉输液给药。气管插管应当高度小心，避免插管损伤气管内怒张的静脉导致出血。为避免咳嗽，可以应用雾化局麻药吸入代替环甲膜穿刺。在麻醉过程中，应当竭力避免咳嗽、挣扎、仰卧甚至屈氏位等加剧SVC梗阻的症状，必要时应当给袢利尿药及地塞米松。如果SVC不能解除可能产生呼吸衰竭。术中还应当准备库血以备严重出血时应用。

知识点10：肺叶切除术麻醉前评估及准备　　　　　　　　副高：熟悉　　正高：掌握

肺叶切除前评估主要评价肺功能与心功能状态。应详细了解患者相关现病史、疾病史（基础肺疾病、活动耐量及近期有无呼吸道感染等）和个人史（吸烟史等）。体格检查：注意观察患者体征、基础生命体征和详细心肺查体。相关物理和实验室检查主要包括肺功能测定、心电图、超声心动图、胸部X线和胸部CT。动脉血气有利于患者心肺功能评估、预测预后，放射性核素肺灌注扫描有利于预测切除术后的肺功能。

术前准备的目的主要是使患者尽可能恢复肺功能，包括：①至少停止吸烟2～4周，6～8周为最佳；②治疗支气管痉挛；③排痰、化痰处理；④增加患者信心、锻炼呼吸功能。

知识点11：肺叶切除术麻醉处理要点　　　　　　　　　　副高：熟悉　　正高：掌握

（1）术前用药：存在气管、肺部疾病的患者，术前镇静需谨慎，防止缺氧及CO_2蓄积。应用阿托品或长托宁等减少口腔分泌物。为防止或治疗呼吸道黏膜水肿可使用激素类药物。

（2）术中管理：配合外科手术要求，缩短手术时间、减少呼吸道刺激。尽可能维持患者内环境稳定。

（3）满足氧供、保护肺功能：小潮气量（6～8ml/kg）加PEEP，容许性高碳酸血症、肺泡复张手法。

（4）压力和容量控制通气等，维持循环稳定：合理应用限制性输液方案，应用血管活性药物。

（5）术后重点：镇痛不足会引起很多术后并发症，主要包括高血压、低氧高碳酸血症、心率加快或躁动等。

根据手术切口、术后肺功能预测及患者对疼痛敏感程度等，可应用神经阻滞、硬膜外麻醉行术后镇痛，相比于静脉应用阿片类药物镇痛效果要好，同时建议多模式镇痛。对于预测术后肺功能差者可行呼吸机支持治疗，待肺功能恢复及适应后拔除气管导管。近年来有开展保留自主呼吸下的肺部切除手术，优点是肺萎陷效果好，在一定程度上保护肺组织、术中充分镇痛且保证患者氧合，缺点是呼吸功能不稳定、术中操作刺激呛咳等影响手术。术前应严格评估患者心肺功能、准备好全麻插管用具、术中密切监测内环境状态、维持呼吸及循环系统稳定。

知识点12：气管重建手术的麻醉前评估　　　　　　　　　副高：熟悉　　正高：掌握

麻醉前，应当评估及了解呼吸困难的程度，尤其应当要了解有否随体位变动出现气道梗阻现象，询问有否咯血史，分泌物排出有否困难及有否长期慢性肺部疾病史。参照X线胸部正、侧及斜位片及CT等影像判断病变性质、气道梗阻部位、狭窄程度。麻醉前，争取用纤维支气管镜确定狭窄部位及性质，有利于准备合适的气管导管。除急性气道梗阻外，术前应当做肺功能检验，特别是1秒用力呼气量（FEV_1），如果呼气流量峰值与FEV_1之比≥10∶1，即显示有气道梗阻。

知识点13：气管重建手术的麻醉前准备　　　　　副高：熟悉　正高：掌握

（1）麻醉前用药：应当严格控制，如气道梗阻不明显，可以常规给予镇静、安定药及抗胆碱药抑制分泌。如有气道梗阻症状应当避免中枢性呼吸抑制药，只给予小量地西泮、催眠药即可。如果严重气道梗阻，呼吸时合并有哮喘及牵动副呼吸肌，应当避免给予阿托品及其他干燥药。

（2）麻醉监测：常规心电脉氧监护外，应行有创动脉监测及经食管测听呼吸音、心音，后者也有助于术者在术野鉴别食管。插入中心静脉导管有助于静脉给药及指导输液。呼气末CO_2分压测定也有很大意义。

（3）气道用具的准备：气管重建手术的麻醉最主要的是维持术中的通气。一般需要准备多条无菌气管导管及2台麻醉机。

知识点14：气管重建手术的麻醉关键　　　　　　副高：熟悉　正高：掌握

气管重建手术的麻醉关键就是诱导中解决气道梗阻，维持中要保证气管病变切除及重建过程中的适当氧合及排出CO_2。

知识点15：气管重建手术的麻醉诱导　　　　　　副高：熟悉　正高：掌握

诱导方法主要决定于气道梗阻程度，梗阻不明显也可以常规用静脉快速诱导。如气道高度梗阻可行保留自主呼吸的清醒气管插管或选用强效吸入麻醉药如安氟醚、氟烷或异氟醚平顺地吸入诱导。避免应用肌松药。也可以静脉注入羟丁酸钠诱导，插管前首先用局麻药喷喉及气管内，使气管插管时从容不迫，选插合适导管，使气管导管插过狭窄口或肿瘤。同时，应当高度警惕肿瘤碎片脱落或出血，一旦发生需立即吸引或用气管镜及钳子钳出，也可以减浅麻醉自行咳出。如颈部气管病变发生严重窒息时，也可以先行气管造口，再行诱导较为安全。麻醉维持中，应当采用手法控制呼吸较为轻柔。

知识点16：气管重建手术的术后处理要点　　　　副高：熟悉　正高：掌握

气管重建术的患者，由于气管部分切除而缩短，术终必须使患者保持头屈位，以减轻气管缝合处张力。术后应用多个枕头保持头屈位，胸部X片确诊无气胸。由于隆突或气管部分切除，分泌物排出功能障碍。术后可在局麻下行床旁支气管镜检查，充分清除分泌物。一旦通气不足，需要再次气管插管时，应用纤维支气管镜协助插管，并应当注意尽量用较小气道压及持续较短时间。争取不超过2～3天。喉水肿很少发生，偶尔发生于高位气管缝合或有喉疾病史者。可以用地塞米松及肾上腺素稀释后每4小时喷雾预防。如果已有喉水肿及声嘶时，应每2小时喷雾，持续24小时。

知识点17：气道肿瘤激光手术的麻醉处理　　　　副高：熟悉　正高：掌握

气道内燃烧为上呼吸道激光手术最严重的并发症。

激光手术中一般选择抗燃的浸渍或屏蔽的特质气管导管，气囊内可注入蓝色生理盐水。在无法插管的情况下可采用喷射通气或间断通气供氧。注意确保患者氧合，可吸入空氧或氦氧混合气体，保持吸入氧浓度25%～30%。

第十二节　休克患者麻醉

知识点1：休克　　　　副高：熟悉　正高：掌握

休克是一种临床综合征，是因人体有效循环血量减少、组织灌注不足所引起的代谢障碍、细胞受损的病理过程，是临床上常见的一种危重综合征。

知识点2：休克的分类　　　　副高：熟悉　正高：掌握

（1）低血容量性休克：因血容量减少引起的休克称为低血容量性休克。

（2）心源性休克：因心泵功能衰竭，心排出量急剧减少，使有效循环血量和微循环灌流量下降所引起的休克，称为心源性休克。

（3）分布性休克：分布性休克包括脓毒性、过敏性、神经源性、内分泌性、药物毒物诱导的休克等，其中以脓毒性休克为最常见。

（4）梗阻性休克：梗阻性休克的基本原因是对正常循环血流的机械梗阻造成全身灌注减少。以肺动脉栓塞、心包压塞和张力性气胸最为常见。

知识点3：休克的临床表现　　　　副高：熟悉　正高：掌握

休克的临床表现为组织灌注减低，低血压（收缩压<原值的2/3，正常血压<90mmHg），少尿［<0.5ml/（kg·h）］，导致缺氧、酸中毒及器官功能不全。

知识点4：休克的监测　　　　副高：熟悉　正高：掌握

（1）患者体征观察：休克时烦躁、冷汗、体温下降、神志淡漠、脉快等。

（2）血流动力学监测：包括动脉血压、心排出量（CO）、中心静脉压（CVP）、右房压（RAP）、肺毛细血管楔压（PCWP）、肺动脉压（PAP）、心脏指数（CI）、周围血管阻力、肺血管阻力等。

（3）组织灌注和氧合监测：动脉血乳酸的监测、胃肠道黏膜组织灌流与氧合作用、氧供监测、周围微循环监测。

知识点5：休克对麻醉的影响 副高：熟悉 正高：掌握

（1）吸入麻醉药：休克患者对吸入麻醉药需要浓度减低，摄取率却较之正常人快。

（2）静脉麻醉药：休克患者用静脉麻醉药在同一剂量下也较之正常人更易抑制心肌功能。

（3）椎管内麻醉：脊椎麻醉或硬膜外麻醉阻滞交感神经可使血容量不足的患者产生严重低血压。

（4）局部浸润麻醉：局部浸润麻醉本身很少加剧休克的发展，适用于简单的止血操作，较小创伤处理等。

知识点6：休克患者的麻醉原则 副高：熟悉 正高：掌握

（1）任何麻醉药都应采用较低浓度及较小的剂量，注药速度也要减慢，避免严重的循环抑制。

（2）保持气道通畅和充分的给氧。急诊创伤患者应当清醒气管插管后诱导或快速诱导时按压环状软骨防止反流误吸。

（3）尽可能选用对心肌抑制较小的麻醉药及采用复合麻醉。

（4）原则上应禁用椎管内麻醉，如遇下肢创伤性复合骨折的休克患者，经术前补足血容量提升血压后，慎重选用低位连续硬膜外麻醉，剂量宜小，同时应当给面罩吸氧。

知识点7：休克常见并发症 副高：熟练掌握 正高：熟练掌握

（1）手术野广泛渗血：休克患者手术中难以控制的广泛渗血为休克死亡的原因之一。正常生理状态下，血小板计数$>50×10^9$/L、纤维蛋白原>1g/L时可维持正常凝血功能状态。

（2）休克后呼吸功能不全：休克后呼吸功能不全其主要表现为低氧血症。休克后急性肺损伤时肺血管通透性增加，气体交换障碍，可出现肺水肿。肺泡内积液可降低肺顺应性阻碍通气，可发展为呼吸窘迫综合征。

第十三节 肝肾功能不全患者麻醉

知识点1：肝肾综合征 副高：熟悉 正高：掌握

肝肾综合征是指失代偿性肝硬化、严重性肝病时，因肾脏灌注压低下所导致的功能性肾前性急性肾衰竭。其定义的认证是以病理生理学为基础的，肾功能损害是发生于严重肝功能不全时所表现出来的可逆性急性、亚急性或进行性肾小球滤过率（GFR）的下降，肾前性肾功能不全或肾小管功能不全，而无急性肾小管坏死或其他特异性病理改变。

知识点2：肝功能异常患者的麻醉前准备 副高：熟悉 正高：掌握

加强营养，给予高蛋白、高糖、低脂饮食，口服多种维生素。因胃纳差进食少者，必要时可经静脉途径补充。改善凝血功能。贫血患者可少量多次输血，力争血红蛋白高于100g/L，红细胞$3×10^{12}$/L以上，血清总蛋白60g/L，清蛋白35g/L以上。对于腹水患者，应当积极对症处理，使用利尿药，给予促进蛋白质合成药物。术前24～48小时可穿刺放腹水，一般一次量不超过3000ml。

知识点3：肾功能不全患者术前病情评估　　　　副高：熟练掌握　正高：熟练掌握

（1）首先应了解患者的全身状况、肾功能检查结果与肾功能障碍的严重程度等。

（2）临床上，肾小球滤过功能与肾血流量为了解肾功能的重要指标之一。肾小球滤过率是反映肾小球滤过功能的客观指标，临床上通常被用于评价肾功能的损害程度。

（3）患有肾功能障碍者，术前应充分考虑肾功能障碍的严重程度，以指导围术期麻醉用药及水电、酸碱失衡的调节。

知识点4：肾功能不全患者麻醉前准备　　　　　副高：熟悉　正高：掌握

在术前根据了解病史、检查结果及肾功能评估，对机体承受麻醉及手术刺激的反应潜力作出正确估价。尤其是对伴有高血压、心脏病以及水电、酸碱平衡失调的患者，应尽量予以纠正。控制好心律失常，矫正血容量不足及贫血，可使心功能得到最大限度的改善。严重肾功能障碍使内环境严重紊乱，水与钠的调节逐渐减退而最终丧失，只得依靠摄入来调整。有高血压、水肿和稀释性低钠时，则应当限制入水量。血钾可因使用利尿药、激素、呕吐或用含钾偏低的透析液而下降，补钾务必小心缓慢地进行。

知识点5：肾功能与麻醉药物作用的相关性　　　　副高：熟悉　正高：掌握

肾脏是药物代谢和排泄的主要器官之一，其功能改变对药物作用的变化有着重要影响。药物的肾脏排泄与肾小球滤过、肾小管主动分泌和重吸收有密切关系。在临床麻醉中，肾功能不全对麻醉药物作用的影响因素包括：

（1）大多数麻醉药物为高脂溶性，这些药物如果无法通过代谢降解成为水溶性的，就会被肾小管重吸收而滞留于体内。

（2）当药物与血浆蛋白结合后，不容易通过肾小球血管膜孔而被滤过。蛋白结合率越大或是在脂肪内储积量多的药物，排泄速度越慢，作用时效就越长。

（3）肾功能障碍或伴有肝功能不全的患者，不仅药物排泄的速度显著减慢，还因蛋白质减少使血浆内游离药物分子浓度增加，极易出现药物过量所致的毒副作用。

知识点6：肝功能异常患者麻醉前用药　　　　副高：熟练掌握　正高：熟练掌握

（1）巴比妥类：此类药对肝细胞功能均有不同程度的影响，且几乎全部在肝内代谢，故巴比妥类药物对于肝脏患者应慎用。

（2）吩噻嗪类：吩噻嗪类药物尤其是氯丙嗪，可导致胆道动力减弱，微胆管通透性增加，蛋白分子渗入胆汁，致使黏稠度增大，出现胆汁淤积性黄疸，故不宜使用。

（3）吗啡：此药虽对肝血流量影响不大，但其主要在肝内解毒，患有肝功能障碍者给予小剂量吗啡即可导致长时间昏睡，因此应减量或避免使用。

（4）地西泮：其代谢与肝脏有关，作为麻醉前用药剂量应减少，对于已经出现精神症状的肝病患者应禁用。

（5）阿托品和东莨菪碱：其使用临床常用剂量时对肝脏代谢及血流量均无明显影响，可常规作为全麻的术前用药。

知识点7：肝功能异常患者的麻醉选择　　　　　　副高：熟悉　正高：掌握

局麻和神经阻滞对肝脏没有大的影响，只要此种麻醉能够满足手术要求，宜优先使用。椎管内麻醉如果能够维持循环、呼吸稳定，对肝脏无明显影响。但应注意患者凝血功能情况。局麻药的用量应酌情减量，避免出现药物毒性反应。如患者情况严重、不能耐受椎管内麻醉对血流动力学的干扰或椎管内麻醉不能满足手术要求者，应选用气管内插管全麻。

知识点8：肝肾功能异常患者麻醉药物的选择应用　　　副高：熟悉　正高：掌握

对于术前已有肝肾功能障碍的患者，麻醉用药应权衡利弊，少用中枢抑制药，特别要警惕术后的残余作用。最好采取不依赖肝脏代谢和肾脏清除的药物。麻醉性镇痛药于肾功能不全时，有一部分虽然可以由胆汁经消化道排泄，但很难达到要求，常使耐量减低，时效延长。肾衰患者的血浆蛋白低，使未结合的药物游离分子增加，易发生过量的毒性反应。至于多脏器衰弱的垂危患者，药物再分布半衰期增长，耐药极差，只能慎选那些对循环、代谢影响最小及可控性较佳的短时效药，如瑞芬太尼、氧化亚氮。吸入麻醉药物通常以原型摄入和排出，极少经过肝肾代谢，在该类患者中应用较为合适，但需注意其肝肾毒性作用。顺阿曲库铵不经肝肾代谢，可较为安全地应用于肝肾功能不全的患者。

第十四节　脊柱和四肢手术麻醉

知识点1：脊柱和四肢手术的术前病情评估　　　　　副高：熟悉　正高：掌握

（1）对于类风湿关节炎患者，要检查脊柱活动受限的程度，有无颈椎强直、张口障碍。对于颈椎结核患者，要检查有无咽后壁脓肿和颈部活动受限。颈椎的强直和活动受限有可能发生气管插管困难，术前应当选定插管方案。当估计气管内插管有困难时，应当采用表面麻醉清醒经鼻盲探插管，在必要时实施纤维光导支气管镜引导插管。

（2）类风湿关节炎、脊柱侧凸畸形、肌营养不良性疾患，均可影响呼吸功能。强直性脊柱炎因脊椎间和脊肋关节固定，胸廓活动受限，肺活量降低。严重胸廓活动受限，可能使胸式呼吸消失，此类患者应当避免肌间沟或锁骨上方臂丛阻滞。肌营养不良、肌强直、先天性肌无力患者，均可因呼吸肌无力而致肺活量降低。脊髓前角灰质炎后遗症多见于下肢，偶尔上肢也可累及，并有肺活量下降，易引发肺部的感染。对骨科患者做胸部X线摄片有着重要意义。

（3）骨科患者术前，还应了解肾上腺皮质功能。长期服用激素的患者，术前必须了解肾上腺皮质功能，并恢复激素用药，以防术中出现皮质功能不全。

知识点2：脊柱和四肢手术麻醉体位要求　　副高：熟悉　正高：掌握

（1）脊柱、四肢手术常要求多种体位。体位不合适可能导致术后的多种问题。当手术区在心脏平面以上时，可能出现空气栓塞，这种手术包括坐位肩部手术、颈椎手术、侧卧位全髋置换术及俯卧位腰椎手术等。

（2）类风湿关节炎患者的手术体位是非常重要的，不能过度屈曲颈部。对此类患者应当选择区域阻滞，由于患者自己可以保持颈部的稳定，在俯卧位时更应当注意呼吸循环管理，防止并发症，例如防止神经过度伸展或受压引起的神经损伤以及眼部的保护等。

（3）全身麻醉下变动体位时，要注意气管导管有无滑脱、变位或扭曲。更要注意血流动力学变化引起心脏骤停意外。

知识点3：脊柱和四肢手术的麻醉选择　　副高：熟悉　正高：掌握

（1）脊柱手术常选用局部浸润麻醉或全身麻醉。部分腰段手术也可以用硬膜外麻醉。颈椎骨折或脱位患者在意识清醒的状态下，因颈部肌肉痉挛强直的支持，病情较为稳定，一旦全麻诱导使意识消失或使用肌松药失去颈部肌肉支持或移动体位或使头后仰皆可因为颈椎变位压迫脊髓而损伤延髓导致呼吸肌麻痹，甚至突然死亡。所以宜采用局部黏膜表面麻醉、严禁头后仰情况下清醒气管插管。

（2）上肢手术常选用臂丛神经阻滞，肩关节手术和一些创伤大、时间长的手术或患儿无法配合者或有上述麻醉方法明确禁忌者可选用全身麻醉。下肢手术根据情况可选择椎管内麻醉或全身麻醉。脊髓损伤或压迫致截瘫或神经干损伤引起肌肉麻痹者，全身麻醉诱导应当禁用琥珀胆碱，避免引起高钾血症而导致心律失常，甚至心搏骤停而死亡。经测定麻痹侧静脉血中钾离子浓度明显高于正常侧。另外，失用性肌肉萎缩的患者用琥珀胆碱时血清钾上升虽然不如前者明显，但还是选用非去极化肌松药为好。

知识点4：脊柱、四肢手术的出血控制　　副高：熟悉　正高：掌握

（1）四肢手术时，常使用止血带以求得术野无血，目前常用气囊止血带。上肢止血带应放在中上1/3处，充气时间不应超过1小时；下肢止血带应放在尽量靠近腹股沟部，充气时间不应超过1.5小时，持续超过时间可能引起神经麻痹，所以以上肢每1小时、下肢每1.5小时应松开止血带10～15分钟，在需要时可再充气，以免引起神经并发症。另外，驱血时血压

上升，而松开止血带时因驱血肢体血管床突然扩大及无氧代谢产物经静脉回流到心脏，抑制心肌收缩可出现血压下降。此时应立即抬高肢体或再行驱血，同时扩充血容量，在必要时给予缩血管药，待血压平稳后再缓慢松开止血带。

（2）脊柱手术为了减少出血可行控制性低血压，对于那些出血量极大而非恶性肿瘤的手术，可以利用红细胞回收器进行自体血回收，经处理后将洗涤红细胞输回。大量自体血回输者应注意，凝血功能变化，必要时输注新鲜冰冻血浆和血小板。在手术过程中，至少开放2条以上的静脉通路，连续监测动脉血压、中心静脉压和尿量以指导输血输液。术前自体血储备可明显减少术中血液的丢失，在有适应证的患者中可以实施。

知识点5：颈椎手术的麻醉　　　　　　　　　　副高：熟悉　正高：掌握

颈椎间盘突出症一般见于中年人，以神经根型常见，其次为脊髓型。手术分为前路、后路两种。麻醉选择主要以全身麻醉为主；低位颈前路手术可行局麻或颈神经浅丛麻醉，高位颈前路手术选用气管内全身麻醉为妥。对于高位的颈椎手术，可以采用经鼻气管插管，方便手术操作和气道管理。

手术过程为了方便暴露术野常反复牵拉气管和食管，易引起气管黏膜、喉水肿，待拔管后出现即时的或迟发的呼吸困难可暂缓拔管，待度过喉水肿的高峰期之后再拔管以确保安全。

知识点6：脊柱侧弯畸形手术麻醉选择和术中脊髓功能的监测　　　　　　　　　　副高：熟悉　正高：掌握

按照手术需要，患者经常采用俯卧位或侧卧位甚至在手术过程中两种体位先后均应用，手术时间长、切口长、范围广；所以气管内全麻常用；对于胸椎段前路手术，可能需要使用双腔气管内插管或支气管阻塞装置进行肺隔离。麻醉用药需考虑到术中清醒试验的顺利进行，宜采用中短效麻醉药物，并使用麻醉深度监测配合唤醒试验。

为尽早发现手术对脊髓的损害，应当对脊髓功能进行监测，主要包括两种方法即躯体感觉皮质诱发电位（SCEP）和唤醒试验。

知识点7：脊柱侧弯畸形手术中控制性低血压的应用及体温监测　　　　　　　　　　副高：熟悉　正高：掌握

因手术时间长、切口长、范围广，手术过程应监测患者体温变化；随着手术时间延长，另外失血量大需补充大量的液体或血液成分，患者体温通常呈下降趋势；体温过低不仅影响凝血功能增加出血，还可能会影响心血管功能。所以有条件的情况下可应用变温毯或输血输液加温装置来保持患者体温在合适水平。

不推荐对接受脊柱手术的患者使用控制性降压。硬膜外静脉丛压力和骨内压力均是脊柱手术失血的主要决定因素，而其与动脉血压不相关。控制性降压可能导致终末器官缺血，此外脊柱固定装置和牵引可减少脊柱灌注，导致缺血。脊柱手术期间，腹腔内压力降低与失血量减少直接相关。

可减少失血的方式有：体位合理避免手术部位静脉淤血，严谨细致的手术技术，使用抗纤溶药物和术中血液稀释。

知识点8：脊柱侧弯畸形手术中呼吸功能的维持　　　　副高：熟悉　正高：掌握

术中应确保通气充足，避免发生缺氧及二氧化碳蓄积，更为重要的是在手术结束后还要注意保持足够的通气量，以防止因残余麻醉药物的影响使通气功能降低。对合并有神经肌肉疾病、先天性心脏病及严重肺功能不全的患者，术后可能需要24小时或者更长时间的机械通气支持，应当在ICU病房进行监测和镇痛。

知识点9：椎体切除术的麻醉　　　　　　　　　　　　副高：熟悉　正高：掌握

由于肿瘤、骨折或退行性变使椎管容积变小，造成脊髓或马尾神经受压，出现不同程度上的神经功能障碍等症状，严重者可能出现截瘫，手术治疗需要切除椎体，因经常行胸腰段椎体切除，因此手术常取侧卧头高位，对呼吸、循环影响大；尤其是经胸行椎体切除，手术创伤很大、失血很多；椎体骨松质出血量大，尤其是椎管前静脉丛及切除椎体后壁时静脉窦破口的出血更难控制，为了减少出血可行控制性低血压。为了减少库血用量，在没有禁忌情况下可采用自体血回收，经处理后将洗涤红细胞输回。另外要注意切除椎体时发生的神经反射，有时会引起严重的低血压甚至心脏骤停。

知识点10：四肢手术的麻醉选择　　　　　　　　　　副高：熟悉　正高：掌握

大多数上肢手术根据是否上止血带和手术部位，可以在不同径路的臂丛神经阻滞、外周神经阻滞麻醉下完成。绝大多数下肢手术可以在蛛网膜下腔阻滞、硬膜外阻滞或蛛网膜下腔-硬膜外联合阻滞下完成，也可以采用神经阻滞或神经阻滞与全身麻醉联合应用的方法。小儿及比较复杂的手术可以采用气管内全身麻醉。

知识点11：关节手术的麻醉选择　　　　　　　　　　副高：熟悉　正高：掌握

全髋关节置换术的主要对象为老年人，常合并呼吸、循环系统疾病。麻醉选择应根据手术的复杂程度、患者的一般状况以及麻醉医师的熟练程度来决定，可选硬膜外麻醉、腰-硬联合阻滞、全身麻醉或复合下肢神经阻滞完成手术。麻醉处理因手术复杂程度和患者全身情况不同而不同。复杂手术如髋骨移植、长段股骨植入、拆除人工假体及有可能进入盆腔或损伤髂血管的手术，麻醉和术中管理要求高、风险大。肩关节手术因臂丛神经阻滞效果常难完善，多行全身麻醉，也可复合臂丛阻滞来减少全麻药物的用量，并提供较好的术后镇痛治疗。

知识点 12：显微外科手术的麻醉注意事项 副高：熟悉 正高：掌握

显微外科手术麻醉应当注意以下几点：

（1）麻醉作用完善，麻醉时间能够根据手术需要而延长。

（2）维持术中循环稳定，防止低血压，忌用血管收缩药物，保持良好的血管扩张，利于精确缝合以提高成功率。

（3）维持足够的血容量，避免血管痉挛。

（4）术后可有持续的镇痛效果。

第十五节　手术室外患者手术麻醉

一、手术室外麻醉

知识点 1：手术室外患者手术麻醉 副高：熟悉 正高：掌握

（1）术前访视：确认患者目前身心的健康状况是否需要进一步的诊治，需要特殊的麻醉准备或麻醉风险大的患者均需要进行判断。术前评估的三项重要内容包括：病史、体检和实验室检查，其中病史最重要。①病史采集：应对心血管、呼吸系统、胃肠、肝、泌尿系统、凝血机制、神经内分泌系统、用药史、过敏史、生活习惯等进行全面的询问；②体格检查：应对与麻醉安全有直接关系的器官进行有选择性的检查；③实验室检查：对于平素健康、无症状、ASA Ⅰ～Ⅱ级，实施周围性且出血量不多的一般小手术患者，仅需要几项简单检查即可。如果血红蛋白<100g/L却无明显原因者应进一步行术前检查。

（2）误吸、恶心及呕吐的预防：术前严格控制禁食水时间，对于存在术后恶心、呕吐风险的患者注意应用止吐药物及不引起术后恶心、呕吐的麻醉和镇痛技术。

（3）上呼吸道感染的控制：有下列表现中的两项应延期手术：胸痛、打喷嚏、鼻炎或鼻充血、干咳、体温>38.3℃、喉炎及全身不适。

门诊手术的特殊性使麻醉前用药并没有一定模式，根据病情和麻醉方法而定。成人通常可不用药，镇静药偶用。对患儿可酌情使用药物，能合作的儿童不必用药。关于抗酸药，目前用于门诊手术的意义尚不确定。术后恶心、呕吐令患者极为不适，目前倾向于预防性应用止吐药物，术前静脉注射少量氟哌利多50～70μg/kg（小儿）或10～30μg/kg（成人），可有效降低术后呕吐发生率，减轻恶心、呕吐的程度。

知识点 2：手术室外患者围术期监测 副高：熟悉 正高：掌握

所有的监测设备、监测项目都按照择期手术标准施行，包括脉搏血氧饱和度、血压、心电图、呼气末CO_2分压、麻醉气体监测、体温及肌松监测等。同时应备有困难气道处理工具、除颤器、高级生命支持所用急救药物等。

知识点3：手术室外患者围术期麻醉选择　　　　副高：熟悉　正高：掌握

（1）区域神经阻滞：四肢部位手术及诊断性检查，尤其手、足、上肢、腋部及锁骨下、下肢等部位手术多可选择神经阻滞麻醉。

（2）硬膜外腔阻滞：特别适用于妇科、泌尿外科等下腹部手术，血管外科等下肢手术及膝关节腔镜等检查技术的麻醉，但需要注意的是硬膜外腔阻滞和脊椎麻醉不适用于腹腔镜。

（3）脊椎麻醉：脊椎麻醉在非住院手术应用不多，只适用于下腹部、下肢及会阴部的一些手术。

（4）术中镇静：在局部浸润或区域神经阻滞麻醉下施行门诊手术，为了消除患者的恐惧，纠正体位及取得患者的合作，常需用一些轻型镇静药物辅助，即监测麻醉技术（MAC）。一旦出现并发症应当及时有效地处理。

（5）全身麻醉：非住院手术多采用局部区域阻滞麻醉辅助镇静技术完成，较少选用全身麻醉。但有些相对复杂手术或患者状况不同，尤其小儿需要全身麻醉才能够满足手术要求和确保患者术中安全。在施行全麻时，应当以选用起效迅速、作用时间短的麻醉药，缩短诱导和苏醒期为原则。维持呼吸道通畅是确保手术患者安全的关键，面罩、气管内插管及喉罩（LMA）都可以依据患者手术时间长短及患者呼吸状态进行选择，当然气管内插管仍是最为普遍应用的方法。

（6）全凭静脉麻醉（TIVA）：随着短效全麻药、短效镇痛药的发展，靶控技术及专用注射泵普及，麻醉深度监测的进步使当今非住院手术全麻TIVA的应用非常普遍。

知识点4：手术室外患者麻醉后恢复室观察及处理　　　　副高：熟悉　正高：掌握

（1）镇痛：最佳疼痛管理包括多种药物和技术的组合使用。阿片类药物为常用针对急性疼痛药物，但可能产生非住院情况下不利的副作用，可改用或联合应用NSAID类药物。有时也可使用局部麻醉技术，如外周神经阻滞或伤口浸润麻醉等，但也应注意相关不良反应。

（2）恶心、呕吐的处理：应当注重术前预防。另外，术后患者不要过早离床活动。一旦发生恶心、呕吐可以采用抗呕吐药物进行治疗。

知识点5：手术室外患者术后离院标准　　　　副高：熟悉　正高：掌握

主要生命体征恢复正常，无呼吸道及呼吸并发症，手术创口无渗出，生理功能恢复，能经口进流食或固体食物即可离院。目前已制定了确定患者手术后是否可安全离开PACU出院的标准，例如麻醉后出院评分系统等，应由麻醉医师评估患者。另外还应当考虑回家途中所用交通工具及安全措施等。如果患者仍有恶心呕吐、疼痛或心血管功能不稳定及麻醉并发症应当延迟离院。甚至需入院观察治疗。

麻醉后出院评分系统：

生命体征：2＝血压、脉搏波动幅度在术前20%内

          1＝血压、脉搏波动幅度在术前20%～40%

          0＝血压、脉搏波动幅度＜术前60%

肢体活动：2＝步态平稳、无眩晕或处于术前水平

          1＝需要辅助

          0＝无法走路

恶心、呕吐：2＝轻度，用经口药物治疗

           1＝中度，用胃肠外药物治疗

           0＝中度，治疗后仍有恶心、呕吐

疼痛：口服镇痛药物，疼痛可接受

    2＝是，1＝否

手术出血：2＝少量，无须换药

          1＝中量，需要2次换药

          0＝大量，需要至少3次换药

总分≥90分可出院。

知识点6：术后随访   副高：熟练掌握   正高：熟练掌握

麻醉医师在术后多通过电话询问患者术后病情变化，对所发生的问题及时诊断和处理。

一、无痛胃肠镜麻醉

知识点1：无痛胃肠镜的优点   副高：熟悉   正高：掌握

无痛胃肠镜是通过使用镇静和镇痛药物引起中枢抑制，从而使患者安静、不焦虑、遗忘、行动迟缓；它可提高患者的耐受力，降低应激反应，进而消除恐惧感和不适感，使内镜检查与治疗操作得以顺利地进行，具有并发症少、恢复快等优势。

知识点2：无痛胃肠镜的麻醉方法   副高：熟悉   正高：掌握

目前常用方法包括：单用咪达唑仑；单用丙泊酚；丙泊酚＋咪达唑仑；丙泊酚＋芬太尼或瑞芬太尼；丙泊酚＋芬太尼或瑞芬太尼＋咪达唑仑（目前较常用于肠镜检查）；丙泊酚＋小剂量氯胺酮（目前较常用于小儿胃肠镜检查）；丙泊酚＋曲马多；咪达唑仑＋丙泊酚。

知识点3：无痛胃肠镜的麻醉原则   副高：熟悉   正高：掌握

应在有经验麻醉医师指导下使用麻醉药物，注意药物之间的相互作用。密切注意呼吸、循环的变化。建立有效静脉通道。

知识点4：无痛胃肠镜麻醉的适应证　　　　副高：熟悉　正高：掌握

适应证主要有：①有胃肠镜检查适应证，恐惧常规胃肠镜检查者；②剧烈呕吐或其他原因难以完成常规胃肠镜检查者；③伴有其他疾病且病情又需做胃肠镜检查者；④自愿要求做无痛性胃肠镜检查者。

知识点5：无痛胃肠镜麻醉的禁忌证　　　　副高：熟悉　正高：掌握

禁忌证主要有：①原则上，同常规胃肠镜检查禁忌证；②有药物过敏史，特别是有镇静麻醉药物过敏史者；③孕妇及哺乳期妇女；④容易引起窒息的疾病；⑤严重鼾症或过度肥胖者宜慎重；⑥心动过缓者宜慎重。

知识点6：无痛胃肠镜麻醉术前准备　　　　副高：熟悉　正高：掌握

对拟行无痛性胃肠镜诊疗术的患者进行病史采集和分析，了解体格检查和辅助检查结果，作好检查及准备工作。拟定具体的镇静麻醉实施方案。与其家属或患者签署镇静麻醉状态下无痛性胃肠镜诊疗术知情同意书。强调禁饮禁食，对没有胃潴留者，禁饮4~6小时，禁食最好8小时以上。咳嗽、咳痰者，需先行消炎、祛痰治疗。有呕吐怀疑胃潴留者，应当根据情况洗胃、胃肠减压。贲门失弛缓症者，应当先行禁食数天并进行解痉治疗。血容量不足者，应当先行补液治疗。频繁发生低血糖者，术前应当静脉给予高糖溶液。血压过高控制不佳者，术前应当服用降压药。疑有心脏疾病者，应当做心电图等相关检查。

知识点7：无痛胃肠镜麻醉方法　　　　副高：熟悉　正高：掌握

患者常规麻醉前准备，包括检查麻醉机和维持气道通气的准备。麻醉医师监测患者生命体征，经面罩给氧，缓慢静脉推注麻醉药物。待患者进入镇静状态后开始进内镜检查。检查过程中视检查时间的长短及患者反应酌情追加丙泊酚，当结束检查开始退出内镜时即停止静脉注射。患者在复苏室直至清醒离院。对于高位食管ESD手术，为了预防食管穿孔和血气胸发生以及时间较长的小肠镜检查，多采取气管插管，全凭静脉麻醉。

知识点8：无痛胃肠镜麻醉监测　　　　副高：熟悉　正高：掌握

连续监测平均动脉压、呼吸频率、心率、脉搏、脉搏血氧饱和度的变化。观察患者对内镜插入刺激的耐受程度（是否有呛咳、屏气、肢动、自主拔管行为）；药物及检查的主要副作用（局部疼痛、呼吸不畅、短暂性呼吸暂停、反射性心率减慢、血压下降、呃逆、呕吐、喉痉挛、头昏体乏等）。

知识点9：无痛胃肠镜麻醉术后注意事项　　　　　副高：熟悉　正高：掌握

术后3小时内需要有人陪护，术后当天不能骑车、驾车，不能从事高空作业或操作重型机械，防止意外的发生。当天禁食辛辣食物，1～2小时内禁饮含酒精饮料，进食不可以过饱。

知识点10：无痛胃肠镜麻醉后离室标准　　　　　副高：熟悉　正高：掌握

无痛胃肠镜麻醉后离室标准（指离开手术室进入恢复室的标准）是：

（1）意识恢复，定向力恢复。

（2）90/60mmHg≤血压≤150/100mmHg。

（3）60次/分≤心率≤100次/分。

（4）自主呼吸稳定，不吸氧状态下血氧饱和度＞95%，胸廓的起伏有力。

（5）出血很少并且无活动性出血。

（6）无恶心、呕吐。

知识点11：无痛胃肠镜患者安全离院标准　　　　　副高：熟悉　正高：掌握

无痛胃肠镜患者安全离院标准包括：生命体征平稳1小时以上；定向力恢复，意识清楚，可自行穿衣行走；基本无恶心、呕吐、剧痛，无大量出血；由负责的成年人陪护；离院后出现紧急情况时可双方联系；经麻醉医师及手术医师认可。

二、无痛人流麻醉

知识点12：无痛人流麻醉术前准备　　　　　副高：熟悉　正高：掌握

麻醉医师需在术前对受术者进行与麻醉相关的病史问诊及体检，进行麻醉前评估并提出麻醉计划。术前受术者须签署负压吸宫术及麻醉知情同意书。须查尿妊娠试验，阴道分泌物检查、血常规、做心电图检查和B超检查。必要时做乙肝表面抗原检查、凝血功能、肝肾功能检查。术前受术者须禁食固体食物6小时、禁饮液体4小时。术前受术者排空膀胱。

知识点13：无痛人流麻醉的适应证　　　　　副高：熟悉　正高：掌握

受术者应当同时符合下列3项，即为具有适应证：①妊娠10周以内自愿要求终止妊娠和/或因其他医疗原因需要终止妊娠且无负压吸宫术禁忌证；②自愿要求麻醉镇痛，无麻醉药及全身麻醉禁忌证；③符合ASA Ⅰ～Ⅱ级。

知识点14：无痛人流麻醉的禁忌证　　　　　副高：熟悉　正高：掌握

受术者符合下列任一项，即为具有禁忌证：①各种疾病的急性阶段；②生殖器炎症，未经过治疗；③全身健康状况不良，不能耐受手术及麻醉；④有麻醉禁忌证（包括过敏体质、过敏性哮喘史、麻醉药过敏史）；⑤术前未禁食、禁水；⑥妊娠周数大于10周或估计手术困难；⑦术前两次（间隔4小时）测量体温，均为37.5℃以上。

知识点15：无痛人流麻醉步骤　　　　　　　　　　　　　　副高：熟悉　　正高：掌握

无痛人流麻醉步骤为：

（1）患者常规麻醉前准备。

（2）由专业麻醉医师实施麻醉或镇痛。

（3）术中持续对受术者的血压、心电图、呼吸、血氧饱和度进行监测。严密观察受术者对麻醉药的反应，根据受术者的反应适量使用麻醉药物。术中使受术者持续面罩吸氧，保持上呼吸道通畅。须密切注意呼吸是否抑制，持续监测血氧饱和度，使其维持在93%以上，必要时置入人工气道和辅助呼吸。

知识点16：无痛人流麻醉用药　　　　　　　　　　　　　　副高：熟悉　　正高：掌握

无痛人流推荐应用静脉全身麻醉，静脉麻醉用药：丙泊酚复合芬太尼或瑞芬太尼或舒芬太尼。其用法：①瑞芬太尼0.5～1.0μg/kg缓慢静脉注射；②芬太尼1～2μg/kg缓慢静脉注射，因该药起效较瑞芬太尼慢，要求尽量提前1分钟给药以发挥最大效能；③舒芬太尼0.1～0.2μg/kg缓慢静脉注射，因该药起效较瑞芬太尼慢，要求尽量提前1分钟给药以发挥最大效能；④配伍瑞芬太尼时，丙泊酚静脉注射1～2mg/kg；配伍芬太尼或舒芬太尼时丙泊酚静脉注射2～2.5mg/kg。在必要时，根据受术者的意识状态、体动情况及手术时间长短每次可以追加丙泊酚20～50mg。

第二章 特殊麻醉

第一节 神经外科手术麻醉

知识点1：神经外科手术术前评估与准备　　　副高：熟悉　正高：掌握

术前需常规访视患者，了解全身情况及主要脏器功能，做出ASA评级。严格掌握手术麻醉适应证并选择手术时机。对以下情况应采取预防和治疗措施：

（1）颅内压（ICP）急剧增高与脑疝危象，需采取紧急脱水治疗。

（2）对呼吸困难严重缺氧者要辨清病因，尽快建立有效通气。

（3）低血压和心律增快者应查明原因。闭合性颅脑外伤或脑瘤患者，一般极少出现低血压和快心律，如果出现提示并存有其他合并症，必要时对颅脑和其他损伤部位同时手术止血。

（4）对于长期颅内高压、频繁呕吐、不能进食、有脱水及电解质紊乱者术前应当尽量纠正，同时采取降颅压、高营养及纠正电解质紊乱。

（5）脑损伤、高血压脑出血等蛛网膜下腔出血（SAH）等患者常因血小板释放活性物质促成并发脑血管痉挛，应当予及时纠正。

（6）对癫痫状态应在术前使用抗癫痫药和镇静药以制止癫痫发作，常常用地西泮10～20mg静脉缓慢注射，也可以配合冬眠合剂。癫痫持续状态可用2.5%硫喷妥钠缓慢静脉注射以缓解发作，并推迟手术1～2日。

知识点2：神经外科手术患者术前用药　　　　副高：熟悉　正高：掌握

神经外科手术患者使用术前用药应当慎重，特别是已有颅内压增高的患者对中枢神经抑制药往往特别敏感，因此一般不必使用。但对某些特殊患者如颅内血管疾患、脑动脉瘤患者则需要镇静，可以给予地西泮0.1～0.2mg/kg口服，或咪达唑仑0.05～0.1mg/kg在手术室内静脉给予。麻醉性镇痛药有抑制呼吸中枢而导致高碳酸血症和脑血流、颅内压增加的危险，应当避免用作术前药。麻醉期间除常规监测BP、ECG、HR、SpO_2外，对开颅手术患者，特别是颅内血管疾病患者，在条件允许时可作动脉插管持续监测直接动脉压，并且施行血气分析，常规监测$PETCO_2$、CVP和尿量，同时开放2条静脉通路。

知识点3：神经外科手术麻醉药物——静脉麻醉药　　　副高：熟悉　正高：掌握

（1）咪达唑仑：此药具有催眠、解痉挛、松弛肌肉及顺行性遗忘作用。

（2）硫喷妥钠：此药可使脑氧代谢率（$CMRO_2$）及CBF降低至清醒值的50%，也可降低颅内压。

（3）依托咪酯：此药作用类似中枢性γ-氨基丁酸（GABA）或非巴比妥类药。作用强度为戊炔巴比妥钠的4倍，硫喷妥钠的12倍。可降低CBF、ICP及$CMRO_2$，但可能使缺血脑损伤恶化。

（4）异丙酚：此药可能影响中枢神经元的钠离子通道，为高亲脂性，代谢极快，再分布半衰期短，尤其适用于神经外科手术的麻醉。明显降低CBF、ICP及$CMRO_2$，也可以减小局灶性脑缺血损伤。

知识点4：神经外科手术麻醉药物——吸入麻醉药　　副高：熟悉　正高：掌握

（1）异氟烷：随着吸入浓度增加，外周血管阻力降低、血压下降。吸入麻醉药均可增加脑血流、脑血容量及颅内压。脑血流增加顺序为乙醚>氟烷>恩氟烷>异氟烷>氧化亚氮>七氟烷>地氟烷。

（2）安氟烷：随着吸入浓度增加，血压下降，主要是心排出量降低所致。

（3）七氟烷：吸入0.5~1.0MAC时，CBF增加，ICP增高，而$CMRO_2$降低，脑血流自动调节功能受损。

（4）地氟烷：对中枢神经系统的抑制呈剂量相关性，EEG表现也与剂量相关，其抑制活动与异氟烷的EEG活动类似，不引起异常的癫痫样改变和异常脑电活动。

知识点5：神经外科手术麻醉药物——麻醉性镇痛药　　副高：熟悉　正高：掌握

（1）芬太尼：此药抑制$CMRO_2$少而抑制CBF多，但尚不致造成脑缺血，相反可以降低ICP。阿片类药物对CBF和$CMRO_2$的影响相对较小。

（2）舒芬太尼：此药可使CBF及ICP快速升高，与氟哌利多配伍使用可以减轻或避免发生。

知识点6：神经外科手术麻醉药物——肌肉松弛药　　副高：熟悉　正高：掌握

神经外科手术全麻中应用肌松药有利于呼吸管理、颅内压控制、降低代谢与消除应激反应。肌松药不会直接影响CBF和$CMRO_2$，它们可能通过对血压的影响间接地改变脑血流动力学。

知识点7：脑血管疾病麻醉方法的选择　　副高：熟悉　正高：掌握

对于意识障碍不严重，患者尚能合作者，可以考虑局麻加神经安定镇痛麻醉，这对正在出血的病情有所帮助，不至于由于全麻诱导及术中呛咳屏气而加重出血。但是大多数患者入院后不能合作，于计算机断层成像（CT）检查过程中即需给予一定的镇静药，因此全身麻醉仍为常用的麻醉方法。

知识点8：脑血管疾病麻醉注意事项　　　　　　副高：熟悉　正高：掌握

（1）急诊入院手术麻醉前准备不充分，对既往病史通常不能全面了解。应着重了解主要脏器的功能及服药史，如果时间及病情允许，应立即查心、肺功能。

（2）大多数患者有高血压病史，并且长期服用α、β受体阻滞药。麻醉诱导应当慎重用药。

（3）术中应当尽量避免血压波动过剧，特别对有高血压的病例，以免加重心脏负担。对于既往曾有过中枢性损害的患者，在颅压较高的情况下，应当防止血压下降过剧。

（4）对于病情较重的患者，术中应当做有创血压、体温及呼吸监测。控制血压下降不应低于麻醉前水平的30%。目前亚低温要求体温下降至34℃（鼻温）以下，特别是头部降温。

知识点9：颅内动脉瘤的病理特点　　　　　　副高：熟练掌握　正高：熟练掌握

颅内动脉瘤是因脑血管异常改变引起的脑血管瘤样突起，其主要症状多因出血导致，一些是由于瘤体压迫与动脉痉挛造成。动脉瘤破裂出血通常可使患者致残或死亡，幸存者仍可再次出血。

知识点10：颅内动脉瘤的病情分级　　　　　　副高：熟练掌握　正高：熟练掌握

颅内动脉瘤的病情分级见表3-2-1。

表3-2-1　颅内动脉瘤的病情分级

分　级	描　述
Ⅰ级	无症状，或轻微头痛及轻度颈强直
Ⅱ级	中度及重度头痛，颈强直，除有神经麻痹外，无其他神经功能缺失
Ⅲ级	嗜睡，意识模糊，或轻微的灶性神经功能缺失
Ⅳ级	神志不清，中度至重度偏瘫，可能有早期的去皮质强直及自主神经系统功能障碍
Ⅴ级	深昏迷，去皮质强直，濒死状态。若有严重的全身疾患，如高血压、糖尿病、严重动脉硬化、慢性肺部疾患及动脉造影上有严重血管痉挛者，要降一级

知识点11：颅内动脉瘤的麻醉管理　　　　　　副高：熟悉　正高：掌握

颅内动脉瘤患者手术治疗时，麻醉管理的主要问题就是麻醉诱导及手术过程中动脉瘤有破裂的可能，其次为脑血管痉挛和颅内压增高。维持适当低值的MAP或收缩压，收缩压与动脉流速成正比，流速快时可形成湍流损害瘤壁，如与动脉瘤发生共振则损害更大，因此适当低值的降压可以防止动脉瘤破裂。但要考虑脑血管自身调节的范围，MAP低限应当维持在50mmHg以上，否则将使CBF降低，如果CBF长期低于正常值的5%，则脑电图会出现脑功能障碍的迹象。对于已经存在脑血管痉挛和颅高压的患者，MAP的低限应当再提高，以扩大"安全"范围。

知识点12：颅内动静脉畸形麻醉处理	副高：熟悉　正高：掌握

由于颅内动静脉畸形手术时间长及控制性降压时间较长的特点，因此需密切监测血流动力、血气与酸碱平衡；掌握出入量平衡；注意充分供氧；维持良好的灌注压；降低ICP，以减少颅内窃血。

知识点13：烟雾病的病理特点	副高：熟练掌握　正高：熟练掌握

烟雾病的基本病理变化包括双侧对称性颈内动脉末端、大脑前动脉及大脑中动脉主干狭窄、闭塞，病变为进行性发展。因长期缺血的刺激，导致Willis动脉环与周围主干动脉及周围大脑皮质、基底核、丘脑和硬脑膜有广泛的侧支代偿血管形成，因此构成了脑底广泛的异常血管网。同时Willis动脉环的前部血管也有狭窄或闭塞。病变的血管腔内结缔组织增生、内弹力板重叠和破坏、内膜增厚，平滑肌细胞有变性、坏死；脑内其他部位血管、颈外动脉系统等处也出现上述病理变化，但程度较轻。

知识点14：烟雾病的诊断	副高：熟练掌握　正高：熟练掌握

（1）脑血管造影：主要表现为双侧颈内动脉末端、大脑前动脉及大脑中动脉起始段狭窄、闭塞，脑底部有异常扩张的血管网。偶见假性、真性动脉瘤及广泛的颅内或颅外动脉血管吻合。

（2）CT扫描：有脑缺血症状的患者，CT显示脑内多处点片状低密度灶。有不同程度脑萎缩影像，主要包括脑室扩大、脑沟、脑回增宽。有脑出血症状的患者，早期CT显示脑内、脑室内或蛛网膜下腔高密度灶。

（3）MRI检查：主要包括Willis动脉环模糊不清、基底核有多个低信号区或灰质和白质的对比不清晰三个特征性改变。出血病灶在MRI上的表现较为复杂。

知识点15：烟雾病麻醉处理	副高：熟悉　正高：掌握

麻醉前，镇静药和镇痛药均应减少或不用。选用麻醉者最熟悉的麻醉方法，尽可能地减少对呼吸道的刺激，要求手术后快速清醒，且无恶心呕吐，反应小。维持适当的麻醉深度，确保患者安静，提供良好的术野。选用不增加颅内压的麻醉药物，既能够维持麻醉平稳，又能够具有脑组织保护作用。加强呼吸管理，术中可以采用机械通气，并应加强监测和严密观察，防止缺氧和二氧化碳蓄积。

知识点16：大脑半球手术的麻醉方法——局部麻醉　　　　副高：熟悉　正高：掌握

术前给予适量镇静及抑制不良反射药物。麻醉操作要点：可用1%~2%利多卡因。为减少头皮出血、延长麻醉作用时间、防止药物吸收过快产生中毒反应，每150~250ml药液内可加用0.1%肾上腺素0.5ml。首先在皮瓣四角做皮丘，然后用长针头由皮丘刺入，对做切口的皮内、皮下神经末梢进行逐层浸润。为了减少出血和便于分离，沿帽状腱膜下浸润至整个皮瓣呈隆起状。

知识点17：大脑半球手术的麻醉方法——局部麻醉加神经安定镇痛术
　　　　　　　　　　　　　　　　　　　　　　　　　　　　　副高：熟悉　正高：掌握

氟哌利多与芬太尼按50：1配成合剂，为神经安定镇痛合剂（NLA），主要对皮质下中枢、边缘系统、锥体系统及下丘脑有抑制作用，具有较强的镇静作用，对于外界刺激只表现出淡漠，但意识存在，处于觉醒状态。能够降低脑血流量及脑耗氧量。配伍局部麻醉药适用于大脑半球颅内血肿的钻孔引流术、成人凹陷骨折复位术或头皮清创术等短小手术。也可应用高选择性α_2受体激动剂右美托咪定等。

知识点18：大脑半球手术的麻醉方法——全身麻醉　　　　副高：熟悉　正高：掌握

（1）麻醉诱导应在不增加ICP或危害CBF的情况下完成。
（2）过度平稳、充分通气避免低氧及高碳酸血症发生。
（3）防止插管刺激造成血压剧烈波动。
（4）由于神经外科手术操作中接近气道受限，故导管固定要确切。
（5）体位确定后保证通气功能，避免头部过屈影响脑血流回流。
（6）术中注意维持脑松弛，防止体动。
（7）苏醒期亦应平稳过渡。

知识点19：术中麻醉的主要问题　　　　　　　　　　　　　副高：熟悉　正高：掌握

（1）颅内高压：术中如果出现血压下降，呼吸不均匀或暂停时，应当提醒术者及早停止操作，否则就会出现严重的下丘脑功能紊乱，导致高热、昏迷或死亡。术中应当监测体温，以及早发现体温改变，必要时予以降温，应用激素、氯丙嗪（冬眠灵）等药物，对中枢的保护比较理想。

（2）出血多的手术：脑膜瘤大多沿大静脉窦发展，血运丰富，极易术中出血。

通常可在分离肿瘤前行控制性降压，麻醉力求平稳，无缺氧及CO_2潴留。术中如果出现低血压、心动过速、对降压药或吸入麻醉药异常敏感，或者停用降压药后血压不能回升，往往提示血容量不足，应当及时纠正。

（3）急性脑膨出：对于具体变化查明原因，果断处理，血气分析及CO_2监测仪对查明原因有重要意义。控制急性脑膨出的措施主要包括：①调整体位，以利静脉回流；②监测$PaCO_2$、PaO_2，纠正缺O_2或CO_2潴留；③改变麻醉药物，可将N_2O、恩氟烷、异氟烷改为阿片类静脉麻醉；④使用硫喷妥钠；⑤使用非去极化肌松药；⑥适量应用利尿药；⑦使用类固醇药物；⑧采取有效措施恢复脑顺应性，维持好血脑屏障功能；⑨必要时行CSF引流。

第二节　心血管手术麻醉

知识点1：先心病的分类方法　　　　　　　　副高：熟悉　正高：掌握

（1）根据解剖病变与临床症状分类：①单纯交通型（在心房、心室、动脉或静脉间直接交通）；②心脏瓣膜畸形型；③血管异常型；④心腔位置异常型；⑤心律失常型。

（2）根据血流动力学特点与缺氧原因进行分类：①心室压力超负荷；②心房、心室容量超负荷；③肺血流梗阻性低血氧；④共同心腔性低血氧；⑤体、肺循环隔离性低血氧等。

（3）根据有无发绀进行分类：发绀型与非发绀型先心病。发绀型者心内血流存在右向左分流，或以右向左分流占优势；非发绀型者仅为左向右分流或无分流，这种分类方法较为简单而且常用。

知识点2：缩窄性心包炎的发病原因　　　　　　副高：熟悉　正高：掌握

心包主要由脏层与壁层纤维浆膜构成，两层浆膜之间的腔隙称为心包腔，内含15～25ml浆液。心包可由于细菌感染、毒性代谢产物、心肌坏死波及心外膜等原因而发生炎症，偶尔由于外伤而引起炎症。

知识点3：缩窄性心包炎的麻醉处理　　　　副高：熟练掌握　正高：熟练掌握

（1）诱导：面罩给氧，诱导前行外周静脉和动脉穿刺，常用依托咪酯0.1～0.2mg/kg、芬太尼5～10μg/kg、维库溴铵0.1～0.2mg/kg缓慢静脉注射，应观察血流动力学的变化，给药5分钟后行气管插管。

（2）麻醉维持：维持药可分次使用芬太尼总量30～50μg/kg、氯胺酮3～5mg/kg。氯胺酮有交感神经兴奋作用，可加快心率、升高血压及增加心排出量，对于缩窄性心包炎的患者是有利的。

（3）术中、术后处理：手术开始应严格监测血流动力学的变化，劈胸骨后胸骨牵开应适度，反之使心包过度绷紧而影响心室的充盈导致血压下降。剥离心包应由小到大，术中要控制液体入量。手术结束后，可应用适量的洋地黄增强心肌收缩力改善循环功能。术后用呼吸机控制呼吸，间断进行血气分析。

知识点4：心脏瓣膜病的发病原因 副高：熟悉 正高：掌握

心脏瓣膜病的发病原因较多，主要包括风湿性、非风湿性、先天性、老年性退变以及冠状动脉硬化等，其中以风湿性瓣膜病最为常见。

知识点5：心脏代谢的特点 副高：熟悉 正高：掌握

心脏代谢的主要特点是：心肌耗氧量居全身之首；冠脉血流量大；毛细血管多；心肌富含肌红蛋白，从中摄取大量氧；心肌富含线粒体，对能量物质进行有氧氧化而产生三磷酸腺苷（ATP），当心肌耗氧量增加时，氧摄取率并不增加，而是靠增加冠脉血流量来补充氧，若后者未能相应增加，即可出现心肌缺氧；一旦心肌缺血，供应心脏的血流不能满足心肌代谢需要时，即可引起代谢紊乱而引起心肌损伤。

知识点6：心血管外科手术麻醉分类 副高：熟悉 正高：掌握

根据有无反流，将心血管外科手术麻醉分为三型：

（1）血流梗阻型：主要有冠心病、主动脉瓣狭窄、二尖瓣狭窄、法洛四联症的右室梗阻和肥厚型心肌病的左室梗阻等。

（2）血液反流型：主要有二尖瓣关闭不全、主动脉瓣关闭不全及三尖瓣关闭不全等。

（3）血液分流型：可发生在各种水平，比如房间隔缺损、室间隔缺损、动脉导管未闭和动静脉畸形等。

知识点7：心血管外科手术麻醉监测 副高：熟悉 正高：掌握

（1）心电图监测：持续监测2个导联的心电图波形，通常是Ⅱ导联和V_5导联及ST段趋势分析，与用纸描记记录的全导联基础图形对比。

（2）动脉血压监测：通常都应在麻醉诱导前进行动脉置管，通常选非优势手的桡动脉穿刺置管直接监测动脉血压。

（3）中心静脉压和肺动脉压监测：中心静脉置管的时间通常取决于患者的情况，中心静脉置管的最佳途径是颈内静脉。

（4）术中经食管心脏超声（TEE）监测：可及时提供心脏解剖和功能状态的实时信息。

（5）尿量监测：麻醉后留置导尿管监测每小时的尿量，通常借助带测温头的导尿管监测膀胱温度，但容易受尿量的影响，突然出现的红色尿液提示心肺转流（CPB）挤压或输血反应造成红细胞溶血。

（6）温度监测：麻醉后选择膀胱、直肠、咽腔、食管或肺动脉（血）之中两处监测体温，降温与复温期间各处的温度有一定差异。

（7）神经系统监测：包括经颅多普勒、多通道脑电图和近红外光谱分析，有助于心肺转流期间及早发现灌注失衡，改善患者神经系统预后。

（8）实验室参数监测：心脏手术期间必须进行实验室监测，应当随时检查血气、血细胞比容、血清钾离子浓度、游离钙离子和葡萄糖。

（9）手术野监测：手术野是一个最重要的术中监测，切开胸骨可以通过胸膜看到肺的扩张。当心包打开时可见到心脏（先是右室），所以能直观判断心脏节律、容积和收缩力。因此必须严密观测失血和手术操作导致的血流动力学与心脏节律的变化。

知识点8：冠状动脉搭桥麻醉前准备　　　　　　　副高：熟悉　正高：掌握

（1）消除焦虑和顾虑：麻醉前访视，按照全身麻醉常规要求做好心理治疗和解释，消除患者焦虑与思想顾虑。

（2）麻醉前用药：冠脉搭桥术（CABG）患者麻醉前用药应当结合患者心肌缺血情况及术前药物治疗效果来考虑。①术前治疗用药：除了抗凝药外，强心药、β受体阻断剂、钙通道阻滞剂、抗高血压药与强心药（正性肌力药）等，用药均持续到术前当日，可以降低围术期心肌缺血发生率；②镇痛镇静药：吗啡0.2mg/kg＋东莨菪碱0.3mg，术前30分钟肌内注射，用于左心功能正常者，焦虑者加服地西泮；③镇静颠茄类：地西泮10mg＋东莨菪碱0.3～0.5mg，术前30分钟肌内注射。

知识点9：冠状动脉搭桥的麻醉方法及麻醉维持　　　副高：熟悉　正高：掌握

麻醉方法一般选用气管内插管、全身静脉或静脉吸入复合全身麻醉。

以镇静药、麻醉性镇痛药、肌肉松弛剂与吸入全身麻醉药联合用药维持麻醉，相互取长补短，从而达到适宜麻醉深度和循环稳定。

（1）芬太尼20～60μg/kg，泮库溴铵0.1～0.2mg/kg或哌库溴铵0.1～0.15mg/kg，分次静脉注射，间断吸入0.5%～1%恩氟烷或异氟烷。

（2）芬太尼30～60μg/kg连续滴注，分次静脉注射地西泮0.2～0.4mg/kg，或者氟哌利多0.1～0.2mg/kg，必要时吸入恩氟烷，或者异氟烷，或者地氟烷。灌注压高时，连续滴注丙泊酚30～50μg/（kg·min），或者硫喷妥钠2～3.5mg/kg。

知识点10：非体外循环下冠状动脉搭桥术术前准备　副高：熟悉　正高：掌握

（1）术前心脏病用药：术前应根据患者心功能状况，给予营养心肌、扩张冠状动脉、降低血压及利尿等治疗。术前晚口服地西泮5mg、雷尼替丁150mg。术前30分钟肌内注射吗啡5mg、东莨菪碱0.3mg，年老体弱和心功能差的患者酌情减量。

（2）麻醉诱导入室后面罩吸氧，监测心电图、无创血压、脉搏血氧饱和度（SpO_2）。左桡动脉在局部麻醉下穿刺、置管监测有创动脉血压，颈内静脉穿刺置管用于抽血补液，监测中心静脉压。

知识点11：非体外循环下冠状动脉搭桥术麻醉注意事项　　副高：熟悉　正高：掌握

（1）起搏器的应用：如果有持续严重心动过缓（HR＜40次/分），在吻合时应用心室临时起搏以防止心室过度膨胀甚至循环不稳。

（2）抗凝与拮抗问题：ACT保持在超过400s。对于存在高凝状态的患者潜在桥血管内血栓形成和栓塞的危险，血管吻合后鱼精蛋白的拮抗及止血药的应用需要慎重。对于抗凝血酶Ⅲ（AT Ⅲ）缺乏者，术中及术后应补充新鲜冰冻血浆以免出现高凝状态。

（3）注意水和电解质的平衡、内环境稳定：常常将血清钾离子升到4mmol/L以上，从而使心脏不因低钾而增加应激，也不因高钾而受抑制。

知识点12：非体外循环下冠状动脉搭桥术麻醉术前用药　　副高：熟悉　正高：掌握

非体外循环下冠状动脉搭桥术麻醉术前用药要达到保持患者安静、合作、麻醉诱导平稳、减少麻醉药用量的目的，要求不抑制呼吸与循环，青紫型患儿应给予足量术前药物以避免因诱导期哭闹、挣扎而加重缺氧；给予足量术前药物后必须由护士严密观察，以防呼吸抑制或呼吸道梗阻时无法及时有效的处理。危重患儿镇静药应当减量或不用吗啡。

知识点13：缩窄性心包炎手术术前准备　　副高：熟悉　正高：掌握

（1）术前纠正心力衰竭及心律失常：给予小剂量洋地黄制剂。

（2）改善全身状况：高蛋白饮食，或静脉补充清蛋白或全血，或水解蛋白，尽可能地改善全身状况，增加血浆胶体渗透压。

（3）术前1～2日抽腹水：减轻呼吸困难。

（4）术前用药：术前1小时肌内注射吗啡0.2mg/kg、东莨菪碱0.3mg；重症患者仅给予东莨菪碱。

知识点14：缩窄性心包炎手术麻醉注意事项　　副高：熟悉　正高：掌握

（1）保持一定心率：心率不应过慢，应适当增快，有利于心排量的增加，是缩窄性心包炎患者唯一的代偿途径。

（2）维持血压：应分析血压下降的原因，有针对性地进行处理。①升压药宜选药性弱的药物，比如麻黄碱等，不选药性强的去甲肾上腺素及去氧肾上腺素等药物；②等量及时补充失血。

（3）机械通气：应当避免过高增加胸内压，进一步减低心排出量。

（4）心律失常的处理：缺氧、二氧化碳蓄积及低血钾加上手术刺激易致心律失常，甚至室颤；术中如果连续出现室性心律，应暂停手术，静脉注射利多卡因（0.5～1.0mg/kg），并且维持血气和电解质正常。

（5）缺氧、低血压导致急性左心衰竭：应当纠正缺氧，给予呋塞米（速尿）和毛花苷C。

（6）术后处理：根据呼吸与心脏功能，决定机械通气时间与拔除气管导管。

| 知识点15：心脏瓣膜置换术前用药 | 副高：熟悉　正高：掌握 |

（1）停服阿司匹林10日以上；洋地黄类药物持续至术前日；硝酸酯类、β受体阻滞药和钙通道阻滞药持续至手术日；危重患者应持续静脉注射硝酸甘油至手术室；术前晚口服地西泮10mg。注意抗凝药物桥接。

（2）吗啡10mg、东莨菪碱0.3mg，术前1小时肌内注射。

第三节　胸科手术麻醉

| 知识点1：胸科手术临床体征评估 | 副高：熟悉　正高：掌握 |

详细了解病史及体格检查，可以大致判断呼吸功能。例如吸烟多久，有无呼吸困难、端坐呼吸、有无口唇发绀或杵状指，有无运动（上楼等）后气短及大量咳痰等体征，有助于判断肺功能及是否需要治疗措施。X线检查、断层CT检查更可显示肺及胸内病变，还可以判断气管狭窄程度及部位，有助于麻醉准备。如肺部听诊有哮鸣音，应当先给予支气管解痉治疗，同时注意相关心功能变化。

| 知识点2：胸科手术呼吸道准备 | 副高：熟悉　正高：掌握 |

（1）戒烟：至少2周以上。

（2）扩张气道：①β₂受体激动剂，如沙丁胺醇；②异丙托溴铵：尤其是对于严重的慢性阻塞性肺疾病（COPD）患者；③吸入肾上腺皮质激素：当支气管痉挛严重时，需注射用药；④色甘酸钠：应当在支气管痉挛前使用。

（3）稀释分泌物：①呼吸道水化（湿化器/雾化器）；②充分补水；③黏液溶解剂和祛痰剂。

（4）排出分泌物：①体位排痰；②咳嗽训练；③胸部理疗（胸部拍打和振动）。

（5）其他治疗：①抗生素：应当在有脓痰或支气管炎时使用；②抗酸剂：若有症状性反流时使用H₂受体阻滞剂与质子泵抑制剂。

（6）加强教育，增加术后护理的依从性。

| 知识点3：单肺麻醉的应用 | 副高：熟悉　正高：掌握 |

（1）绝对适应证：①隔离一侧肺以避免污染：防止感染播散到健肺（肺脓肿）、大咯血（支气管扩张）；②控制通气：支气管胸膜瘘、单侧肺囊肿或肺大疱、气管、支气管断裂或重建术；③单肺灌洗：肺泡蛋白沉积症。

（2）相对适应证：①胸主动脉瘤手术；②全肺或肺叶切除术；③食管手术；④胸腔镜手术；⑤纵隔手术。

由于支气管导管的改进及纤维支气管镜协助加之对单肺通气生理改变的充分认识，应用单肺通气的安全性及成功率显著提高。有利于肺保护（对严重咯血或单侧肺感染）、支气管肺泡灌注或外科手术显露。

知识点4：肺叶切除及全肺切除术麻醉方法	副高：熟悉　正高：掌握

首选的麻醉方法是全身麻醉复合硬膜外麻醉或区域神经阻滞，术中需注意单肺通气管理与循环维持，术后完善的镇痛效果有助于患者恢复。

知识点5：食管手术的麻醉方法	副高：熟悉　正高：掌握

食管病变患者术前可能合并营养不良，围术期应注意营养支持。根据其病变类型及部位不同切口位置也有所不同。食管癌患者病变位于上段通常采用"三切口"，包括颈部横切口、腹部切口和右侧开胸切口。颈部切口通常不影响术后拔管。病变位于中段通常采用腹部切口，然后进行右侧开胸，也称为Ivor-Lewis食管切除。病变位于下段通常采用延长的左侧胸腹联合切口，术中为了充分暴露术野。通常采用单肺麻醉。术中应注意保温和液体管理，术后应做好镇痛管理。

知识点6：食管手术麻醉中注意事项	副高：熟练掌握　正高：熟练掌握

食管手术术中通常由于低血容量、失血、上腔静脉受压或手术操作牵拉心脏等刺激导致血流动力变化，尤其是上、中段食管癌切除术分离食管时，若麻醉过浅可由于牵拉迷走神经而发生血压下降或心率减慢，应及时通知术者并及时加深麻醉。

若行单肺通气，较肺叶切除更易出现低氧血症。主要由于肺叶切除患者病肺血流已受限，单肺通气时通气/灌注之比的影响相对于食管手术患者正常的肺要少，且结扎病肺肺动脉及肺叶切除更减少分流。故麻醉中应严格观察脉搏血氧饱和度，防止低氧血症。

食管手术通常时间比较长，术中应注意血容量，及时合理输液或输血。

知识点7：纵隔肿瘤切除手术麻醉方法	副高：熟悉　正高：掌握

（1）麻醉诱导时，体位需采取患者平时感觉呼吸受影响较小的体位。当肿瘤巨大时，特别是小儿纵隔肿瘤，麻醉诱导应为清醒状态下行气管插管，如果患者能用面罩加压给氧使胸廓抬起，可以行快速诱导气管插管，否则应当行小剂量麻醉剂加表面麻醉行气管内插管。如果气管插管后气道受压，通气阻力迅速增高，应尽快改变体位，如左或右侧卧或坐位，以减少气管受压影响通气。

（2）气管插管后，患者如果出现支气管痉挛，听诊时两肺呼吸音粗，并且可闻及干、湿性啰音。应用沙丁胺醇、氨茶碱、氯胺酮、地塞米松等静脉注射，尽快解除支气管痉挛。

知识点8：气管内肿瘤切除与气管重建手术麻醉方法　　　　　副高：熟悉　正高：掌握

（1）气道梗阻严重，保留自主呼吸，进行气管插管。

（2）导管应尽可能越过病变部位，在病变部位切除后应当将气管导管退至吻合口近端，套囊充气后加压测试吻合口有无漏气。

（3）预计支气管导管不能够越过狭窄处，在切断气管远端后将另一无菌气管导管插入支气管进行单肺通气。

第四节　内分泌疾病患者麻醉

知识点1：糖尿病分类　　　　　　　　　　　　　副高：熟练掌握　正高：熟练掌握

（1）1型糖尿病：约占10%，大部分在30岁前发病。此类型糖尿病患者胰岛B细胞受破坏，导致胰岛素绝对缺乏。1型糖尿病起病急，有明显代谢紊乱症状，患者需注射胰岛素控制血糖，易出现酮症酸中毒。

（2）2型糖尿病：约占90%，通常在成年后发病，大部分患者体重超重或肥胖。此类糖尿病患者起病隐匿、缓慢，以胰岛素抵抗为主伴胰岛素分泌不足，或胰岛素分泌不足为主伴或不伴胰岛素抵抗。此类型糖尿病往往有遗传倾向，易出现非酮症高渗性昏迷。大部分患者早期通过饮食控制及口服降糖药物可控制血糖。

（3）妊娠期糖尿病：指妊娠期初次发现任何程度的葡萄糖耐量减低或糖尿病，对于已患有糖尿病后来合并妊娠者不属于该类型。一些患者在产后糖耐量恢复正常，但在产后5~10年仍有可能出现糖尿病。

（4）其他类型糖尿病：继发于胰腺疾病，包括胰腺手术切除、胰腺囊性纤维化或慢性胰腺炎等均可导致胰岛素分泌不足。其他内分泌疾病，包括胰高血糖素瘤、嗜铬细胞瘤或糖皮质激素分泌过量的患者，胰岛素的作用可被抑制。

知识点2：围术期糖尿病对机体的影响　　　　　　　副高：熟练掌握　正高：熟练掌握

（1）高血糖抑制白细胞功能及趋向性，使术后感染风险增加。

（2）高血糖可延迟手术切口愈合、机体脱水、电解质紊乱甚至发生高渗性昏迷。

（3）高血糖对中枢神经系统及末梢神经的影响

1）降低中枢神经系统对低氧通气的反应，中枢神经系统对部分药物的敏感性增加。

2）导致脊髓在缺氧状态下更容易受损害。

3）可使心脏自主神经紊乱患者出现体位性低血压、无痛性心肌缺血或心源性猝死的风险增加。

4）糖尿病引起的自主神经疾病可造成胃肠蠕动减弱与膀胱张力下降，易导致麻醉期间反流误吸和尿潴留。

5）糖尿病外周神经疾病可导致麻木、疼痛及感觉障碍，通常围术期可出现疼痛加重、运动障碍以及压疮。

（4）糖尿病可导致非酮症高渗性昏迷或糖尿病酮症酸中毒，高渗增加微循环黏滞度，易形成血栓。高血糖可导致动脉粥样硬化及尿糖增多，形成高渗尿液，造成机体脱水且增加尿路感染的风险。

知识点3：糖尿病患者麻醉前评估　　　　　副高：熟练掌握　　正高：熟练掌握

（1）手术前应充分了解患者当前治疗方案、血糖控制情况以及是否合并糖尿病并发症。

（2）患有合并糖尿病酮症酸中毒与非酮症高渗性昏迷者，应推迟择期手术。

（3）手术前血糖控制良好且应激性血糖升高的患者可行择期手术。应按照伤口愈合不良风险、感染风险或糖尿病并发症情况对血糖长期控制欠佳患者进行综合评估，选择最佳手术时期。糖化血红蛋白水平＞8.5%者宜推迟择期手术。手术前控制血糖，使空腹时≤10mmol/L（180mg/dl），随机或餐后2小时≤12mmol/L（216mg/dl）。

（4）应注意围术期血糖波动因素，糖皮质激素、缩血管药物、生长抑素或免疫抑制剂均可升高血糖。心衰、肝肾功能不全、恶性肿瘤或严重感染均可导致患者血糖降低。

知识点4：糖尿病患者的麻醉前准备　　　　　　　副高：熟悉　　正高：掌握

（1）了解病情：麻醉前，要详细了解病情、并发症、有无代谢性酸中毒、是择期还是急症手术、是大手术还是小手术、尿糖与血糖控制的程度如何。

（2）术前治疗：主要是治疗糖尿病，控制病情，增加糖原贮备，防治并发症，改善身体情况，提高对麻醉手术的耐受力。部分指南推荐住院的非危重病患者血糖目标值为6.1～10mmol/L。美国糖尿病协会支持将围术期目标血糖范围定为4.4～10mmol/L。但在实践中，我们常将目标值设定为7.8～11mmol/L。

知识点5：糖尿病术前用药　　　　　　　　　　　副高：熟悉　　正高：掌握

（1）镇静药：给予适量的镇静药可以减轻应激反应，减少患者的紧张情绪。对老年及久病者，宜使用小剂量，以防发生低血糖昏迷时不易鉴别。

（2）抗胆碱药：东莨菪碱0.3mg，术前1小时肌内注射。

知识点6：糖尿病术前治疗注意事项　　　　　　　副高：熟悉　　正高：掌握

（1）防止发生低血糖反应：对于有头晕、心悸、手抖、多汗、烦躁不安、谵语、昏迷，大多见于重型、不稳定型及幼年型糖尿病患者。通过进食、静脉注射50%葡萄糖液或胰高血糖素1mg等治疗。

（2）变态反应：少数患者出现荨麻疹等，轻者一般自行缓解，重者一般注射肾上腺素和抗组胺药。

（3）胰岛素耐药性：少数患者拮抗胰岛素，主要是抗体反应。

知识点7：糖尿病患者的麻醉方法　　　　副高：熟悉　正高：掌握

（1）局部麻醉：尽管局部麻醉药物对胰岛素分泌有部分影响，但能阻滞、阻断痛觉神经和交感神经的作用、抑制手术刺激对机体的反应，可以尽量选用。局部麻醉药物中忌加肾上腺素，因其可以促进糖原和脂肪的分解。

（2）全身麻醉：全身麻醉对糖代谢影响较大。影响的因素比较多，如果必须采用全身麻醉，则选用对血糖影响小的全身麻醉。①气管内插管：应当充分评估插管的困难程度、防止误吸、缺氧、二氧化碳蓄积和低血压；②吸入全身麻醉药：全身麻醉选用恩氟烷及氧化亚氮药物，对血糖无明显影响；③静脉麻醉药：以硫喷妥钠对血糖影响最小，羟丁酸钠与神经安定麻醉药对血糖影响亦小。

（3）神经阻滞麻醉：神经阻滞可阻断手术时引起的末梢疼痛刺激。糖尿病患者常常选用。

知识点8：嗜铬细胞瘤患者麻醉前准备　　　　副高：熟悉　正高：掌握

（1）α肾上腺素能受体阻滞药控制血压。

（2）补充血容量：术前补充足够的全血、血浆、血浆代用品和液体，改善嗜铬细胞瘤的低血容量状态。需注意防止心脏负荷过重而发生心力衰竭。

（3）镇静药：术前晚口服镇静催眠药，减轻患者焦虑，避免血压升高。

（4）颠茄药物东莨菪碱较好，不用阿托品，因为和肾上腺素、去甲肾上腺素协同有升压作用。

（5）β肾上腺素能受体阻滞药控制心率。但由于患者可能有潜在心脏病，须小心应用且须在α受体阻滞药起效后应用。

（6）麻醉前给激素：术前应适量给予皮质激素，以预防引起的肾上腺皮质功能减退现象。

知识点9：嗜铬细胞瘤患者麻醉方法　　　　副高：熟悉　正高：掌握

（1）全身麻醉：大多数选用全身麻醉，可以充分供氧，循环呼吸管理方便；可以避免患者的精神紧张而产生血压骤增；对于摘除肿瘤后的低血压控制很有利。

（2）持续硬膜外麻醉：用于腹部、肿瘤定位明确，对机体干扰较小，也是安全有效的方法之一。要求具有足够的麻醉平面，适当加用辅助药，能够消除反射性的儿茶酚胺增加。但也有可能在摘除肿瘤后血压下降。

知识点10：垂体瘤手术麻醉要点　　　　　副高：熟悉　正高：掌握

（1）泌乳素瘤：对全身影响较小，手术麻醉处理无特殊。但如肿瘤压迫引起垂体分泌功能障碍，应当针对病情给予补充激素治疗和对症治疗。

（2）肢端肥大症：生长激素分泌过剩患者麻醉中有可能会遇到上呼吸道梗阻、气管插管困难、心律失常等问题，应当给予重视。

（3）库欣综合征：糖皮质激素分泌过多患者麻醉诱导时容易发生呼吸困难，麻醉期间循环波动较明显。另外，还应当注意其高血压、高血糖、水电解质紊乱等病理改变。

（4）无功能腺瘤：当患者出现垂体功能减低时，应当及时补充激素。

（5）尿崩症：抗利尿激素分泌不足，注意患者血容量及电解质变化，可予补液及血管加压素类似物治疗。

知识点11：甲状腺功能亢进症手术药物准备　　　　副高：熟悉　正高：掌握

（1）先用硫脲类药物，待甲亢症状被基本控制后，再改用碘剂1～2周，然后行手术。

（2）开始即服用碘剂，2～3周后甲状腺功能亢进症状得到基本控制，便可以进行手术。

（3）抗甲状腺药物：药物碘和β受体阻滞药应保持应用至术中。

知识点12：甲状腺功能亢进症手术麻醉前评估　　　　副高：熟悉　正高：掌握

麻醉前访视患者时，可以根据其症状、体征及实验室检查评估病情严重程度及术前准备是否充分。术前准备充分的指标：基础代谢率＜＋20%；脉率＜90次/分；脉压减小；患者一般情绪稳定，睡眠良好，体重增加等。术前最好纠正甲状腺功能至正常。

知识点13：甲状腺功能亢进症手术麻醉前用药　　　　副高：熟悉　正高：掌握

一般来说，镇静药用量应加大。胆碱能受体阻滞药通常选用东莨菪碱。但对于有呼吸道压迫或梗阻症状的患者，麻醉前镇静或镇痛药应当减少用量或避免使用。

知识点14：甲状腺功能亢进症手术的麻醉管理　　　　副高：熟悉　正高：掌握

（1）备好困难插管设备，预防困难气道发生，包括准备不同内径的气管导管、不同型号的喉镜，以及纤维支气管镜。对于有呼吸道压迫症状者，宜选择表面麻醉下清醒气管内插管。

（2）凡是具有拟交感活性或不能与肾上腺素配伍的全麻药，比如氟烷、氯胺酮均不宜用于甲状腺功能亢进患者。其他的吸入麻醉药、静脉麻醉药、镇痛药与肌松药等均可选用。

（3）术中心血管改变可能导致围术期血流动力学不稳定，甲状腺危象可能发生于手术期间和术后18小时中，同时术后也有可能出现甲状腺功能减退，注意监护及对症处理。

（4）手术结束后，待患者完全清醒，咽喉保护性反射恢复后方可考虑拔除气管导管。如果出现呼吸道梗阻，则应立即再施行气管插管术，以保证呼吸道通畅。

第五节　血液病患者麻醉

知识点1：血液病患者麻醉前要求　　　　　副高：熟悉　正高：掌握

麻醉前应尽量改善全身情况，纠正贫血，血液患者常因病情严重需长期应用激素，或者接受放疗和化疗，而致体质虚弱、营养不良和免疫功能降低，因此抵抗力极差，易并发各种感染。慢性贫血可以引起心脏代偿性扩大，容易并发心衰，不能耐受快速或者大量输血补液。因此应当采用分次小量输血或成分输血以防心衰。对血液病患者术前必须全面估计病情，并做好充分的术前准备。

知识点2：血液病患者麻醉的注意事项　　　　副高：熟悉　正高：掌握

（1）仔细询问血液病的病史，具体用药以及日常生活中的异常出血史。注意血液病患者在疾病发展过程中的隐匿症状，不应遗漏。

（2）手术时的主要危险就是出血及广泛渗血，因此术前应当积极补充所缺损的凝血因子至最低需要量。

（3）慢性血液病曾采用皮质激素治疗者，术前应当用皮质激素准备。

知识点3：血液病患者麻醉前病情估计　　　　副高：熟悉　正高：掌握

（1）麻醉前，应全面了解血液病患者的病史、职业史、家族史，并做必要的体格检查的化验，包括全血细胞计数、血红蛋白量测定、血细胞形态学观察等。

（2）估计发病原因，如造血不良、红细胞过度破坏或失血等。

（3）了解有关治疗用药或输血情况，血红蛋白回升正常的患者一般可以耐受麻醉。

（4）由于血液病伴有严重贫血、出血、恶性肿瘤等，并发心力衰竭、脑出血、肺水肿等严重并发症，增加麻醉的危险性，应妥善估计，并做好术前准备。

知识点4：血液病患者麻醉前准备　　　　副高：熟练掌握　正高：熟练掌握

（1）应详细了解患者病情，并严格进行体格检查、实验室检查和血细胞形态学观察，手术前建议行无创性血氧饱和度监测。

（2）2岁以内的婴幼儿和ASA分级Ⅲ～Ⅳ级患者更容易出现低氧血症，术前需进行病因治疗与全身支持疗法，缺铁性贫血患者应口服硫酸亚铁或输注右旋糖酐铁，必要时输红细胞悬液或少量输血。

（3）患有出凝血障碍者应根据实验室检查结果适当输注单采血小板、新鲜冰冻血浆或冷沉淀物以补充血小板、凝血因子以及纤维蛋白原。

（4）其他辅助治疗：肌酐、辅酶A、叶酸等均可增加骨髓造血功能，非急症手术可于术前2周每日服用甲泼尼龙40～60mg，以减少出血及血液输注。

知识点5：血液病患者麻醉前用药　　　　　　　　　　　副高：熟悉　正高：掌握

术前，经过血液病治疗、一般情况尚佳的患者，在麻醉前可以按照常规用药。有脑出血征象、周身情况衰竭或者出血严重者，应当免用吗啡类麻醉性镇痛药物，可以口服地西泮10～15mg，或苯巴比妥钠0.1～0.2g麻醉前30分钟给药。麻醉前用药应当尽量采用口服或静脉注射，避免肌肉或者皮下注射，以防皮下血肿。

知识点6：血液病患者麻醉方法选择　　　　　　　　　　副高：熟悉　正高：掌握

有出凝血障碍者不宜选用局部麻醉或神经阻滞麻醉，椎管内麻醉虽然引起组织损伤出血的危险很小，术前充分准备，但在目前复杂的医疗环境下，除非禁忌，仍以选择全身麻醉为宜。小儿在基础麻醉下行硬膜外阻滞可以减少术后呼吸道合并症及口咽部黏膜出血的危险，但应严格控制无菌。如选用全身麻醉，气管内插管时应注意保护口咽部黏膜。遇有气管黏膜出血需及时处理，以免术中形成血块未被发现，术毕拔管后血块阻塞气管造成窒息。血友病患者麻醉选择比较困难，一般以快速诱导气管内麻醉为宜。手、前臂、足、踝部简短手术，例如血友病膝关节血肿或指/趾骨血肿，形成骨假瘤需截骨者，可以选用区域静脉麻醉。

知识点7：血液病患者麻醉药物的选择　　　　　　　　　副高：熟悉　正高：掌握

某些血液病除了全血细胞减少之外，可有不同程度低血容量，由于贫血血浆假性胆碱酯酶浓度低，静脉大量快速用药后容易发生低血压影响心排出量。麻醉维持若应用吸入麻醉，则异氟烷或七氟烷均可选择；若应用全凭静脉麻醉或静吸复合全麻，芬太尼及其衍生物舒芬太尼、瑞芬太尼、异丙酚及维库溴铵或顺阿曲库铵均可安全选择、吩噻嗪类药对凝血机制有影响，应不用或慎用。神经安定镇痛药、吩噻嗪类药对凝血机制有影响，应当防止过量。长期严重贫血的患者，手术麻醉时易发生肾上腺皮质功能不全，麻醉前应补充肾上腺皮质激素，防止肾上腺皮质功能不全及麻醉药物的变态反应，增强对麻醉的耐受性、安全性。

知识点8：小儿血液病患者麻醉期间管理　　　　　　　　副高：熟悉　正高：掌握

血液病患儿血红蛋白量降低，携氧能力低下，凝血时间延长，易造成黏膜出血，从而增加了麻醉管理的困难。部分患儿有间歇热，肝脾肿大或黄疸，循环代谢功能差，心脏扩大且易缺氧，为了减轻患儿心脏负荷，预防术后出现高凝状态，麻醉期间可以输入平衡盐液或5%～10%葡萄糖盐水。血液病婴幼儿发育迟缓，且胸廓发育不全、胸腔狭小，肋间肌及呼吸肌发育不完全，膈肌高、腹大，主要靠腹式呼吸，对肌松药及中枢抑制药耐量小，容易产生呼吸抑制。因此，术中应加强呼吸管理，相对适宜呼吸频率。由于患儿肺容量小，潮气量约为 6.6ml/kg，应当注意通气量，减少无效腔，以弥补血红蛋白量过低及携氧不足，麻醉期间应当进行血流动力学、心电图、气道压力、血氧饱和度和呼气末 CO_2 监测，随时随地观察循环与呼吸变化。

知识点 9：成人血液病患者麻醉期间管理　　　　副高：熟悉　　正高：掌握

术中应保持稳定的血容量，为避免探查腹腔时的牵拉反应，可以在切腹膜时静脉给神经安定镇痛剂以减少反应。随着手术切口的改进，一般手术均无困难，且术后合并症少，镇痛效果好。术前血凝正常的四肢手术可选用神经阻滞或椎管内麻醉，无任何困难。胸部手术气管内全身麻醉应选用低压套囊一次性塑料导管，避免经环甲膜表面麻醉注药，避免多次粗暴性插管保护气管黏膜，防止造成呼吸道出血窒息的危险。由于血液病人抵抗力低，易感染，因此一切麻醉用具与操作均应在严格无菌条件下进行。麻醉勿过深，并应控制肌松药用量，术中应注意呼吸交换，合理选用呼吸机。

第六节　过度肥胖患者麻醉

知识点 1：过度肥胖患者的麻醉特点　　　　副高：熟练掌握　　正高：熟练掌握

（1）过度肥胖患者呼吸储备功能相对低下，功能余气量（FRC）减少，患者手术与麻醉应取仰卧位，麻醉后功能余气量进一步减少，因此应加大通气量、有效地控制呼吸对肥胖患者围术期低氧血症的预防是很有必要的。

（2）过度肥胖患者会增加患高血压的风险，循环血量和心排出量根据体重、氧耗量的增加而增加，心排出量的增加主要依靠增加每搏量来实现，而心率正常或稍低。肥胖患者每搏量增加明显降低了心血管储备功能，导致围术期的风险增加。

（3）过度肥胖患者往往并发非胰岛素依赖性糖尿病，并且大部分患者血脂增高，非常容易引起重要器官的小血管硬化，极易出现冠心病，增加围术期血压波动的风险。

（4）过度肥胖患者腹内压增高，在禁食状态下仍有高容量及高酸性的胃液，麻醉诱导期误吸或吸入性肺炎的发生率均比非肥胖患者高。

知识点 2：过度肥胖患者麻醉前病情评估　　　　副高：熟悉　　正高：掌握

体重指数（body mass index，BMI）是比较广泛接受的定义肥胖的测量指标，通常认为 BIS ≥ 25 为超重。> 40 则定义为病理性肥胖。

（1）常规进行插管条件的评估。

（2）了解患者有无夜间打鼾、呼吸暂停、睡眠中觉醒及日间嗜睡等病史，以明确患者是否伴有阻塞性睡眠呼吸暂停（OSA）及其严重程度。

（3）肺功能检查、动脉血气检查、胸片及屏气试验等，以判断患者的肺功能及其储备能力。

（4）有无高血压、肺动脉高压及心肌缺血等的病史或症状。

（5）常规询问患者入院前6个月内及住院期间的用药史，特别是是否服用减肥药物以及采用过的减肥治疗措施等。

知识点3：过度肥胖的病理生理改变	副高：熟练掌握　正高：熟练掌握

（1）循环系统：高血压、冠状动脉疾病和心脏衰竭的风险增加。

（2）呼吸系统：肺顺应性下降，功能残气量减少，肺储备功能下降，易发生低氧血症。术中及术后更易发生肺不张和通气/血流比失衡。严重情况下可能出现Pickwick综合征。肥胖还是睡眠呼吸暂停综合征的主要危险因素，易发生面罩通气困难和气管插管困难。

（3）内分泌系统：更易合并2型糖尿病和脂质代谢紊乱，进而发展成动脉粥样硬化。

知识点4：过度肥胖患者术前用药	副高：熟悉　正高：掌握

肥胖患者的术前用药主要包括抗焦虑药、镇痛药、抗胆碱能药物以及预防吸入性肺炎与深静脉血栓形成（DVT）的药物。该类患者术前用药一定要非常谨慎，尤其是对镇静、镇痛药非常敏感，一般常规不需要使用这类药物。若病情需要应用者必须进行连续监测。

知识点5：过度肥胖患者的麻醉问题	副高：熟悉　正高：掌握

（1）对于肥胖患者，在麻醉诱导前建立并固定稳妥输血输液或静脉给药途径极为重要。开放静脉宜选择上肢静脉，以避免术中由于腹内压升高对静脉回流的影响。当外周静脉置管困难时，可以考虑中心静脉置管，以利于术中和术后的液体管理。

（2）对于病态肥胖患者以及上臂周径过大使无创测压不确切或无法选择合适的袖套时，可以考虑使用有创动脉压监测。

（3）为了便于术中呼吸管理，肥胖患者全身麻醉后最好行气管插管，所有患者均应按照困难气道患者的流程进行准备，综合分析患者的情况，采用适合的气管插管方案，必要时可保留自助呼吸的清醒插管以策安全。

（4）麻醉维持期间应当设法保持充足的气体交换，避免缺氧和二氧化碳蓄积等不利因素，保证呼吸功能与循环功能的相对稳定。

（5）如果选择椎管内麻醉，也应当加强对呼吸和循环功能的观察。

（6）长时间全身麻醉可能造成大量脂溶性麻醉药储积于脂肪组织内。应当尽量避免不必要的长时间头低位和过多的上腹部探查等对患者呼吸功能与循环功能影响较大的操作。

知识点6：过度肥胖患者围术期监测	副高：熟练掌握　正高：熟练掌握

（1）过度肥胖患者行任何麻醉方法时均需要常规监测心电图、SpO_2、无创血压，当过

度肥胖患者上臂周径过大导致无创血压无法测量时，可选用有创动脉血压监测。

（2）全身麻醉患者除了上述常规监测外，还应监测呼气末CO_2，当手术时间较长、手术较大时应监测血气分析，有条件者可行Bis、肌松监测，调节麻醉深度，防止药物过度蓄积。

（3）一些较大手术或合并心脏疾病的患者，可选择中心静脉置管监测中心静脉压，此外，PCWP监测便于术中及术后液体管理。

（4）术后仍应密切监护，可按照手术大小、患者恢复情况确定术后监护时间，询问患者是否有呼吸困难，及早发现呼吸道并发症并及时处理。

知识点7：过度肥胖患者术后处理问题	副高：熟悉　正高：掌握

所有具有中枢性抑制作用的药物均可能抑制咽部扩张肌群的运动，使咽部肥胖患者发生咽壁塌陷的可能性增加。对于肥胖患者，特别是伴有OSA的患者，在术后约1周的时间内，均存在出现长时间呼吸暂停的风险。术后剧烈的疼痛常常会使患者对镇痛药的需求增加，使药物引起致命性呼吸暂停与气道梗阻的可能性增加。肥胖患者拔管应当处于完全清醒的状态并排除残余肌松作用的可能。局部麻醉对拔管可能有益。采用反屈氏位或半卧位拔管，可以减轻由腹腔内容物对膈肌的压迫，利于患者的通气。拔管时，应当常规做好放置口咽或鼻咽通气道的准备，并准备好行双人面罩辅助通气。对于长时间手术、上腹部及胸部手术、口内手术或术前合并呼吸系统疾病等患者，术后即刻拔管存在风险者可考虑延期拔管，保留气管插管回到ICU病房。

知识点8：过度肥胖患者术后并发症	副高：熟悉　正高：掌握

肥胖患者全麻、腹部特别上腹部及胸部手术麻醉后容易发生呼吸系统的并发症，其中以肺不张较为多见，并且与肥胖程度有直接关系。其他比如术后切口感染、切口疝、深部静脉血栓形成的发生率也很高。长时间麻醉与手术，麻醉用药过多，术终肌松药的残余作用，术后切口疼痛抑制呼吸，呼吸管理不当等因素都为增加肺部并发症的原因。另外，肥胖患者术后血氧分压普遍降低，以术后第2天最为明显，可能持续到术后第4天，术后仰卧位比半卧位更容易引起动脉血氧分压的下降。

第三章 重症麻醉

第一节 器官移植手术麻醉

知识点1：器官移植术的麻醉　　　　　　副高：熟悉　正高：掌握

（1）患者有长期器官疾病的损害，原脏器的功能已经基本消失。机体发生了一系列病理生理改变，并发症较多。有的甚至会威胁患者的生命。对各种麻醉方法、麻醉药物的耐受性较差，麻醉管理有着特殊要求。

（2）器官移植有时关系到供、受体两个机体生命的安全。保证供、受体移植器官的功能状态及成活率，是麻醉管理的中心内容之一。

（3）器官移植手术创伤较大，手术时间较长，术中需要麻醉解决的问题也较多。

（4）感染是器官移植患者术后死亡的主要原因之一。麻醉中对麻醉用具、器械、用药及输血输液等一切操作，应当严格无菌操作和处理。

（5）抗排异效果要确切：①抑制排异反应：首先需要抑制免疫反应、排异反应的发生；②维护移植器官功能：移植器官的特殊功能予以保护。

知识点2：肾移植术麻醉前评估　　　　　　副高：熟练掌握　正高：熟练掌握

（1）年龄：一般在20～60岁，其中以40～45岁的病死率较高。

（2）一般情况：肾衰通常并存贫血、低蛋白血症、胃肠功能紊乱、严重水肿或水、电解质、酸碱失衡及凝血障碍等，术前需重点衡量其严重程度，并采取相应治疗措施。

（3）其他并存疾病：若患者并存心血管、肺、脑等疾病，则肾移植的危险性倍增。

（4）免疫抑制状态与感染：为避免排斥反应，术前应对患者进行免疫抑制治疗，但免疫抑制治疗使患者易并发感染，并可直接影响肾移植术的实施。术前并存呼吸道、胃肠道泌尿系感染、骨髓炎、消化道疾患（肝炎、胰腺炎或胃溃疡）以及近期发生的动静脉瘘管局部感染等，均可直接影响肾移植的实施。

知识点3：肾移植术麻醉前准备　　　　　　副高：熟悉　正高：掌握

（1）维持水、电解质和酸碱平衡：一般可以在术前24～48小时施行血液透析治疗，以纠正高钾血症、酸中毒以及容量超负荷等病理状态。

（2）加强对心脏功能的评估：终末期肾脏疾病（ESRD）患者常伴有高血压、动脉粥样硬化、心肌肥厚、心律失常等合并症，在术前应充分评估患者的心功能储备，调节心功能状况稳定并达到最佳。

（3）对合并糖尿病的患者，术前应停用口服降糖药，改用胰岛素控制血糖。

（4）纠正严重贫血、低蛋白血症，改善患者一般情况，必要时可少量多次输血，尽量使血红蛋白浓度达到7g/L以上。

（5）常规检测凝血功能，纠正凝血功能障碍。

（6）尿毒症可引起胃排空延迟，因此所有肾移植患者都应按饱胃患者处理。

知识点4：肾移植术麻醉用药　　　　　　　　　副高：熟悉　正高：掌握

（1）β受体阻滞药：口服β受体阻滞药的患者需继续服用常规剂量至术日晨，以小剂量咪达唑仑（1.5~2mg）作为麻醉前用药是合理的，若患者有胃灼热或胃轻瘫，术前给予非颗粒性抗酸药、组胺H_2受体阻滞剂或胃动力药等治疗。

（2）丙泊酚、顺阿曲库铵：麻醉诱导中应用丙泊酚、顺阿曲库铵是合理的。由于ESRP不会明显改变以上药物在机体内的药代、药效动力学。研究表明在CKD和健康患者对照中舒芬太尼的半衰期与清除差异无统计学意义，但在肾衰患者中差异性更大。

（3）麻醉维持药物：推荐吸入麻醉药物，同时丙泊酚、瑞芬太尼的代谢影响不大。

知识点5：肾脏移植手术麻醉处理　　　　　　　副高：熟悉　正高：掌握

肾脏功能完全失去时对麻醉药物排泄能力较差，移植肾的功能在早期也不佳。预防出血和血肿。硬膜外麻醉要用辅助药。肾衰竭时影响洋地黄的排泄，术中用洋地黄时要减量，以防洋地黄中毒。严格控制输血和输液速度。纠正低血压、酸中毒电解质紊乱。全身麻醉中注意呼吸的管理。维护循环功能的稳定，加强移植肾成活的治疗，加强术中监测，避免感染。

知识点6：肝移植术麻醉前评估　　　　　　副高：熟练掌握　正高：熟练掌握

（1）全身状况：终末期肝病患者通常全身状况较差，大部分患者伴有腹水、黄疸、贫血和出凝血功能障碍，对手术和麻醉的耐受性较差。

（2）心血管系统：肝脏疾病患者的心血管功能一般难以评价。肝功能不全可导致右心功能不全，循环代偿能力差。由于门静脉高压致侧支循环丰富且有出凝血障碍，术中极易发生出血不止与大量失血。因此，患有肝硬化者手术前应做超声心动图，以对其心脏功能做出正确判断。患有家族性高胆固醇血症者，应对其心脏贮备功能与冠脉血流情况做出充分的评估。

（3）呼吸系统：终末期肝病的患者常见有低氧血症，在晚期肝病的并发症中急性呼吸窘迫综合征（ARDS）最为凶险。怀疑因脓毒血症引起时应做支气管灌洗及病变肺段的拭子培养，明确病原菌并做相应治疗。

（4）凝血功能：肝病患者通常伴有凝血异常与出血倾向。通常认为，输血治疗在手术室进行，术前无须为纠正潜在性的凝血功能异常而输血。术前适当补充维生素K和新鲜冰冻血浆可减少术中失血。

（5）肾功能：对肝移植患者可影响其生存率。

（6）代谢：接受肝移植的患者均有不同程度的代谢紊乱及酸碱失衡，部分肝移植的患者还有潜在的遗传代谢缺乏，可影响多器官功能，故术前对这些相关器官的功能需做出充分的评估。术前肝功能不良的严重程度将直接影响术后患者的恢复。

知识点7：肝移植术麻醉前准备　　　　　　　　　　副高：熟悉　正高：掌握

适当补充营养，纠正酸血症，补充肝源性凝血因子以纠正凝血功能障碍及抗生素治疗。准备肝移植专用设备，准备充足的血液制品确保在术中可以随时取用。术前三日起口服硫唑嘌呤5mg/kg，手术当日给环磷酰胺200mg和甲泼尼龙200mg静脉滴注。麻醉治疗药物包括去甲肾上腺素、肾上腺素、去氧肾上腺素、硝酸甘油、阿托品、多巴胺、呋塞米、甘露醇、胰岛素、碳酸氢钠、氯化钾、氯化钙等。奥美拉唑、西咪替丁、法莫替丁、乌司他丁等的预防性应用可以明显减少肝移植围术期应激性溃疡和消化道出血保护脏器。

知识点8：肝移植术麻醉处理的原则　　　　　　　　副高：熟悉　正高：掌握

（1）麻醉用药应当尽量选用对肝脏无毒性及不在肝内降解的药物。

（2）静脉通道一律采用上肢大静脉及中心静脉。上肢大静脉通道通常用于输液和输血，中心静脉通常放置三腔导管，用于各种麻醉药物和非麻醉药物的分别输注以及术中采血化验。

（3）加强监测，密切关注手术进程，根据不同手术阶段的不同病理生理特征及患者病情的变化，及时预防和处理麻醉中出现的生理紊乱。

知识点9：心脏移植术麻醉前准备　　　　　　　　　副高：熟悉　正高：掌握

（1）心功能差及重要脏器功能受损：此类患者的病情均极重，大多为心脏病的晚期。

（2）全面评估病情：患者可有左、右心衰竭，合并肺动脉高压。心脏指数低下，术前常常需半卧位吸氧，麻醉诱导也需相同体位。并根据麻醉前心导管检查、冠状动脉造影、左室造影、超声心动图、心电图、血液生化检查的结果，全面估计麻醉的危险性与耐受性。

（3）做好抢救准备：麻醉风险高，免疫抑制药的使用降低了感染抵抗力，麻醉前应当做好处理意外的各项准备工作。

（4）供体选择：心脏移植是计划性手术，一切取决于供体脏器是否达到的最佳状态。供体者应当年轻，心肺无病变。

知识点10：心脏移植术麻醉前用药　　　　　　　　　副高：熟悉　正高：掌握

（1）镇静药：成人麻醉前1小时口服地西泮5～15mg，或者肌内注射小剂量咪达唑仑。

（2）抗生素：预防性使用抗生素，从术前3～4日开始。

（3）镇痛药和颠茄药：必需时，可肌内注射适量的阿片类药和东莨菪碱。

| 知识点11：肺移植术麻醉前准备 | 副高：熟悉　正高：掌握 |

术前应重点评估心、肺功能，行病原学与免疫学检查等，积极治疗感染、支气管痉挛和心衰。术前准备与其他体外循环手术相似，但需准备双肺隔离通气的设施。一般不用麻醉前药。

| 知识点12：肺移植术麻醉处理 | 副高：熟悉　正高：掌握 |

麻醉诱导和维持用药与心脏移植麻醉类似，但以静脉麻醉为主，一般不使用氧化亚氮。应当采用渐进式静脉麻醉诱导，避免心肌抑制与右室后负荷增加。当出现急性PaO_2下降伴肺通气困难与顽固性低血压时，应当高度怀疑张力性气胸，尤其是在有肺大疱或肺纤维化的患者。对于肺顺应性增加和呼出气流阻塞的患者，应当避免和识别肺过度充气，应使用小潮气量、低频率和低吸呼比通气。

| 知识点13：胰腺手术麻醉前准备 | 副高：熟悉　正高：掌握 |

患者常伴有糖尿病性肾病、心脏冠状动脉疾病、脑血管损害与神经损害等并发症，加之麻醉和手术的应激反应又会加重病情，甚至成为糖尿病性昏迷的诱因。所以麻醉前应当改善全身情况，控制血糖，特别是纠正酮症酸中毒和改善心血管与肾功能。移植通常仅考虑用于有糖尿病严重进行性并发症、生活质量极低的患者。对于终末期肾病进行过或计划进行肾移植的患者，用时成功移植胰腺会改善血糖并可能提高肾脏存活率，术中包括胰腺整体移植和胰岛移植，后者在美国仍为实验性手术。

| 知识点14：胰腺手术麻醉处理 | 副高：熟悉　正高：掌握 |

麻醉应当尽量选用对代谢影响小的方法和药物。硬膜外阻滞时能部分抑制交感-肾上腺系统，肾上腺素分泌减少，对于控制高血糖有利，硬膜外用药量比正常要小。局麻药可以选择丁哌卡因和利多卡因，尽量不加肾上腺素，必要时加适量麻黄碱。

如不适合硬膜外阻滞，选用全身麻醉时静脉诱导药、镇痛药和肌松药对血糖无影响。麻醉维持可以用恩氟烷或异氟烷、氧化亚氮、芬太尼和非去极化类肌松药。

第二节　神经肌肉疾病患者麻醉

| 知识点1：癫痫患者麻醉前准备 | 副高：熟悉　正高：掌握 |

癫痫患者常伴有精神和性格上的异常。术前恐慌、焦虑、激动、失眠或劳累均为癫痫发

作的诱因，在麻醉前必须稳定患者的情绪，做好解释工作，术前数日应使患者有充分的休息和睡眠，避用烟酒等刺激物。抗癫痫药物应服药至术前一日晚，在必要时加用镇静药。麻醉前应当全面了解治疗癫痫所用的药物及其用药效果。如果手术当日麻醉前有癫痫发作者，应当延期手术，除非为抢救性急诊手术。

为了防止围麻醉期癫痫大发作，麻醉前用药的镇静药剂量应适当加大，但要避免过量中毒。

知识点2：癫痫患者麻醉方法的选择　　　　　　　　　副高：熟悉　正高：掌握

由于患者无法自主癫痫发作，以全身麻醉为首选，特别是癫痫发作较频繁者。某些下腹部、四肢等中小手术也可以选用蛛网膜下腔阻滞、硬膜外阻滞、神经丛（干）阻滞或局部浸润麻醉。

（1）全身麻醉：麻醉诱导应采用静脉诱导。麻醉维持可采用异氟烷、七氟烷或地氟烷吸入麻醉，也可以采用静吸复合麻醉。肌松药以去极化肌松药为首选，因不存在与抗癫痫药之间的协同作用。如果使用非去极化肌松药，剂量宜加大。对围术期服用抗惊厥药物的患者，手术中肌松药的量需要增加。麻醉期间特别要重视避免缺氧、二氧化碳蓄积与体温升高等易诱发癫痫发作的病理因素。在麻醉苏醒期，应当密切注意癫痫发作的可能。术后患者恢复进食后要及早恢复平时的抗癫痫治疗。

（2）区域性麻醉：在选择局麻、椎管内麻醉或其他神经阻滞麻醉时，要强调麻醉前禁饮禁食适当时间，避免术中呕吐误吸。为了防止术中癫痫突然发作，术前药镇静药的剂量要加大。术中准备抗癫痫药物以及吸氧、气管插管、人工呼吸等急救器具。局部麻醉药过量或误入血管均可能诱发癫痫大发作，应当严格按照局麻常规操作，或在镇静药物充分的作用下施行局麻。

知识点3：癫痫患者麻醉注意事项　　　　　　　　副高：熟练掌握　正高：熟练掌握

全麻在药物选择上需要注意药物对癫痫病灶的影响。阿片类药物可使癫痫患者大脑边缘系统的癫痫样电活动，但该活动是否具有足够的持续时间和强度以致构成临床危险信号尚不明确。故使用大剂量阿片类药物时，应合用巴比妥类、苯二氮䓬类抗惊厥药或复合吸入七氟醚。

低二氧化碳血症容易引起癫痫发作，因此通常主张维持适度的血二氧化碳浓度，不建议实施过度通气。

知识点4：缺血性脑血管病手术的麻醉特点　　　　　　副高：熟悉　正高：掌握

缺血性脑血管病手术麻醉的主要特点为：

（1）患者多数为老年患者，有较高的发生脑卒中的危险同时可能合并其他脏器疾病。术中维持平稳的血压，保证脑灌注压的稳定非常重要。

（2）应估计到患者心功能的代偿情况及各种药物相互间的影响及不良反应等，术前要认真准备。

（3）手术具有半急症性质，由于一过性脑缺血发作频繁，脑组织可能肿胀和颅内压增高。麻醉时，应当保持头位略高，适当应用脱水利尿剂减轻脑水肿。

（4）如患者合作，宜选择局麻+安定镇痛麻醉。全身麻醉也应当维持浅麻醉加肌松药，进行人工呼吸管理。避免过深的麻醉及血压波动太大。

（5）血管吻合术中应用低分子右旋糖酐按50～100ml/h输入，同时加入5～10mg罂粟碱，有利于维持新吻合的血管通畅，防止血栓形成。

（6）神经介入溶栓或扩张放置支架近年来得到了充分开展，对于急性脑血管栓塞的治疗效果较好。

知识点5：高血压脑出血手术的麻醉过程中的注意事项　　副高：熟悉　正高：掌握

（1）多为急诊入院手术，麻醉前准备不充分，过去病史往往无法全面了解。应着重了解主要脏器的功能及服药史，如果时间及病情允许，应当立即查心、肺功能。

（2）多数病员有高血压病史并长期服用降压药物。麻醉诱导应当慎重用药，为减少药物对心血管功能的抑制及喉镜刺激引起的颅内压升高和心血管反应。宜选用快速静脉诱导。对术前已昏迷且饱食的患者，可留置胃管或保留自主呼吸状态下行气管内插管。

（3）术中应当尽量避免血压波动过剧，特别对有高血压的病例，更应当竭力避免，以免加重心脏负担。对既往曾有过中枢性损害的患者，如果颅内压比较高，应当防止血压下降过剧，以免使脑灌注压过低，影响脑的自动调节功能。

（4）对病情较重的患者，术中应当做血压、体温及呼吸监测，控制血压下降不低于麻醉前水平的30%。

（5）围术期应当给予适当的脑保护措施。

知识点6：重症肌无力患者的麻醉前准备　　副高：熟悉　正高：掌握

（1）了解肌无力的程度及其对药物治疗的反应。

（2）胸部CT或磁共振成像（MRI）、纵隔气体造影能够明确有无胸腺肿瘤及其范围和性质；ECG及心磁图（MCG）能够了解心脏功能及肌力情况；免疫学，如免疫球蛋白IgA、IgG、IgM检查能够确定抗体蛋白的类型；血清AChR-Ab效价测定及血清磷酸激酶（CPK）测定能够明确病源及肌肉代谢情况；测定肺通气及X线胸片等有助于了解肺功能。肺功能明显低下、咳嗽、吞咽能力不良者，宜延缓手术，积极内科治疗。

（3）重症肌无力（MG）患者术前应当有足够的休息及适当的营养，以增强体质；对于吞咽困难或发呛者宜鼻饲，防止发生吸入性肺炎。

知识点7：重症肌无力患者的麻醉前用药　　副高：熟悉　正高：掌握

重症肌无力患者的麻醉前用药应以小剂量、能镇静而又不抑制呼吸为原则。病情较轻者可以适用苯巴比妥或安定类药物；病情重者镇静药宜减量或者不用。吗啡和抗胆碱酯酶药物间具有协同作用，不宜使用。为了抑制呼吸道分泌及预防抗胆碱酯酶药副作用应当常规用阿托品或东莨菪碱，但剂量宜小，以免过量造成呼吸道分泌物黏稠或掩盖胆碱能危象的表现。

知识点8：重症肌无力患者的麻醉选择	副高：熟悉　正高：掌握

　　麻醉选择以尽量不影响神经肌传导及呼吸功能为原则。对于非开胸手术，可以采用局麻或椎管内麻醉。胸腺手术通常取胸骨正中切口，有损伤胸膜的可能，为了确保安全以选用气管插管全麻为妥。尽量采用保留呼吸气管内插管，可在小剂量镇痛、镇静药配合表面麻醉下完成；对于过度紧张、手术时间较长的患者可采用静脉硫喷妥钠或丙泊酚＋肌松药快速诱导插管，但是肌松药在NMJ功能监测下使用较好。

第四篇
麻醉中各种紧急情况的处理

第一章 常见的危急事件

第一节 急性大失血和休克

知识点1：急性大失血和休克的原因	副高：掌握 正高：熟练掌握

急性大失血指在短时间内出血量达到或超过800ml，或总血量的20%。失血性休克通常是在快速、大量（超过总血量的30%~35%）失血并且在没有得到及时补充的情况下出现的。

原因分析：①术前有明确严重的外出血或内出血，短期内出血量持续增加，迅速造成休克。②麻醉方式或麻醉用药不当：若已经考虑有休克症状时选用椎管内麻醉，引起交感神经阻滞，从而降低平均动脉压及全身血管阻抗导致严重低血压。③手术过程操作不当。④其他不可预测的原因（如出凝血障碍等）。

知识点2：低血容量休克时丧失容量和临床征象的关系	副高：掌握 正高：熟练掌握

低血容量休克时丧失容量和临床征象的关系见表4-1-1。

表4-1-1 低血容量休克时丧失容量和临床征象的关系

丧失量（ml）	血容量减少（%）	休克程度	临床征象
0~500	0~10	无	正常
500~1200	10~25	轻度（代偿性）	轻度心动过速，血压轻度下降

续 表

丧失量（ml）	血容量减少（%）	休克程度	临床征象
1200~1800	25~35	中度	脉搏细弱，心率100~120次/分，血压下降，收缩压<90mmHg，出汗，不安，尿量减少
1800~2500	35~50	重度	脉搏微弱，心率>120次/分，收缩压<60mmHg，脉压小，大量出汗，神志不清或昏迷，无尿

知识点3：急性大失血和休克的治疗原则　　　　　　副高：掌握　正高：熟练掌握

（1）去除诱因。

（2）控制出血，补充血容量进行液体复苏，补液量为失血量的2~4倍，晶体与胶体比例是2:1。

（3）输血及防治凝血功能障碍，根据出血量、出凝血功能等考虑补充血液制品以纠正循环功能障碍，改善凝血功能。

（4）血管活性药及正性肌力药物。

（5）纠正代谢性酸中毒。

（6）纠正低温状态。

（7）重要脏器保护。

知识点4：急性大失血和休克鉴别诊断　　　　　　　副高：掌握　正高：熟练掌握

根据检测和比较CVP、PCWP和肺动脉舒张末压（PAEDP）可鉴别诊断低血容量休克与其他低心排综合征的情况（表4-1-2）。在必要时，还可以应用漂浮导管及热稀释法测量心排出量（CO）等其他参数。正常CO为5~6L/min。

表4-1-2　低血容量休克与其他低心排综合征的鉴别诊断

低心排原因	右心室压力或CVP	PCWP	PAEDP
低血容量休克	降低	降低	降低
左心衰竭	正常或升高	升高	升高
右心衰竭	升高	正常	正常
肺动脉高压	升高	正常	高于PCWP
肺栓塞	升高	正常	高于PCWP
心脏压塞	升高	升高	升高

知识点5：急性失血和休克并发症　　　　　副高：掌握　正高：熟练掌握

急性失血和休克并发症包括：心肌缺血，心脏骤停，心律失常，低钙血症，低温，顽固性休克，凝血病或DIC，过量输血输液，肾衰竭，急性呼吸窘迫综合征，高钾血症，变态反应以及输血后所引起的输血反应、病毒性肝炎和艾滋病等。在抢救治疗中必须仔细监测和检查，及早预防。

第二节　胃液反流与误吸

知识点1：胃液反流与误吸的原因　　　　副高：熟练掌握　正高：熟练掌握

麻醉诱导和苏醒过程中通常发生反流和误吸。全麻诱导时患者的意识消失，反流不容易被发现，且咽喉反射消失，一旦有反流即可出现误吸。幽门梗阻、肥胖、过度镇静等疾病引起的胃排空延缓为误吸的首要原因。其次，手术牵拉、抗胆碱能药物的应用、给肌松药后面罩加压给氧、醉酒等也是造成反流误吸的原因。

知识点2：胃液反流与误吸的临床征象　　　　副高：熟练掌握　正高：熟练掌握

（1）口咽部见有胃内容物。

（2）患者表现有严重低血压，呼吸浅而急促。

（3）吸气峰压（PIP）增高，喉或支气管痉挛，肺部听诊出现啰音。

（4）X线胸片检查：15%～20%病例早期无明显变化。有些病例出现肺炎性浸润和肺不张。

知识点3：胃液反流与误吸的治疗措施　　　　副高：熟练掌握　正高：熟练掌握

（1）发现有反流和误吸，立刻进行口腔和咽部内吸引，并将患者置于右侧头低位。注意吸引时间勿过长，以防缺氧。

（2）若在插管后发生，经气管导管注入无菌0.9%氯化钠溶液10～20ml后，立即吸出给氧，反复多次直到吸出的盐水为无色透明为止。

（3）保持患者有较好的通气。如果气管内反流物已吸引干净，且用一般方式吸氧不足以纠正低氧血症和肺泡动脉血氧分压差的增大，需立即用机械通气。采用呼气末正压通气（PEEP）5～10cmH$_2$O。

（4）在必要时做支气管镜检查及吸引，还可以应用生理盐水做支气管清洗。吸出物做细菌培养和药敏试验，并给抗生素和支气管扩张药。

（5）药物治疗：如H$_2$受体阻滞药西咪替丁和雷尼替丁，皮质激素如静脉内给予氢化可的松或地塞米松，但激素治疗要求早期应用并尽早停药。

（6）严重病例在必要时考虑做体外循环膜式肺改善氧合情况。

第三节 气管导管进入一侧支气管

知识点1：气管导管进入一侧支气管的原因 　　副高：熟练掌握　正高：熟练掌握

主要由于插管过深，或固定不牢靠，或患者插管后变换体位所导致。

知识点2：气管导管进入一侧支气管的临床征象 　　副高：熟练掌握　正高：熟练掌握

（1）吸气峰压（PIP）增高。

（2）在通气时两侧胸部运动不对称，未通气侧呼吸音减低或消失。

（3）潮气量可以下降。

（4）氧合作用有改变，未通气肺动静脉短路增加，致 PaO_2 和 SaO_2 下降。

（5）应用纤维支气管镜检查，未能看见隆突。

（6）胸部X线片可见气管导管前端位置低于隆突。

知识点3：气管导管进入一侧支气管的治疗措施 　　副高：熟练掌握　正高：熟练掌握

一旦发现气管导管进入一侧支气管，立即将导管的气囊放气，并缓慢将导管前端拔至气管为止，重新听诊确认。

第四节 气管导管误入食管

知识点1：气管导管误入食管预防措施 　　副高：掌握　正高：熟练掌握

气管导管误入食管的预防措施在于仔细操作气管插管，并证实导管被置于气管内。施行明视插管者能够看到管端进入声门一定深度；盲探插管完成后必须进行双肺通气情况检查，调整导管插入深度。在变换体位时，特别是头颈部，均应复核气管导管的位置与通气情况。

知识点2：判断气管导管是否插入气管的方法 　　副高：掌握　正高：熟练掌握

判断气管导管是否插入气管的方法包括：

（1）$PETCO_2$ 监测是判断导管是否插入气管的金标准。

（2）插管后应当先听胃区，再进行双肺呼吸音听诊。

（3）导管气雾法。

（4）按压胸骨法。

（5）胸廓活动法。

（6）纤支镜法。

知识点3：气管导管误入食管临床征象　　　　　　副高：掌握　正高：熟练掌握

辅助或机械通气时见胃部胀气，在剑突间闻及咕噜杂音，胸廓未见随呼吸起落，甚至出现运动异常情况。有时见胃液或气体自导管溢出。患者逐渐出现发绀、心律失常、血压初升而后下降，如果不及时发现和纠正，可致心脏骤停。如果有$PETCO_2$监测，则可立即看出其不正常的下降。SpO_2可在10分钟内下降。

知识点4：气管导管误入食管并发症　　　　　　副高：掌握　正高：熟练掌握

气管导管误入食管的并发症包括：低氧血症；高碳酸血症；咽喉部损伤；高血压、心动过速、心律失常；误吸；心肌受损；心脏骤停。

知识点5：气管导管误入食管急救处理　　　　　　副高：掌握　正高：熟练掌握

一旦发现气管导管误入食管，应当立即经此管插入胃管排出胃内气体，拔除导管，面罩加压给氧，改善患者低氧血症后，重新准确插入气管导管。

第五节　机械通气中的危急事件

知识点1：麻醉中吸气峰压（PIP）降低概念及原因　　　副高：掌握　正高：熟练掌握

指吸气峰压（PIP）在麻醉诱导行气管插管后的压力小于$10cmH_2O$，称为PIP降低。其原因为：

（1）呼吸机环路问题：麻醉机风箱漏气；螺纹管与麻醉机连接脱落或存在漏气；气管导管与螺纹管连接脱落；氧气开关未打开。

（2）气管导管存在问题：气管导管套囊漏气或者未予充气。

（3）呼吸参数调整有误：潮气量远$< 10ml/kg$。

知识点2：麻醉中PIP降低的处理　　　　　　副高：掌握　正高：熟练掌握

进行环路密闭性检查。如果PIP完全下降，且$PETCO_2$也无显示，则系麻醉机循环回路与气管导管脱连接所致。头、面部手术时由于手术单覆盖，且呼吸机为悬挂式呼吸囊，照样上下起伏，如果不注意观察难以发现问题。

知识点3：麻醉中PIP增高的原因　　　　　　副高：掌握　正高：熟练掌握

凡PIP较原先调节好的压力超过$5cmH_2O$或$PIP > 30cmH_2O$均认为PIP增高。其原因包括：

（1）呼吸机循环回路装置有误或开关错误：主要有通气选择开关位置错误；吸气、呼气活瓣堵塞关闭；PEEP活瓣意外地置入吸气回路内；呼吸回路或排污管道受压扭曲或错位；调节阀失效使进入气体过量；氧气快速开关未关闭等。

（2）气管插管本身存在的问题：主要有扭曲、插入支气管、套囊堵塞气管导管的管端、异物或管腔狭窄等。

（3）肺顺应性下降：主要有腹内压升高；反流及误吸；支气管痉挛；肺不张；胸廓或横膈顺应性降低；肺水肿；气胸等。

（4）药物引起：主要有麻醉性镇痛药引起胸壁强直；肌松药不足；恶性高热等。

（5）外科操作引起：特别是口腔操作对气管导管的压迫作用。

知识点4：麻醉中PIP增高临床征象	副高：掌握 正高：熟练掌握

麻醉中PIP增高的临床征象：PIP增高，顺应性下降，通气量减少，吸气期间闻及啰音，SpO_2下降，血压降低，心动过速。

第六节 麻醉、手术中的输血反应

知识点1：麻醉、手术中常见的输血反应	副高：掌握 正高：熟练掌握

（1）急性溶血性输血反应。

（2）大量输血引起的超负荷反应。

（3）血液污染引起的菌血症反应。

（4）全身过敏性反应。

（5）荨麻疹性输血反应。

（6）急性肺损伤。

（7）发热性非溶血性输血反应。

（8）迟发性溶血性输血反应。

（9）血小板减少引起的输血后紫癜。

（10）移植物抗宿主病。

知识点2：麻醉、手术中的输血反应的临床征象	副高：掌握 正高：熟练掌握

在输血期间或输血结束后24小时之内，任何发生不良症状和体征的患者均应考虑存在急性输血反应的可能性。发热、发冷、瘙痒和荨麻疹为常见的临床表现。若发生呼吸窘迫、血红蛋白尿、意识丧失、高血压、低血压、腰痛或背痛、黄疸、异常出血或少尿/无尿则提示存在更严重的有潜在致命性的反应。弥漫性出血或静脉注射部位渗血可能为麻醉患者发生急性溶血反应的唯一征象。

知识点3：麻醉、手术中的输血反应的抢救措施　　　　副高：掌握　正高：熟练掌握

（1）立即停止输血，并将献血者的血袋保留备查。

（2）吸氧使FiO_2达到1.0。

（3）对于低血压者补充血容量并使用血管活性药物。

（4）给予激素，给予利尿药（呋塞米或甘露醇），使尿量达75～100ml/h，并应用多巴胺2～4µg/（kg·min）静脉滴注。

（5）应用碳酸氢钠（40～70mmol）碱化尿液。

（6）如有必要加深麻醉，如果系应用连续硬膜外阻滞，则保留导管继续行硬膜外阻滞。

（7）严重溶血性反应者应当考虑做血液交换治疗。

（8）继续送入ICU进行治疗。

第七节　麻醉中的变态反应

知识点1：麻醉中变态反应的分类　　　　副高：熟练掌握　正高：熟练掌握

变态反应根据其发生机制，分为Ⅰ～Ⅳ4种类型：

（1）Ⅰ型：变态反应亦称速发型超敏反应。

（2）Ⅱ型：变态反应亦称细胞溶解型或细胞毒型超敏反应。

（3）Ⅲ型：变态反应亦称免疫复合物型超敏反应。

（4）Ⅳ型：变态反应亦称迟发型超敏反应。

知识点2：麻醉中变态反应的临床表现　　　　副高：熟练掌握　正高：熟练掌握

在变态反应发生时，机体内一些介质如组胺、前列腺素、白三烯、缓激肽、血小板活化因子（PAF）、嗜酸粒细胞趋化因子等大量释放，引起机体严重的病理变化。Ring和Messmer将变态反应的临床表现按严重程度划分为4级：

（1）1级：有皮肤体征和轻度发绀。

（2）2级：为非致命性心肺功能障碍。

（3）3级：有休克和致命性平滑肌痉挛。

（4）4级：为长时间休克和支气管痉挛引起缺氧而致心脏骤停。

知识点3：麻醉中变态反应的诊断　　　　副高：熟练掌握　正高：熟练掌握

麻醉中变态反应的诊断首先依靠既往病史，询问有无过敏史。日常工作中给患者口服或注射某些药物可能会出现一些异常反应，根据这些反应就可以初步诊断。其次，看临床表现包括皮肤黏膜、呼吸道症状、循环系统方面。在麻醉诱导时，如患者注射硫喷妥钠和琥珀胆

碱后面、颈部出现皮疹或荨麻疹，即是轻型的Ⅰ型变态反应。然而准确可靠的诊断仍需要借助实验室检查，取血测定到类胰蛋白酶和组胺水平升高，测定到特异性抗体。

知识点4：麻醉中变态反应的治疗措施　　　　　　　副高：熟练掌握　　正高：熟练掌握

　　麻醉中变态反应一旦发生，应立即中止变应原的继续输入。硫喷妥钠和琥珀胆碱诱发的变态反应，所幸皆为轻型Ⅰ度的皮肤和黏膜反应，鲜有严重者。因此一般不予以治疗，继续给予吸入麻醉药，很快好转。中型Ⅱ度反应，如果出现广泛的全身荨麻疹，脉速甚至心律失常、声嘶、低血压、气急等，除了对症治疗外应当考虑应用抗组胺药。此外，给予肾上腺皮质激素如可的松或地塞米松可以缓解症状。重型Ⅲ度反应如出现喉水肿、支气管痉挛、呼吸困难、休克、昏迷和肺水肿者，应立即解除呼吸道梗阻、进行机械通气和抗休克治疗；静脉注射肾上腺皮质激素及β受体拟肾上腺素药、茶碱（如氨茶碱）也可以考虑应用。严重型Ⅳ度反应，即已出现心跳停止者，则按心肺脑复苏急救处理。

第二章　呼吸系统的危急事件

第一节　麻醉中出现的肺水肿

知识点1：麻醉中出现肺水肿的诱导因素　　　副高：熟练掌握　正高：熟练掌握

（1）液体超负荷：右心负荷增加。①麻醉手术中或危重患者抢救中输入的液体过量或单位时间内输液过快；②液体吸收过多，如经尿道前列腺切除术（TURP）时大量灌洗液注入膀胱，后经手术野开放的静脉进入循环，使负荷加重。

（2）心源性肺水肿：急性心脏功能失调实际是左心衰竭最严重的表现。①急性心肌缺血或心肌梗死；②急性心脏瓣膜功能失调，例如在二尖瓣狭窄病变时心房纤颤引起的心动过速；③心肌炎。

（3）复张性肺水肿：是各种原因所致肺萎陷后在肺复张时或复张后24小时内发生的急性肺水肿。

（4）神经性肺水肿：如严重颅脑损伤所导致的肺水肿。

（5）再灌注性肺水肿：近端血栓栓塞性梗阻已被除去的肺部区域再扩张引起的肺水肿。

（6）感染性肺水肿：继发于全身感染或肺部感染的肺水肿。

（7）药物中毒引起的肺水肿：可见阿片类药物如吗啡等应用过量。

（8）氧中毒性肺水肿：指长时间吸入高浓度（>60%）氧气引起的肺水肿。

（9）尿毒症性肺水肿：肾衰竭患者常伴有肺水肿和纤维蛋白性胸膜炎。

知识点2：麻醉中肺水肿的临床征象　　　　副高：熟练掌握　正高：熟练掌握

清醒患者可见有不安和呼吸困难，睡后可出现低氧血症与高碳酸血症。

（1）已进行机械通气的患者：①吸气峰压值（PIP）增高，系由于肺顺应性降低之故；②患者的潮气量下降；③粉红色液体自气管中溢出。

（2）心脏充盈压增高：①颈静脉怒张；②CVP或PA增高。

（3）肺部听诊可闻及细小的捻发音和啰音。如果肺水肿继发于心肌缺血则可出现低血压和心律失常。如果肺水肿继发于高血容量则可能出现高血压和心动过速。

（4）胸部X线片显示：①肺纹理增强；②心脏左室扩大；③Kerly B线，即小叶间隔线增宽，多见于肋膈角；④间质性浸润；⑤肺野透明度减低。

（5）实验室检查：血清清蛋白含量（正常为35~55g/L）乘以0.57即为肺毛血管压力（PCP），介于19.95~31.35mmHg，凡是PCP<18mmHg则易起肺水肿。肺间质水肿时$PaCO_2$

下降、pH增高，呈呼吸性碱中毒；肺泡性水肿时，$PaCO_2$升高和/或下降、pH下降，表现为低氧血症和呼吸性酸中毒。

| 知识点3：麻醉中肺水肿的并发症 | 副高：熟练掌握　正高：熟练掌握 |

（1）为了降低前负荷，可因过度利尿出现低血容量及低血压。

（2）血电解质紊乱，如低钾血症。

（3）低氧血症、高碳酸血症。

| 知识点4：麻醉中肺水肿的急救处理 | 副高：熟练掌握　正高：熟练掌握 |

麻醉中肺水肿的急救处理主要为充分供氧和呼吸支持，降低肺毛细血管静水压，具体如下：

（1）维持气道通畅、充分给氧、机械通气，加压给氧增加肺泡压和肺组织间隙压力。减少肺毛细血管内液渗出。

（2）利尿：给予呋塞米10~20mg，一次静脉注射，总量可达40~80mg，插入导尿管记录尿量。

（3）扩血管药物降低心脏前、后负荷，应用血管扩张药如硝普钠50~100μg/min、硝酸甘油0.25~1μg/（kg·min）或酚妥拉明0.1~0.5μg/min。给予吗啡2mg静脉注射，用量可达到5~10mg，这时应注意呼吸抑制情况，做好辅助呼吸的准备。

（4）强心类药物：增强心肌收缩力、降低左房压，洋地黄制剂可降低二尖瓣狭窄患者的过快心率，以延长左心室充盈时间，可给予去乙酰毛花苷0.4~0.8mg，2~4小时后再给予0.4mg。

（5）如果发生支气管痉挛，则给予氨茶碱5mg/kg缓慢静脉注射，以后用0.5mg/（kg·h）静脉滴注，可降低肺血管阻力。

（6）皮质醇类药物：通常认为可防止毛细血管通透性的增加、稳定溶酶体膜或抑制炎症反应。

（7）白蛋白：提高血浆胶体渗透压，降低肺毛细血管通透性。

（8）镇静药应用：咪达唑仑、丙泊酚等。

（9）预防感染。

第二节　麻醉中出现的肺栓塞

| 知识点1：麻醉中出现肺栓塞的原因 | 副高：熟练掌握　正高：熟练掌握 |

来自循环系统的栓子，如凝血块、脂肪块、羊水、肿瘤甚至空气均可在麻醉、手术期间进入肺动脉，导致肺动脉部分或全部堵塞。

知识点2：清醒患者出现肺栓塞的临床征象　　　副高：熟练掌握　正高：熟练掌握

（1）可见呼吸困难、胸部剧痛、晕厥和/或咯血。呼吸频率增加（>20次/分）、心率加快（>19次/分）、血压下降及发绀。胸部X线片常正常，但血管直径有变化，血管被"切断"，低灌流量区和肺不张区可见X线透射性增强、胸腔积液等。

（2）肺部听诊可听见细小捻发音、啰音、喘鸣或胸膜腔的摩擦音，肺动脉瓣区可出现第2心音亢进或分裂，三尖瓣区可闻及收缩期杂音。

（3）患者出现低氧血症、低碳酸血症、肺泡–动脉血氧分压差［P（A-a）O$_2$］（正常年轻人介于5~10mmHg，老年人15~20mmHg）升高。

知识点3：麻醉患者出现肺栓塞的临床征象　　　副高：熟练掌握　正高：熟练掌握

（1）未用肌松药控制呼吸的患者，可见呼吸快速。

（2）低血压休克。

（3）低氧血症，肺泡–动脉血氧分压差［P（A-a）O$_2$］升高，甚至FiO$_2$=1.0时仍出现发绀。

（4）P$_{ET}$CO$_2$降低，低碳酸血症。

（5）肺动脉压的升高，可发生右心衰竭。

（6）ECG检查，严重者右心负荷增加，胸导V$_1$~V$_4$及肢导Ⅱ、Ⅲ、aVF的ST段及T波压低和倒置，不完全性或完全性右束支阻滞，心脏电机械分离或停跳。轻症可仅表现为心动过速，房性心律失常。

（7）超声心动图：直接征象为肺动脉近端或右心腔血栓，间接征象为右心室壁局部运动幅度下降，右心室和/或右心房扩大，三尖瓣反流速度增快以及室间隔左移，肺动脉干增宽。

知识点4：脂肪栓塞时出现的临床征象　　　副高：熟练掌握　正高：熟练掌握

（1）全身出现淤点或淤斑。

（2）出现DIC症状，血小板减少。

（3）切口、静脉穿刺处和黏膜出现明显出血。

（4）尿内、痰内或视网膜血管中可见有脂肪粒。

知识点5：肺栓塞的危险分层　　　副高：熟练掌握　正高：熟练掌握

肺栓塞根据其严重程度可以分为高危组、中危组和低危组，其评价指标包括临床特征、右心功能不全和心肌损伤。肺栓塞危险分层的主要指标有：

（1）右心室功能不全：超声心动图示右心扩大；运动减弱或压力负荷过重表现；螺旋CT示右心扩大；血清脑钠肽（BNP）升高；右心导管术示右心室压力增大。

（2）心肌损伤标志物：肌钙蛋白T或I阳性。

知识点6: 肺栓塞的诊断 　　　　　　　　副高: 熟练掌握　　正高: 熟练掌握

对于疑似肺栓塞的患者, 应首先根据其临床特点进行系统性评估, 然后视情况决定是否需要进一步检查。高危患者宜首选超声心动图, 经胸部超声心动图 (ITE) 或经食管超声心动图 (TEE) 可以发现肺动脉或右心房内血栓及右心扩大、肺动脉高压等征象。诊断肺栓塞的其他检查方法包括D-二聚体检测、CT成像和肺通气、灌注扫描 (V/Q) 等。

知识点7: 肺栓塞的急救处理 　　　　　　　副高: 熟练掌握　　正高: 熟练掌握

(1) 保持患者有良好的通气, 必要时应用机械通气, FiO_2为1.0。

(2) 维持循环功能。

(3) 溶栓治疗: 心源性休克和/或持续低血压的高危肺栓塞患者, 如无绝对禁忌证, 溶栓是一线治疗方法, 高危患者存在溶栓禁忌时可采用导管碎栓或外科取栓。对非高危 (中危、低危) 患者不推荐常规溶栓治疗。溶栓时间窗通常在急性肺栓塞发病或复发后2周内, 症状出现48小时内溶栓获益最大, 溶栓治疗开始越早, 疗效越好。

(4) 抗凝治疗: 怀疑急性肺栓塞的患者等待进一步确诊过程中即应开始抗凝治疗, 高危患者溶栓后序贯抗凝治疗, 中、低危患者抗凝治疗是基本的治疗措施。

(5) 紧急情况可以在体外循环下行肺内栓子摘除术。

第三节　急性血气胸

知识点1: 急性血气胸的原因 　　　　　　　副高: 熟练掌握　　正高: 熟练掌握

急性血气胸指的是胸部外伤后所引起的胸膜腔积血、积气, 为胸部损伤常见的并发症。

(1) 患者原因: 自身存在肺部疾病 (如肺大疱、心血管疾病和动脉瘤等)。

(2) 手术因素: 手术操作导致的胸膜损伤及血管损伤。

(3) 麻醉因素: 进行有创性中心静脉监测及神经阻滞时会刺破胸膜及血管导致血气胸。

知识点2: 急性血气胸的表现 　　　　　　　副高: 熟练掌握　　正高: 熟练掌握

(1) 胸痛: 在麻醉状态下一般难以察觉。

(2) 休克: 心率增快及血压降低。

(3) 呼吸困难: SpO_2降低及气道压力增高。

(4) 创伤性高血糖反应: 血糖增高和乳酸血症。

(5) 全身炎症反应综合征: 发热及白细胞升高。

| 知识点3：急性血气胸的治疗措施 | 副高：熟练掌握　正高：熟练掌握 |

（1）早期行闭式引流：可迅速解除血气胸对肺及纵隔的压迫，改善呼吸。预防降低脓胸及凝固性血胸的出现。通过引流可观察是否有活动性出血。

（2）抗休克：快速恢复循环及保证组织氧供。

（3）麻醉方式的选择与处理原则：均需气管插管的全身麻醉，张力性气胸在全麻前要完成胸腔闭式引流。避免呕吐误吸，确保呼吸道与消化道隔绝。

（4）预防感染。

第四节　喉痉挛、支气管痉挛和手术后喘鸣

| 知识点1：喉痉挛、支气管痉挛和手术后喘鸣的原因 | 副高：熟悉　正高：熟练掌握 |

喉痉挛、支气管痉挛和手术后喘鸣主要是围麻醉期间因小气道受机械性刺激而致平滑肌收缩所致。如气管或支气管插管激发；间接牵拉直肠、肛门引起神经反射激发；或是药物作用，如释放组胺的药物刺激，β受体阻滞药，抗胆碱酯酶药如新斯的明等。

| 知识点2：喉痉挛、支气管痉挛和手术后喘鸣临床征象 | 副高：熟悉　正高：熟练掌握 |

（1）出现三凹体征和发绀，潮气量下降，吸气峰压（PIP）增加，并可闻及患者的鼾声或喘鸣声。

（2）胸部顺应性下降，PaO_2 和 SaO_2 均下降，$PaCO_2$ 急剧上升，$ETCO_2$ 波形上斜、严重降低或缺失。

（3）上述症状在下列情况也可以出现：胃内容物反流；气管导管扭曲；气胸；羊水栓塞；肺水肿；肺栓塞；气管导管进入一侧支气管；变态反应等。

| 知识点3：喉痉挛、支气管痉挛和手术后喘鸣的治疗措施 |
| 副高：掌握　正高：熟练掌握 |

保持患者有较好的通气和氧合状态，提高 FiO_2，以手法辅助呼吸。检查气管导管的深度和通畅度以及肺部情况。

喉痉挛的处理：

（1）气道控制：祛除刺激物抬下巴，推下颌，连续面罩持续正压通气。

（2）加深麻醉：有研究表明丙泊酚可抑制喉反射，目前广泛用于喉痉挛的治疗。若还不缓解可给予肌松药。利多卡因也可有效降低喉痉挛的发生。当通气严重障碍时，可静脉注射氯胺酮通过内源性儿茶酚胺释放扩张支气管。严重病例，甚至支气管痉挛正在发作者，可采取以下一种或多种方法进一步干预：①抗胆碱药－格隆溴铵（3.2μg/kg或成人用量约0.2mg）、阿托品（6～10μg/kg或成人用量0.4mg）和异丙托溴铵雾化吸入。起效

时间为20~30分钟，故使用抗胆碱能药物时应联合起效更快的药物（如沙丁胺醇）。②肾上腺素：针对难治性支气管痉挛，手术室给药方式为单次静脉推注10~50μg和/或2~10μg/min持续泵注。③糖皮质激素：大量糖皮质激素（氢化可的松100mg静脉注射或甲泼尼龙60~80mg静脉注射）需4~6小时方可起效。

第五节　大量咯血

知识点1：大量咯血的原因　　　　　　　　　　副高：掌握　正高：熟练掌握

大量咯血的原因的原因包括：支气管扩张、真菌感染、肺脓肿、结核病、支气管肺癌、支气管炎、化疗和骨髓移植、肺动静脉畸形、免疫性肺疾病、二尖瓣狭窄致肺动脉高压、外周性肺梗死、右心导管术、先心病、严重肺动脉高压或胸主动脉瘤。

知识点2：大量咯血的治疗措施　　　　　　　　副高：掌握　正高：熟练掌握

（1）确定肺出血位于哪一侧。

（2）调整患者体位：出血侧肺处于重力依赖位。

（3）建立通畅气道：选用大口径气管内导管。若出血来自一侧肺，可使用纤支镜引导下非出血肺单肺通气，使用双腔支气管导管为佳。

（4）保证足够的气体交换。

（5）维持良好的心血管功能。

（6）控制出血和纠正凝血功能障碍。

知识点3：大量咯血止血药物的应用　　　　　　副高：掌握　正高：熟练掌握

（1）脑垂体后叶素10U加9%生理盐水20~30ml，缓慢静脉注射（10~15分钟注完），而后20U加5%葡萄糖水500ml静脉滴注维持治疗。

（2）6-氨基己酸4~6g加生理盐水100ml在15~30分钟静脉滴完后以1g/h维持12~24小时。

（3）维生素K类、卡巴克洛、氨甲环酸、维生素C、酚磺乙胺等。

第六节　麻醉手术期间出现低氧血症和高碳酸血症

知识点1：麻醉手术期间出现低氧血症的原因　　副高：熟练掌握　正高：熟练掌握

（1）患者因素：老年呼吸系统退行性变、睡眠呼吸暂停综合征、吸烟史、肥胖或术前心肺功能障碍等。

（2）手术因素：胸腔内手术（肺叶切除术和手术体位）如肾脏手术升起肾垫时可压迫膈

肌等。

（3）麻醉术中管理：低FiO_2，若输入麻醉机回路中的氧浓度减小，呼吸机参数设置不当，肺泡通气不足，通气/血流配合不当，呼吸道堵塞气道不畅造成氧供减少等。

知识点2：麻醉手术期间出现低氧血症的临床征象　　副高：熟练掌握　正高：熟练掌握

（1）SpO_2低于95%以下必须注意。若患者体温过低、周围循环不良以及手术中应用电灼时，SpO_2显示可能不会准确。

（2）患者发绀，手术野血色变暗。但在严重贫血患者，发绀无法准确反映出来。

（3）伴随低氧血症的其他征象包括心动过缓或过速，心律失常，低血压甚至心脏骤停。

知识点3：麻醉手术期间出现低氧血症的治疗方法　　副高：熟练掌握　正高：熟练掌握

术前全面检查患者身体情况，选择合理的麻醉方式，维持气道通畅，凡在气管插管后10分钟出现低氧血症，应想到气管插管误入食管。应当立即检查气管导管的位置是否正确。检查双肺通气情况，纠正发生的意外。若下呼吸道有过多的分泌物，应做支气管清洗。增加FiO_2至1.0。考虑应用PEEP，将V_T增大至12～15ml/kg。与手术医师联系，是否手术野有压迫大血管或患者体位有移动、变化，并及时纠正。

知识点4：高碳酸血症的原因　　副高：掌握　正高：熟练掌握

（1）肺泡通气不足是围术期高碳酸血症的最主要原因。

（2）换气功能障碍常见于各种原因的肺组织损害。

（3）机械通气应用不当。

（4）代谢性碱中毒。

（5）耗氧量增加如寒战、发热或恶性高热、甲状腺危象等。

（6）麻醉药对呼吸中枢的抑制或肌松药对呼吸的影响。

（7）手术体位导致呼吸道堵塞或不通畅都会使体内CO_2排出不畅。

知识点5：高碳酸血症的临床征象　　副高：掌握　正高：熟练掌握

（1）麻醉患者皮肤潮红，出汗，心动过速和心律失常，血压升高，并可见$P_{ET}CO_2$持续升高超过45mmHg。

（2）未麻醉患者嗜睡，严重时昏迷（当$PaCO_2 > 80$mmHg），呼吸浅而慢，肌肉抽搐。

知识点6：高碳酸血症的治疗措施　　副高：掌握　正高：熟练掌握

分析CO_2生成增多原因并对症处理：

（1）全麻患者要注意麻醉机是否能正常工作，检查呼吸参数的设定，注意气管导管是否通畅。

（2）如果系肌松药所致，除了应用机械通气外，尚可以用毒扁豆碱或新斯的明拮抗。

（3）如果系麻醉镇痛药所致，可以用纳洛酮40μg静脉注射；苯二氮䓬类药可以用氟马西尼1mg静脉注射。

改善呼吸道，使通气正常，并监测呼气末CO_2浓度，做动脉血气分析。减浅麻醉深度。如果体温急剧升高，按照恶性高热处理。

（1）停用所有的麻醉药物，100%纯氧过度通气。

（2）重复给予丹曲林。

（3）给予碳酸氢盐。

（4）使用冰液体，表面降温，灭菌冰液体腔降温和充氧泵交换器控制体温。

（5）监测尿量，预防肾休克或急性肾小管坏死，检查肌红蛋白尿。

（6）根据血气分析、体温、电解质、心律失常、肌张力和尿量指导进一步治疗。

第七节　手术后呼吸衰竭

知识点1：手术后呼吸衰竭的原因	副高：熟练掌握　正高：熟练掌握

麻醉药对呼吸中枢的抑制，病灶性改变或代谢性变化等原因所导致的中枢性呼吸驱动力受损。肌松药的残留作用致使呼吸肌无力，原有的神经肌肉疾患于手术后加重，影响呼吸肌的功能。因低氧血症或高碳酸血症所带来的中枢性反应，使呼吸功能减低。

知识点2：手术后呼吸衰竭的临床征象	副高：熟练掌握　正高：熟练掌握

在停用机械通气时呼吸减弱，甚至呼吸动作消失，延迟苏醒。如果是残余的肌松药作用，患者眼睑不能睁开，头不能抬起，吸气力量为$25 \sim 30cmH_2O$或$<25cmH_2O$。应用"四个成串"检测会发现有肌松药的残余作用，出现低氧血症和高碳酸血症症状。

知识点3：手术后呼吸衰竭处理措施	副高：熟练掌握　正高：熟练掌握

（1）暂勿拔除气管导管，继续辅助呼吸或机械通气，维持满意的通气和氧合。监测血气，使PaO_2和$PaCO_2$维持正常。

（2）检查麻醉药是否已完全代谢消除，在必要时做血药浓度和BIS或Narcotrend监测。

（3）轻度刺激患者，观察反射变化和反应深度。

（4）如果仍有肌松药的残余作用，在必要时再给拮抗药，如新斯的明70μg/kg。还要分析在手术中有无应用某些与肌松药有协同作用的抗生素（如氨基糖苷类）。在此情况下可以考虑应用氯化钙1g静脉注射。

（5）如果确为麻醉药物过量或作用残留，可以进行拮抗：①麻醉镇痛药，如纳洛酮 40μg 静脉注射；②苯二氮䓬类药，如氟马西尼 0.2mg 静脉注射；③抗胆碱能药，如毒扁豆碱 1mg 静脉注射。

（6）取动脉血做血气分析、电解质（包括 Mg^{2+}）检查。

（7）做神经系统全面检查（体格检查和影像学检查），排除病灶性原因。

（8）必要时及早做头部降温治疗或应用高压氧治疗。

第三章 心血管系统的危急事件

第一节 心 跳 骤 停

知识点1：心脏骤停　　　　　　　　　　　　副高：熟练掌握　正高：熟练掌握

心脏骤停是心脏由于一过性急性原因突然丧失有效地排血功能而致循环、呼吸停顿的临床死亡状态，为围麻醉期最严重的突发事件。

知识点2：心脏骤停的常见原因　　　　　　　副高：熟练掌握　正高：熟练掌握

（1）患者术前即有心血管疾病、严重创伤、严重心律失常未予纠正，严重损伤、大量失血未及时予以纠正，电解质失常或酸碱失衡。

（2）手术因素：术中失血导致的低血容量、手术牵拉造成的迷走神经反射等。

（3）麻醉相关：①麻醉技术相关；②药物因素（用药不当或过量）；③与手术过程有关；④与术前用药和手术本身疾病有关；⑤其他不确定因素（如术中气道管理问题气道梗阻、喉痉挛等）。

知识点3：心脏骤停的诊断依据　　　　　　　副高：熟练掌握　正高：熟练掌握

（1）颈动脉或股动脉搏动突然消失，放入食管内听诊器无法听到心音。

（2）原清醒患者突然出现昏迷，这在全麻中或患者因颅脑损伤等原因已陷入昏迷者难以确定。

（3）呼吸微弱或停止，如果患者已进行辅助或控制呼吸，则对诊断心脏骤停没有帮助。

（4）皮肤颜色出现发绀或灰白，若患者原有贫血、黄疸或呈深棕色，或系大面积烧伤者，也无法比较或辨认。

（5）瞳孔散大虽有一定诊断意义，但通常因为观察瞳孔的变化而浪费了抢救患者的时间，特别是一些患者因颅脑损伤一侧或双侧瞳孔散大或受一些药物的影响，难以辨认。

（6）血压无法测及，对诊断心脏骤停并不可靠，除非应用侵入法直接测动脉压的方法。

（7）心跳不能听到，对肥胖患者或有肺气肿者也不可靠，因在正常时就很难听清楚。

（8）ECG图突然消失或呈心室颤动，呼气末二氧化碳波形突然消失，血氧波形消失。

全身麻醉患者以上最可靠诊断检测方法是摸不到大动脉+心电图+血压诊断。

知识点4：心脏骤停的急救处理及复苏　　　副高：熟练掌握　正高：熟练掌握

（1）平均动脉压保持65mmHg以上来逆转急性休克状态。

（2）低血压患者应用血管加压药的支持。

（3）对心肌功能障碍导致的心源性休克应用正性肌力药物。

（4）维持容量。

（5）对于已接受气管插管机械通气者控制$PaCO_2$，避免低碳酸血症引起的脑血管收缩。

（6）监测电解质及pH，维持血糖。

第二节　麻醉中的心律失常

知识点1：麻醉中心律失常的原因　　　　　副高：掌握　正高：熟练掌握

（1）全身麻醉药：挥发性麻醉药如氟烷或恩氟烷。

（2）局部麻醉药：中枢神经阻滞所引起的区域麻醉。

（3）血气和电解质异常。

（4）气管插管。

（5）反射：牵拉腹膜或颈动脉手术过程中压迫迷走神经所引起的缓慢性心律失常。

（6）中枢神经系统兴奋和自主神经功能障碍：颅内疾病特别是蛛网膜下腔出血患者。

（7）有基础心脏病。

（8）中心静脉导管。

（9）心脏结构的手术操作。

（10）牙科手术常因刺激交感与副交感神经造成心律失常。

知识点2：快速性心律失常及其治疗　　　　副高：掌握　正高：熟练掌握

（1）窦性心动过速：治疗重点为寻找并解除病因。对血流动力学稳定、心肌无损害患者可应用适量β受体拮抗剂。

（2）阵发性室上性心动过速：维拉帕米对快、慢途径的传导均有抑制作用。成人每次维拉帕米5～10mg，稀释后缓慢静推；小儿1～2mg。伴有心力衰竭时应首选洋地黄类药物。

（3）心房颤动和心房扑动：治疗目的为控制心室率或转复心律。β受体拮抗剂、洋地黄类药物能有效降低及控制心室率，在排除低氧、贫血和离子紊乱等因素后可加用胺碘酮。电复律在麻醉期间并非急需。

（4）室性心动过速：应紧急治疗，其首选为利多卡因，1～2mg/kg缓慢静脉注射。间隔5分钟可重复1次，20分钟内总量不应超过5mg/kg。药物无效、血流动力学障碍时给予直流电复律。

知识点3：窦性心动过缓（窦缓）及其治疗　　　　　副高：掌握　正高：熟练掌握

心率<60次/分为窦缓，对长期应用β受体激动药治疗的患者定义为心率<50次/分。其对血流动力学的影响决定于频率：正常心脏，40～60次/分者，由于每搏量增大，对血流动力学影响不大；低于40次/分时，心排出量显著降低。有心脏病征象，比如心前区不适或疼痛、头昏、甚至晕厥时，心率慢至40～60次/分即有严重性。窦缓施行阿托品试验阳性者，提示存在病窦综合征，则较为严重，需植入起搏器。窦缓的严重性也决定于诱因：颅内压增高、高钾血症或难以纠正的严重缺氧而心肌遭受直接抑制所致的窦缓特别严重。因交感神经抑制、迷走神经亢进（椎管内麻醉）、牵拉内脏、β受体阻滞药（普萘洛尔）及血压突然升高所致的窦缓，则容易纠正。

知识点4：窦性停搏及其治疗　　　　　　　　　　副高：掌握　正高：熟练掌握

窦性停搏见于冠心病、心肌炎、洋地黄或奎尼丁中毒，也可见于正常心脏迷走神经张力增高时。无论诱因如何，窦性停搏均是严重的心律失常，因一次停搏过久，可致脑缺血、心肌缺血、缺氧、甚至心室纤颤。一旦出现窦性停搏，应当即刻停止各项操作，面罩加压吸氧，静脉注射阿托品、麻黄碱或静脉滴注异丙肾上腺素等，多能恢复正常。若停搏时间长，反复出现室性逸搏心律者提示病情严重。

知识点5：病态窦房结综合征（SSS）（窦病）及其治疗　副高：掌握　正高：熟练掌握

病态窦房结综合征（SSS）是窦房结发生器质性病变所致，大多见于器质性心脏病，心电图出现严重窦性心动过缓常伴发房颤、房扑和室上性心动过速，可以显著降低麻醉和手术耐受力。其危险性在于心排出量降低，可以导致心源性脑缺血及猝死，对药物治疗反应差，需要安置起搏器。

另有一类可逆性病窦，系洋地黄过量、奎尼丁中毒、高钾血症以及缺氧所致，病因一旦解除，心率即可恢复正常。但是，可逆性病窦对麻醉及手术的耐受力与器质性病窦一样低下。

知识点6：期前收缩及其治疗　　　　　　　　　　副高：掌握　正高：熟练掌握

期前收缩是一种自动性异位心律，是由异位起搏点过早地发生激动引起。根据起搏点的不同可以将期前收缩分为窦性、房性、交界性和室性，以房性、室性多见。

房性期前收缩占术中心律失常的10%，几乎没有临床意义，通常不需要处理。但如果出现血流动力学紊乱，可以选用洋地黄、β受体阻滞药或者维拉帕米。

室性期前收缩是麻醉过程中常见的一种心律失常，在有基础心脏病患者中更为常见，也可见于电解质与血气异常、药物相互作用、脑干刺激和心脏创伤。当患者出现冠状动脉供血不足、心肌梗死、洋地黄中毒伴低钾血症和低氧血症时，新出现的室性期前收缩可能进展为室性心动过速或室颤。如果室性期前收缩是多发性、多源性的二联律，或者室性期前收缩落在前一个心室复极的易损期（RonT现象），或者出现短—长—短耦联顺序，则更加容易造成室颤。针对室性期前收缩首先应该处理患者各种基础疾病如血钾降低和低氧血症。如果有血流动力学紊乱，通常可以应用利多卡因进行处理，首次剂量为1.5mg/kg。再发的室性期前收缩可以静脉输注利多卡因1～4mg/min。其他治疗药物和方法包括艾司洛尔、普鲁卡因胺、普萘洛尔、奎尼丁、阿托品、丙吡胺、维拉帕米或超速起搏。

| 知识点7：室性预激综合征及其治疗 | 副高：掌握　正高：熟练掌握 |

室性预激综合征是由于房室之间存在一条可传导的先天性异常肌束（Kent束），导致心室的预激现象。可见心电图中的PR间期缩短；QRS波增宽并且于起始部有明显粗钝，形成delta波；以及出现室上性快速心律失常的三联征。这种综合征可见于健康人及任何年龄，多无自觉症状，对血流动力学影响轻微，麻醉和手术的耐受力良好。倘预激综合征合并室上性心动过速、房扑、房颤、房室传导阻滞、室性心动过速时则使病情加重。阿托品可以诱发阵发性心动过速，不宜应用。

第三节　心脏除颤、复律与起搏

| 知识点1：心脏除颤适应证 | 副高：熟练掌握　正高：熟练掌握 |

心室颤动唯一有效的治疗和方法为心脏除颤。电除颤适用于：①快速室性心动过速伴血流动力学紊乱，QRS波增宽不能与T波区别者；②心室扑动；③心室颤动。

| 知识点2：心脏除颤方法 | 副高：熟练掌握　正高：熟练掌握 |

（1）胸外电除颤步骤

1）打开电源，选择非同步除颤方式。

2）选用合适电能充电。

3）在电极板上涂导电胶，使两电极分别紧压在右胸上部锁骨下与左乳头外侧腋前线胸壁相当于心尖区。

4）患者四周不可与人、金属物接触。

5）暂停胸外心脏按压，在人工呼吸呼气末按下放电钮除颤，观察ECG，如果室颤持续存在可连续进行3次除颤，继续行心肺复苏术。

6）1分钟后如果室颤持续存在，可再次除颤与用药。

（2）胸内除颤

1）对开胸手术、开胸心脏按压术患者可做胸内直流电除颤。

2）打开心包，暴露心脏。

3）胸内除颤电极板分别置于心脏的两侧、前后并夹紧。

4）电击能量成人10～40J，患儿5～20J。

5）放电。

（3）植入式心脏复律除颤器。

知识点3：心脏电复律	副高：熟练掌握 正高：熟练掌握

适应证：

（1）新近出现的房扑或房颤，去除诱因或使用抗心律失常药物后无法恢复窦性心律者。

（2）室上性心动过速，非洋地黄中毒所致，并对迷走神经刺激或抗心律失常药物治疗无效者。

（3）室性心动过速，对抗心律失常药物治疗无效或伴有血流动力学紊乱者。

绝对禁忌证：

（1）洋地黄中毒所致的室上性心动过速。

（2）电解质紊乱，尤其为低钾血症。

（3）存在病态窦房结综合征或高度房室传导阻滞者。

（4）3个月内有栓塞病史者。

（5）存在急性感染、风湿活动或明显心衰未能控制者。

使用方法：

（1）接上示波器的心电图导联。

（2）用R波最高的导联测心电图，以保证同步。

（3）检查复律器的同步放电性能，应保证在R波中或稍后放电。

（4）放置电极板。

（5）选用放电能量，按同步放电按钮放电。复律能量先用50～100J，若心电图显示未转复为窦性心律，可增加50～100J，再次电复律。

知识点4：复律和除颤的区别	副高：熟练掌握 正高：熟练掌握

（1）治疗的适应证不同：复律用于治疗快速性心律失常；除颤仅用于治疗心室纤颤和扑动。

（2）放电方式不同：复律通过患者心动图上R波来同步触发放电，仅在心动周期的绝对不应期电击，以防止诱发心室颤动，而除颤为随机的非同步放电方式。

（3）所需电击能量不同：电复律的电能较除颤所需的电能小。

知识点5：心脏起搏	副高：熟练掌握 正高：熟练掌握

人工心脏起搏为通过人工脉冲发生器，使用待定频率的脉冲电流，通过导线与电极刺激心脏，代替心脏的起搏点，带动心脏搏动的治疗和诊断方法。

（1）临时起搏器：起搏电极放置时间通常不超过2周，脉冲发生器均置于体外。

（2）永久起搏器：①有症状的病态窦房结综合征；②完全性房室传导阻滞伴阿－斯综合

征；③双束支/三束支传导阻滞，症状显著者；④手术损伤传导系统导致不可逆房室传导阻滞；⑤药物治疗无效或反复发作的快速型心律失常。

第四节　围麻醉期间的急性心肌缺血和急性心肌梗死

知识点1：急性心肌缺血和急性心肌梗死原因　　　　副高：熟练掌握　正高：熟练掌握

急性冠脉综合征为一组由急性心肌缺血导致的临床综合征，主要包括不稳定型心绞痛、非ST段抬高型心肌梗死与ST段抬高型心肌梗死。其中，非ST段抬高型心肌梗死和ST段抬高型心肌梗死的典型特征为Tn升高和/或下降，并至少有一次值大于正常参考范围上限。围术期急性心肌缺血和急性心肌梗死的常见原因见表4-3-1。

表4-3-1　围术期急性心肌缺血和急性心肌梗死的常见原因

心肌氧供下降	心肌氧需增加
冠脉血流下降	心率增快
冠状动脉狭窄	室壁张力增加
主动脉舒张压降低	前负荷增加
心率增快	后负荷增加
血液携氧能力降低	心肌收缩性增强
血红蛋白含量减少	
血氧饱和度下降	
氧合血红蛋白解离曲线降低	

知识点2：围麻醉期急性心肌缺血和急性心肌梗死的类型
　　　　　　　　　　　　　　　　　　　　副高：熟练掌握　正高：熟练掌握

不稳定型心绞痛：存在缺血症状，但无生物标志物升高，伴/不伴提示缺血的ECG改变。因主要根据患者的描述、临床表现和发作时ST-T的动态改变做诊断，故神经阻滞、椎管内麻醉等患者神志清醒的手术诊断更明确。

ST段抬高型心肌梗死：最早的ECG改变为出现超急性期与高耸T波，提示局部高钾血，其受累心肌区电活动的导联上出现ST段抬高。

非ST段抬高型心肌梗死：主要表现为ST段压低和/或T波倒置，而非ST段抬高和病理性Q波。

知识点3：与围麻醉期急性心肌缺血和急性心肌梗死相关且术前可以给予纠正的危险因素
　　　　　　　　　　　　　　　　　　　　副高：熟练掌握　正高：熟练掌握

（1）近期发生的心肌梗死。
（2）严重的心力衰竭。

（3）严重的心绞痛。

（4）非窦性心律。

（5）房性期前收缩。

（6）慢性肾功能不全。

知识点4：与围麻醉期急性心肌缺血和急性心肌梗死相关且术前不能改变的危险因素
　　　　　　　　　　　　　　副高：熟练掌握　正高：熟练掌握

（1）老年性生理改变或高龄。

（2）主动脉瓣严重狭窄。

（3）急诊手术。

（4）心脏扩大。

知识点5：与围麻醉期急性心肌缺血和急性心肌梗死相关且可以避免的术中因素
　　　　　　　　　　　　　　副高：熟练掌握　正高：熟练掌握

（1）不必要地使用升压药物。

（2）低血压。

（3）低体温。

（4）血细胞比容过高或过低。

（5）手术时间过长。

知识点6：与围麻醉期急性心肌缺血和急性心肌梗死相关且不能纠正的术中因素
　　　　　　　　　　　　　　副高：熟练掌握　正高：熟练掌握

与围麻醉期急性心肌缺血和急性心肌梗死相关且不能纠正的术中因素包括：①急诊手术；②胸部或腹部手术或膝上截肢术。

知识点7：急性心肌缺血和急性心肌梗死的临床征象　　副高：熟练掌握　正高：熟练掌握

（1）一般症状：低血压，少尿，呼吸困难，恶心、呕吐，出冷汗，胸痛，神志恍惚，心动过速或心律失常，也可能出现心动过缓。甚至有体温升高。胸部听诊可闻湿啰音；胸部X线片显示心脏扩大，肺部有淤积征象。

（2）ECG监测：心肌缺血S-T段压低或抬高<1.0mm，或在无Q波导联上ST段升高<1.5mm或T波低平或倒置。心肌梗死超急性期的T波高耸，S-T段弓背向上抬高兼出现异常Q波，Q波>0.04秒，出现一系列室性心律失常，例如室性心动过速和室颤及传导阻滞。

（3）实验室检查：心肌肌钙蛋白T和I较传统的CK和CK-MB更为敏感、更可靠，在症状发生后24小时内，cTn的峰值超过正常对照值的99个百分位需考虑心肌梗死的诊断。

（4）冠状动脉造影：能提供详细的血管相关信息。

（5）冠脉内超声显像和光学相干断层显像：可以准确提供斑块分布、性质、大小等腔内影像信息。

知识点8：急性心肌缺血和急性心肌梗死的诊断　　　　副高：熟练掌握　正高：熟练掌握

根据典型的心绞痛症状、典型的缺血性心电图改变以及心肌损伤标志物测定，可以做出急性冠脉综合征的诊断。必须鉴别的疾病包括心肌缺血、肺动脉栓塞、急性主动脉夹层动脉瘤（未波及冠脉）、食管痉挛、肋骨软骨炎、急性胆囊炎、急性消化性溃疡穿孔、急性胰腺炎等。还需要注意ECC导联位置偏差所引起误差应用二维超声心动图检查，如经食管超声心动图可较早发现心脏室壁的运动异常（运动减少、运动不能和运动障碍）。其超声对应方向为心尖部或食管部位，既可看到心脏舒张末期和收缩末期的运动图像，又可见局部缺血区的收缩异常范围，这一检查方法对心肌梗死的诊断有较大的帮助。

知识点9：围术期急性心肌缺血和急性心肌梗死的防治

副高：熟练掌握　正高：熟练掌握

治疗有两个目的：即刻缓解缺血和预防严重不良反应后果。

（1）选择适当的麻醉药物与麻醉方法。

（2）调控围术期氧供、氧需的相关因素，如控制心率、控制血压等。

（3）药物治疗：治疗室性心律失常，可用利多卡因1.0～1.5mg/kg单次静脉注射，然后以1～4mg/min静脉滴注。下壁心梗早期出现的缓慢性心律失常可能对阿托品治疗有反应，后期的缓慢性心律失常、宽QRS波群缓慢性心律失常及发生在前壁心肌梗死的缓慢性心律失常需要置入临时起搏器。

治疗低血压：始终优先考虑要维持较好的冠状动脉灌注压，比降低后负荷更加重要。据此：①去氧肾上腺素0.25～1μg/（kg·min），静滴；②调整循环血容量，可以插入肺动脉导管，按PAP［正常肺动脉收缩压/舒张压为23（15～30）/9（5～15）］进行血容量调整；③给予增强心肌收缩力药物：必须注意此类药物可增加心肌氧耗。

治疗心动过速和高血压：①β受体阻滞药；②硝酸甘油：舌下含服，或按0.25～2μg/（kg·min）静脉滴注；③钙离子通道阻滞药。

第五节　围麻醉期突发急性心力衰竭

知识点1：麻醉中出现急性心力衰竭的诱导因素　　　　副高：熟练掌握　正高：熟练掌握

（1）急性左心衰竭

1）慢性心力衰竭急性加重：术中麻醉药物或手术操作不当。

2）急性心肌损伤：急性冠脉综合征、急性重症心肌炎或围术期心肌病。

3）血流动力学障碍：重度主动脉瓣或二尖瓣狭窄。

（2）急性右心衰竭：常见于右心室梗死或急性大面积肺栓塞。

知识点2：麻醉中出现急性心力衰竭的临床表现　　　副高：熟练掌握　　正高：熟练掌握

（1）急性左心衰竭：表现为焦虑不安、急性肺水肿、心动过速、发绀或室性心律失常等。

（2）急性右心衰竭：表现为突发呼吸困难、窒息感、心率增快、颈静脉怒张、肺动脉瓣区第二心音亢进、三尖瓣有收缩期杂音和舒张期奔马律。

知识点3：麻醉中出现急性心力衰竭的治疗　　　副高：熟练掌握　　正高：熟练掌握

（1）治疗目标

1）控制基础病因与纠正诱因。

2）缓解各种严重症状。

3）保持血流动力学稳定。

4）纠正水电解质紊乱及维持酸碱平衡。

5）保护重要脏器。

（2）急性左心衰竭的处理

1）体位应取半卧位或端坐位，双腿下垂减少回心血量。

2）吸氧，使患者$SaO_2 \geqslant 95\%$。

3）开放至少两根静脉通道。

4）严格限制静脉输液速度，对无明显低血容量因素患者每天摄入液体量应在1500ml内。

5）药物治疗：①利尿药：首选呋塞米；②血管扩张药：收缩压>110mmHg可安全使用，收缩压<90mmHg禁止适用；③吗啡：伴二氧化碳潴留者不建议使用；④支气管解痉药：不应用于心动过速或心律失常的患者；⑤正性肌力药物：适用于低心排血量综合征；⑥特殊装置的应用：有出现心源性休克和低血压倾向的患者术前可安置主动脉球囊反搏。

（3）急性右心衰竭的处理

1）右心室梗死伴心力衰竭：①扩容：24小时的输液量在3500~5000ml；②禁用利尿药、吗啡或硝酸甘油等血管扩张药；③如右心室梗死同时合并广泛左心室梗死应注意扩容，避免肺水肿。

2）急性大面积肺栓塞引起的心衰通常用溶栓治疗。

3）右侧心瓣膜病引起的急性右心衰竭主要应用利尿剂。

第六节　麻醉期间出现的高血压危象、顽固性低血压

知识点1：麻醉期间出现高血压危象及原因　　　副高：熟练掌握　　正高：熟练掌握

围麻醉期高血压危象指围术期包括术前、术中及术后出现的高血压急症与亚急症。急症

指短期内血压严重升高（血压＞180/120mmHg）并造成急性靶器官损害（如主动脉夹层、脑卒中等）。亚急症指虽有严重的高血压但无靶器官损害的依据。麻醉手术期间发生的高血压危象的原因包括：

（1）患者原有高血压术前准备不充分：如原发性高血压、肾性高血压、子痫前期、自主神经反射异常、颅内高压、嗜铬细胞瘤等。

（2）儿茶酚胺释放：麻醉过浅，疼痛刺激，浅麻醉下喉镜窥视气管插管。

（3）低氧血症、高碳酸血症。

（4）寒冷、低温。

（5）麻醉中给予血管活性药不当，输液、输血过多致后负荷增多。

（6）止血带充气后患肢疼痛。

（7）苏醒期躁动。

（8）急性尿潴留、术后伤口疼痛、恶心、呕吐等。

知识点2：麻醉期间出现高血压的治疗方法　　　副高：熟练掌握　　正高：熟练掌握

在治疗前应当排除诱发高血压的有关因素，如麻醉深度不足、缺氧、二氧化碳蓄积等因素。

无基础疾病的患者血压控制在正常范围，老年患者降至149/90mmHg为宜，对有心肌缺血、左心室肥厚的高危患者要格外重视。

降压药物的选择：血压控制在降血压药应当按递增剂量给药方法，30～60分钟降25%，不推荐大剂量用药。β肾上腺素能受体阻滞药静脉注射，钙通道阻滞药静脉注射。如血压仍无法有效控制，硝普钠静脉泵入，0.1～3μg/（kg·min）。冠心病患者，用硝酸甘油静脉泵入，0.1～0.2μg/（kg·min）。嗜铬细胞瘤患者应α肾上腺素能受体阻滞药静脉注射，或联合β肾上腺素能受体阻滞药。

知识点3：麻醉期间出现顽固性低血压及原因　　　副高：熟练掌握　　正高：熟练掌握

围麻醉期顽固性低血压是指血压降低幅度超过麻醉前20%或血压降低达80mmHg的患者经过输血、补液、升压药等对症治疗后无法恢复到正常血压的临床症状。

原因：

（1）前负荷降低：如创伤、失血引起的低血容量；椎管内麻醉后导致的血管扩张；外科手术或患者体位不当或胸腔内压力增高所致的静脉回流障碍；心脏压塞；肺栓塞等。

（2）心肌收缩力降低：如减弱收缩力药物及麻醉药的应用；心律失常；心肌病或充血性心力衰竭；心肌缺血或是梗死；低氧血症；心瓣膜病等。

（3）全身血管阻力降低：如血管扩张药物的应用；全身麻醉药的副作用；脓毒血症；变态反应；内分泌功能失常。

知识点4：麻醉期间出现顽固性低血压的治疗方法

副高：熟练掌握 正高：熟练掌握

术前处理：包括详细询问病史，及时补充丢失的液体，纠正贫血。治疗控制心衰、房室传导阻滞、离子紊乱等基础疾病。术中严密监测，发生严重低血压应注意SpO_2及$P_{ET}CO_2$的变化。外科医师检查是否有对大血管的压迫及内脏牵拉。对于有严重冠心病、肾上腺皮质功能不全、嗜铬细胞瘤等疾病的患者应及时给予对症处理。给予血管收缩药物（静脉注射或滴注）。再次检查、核实血容量，尿量，血细胞比容，水电解质，酸碱平衡状况，CVP，ECG，PA，CO，SVR等。

第七节 体外循环心脏直视手术中和手术后出现的危急事件

知识点1：应用体外循环（CPB）期间低血压的原因 副高：掌握 正高：熟练掌握

转流开始时非血性预充液血液稀释导致血液黏滞度急剧下降引起。主动脉插管不正确，或导管插入颈动脉、无名动脉，或管道有扭曲。人工心肺机的流量过低。外周血管阻力（SVR）下降，常因血管扩张药过量或在升温时体温过高所致。

知识点2：CPB期间血压的控制目标 副高：掌握 正高：熟练掌握

（1）CPB期间理想的平均动脉压（MAP）是保证对一些重要器官损害最小的必要条件，涉及温度、灌注流量、MAP、脏器的自动调节功能，以及血气的管理等很多因素。需要强调的是在体外循环的不同时期，对血压的调整不同。

（2）CPB初期，主动脉尚未钳夹阻断，温度无明显降低。对器官自动调节功能良好的患者，维持MAP在40～50mmHg，小儿可更低。但对器官自动调节功能受损的患者，尽可能避免低血压，维持MAP在50～80mmHg。

（3）低温体外循环期，主动脉钳夹阻断。此期允许MAP降到30～40mmHg，小儿MAP允许降到20～30mmHg。

（4）CPB复温初期，主动脉钳夹阻断或开放后部分钳夹。因降低流量和开放后代谢物质的释放，MAP短暂下降，可不予处理，流量恢复后，MAP可回升。对明显冠状动脉狭窄和自动调节功能异常者，维持MAP在60～80mmHg范围内最佳。

（5）CPB复温后期，主动脉完全开放。此期要维持MAP比预期停机时的理想血压稍微低些，MAP在50～80mmHg较为合适，撤机时再适当提高收缩压。

知识点3：CPB期间低血压的处理 副高：掌握 正高：熟练掌握

（1）检查人工心肺机各部件和管道是否正常运转，如果是主动脉插管不当，立即与手术医师沟通调整主动脉插管。

（2）监测血气，如果HCT＜20%，可输入浓缩红细胞。

（3）纠正代谢性酸中毒。

（4）升高SVR：常用去氧肾上腺素100～200μg单次注入氧合器，直至MAP达到理想水平，个别患者需要1～5mg才能够达到要求。去甲肾上腺素（单次4～8μg）和甲氧明也常选用，应当注意前者的心脏β_1受体作用。

（5）对怀疑过敏原因引起的低血压，可使用苯海拉明等抗过敏药物，严重者可以使用肾上腺素单次4～8μg处理或加量。

知识点4：低心排综合征的病因　　　　　　副高：掌握　正高：熟练掌握

术前患者有严重瓣膜疾病，心肌缺血、心肌梗死，心室功能差，射血分数（EF）＜0.40，心脏缺损手术修补不满意，主动脉阻断时间过长，或在CPB时心肌保护不够、心肌再灌注损伤，心律失常，或有心脏压塞、酸中毒、低血压（收缩压＜90mmHg）、低氧血症、低血容量等，都会在CPB手术后发生低心排综合征。

知识点5：低心排综合征的治疗　　　　　　副高：掌握　正高：熟练掌握

控制心率，植入起搏器，使心率控制在70～100次/分。调整心律，治疗心律失常。调整心脏充盈压，给予液体使PCWP达10～20mmHg。切忌心脏过度膨胀。评估血流动力学，除外缺血或梗死，评估前后负荷，应用正性肌力药。根据动脉血气值，调整通气量，直至提高FiO_2达1.0，保持较好氧合状况。若长时间低心排未能纠正，随时准备重新进行CPB，也可考虑应用主动脉内球囊泵（IABP）或安置左室辅助装置。可借助TEE来评估患者的血流动力学状态。

知识点6：凝血异常的原因　　　　　　副高：掌握　正高：熟练掌握

（1）术前原有影响凝血的因素：①血友病；②肝功能不良，维生素K缺乏；③术前使用阿司匹林或华法林。

（2）体外循环对凝血功能的影响：①转机中对血液中凝血成分的机械性破坏；②血液与CPB管道等人工材料的直接接触，诱发一系列生理及病理反应；③血小板的破坏，数量和功能的下降是导致体外循环后出血的最常见原因；④纤溶活性升高；⑤血液稀释，血液黏滞度下降；⑥低温，术后低血压；⑦肝素中和不足，或肝素反跳；⑧鱼精蛋白本身也有抗凝作用，鱼精蛋白过量可以使凝血时间延长。当鱼精蛋白拮抗肝素用量超过2～3倍时，可以产生抗凝效应。

（3）其他因素：①大量输注缺乏不稳定凝血因子V和因子Ⅷ的库血；②术中用血液回收机洗涤、浓缩血液，可以得到HCT达30%～40%的红细胞，但缺失血浆、凝血因子和血小板。

知识点7：凝血异常的处理措施　　　　　　　　副高：掌握　正高：熟练掌握

纠正术前存在的凝血异常，及时调整或停止术前抗血小板聚集药和抗凝药。止血彻底，尽可能缩短CPB和手术时间。使用抗纤溶药物：氨基己酸（EACA）的用量为负荷量100~150mg/kg，在体外循环前给予，然后持续输注10~20mg/（kg·h）至手术结束。但应注意对肾功能的影响。在CPB前，采取全血，然后分出富含血小板的血浆，在CPB结束后输入。选用膜肺可减少血小板的破坏。复温结束后注意保暖。活化凝血时间（ACT）是监测肝素抗凝效果的重要指标。其他检测方法包括肝素浓度测定和监测高剂量凝血酶时间（HiTT）。加强凝血功能的检测，根据情况输注凝血因子、纤维蛋白原及血小板。关胸后使用呼气末正压通气（PEEP），可减少胸腔内渗血。

知识点8：心肺转流中和转流后的大量空气栓塞的原因　　　　副高：掌握　正高：熟练掌握

氧合器中血平面过低；左心室引流反流或未预料的开放心脏恢复射血；脉冲辅助设备或主动脉内球囊破裂使大量气体进入动脉循环。

知识点9：心肺转流中和转流后的大量空气栓塞的临床征象　　　　　　　　　　　　　　　　　　　　　　　副高：掌握　正高：熟练掌握

（1）可见气泡从氧合器进入患者的主动脉和其他血管中。

（2）氧合器内血量明显减少，血面降低。

（3）患者表现有心肌缺血或心肌梗死的症状，如ECG出现心律失常，ST段抬高，心脏传导阻滞，低心排征象，甚至心脏骤停。

（4）EEG示慢波（<4Hz的δ波）。

（5）患者苏醒延迟，甚至发生广泛性脑功能失常。

知识点10：心肺转流中和转流后的大量空气栓塞的处理措施　　　　　　　　　　　　　　　　　　　　　　　副高：掌握　正高：熟练掌握

（1）立即停止CPB，重新预充氧合器中的血液。

（2）置患者于深度垂头仰卧位，以减少脑循环中的气栓。

（3）手术医师立即采取措施从升动脉和心脏放出气体，并从冠状动脉驱出气体。

（4）给予患者高浓度氧气吸入，给予血管活性药，提高动脉压。

（5）通过冠状窦或经上腔静脉低温（20~24℃）做血液逆行灌注，速度1~2L/min，维持1~2分钟，主动脉内继续排气，再灌注1~2分钟，目的是从脑动脉循环中冲出气体。

（6）按缺氧性脑损害进行治疗，如头部降温，给予巴比妥类药、肾上腺皮质激素等，必要时进行高压氧治疗。

第四章　神经系统损害引起的危急事件

第一节　围麻醉期间突发脑血管意外

知识点1：脑血管意外发生的原因　　　　副高：熟练掌握　正高：熟练掌握

脑血管意外指的是发展迅速，持续时间在24小时以上，具有血管源性的急性脑部血液循环障碍所引起的各种临床综合征。分为缺血性疾病（如脑梗死、脑血栓形成等）和出血性疾病（如脑出血、蛛网膜下腔出血等）。主要原因包括：

（1）患者因素：存在脑血管意外病史、房颤及动脉硬化等病史。卧床时间过长导致促凝物质增加，抗栓物质减少而形成血栓。

（2）麻醉因素：麻醉诱导不平稳，血流动力学紊乱超出脑血管自主调节范围，输血输液过多增加毛细血管的静脉压引起脑血管损伤，术中低氧或高二氧化碳可升高颅内压。

（3）手术因素：脊柱手术术毕制动，心脏手术动脉粥样斑块脱落导致脑的微血栓。

知识点2：脑血管意外的临床表现　　　　副高：熟练掌握　正高：熟练掌握

临床表现主要包括：突然跌倒、意识丧失或运动麻痹，表现为一过性或永久性脑功能障碍的症状和体征。若出现在麻醉中，则表现为术后苏醒延迟，呼吸恢复但唤之不醒，或可睁眼但不能应答。待患者清醒后，可有失语、偏瘫、肌力下降、瞳孔不等大或巴宾斯基征阳性等。

知识点3：脑血管意外的预防　　　　副高：熟练掌握　正高：熟练掌握

（1）充分的术前准备：控制基础疾病并戒烟限酒。

（2）良好稳定的麻醉管理：①平稳诱导；②维持血流动力学稳定；③保证氧供防止二氧化碳蓄积；④控制液体量防止含糖液的输注。

（3）做好患者心理工作，做好镇静镇痛。

（4）降低体温可减少中枢系统损害。

知识点4：脑血管意外的处理　　　　副高：熟练掌握　正高：熟练掌握

若出现脑血管意外，在保证气道通畅、呼吸循环稳定的情况下快速进行神经系统评估，使用降压药物控制血压、降低颅内压或抗癫痫治疗。

（1）缺血性脑卒中：静脉溶栓为一线治疗，或行血管内取栓术。在脑卒中发作后48小时内开始阿司匹林或低分子肝素抗血栓治疗。防止深静脉血栓形成及肺栓塞。

（2）出血性脑血管意外：补液维持血容量和电解质平衡，降低血流动力学波动降低再出血风险，停用抗血栓药物，对大量出血、出血破入脑室或蛛网膜下腔患者应采取止血治疗，如伴发脑内血肿体积较大时，需尽快手术清除血肿。

第二节　苏醒期躁动

知识点1：苏醒期躁动的原因	副高：熟练掌握　正高：熟练掌握

全麻苏醒期躁动是麻醉苏醒期的一种不恰当行为，主要表现为躁动、兴奋和定向障碍并存，可出现不适当行为（如肢体的动作、语无伦次、无理性言语、哭喊、呻吟或妄想思维等）。其原因主要包括：

（1）患者自身的因素：与年龄、对麻醉药物的兴奋、术前的焦虑状态、对酒精或阿片类药物成瘾以及长期服用抗抑郁药物等有关。

（2）手术原因：手术的部位、类型、时间（如耳鼻、咽、喉科等与情感关系较密切的部位）。

（3）麻醉原因：术前应用抗胆碱药物、麻醉诱导、维持药物、肌松药的残留、术后镇痛不完善、催醒用药、气管导管刺激、生化及呼吸循环系统不稳定等。

知识点2：苏醒期躁动的临床表现	副高：熟练掌握　正高：熟练掌握

（1）可有严重的焦虑、躁动，兴奋、极度烦躁或挣扎。

（2）气管导管的刺激无法耐受、有呛咳或企图拔除气管导管。

（3）血压升高、心率增快、呼吸浅慢或血氧饱和度下降。

（4）多动、谵妄，也有一些患者试图坐起。

（5）为剧烈的不协调"拍击"样运动。

（6）患儿通常表现为激惹，无法停止的哭闹和安慰等。

知识点3：苏醒期躁动的处理措施	副高：熟练掌握　正高：熟练掌握

（1）保证供氧和呼吸道的通畅。

（2）及时处理气管导管的刺激和尿潴留的不良反应。

（3）镇静药物的应用。

（4）阿片类药物的应用。

（5）其他镇痛用药。

第三节　麻醉、手术中周围神经损伤

知识点1：麻醉、手术中周围神经损伤的原因　　　*副高：掌握　正高：熟练掌握*

患者原有的周围神经功能异常，手术后加重。施行局麻时血管收缩药应用过多，浓度过大。施行神经丛阻滞或椎管内麻醉时穿刺针直接损伤神经或脊神经根。外科放置手术体位时对周围神经的压迫、伸展或扭转。外科手术时应用止血带不当，致神经受压。手术期间低血时间过长，某神经血流支配受到影响。

知识点2：麻醉、手术中周围神经损伤的临床征象　　*副高：掌握　正高：熟练掌握*

麻醉、手术中很难检查出患者周围神经受损伤的情况，但是在手术后一两天便会出现受伤神经的感觉、运动异常，严重时麻痹或瘫痪。

知识点3：麻醉、手术中周围神经损伤的处理措施　　*副高：掌握　正高：熟练掌握*

会同神经科和康复医学科医师做周围神经系统的全面检查，确定受损伤部位和程度，并积极进行治疗。分析神经受损伤的原因，特别是其与麻醉、手术期间操作、注药和体位等的关系。再次检查患者有无糖尿病或其他血管疾病。

第五章 产科麻醉时出现的危急事件

第一节 羊水栓塞

知识点1：羊水栓塞的原因 副高：掌握 正高：熟练掌握

传统认为羊水通过存在的破口进入母体血循环造成的肺栓塞。具体途径主要是产妇生产时，因产程过短、胎儿过大、头盆不称，或应用子宫收缩药，出现胎盘早剥，前置胎盘时胎盘边缘血窦破裂或子宫破裂以及在剖宫产手术时，羊水可以经敞开的子宫血窦进入母体内。中年多产妇更易发生。

知识点2：羊水栓塞的临床征象 副高：掌握 正高：熟练掌握

（1）起初胸痛、咳嗽，或有咯血，随即呼吸急促并出现窘迫现象，并发绀。

（2）心血管系统出现虚脱、低血压、肺动脉高压伴右心衰竭，甚至出现心脏骤停。ECG呈现电机械分离。

（3）没有明显急性原因的凝血异常。

（4）反射亢进、抽搐、昏迷。

（5）胸部X线片示广泛性肺水肿。

（6）最终子宫收缩无力，左心衰竭和DIC。

第一阶段的特征是急性呼吸衰竭和心搏骤停；第二阶段可出现严重的出血性休克伴DIC的证据。

知识点3：羊水栓塞的处理措施 副高：掌握 正高：熟练掌握

急救原则：保持气道通畅、维持氧供、积极抢救循环衰竭、纠正凝血功能障碍。治疗目的是纠正低氧血症和低血压，以防母体出现（例如低氧性脑损伤、急性肾损伤）缺血性损伤。①加强监测，纠正缺氧，在必要时尽快行气管插管，并做机械通气；②羊水发生在胎儿娩出前，应迅速结束分娩，做好新生儿窒息的复苏准备；③纠正循环衰竭，保证重要脏器血运，采取输液和应用血管收缩药及强心药等支持循环功能的措施；④防治弥散性血管内凝血；⑤纠正肺动脉高压；⑥抗过敏，及早使用大剂量的肾上腺皮质激素类药物；⑦心脏骤停者做心肺复苏的抢救治疗。

第二节　子痫前期和子痫

知识点1：子痫前期和子痫的诱因　　　副高：掌握　正高：熟练掌握

子痫前期是妊娠后半期或产后出现的新发高血压和蛋白尿，或出现新发高血压和显著的终末器官功能障碍伴或不伴蛋白尿。子痫是子痫前期女性新发生的全身性强直-阵挛性抽搐发作或昏迷。诱因有：

（1）产妇既往有下列内科疾患者：高血压、肾病、镰状细胞贫血、血红蛋白病、系统性红斑狼疮及其他胶原性血管病，且产前未接受治疗者。

（2）产妇有子痫前期病史。

（3）有子宫迅速增大的情况，例如葡萄胎、羊水过多、多胎妊娠、糖尿病合并巨大儿。

（4）高龄产妇或多产妇。

知识点2：子痫前期和子痫的临床征象　　　副高：掌握　正高：熟练掌握

（1）高血压：收缩压>140mmHg，或比正常增加30mmHg；舒张压>90mmHg，或比正常增高15mmHg。

（2）蛋白尿：24小时尿蛋白含量>0.3g/L。

（3）水肿呈全身性（面部、上肢），与通常下肢水肿相悖。

上述三项症状可逐渐加重。①肾脏：蛋白尿加重，肾血流减少，血清肌酸、尿酸升高，最终导致急性肾衰竭；②心肺系统：严重高血压，肺动脉高压，心排出量降低，充血性心力衰竭，肺水肿；③中枢神经系统：头痛，视力障碍，嗜睡，反射亢进，中枢兴奋性增强，肌阵挛，脑水肿，最后引起抽搐发作（子痫），颅内出血；④血液系统：血小板减少或功能障碍，PT、APTT延长，出现纤维蛋白裂解产物，HCT升高；⑤出现血小板减少综合征（HELLP），即溶血、肝酶升高及低血小板综合征；⑥产科并发症：子宫收缩增强，血流减少，早产，胎盘剥离，宫内发育障碍，胎儿呼吸窘迫；⑦上腹部疼痛。

知识点3：子痫前期和子痫的处理措施　　　副高：掌握　正高：熟练掌握

根据征象可见子痫前期属高危病例，最终的治疗就是分娩出胎儿与胎盘，唯有如此，才能够控制病情的进展。在不危及母体的情况下应当尽量延长妊娠，直至胎儿发育成熟能出生后存活或出现需终止妊娠的因素。至于严重的子痫前期、子痫和HELLP综合征，为稳定母体病情，应当迅速分娩出胎儿，而不计胎儿的成熟与大小。需行紧急剖宫产手术时，从麻醉角度应当考虑困难气道管理、心肺功能和凝血障碍的防治问题。

第三节 新生儿窒息

| 知识点1：新生儿窒息的原因——产妇原因 | 副高：掌握 正高：熟练掌握 |

产妇原因主要包括：①子痫前期和子痫；②高血压；③糖尿病；④高龄初产妇（>35岁）；⑤心脏病；⑥妊娠期间出血；⑦前置胎盘；⑧胎盘早剥；⑨Rh同族免疫作用；⑩药物作用：镇静药、镁离子、阿片类药、利血平、酒精等。

| 知识点2：新生儿窒息的原因——胎儿原因 | 副高：掌握 正高：熟练掌握 |

胎儿原因主要包括：①早产；②多胞胎妊娠；③过期妊娠（>43周）；④羊水过多或被胎粪污染；⑤宫内生长迟缓。

| 知识点3：新生儿窒息的原因——围生期因素 | 副高：掌握 正高：熟练掌握 |

围生期因素主要包括：①胎位不正或脐带脱出、强烈阵痛、产程延长、发生突然分娩等；②剖宫产，或非选择性的产钳助产；③镇痛、镇静药物过量，或全身麻醉延长和发生并发症，如较长时间低血压、低氧血症等。

| 知识点4：新生儿窒息的临床征象 | 副高：掌握 正高：熟练掌握 |

（1）呼吸抑制，氧合减低，胎儿PaO_2 25~40mmHg可以继续下降至20~35mmHg，pH下降，发生无氧代谢。

（2）心动过缓。

（3）阿普加新生儿评分降低。

| 知识点5：阿普加新生儿评分 | 副高：掌握 正高：熟练掌握 |

阿普加新生儿评分见表4-5-1。

表4-5-1 阿普加新生儿评分

评测项目	评　分		
	0	1	2
心率	消失	<100次/分	>100次/分
呼吸动作	消失	慢，不规则	良好，哭喊
皮肤颜色	发绀、苍白	身体红润	全身红润

续　表

评测项目	评　分		
	0	1	2
		肢体蓝色	
反射	消失	迟钝	咳嗽，喷嚏
（用吸痰管刺激鼻腔）			
肌张力	软弱无力	肢体有些屈曲	活泼运动

知识点6：新生儿窒息的处理措施　　　　　　　　　副高：掌握　正高：熟练掌握

　　保持呼吸道的通畅，给予纯氧吸入，必要时做气管插管，吸出羊水和胎粪。按照常规急救方法给予药物和补充血管内容量。一些药物可以经脐静脉或气管导管用药。阿普加评分在7分以下者，均需积极抢救治疗。

第六章　体内代谢异常引起的危急事件

第一节　急性肾上腺皮质功能减退

| 知识点1：急性肾上腺皮质功能减退的原因 | 副高：掌握　正高：熟练掌握 |

急性肾上腺皮质功能减退指在原发或继发的、急性或慢性的肾上腺皮质功能减退时，由于感染、创伤、手术、胃肠紊乱、妊娠、分娩或停用激素等各种因素，引起的肾上腺皮质激素分泌不足、缺如从而导致的一系列临床症状，又名艾迪生危象。围麻醉期常见肾上腺危象的高危因素包括：①慢性肾上腺皮质功能减退症；②长期大量肾上腺皮质激素应用；③肾上腺手术；④急性肾上腺出血；⑤皮质激素合成受阻。

| 知识点2：急性肾上腺皮质功能减退的临床征象 | 副高：掌握　正高：熟练掌握 |

（1）循环系统：心率快，可达160次/分，四肢厥冷、血压下降或休克。

（2）消化系统：恶心、呕吐、厌食、腹痛、腹泻，有时可相似于急腹症表现。

（3）神经系统：乏力、淡漠、谵妄、烦躁不安、嗜睡甚至昏迷。

（4）发热：较常见，体温可达40℃以上，有时可低于正常。

（5）实验室检查：高血钾、低血糖、低血钠、轻度酸中毒、血皮质醇总量降低。

| 知识点3：急性肾上腺皮质功能减退的处理措施 | 副高：掌握　正高：熟练掌握 |

（1）去除诱因，治疗原发病与抗感染治疗。

（2）对疑似尚未诊断患者立即给予治疗同时进行血皮质醇、ACTH等的诊断检查。地塞米松4mg快速静推为首选，因与氢化可的松相比地塞米松不会干扰血清皮质醇测定。

（3）确因肾上腺皮质功能不全发生者：①立刻补充循环血容量（晶体、胶体溶液）；②静脉注射氢化可的松100mg，以后每6小时静脉滴注氢化可的松100mg；③在必要时，给予血管收缩药和增强心肌药。

（4）预防和治疗低血糖。

（5）纠正电解质紊乱和酸碱平衡。

（6）预防应激性溃疡。

第二节　甲状腺功能亢进危象

知识点1：甲状腺功能亢进危象的诱因　　　副高：熟练掌握　正高：熟练掌握

甲状腺功能亢进危象指甲状腺亢进过程中，因某种诱因导致甲亢病情急剧恶化，造成患者代谢、体温调节或心血管功能等失代偿而危及生命的状态。

诱因：

（1）术前准备不充分，甲状腺功能亢进不能得到有效地控制。

（2）严重的应激、感染、创伤或精神刺激等。

（3）不适当停用抗甲状腺药物。

（4）放射性核素 ^{131}I 治疗后发生感冒。

（5）妊娠期甲亢没有控制好。

（6）麻醉方法及药物的选择：不宜使用麻黄碱、氯胺酮或抗胆碱能药物等刺激交感神经及加重心动过速的药物。

知识点2：甲状腺功能亢进危象的临床征象　　　副高：熟练掌握　正高：熟练掌握

（1）循环系统：心率快、可达160次/分，大汗或休克。

（2）消化系统：厌食、恶心、呕吐或腹泻等。

（3）神经系统：嗜睡、烦躁、躁动不安甚至昏睡昏迷。

（4）发热：较常见，可有体温达40℃以上。

知识点3：甲状腺功能亢进危象的处理措施　　　副高：熟练掌握　正高：熟练掌握

（1）对症处理：主要包括降低体温、保证氧供及补充液体等。

（2）尽快减少甲状腺激素释放和合成。

（3）快速阻滞儿茶酚胺释放，应用肾上腺素能受体阻滞剂十分重要。肾上腺皮质激素可抑制甲状腺激素的释放，对高热、大汗的患者可缓慢静推地塞米松 $5 \sim 10mg$，再以氢化可的地松维持静滴。

（4）纠正电解质紊乱和酸碱平衡。

第三节　糖尿病酮症酸中毒和高渗性非酮症高血糖昏迷

知识点1：糖尿病酮症酸中毒的原因　　　副高：熟练掌握　正高：熟练掌握

因胰岛素相对地或绝对地缺少（如1型糖尿病），使体内动用了脂肪酸进行氧化而产生酮酸。原因：

（1）患者因素：胰岛素中断或用量不足，感染、应激等。

（2）手术因素：胰腺、甲状腺手术可诱发酮症酸中毒。

（3）麻醉因素：麻醉期间用药和不同的麻醉方式可影响糖代谢。

知识点2：糖尿病酮症酸中毒的临床征象及诊断　　副高：熟练掌握　正高：熟练掌握

临床征象：

（1）清醒患者主诉有恶心、呕吐或腹痛。

（2）渗透性利尿，严重失水表现包括低血压、心动过速或体位性低血压。

（3）有代谢性酸中毒及电解质紊乱的各项症状。

（4）出现继发于酸中毒的过度通气状态。

（5）中枢神经功能障碍，神志发生改变，可有昏迷。

（6）周围循环衰竭和肾功能障碍。

诊断标准：

（1）糖尿病症状+任意时间血浆葡萄糖水平≥11.1mmol/L。

（2）尿糖、尿酮强阳性。

（3）酸中毒表现：血气分析为代谢性酸中毒表现。

知识点3：糖尿病酮症酸中毒的处理措施　　　　副高：熟练掌握　正高：熟练掌握

在处理前，根据各项化验检查明确诊断。

（1）保持良好的通气和氧合状态。

（2）补液：首选生理盐水进行初步液体复苏，积极补液改善机体高渗状态可增强低剂量胰岛素治疗的疗效。

（3）进行胰岛素治疗：首先单次快速静脉给予普通胰岛素0.1U/kg，然后开始持续输注普通胰岛素0.1U/（kg·h），血糖的下降速度不宜过快，每小时降低50~70mg/dl（2.8~3.9mmol/L）为宜。pH为7.1~7.2或pH<7.1时，给碳酸氢钠。监测血糖、电解质和血气检查。

知识点4：高渗性非酮症高血糖昏迷原因　　　　副高：熟练掌握　正高：熟练掌握

高渗性非酮症高血糖昏迷临床特征主要为严重的高血糖、脱水、血浆渗透压升高但无明显的酮症酸中毒，患者通常存在意识障碍或昏迷。一般患者伴有轻度、非胰岛素依赖性糖尿病或无糖尿病史，当机体受到严重创伤、手术应激、心肌梗死等意外时可引发此病。

知识点5：高渗性非酮症高血糖昏迷诊断标准　　副高：熟练掌握　正高：熟练掌握

①血糖≥33.3mmol/L；②有效血浆渗透压≥320mOsm/L；③血清碳酸氢根≥15mmol/L，或动脉血pH≥7.30；④尿糖呈强阳性，而尿酮阴性或弱阳性。因高渗性非酮症糖尿病昏迷

可与糖尿病酮症酸中毒、乳酸酸中毒并存，故上述诊断标准中的①③④缺乏或者不完全符合时，不可否定高渗性非酮症糖尿病昏迷的存在。

| 知识点6：高渗性非酮症高血糖昏迷治疗 | 副高：熟练掌握　正高：熟练掌握 |

（1）补液：按照血糖、血渗透压、电解质、生命体征及心肾功能等情况选择补液种类、补液速度和补液量。

（2）胰岛素治疗方案选择及剂量调整：持续静脉注射胰岛素，待高渗纠正、血糖基本平稳后改用胰岛素强化治疗。

（3）纠正电解质紊乱。

（4）其他对症治疗：纠正休克、治疗急性肾衰竭、抗感染或治疗脑水肿等。

第四节　高钾血症和低钾血症

| 知识点1：高钾血症的原因 | 副高：掌握　正高：熟练掌握 |

（1）摄入过多：饮食含钾过多；使用含钾较多的药物，静脉补钾过快；大量输血，特别是输入储存日期较长的库存血；体外循环心脏直视手术时应用的心肌保护液中钾的含量过高；器官移植保存液等。

（2）排钾减少：肾衰竭；肾上腺功能障碍；给予保钾利尿剂血管紧张素转换酶（ACE）抑制剂等药物，致肾排钾减少。

（3）细胞内钾外移：①广泛组织损伤，例如肌肉挤压伤、溶血、内出血等；②麻醉中使用了去极化肌松药琥珀胆碱；③麻醉、手术中出现呼吸性或是代谢性酸中毒；④高钾血症性周期性瘫痪；⑤恶性高热。

| 知识点2：高钾血症的临床征象 | 副高：掌握　正高：熟练掌握 |

主要表现为心肌收缩功能降低，心音低钝，出现心动过缓、房室传导阻滞、室性期前收缩、心室颤动、心脏骤停。ECG随血清K^+不同的高钾血症数值出现渐进性异常变化。高钾血症的最早期出现高耸T波，当血清K^+继续升高，心肌的复极化出现异常，QRS综合波增宽，P-R间期延长，P波增宽甚至消失；增宽的QRS综合波最终融合到T波当中，出现正弦波图形。最终出现心室纤颤或是停跳。钾离子对心脏的毒性作用可因低钙血症、低钠血症和酸血症而加重。影响神经肌肉复极过程，出现疲乏、四肢松弛性瘫痪、腱反射消失等，严重者引起吞咽、发音及呼吸困难；可能出现动作迟缓、嗜睡等神经症状。

| 知识点3：高钾血症的处理措施 | 副高：掌握　正高：熟练掌握 |

（1）患者血清$K^+ > 5.5mmol/L$者，不宜进行择期手术麻醉。

（2）病因治疗，停用富含钾药物，禁食富含钾食物，清除体内积血或坏死组织。

（3）抑制钾离子对心脏的毒性作用：静脉注射10%葡萄糖酸钙溶液10～30ml，在必要时重复注射。

（4）促进细胞外钾进入细胞内：①碳酸氢钠或是乳酸钠静脉滴注；②葡萄糖加胰岛素静脉滴注；③选择性β_2受体激动剂。

（5）排钾治疗：①排钾利尿剂；②阳离子交换树脂；③腹膜透析或血液透析。

知识点4：低钾血症的原因　　　　　　　　　　　　副高：掌握　正高：熟练掌握

（1）钾摄入量不足：见于长期不能进食或少食的各种疾病，如消化道梗阻、慢性胃肠疾病、某些精神病患者、昏迷、恶性肿瘤、慢性消耗性疾病等。从摄钾减少到肾脏排钾减少约需2周才能达到平衡，因此长期摄入钾减少最终导致低钾血症。此外长期禁食的患者无钾或低钾液体输入过多亦可导致低钾血症。

（2）钾排除过多：①胃肠道失钾过多，各种消化液的含钾量均高于血清，当剧烈或持久的腹泻、呕吐、胃肠引流、自瘘管丧失消化液都会引起大量失钾；②肾脏排钾过多，长期使用利尿剂如噻嗪类利尿剂；渗透性利尿如糖尿病、静脉注射高渗溶液、急性肾衰竭多尿期；醛固酮增多症；远端肾小管酸中毒；③皮肤失钾过多，例如大量出汗、烧伤等。

（3）钾向细胞转移：①代谢性或呼吸性碱中毒；②胰岛素作用；③低钾血症性周期性麻痹；④细胞摄钾过多如维生素B_{12}治疗巨幼红细胞性贫血时；⑤棉籽油中毒。

知识点5：低钾血症的临床征象　　　　　　　　　　副高：掌握　正高：熟练掌握

低钾血症的临床表现与低血钾的严重程度有关，更主要取决于低血钾发生的速度、期限及病因。轻度低血钾可无症状，短时间发生严重低血钾临床症状迅速出现，严重者可能出现猝死。

（1）神经肌肉功能抑制：主要中枢神经系统症状有嗜睡、精神抑郁、表情淡漠；对肌松药的敏感性增加，可发生呼吸衰竭或瘫痪，肠蠕动减退，可能引起麻痹性肠梗阻。

（2）ECG异常：T波低平，出现U波，ST段下移；心动过速；出现室性期外收缩、房室传导阻滞，甚至心脏骤停。在洋地黄中毒时，如果同时伴低钾血症，则情况会更加严重。

（3）肾脏：可出现多尿、代谢性碱中毒。

（4）酸碱平衡紊乱：表现为代谢性酸中毒、反常性酸性尿。

知识点6：低钾血症的处理措施　　　　　　　　　　副高：掌握　正高：熟练掌握

（1）凡患者血清K^+＜3.5mmol/L者，不宜进行择期手术麻醉。

（2）积极治疗原发病，去除病因。

（3）及时、适量补钾。轻度低钾者可鼓励进食富含钾食物、口服含钾盐，不宜长期口服氯化钾肠溶片。严重低血钾或不能经口补钾者可予静脉补钾，如经周围血管给药，其浓度为

$20\sim40\text{mmol/L}$，每小时补钾$20\sim40\text{mmol}$。

（4）紧急需行手术的低钾血症患者，可于麻醉诱导前经中心静脉按$0.5\sim1\text{mmol/}(\text{kg}\cdot\text{h})$的速度补钾。快速给药必须在持续ECG和尿量的监测下进行，在必要时监测血钾浓度。

第五节　低 血 糖 症

知识点1：低血糖的原因	副高：掌握　正高：熟练掌握

营养缺乏，体内葡萄糖合成减少或利用增多。如长期无法进食或手术前禁食时间过长；患有代谢疾病；饮酒或服用水杨酸盐等药物；胰岛素治疗不当或内源性胰岛素分泌过多。

知识点2：低血糖的临床征象	副高：掌握　正高：熟练掌握

（1）中枢神经系统表现轻重不一。初期精神不集中，思维言语迟钝，嗜睡，可出现幻觉；皮质下受抑制时躁动，甚至强直性惊厥；可致昏迷，持续低血糖可导致死亡，术中低血糖可导致苏醒延迟或出现抽搐性发作。

（2）交感神经系统过度兴奋，例如焦虑、出汗、血压升高、心动过速等。

知识点3：低血糖的处理措施	副高：掌握　正高：熟练掌握

（1）轻症者进食高糖食物即可缓解症状，重症者予以50%葡萄糖$60\sim100\text{ml}$静脉注射，以后继续用5%葡萄糖溶液$1\sim2\text{mg/}(\text{kg}\cdot\text{h})$静脉滴注。

（2）病因治疗：疑胰岛素瘤应明确定位并切除，停用胰岛素或是其他降糖药。

第六节　恶 性 高 热

知识点1：恶性高热的原因	副高：掌握　正高：熟练掌握

某些带有遗传不完全显性染色体的患者，应用琥珀胆碱或某些吸入麻醉药、酰胺类局麻药后，会诱发恶性高热。患儿在有咬肌痉挛，或伴有斜视畸形和骨骼与骨骼肌系统异常者易发生。大量的体内、体外试验显示恶性高热的症状和体征与胞内Ca^{2+}从骨骼肌肌质网释放失调有关。胞内Ca^{2+}的增多导致肌肉收缩活动增强、氧耗增加、二氧化碳生成增多、ATP含量急剧减少及体温升高。

知识点2：恶性高热的临床征象	副高：掌握　正高：熟练掌握

早期体征：

（1）高碳酸血症。

（2）咬肌强直。

（3）窦性心动过速。

（4）全身肌肉强直。

后期体征：

（1）高热。

（2）室性心动过速/心室颤动。

（3）心室异位起搏/二联律。

（4）高钾血症相关的心电图改变。

（5）肌红蛋白尿。

知识点3：恶性高热的处理措施	副高：掌握 正高：熟练掌握

（1）优化氧合和通气：增加通气频率和/或潮气量，提供足够的O_2供（FiO_2 1.0）最大化通气并降低$ETCO_2$。

（2）停止使用诱发药物，抗心律失常不能使用钙通道阻滞药。

（3）立刻给予丹曲林2.5mg/kg，5~10分钟重复给予直至症状消失。丹曲林的最终剂量可以达到10mg/kg。

（4）监测和治疗酸中毒，给予$NaHCO_3$纠正碱缺失。其剂量是2~4mmol/kg。

（5）按照高级心脏生命支持处理心律失常。

（6）监测和治疗高钾血症。

（7）持续监测核心温度，体表降温至38℃为妥。除了头部降温作脑的保护外，如果患者体腔（胸腔、腹腔）已经手术切开，可以于体腔内应用无菌冰冷生理盐水降温；如果系体外循环转流，也可以通过这一装置进行降温。

（8）监测尿量，保证尿量>2ml/（kg·h），预防肌红蛋白尿引起急性肾衰竭。

（9）监测各肌肉筋膜室以预防急性筋膜室综合征。

（10）易感患者麻醉应当避免使用诱发药物。

（11）ICU监测36小时，以免复发。

附录一　高级卫生专业技术资格考试大纲
（麻醉学专业——副高级）

一、专业知识

（一）本专业知识

1. 麻醉学专业的基础知识和理论包括：

（1）掌握麻醉相关解剖学。

（2）掌握麻醉生理学。

（3）掌握麻醉药理学。

（4）掌握麻醉相关病理生理学。

（5）掌握心肺脑复苏。

（6）熟悉重症监护治疗。

（7）掌握急性疼痛治疗方法，熟悉常见慢性疼痛的治疗原则。

2. 掌握疾病、手术和麻醉对生理功能的影响和处理原则。

（二）相关专业知识

1. 掌握手术患者常见并存疾病（包括心脑血管、呼吸、内分泌、水电解质酸碱平衡紊乱及血液系统疾病等）的病理生理改变及基本治疗方法，在围术期能正确评价其严重程度和手术麻醉的风险性。

2. 掌握常用试验检查及与麻醉相关的特殊检查（如肺功能检查、心功能检查、肝肾功能检查、血气分析等）的基础知识及临床意义。

3. 麻醉生理监测相关知识及应用原则，包括：

（1）掌握全麻深度的临床判断及监测技术。

（2）掌握肌松监测方法及其临床意义。

（3）掌握血流动力学监测方法及其临床意义。

（4）掌握心电图监测方法及临床应用。

（5）掌握呼吸功能及麻醉气体的监测方法。

（6）掌握体温监测方法。

（7）了解经食管超声心动图的临床应用。

4. 了解重症监测治疗的基础理论知识。

二、学科新进展

1. 熟悉本专业国内外新进展，包括新理论、新技术、新药物等。

2. 了解相关学科在治疗学方面的新进展，如不停跳冠脉搭桥术、微创外科手术、心血管病的治疗、经食管超声心动图的应用等。

三、专业实践能力

1. 掌握术前病情评估、麻醉前准备、各种麻醉方法的技术规范与管理，麻醉并发症的防治等。熟练掌握呼吸、循环功能的监测方法、操作技能及其临床应用。

2．掌握ASAⅢ级以上患者（如各种休克、心脏疾病、肺功能障碍、肝肾功能不全等）的麻醉处理。

3．掌握心、肺、脑复苏及休克的监测、治疗和各种支持治疗方法。

4．掌握困难气道处理技术和辅助人工气道的应用（例如纤维支气管镜技术和喉罩的应用），麻醉期间各种紧急情况的处理。

5．掌握急性疼痛治疗的相关知识和方法，如术后镇痛、分娩镇痛，熟悉常见的慢性疼痛和癌性疼痛的治疗原则。

6．熟悉危重患者（如急性呼吸窘迫综合征、心力衰竭、多脏器衰竭等）的监测、治疗和各种支持治疗方法。

7．熟悉本专业的各种临床治疗指南。

附：

（一）专科麻醉及特殊病症的麻醉

　1．常见

　　（1）眼耳鼻喉口腔颌面及整形外科手术麻醉

　　（2）普通外科手术麻醉

　　（3）妇科和产科麻醉

　　（4）泌尿外科手术麻醉

　　（5）创伤患者麻醉

　　（6）内镜手术麻醉

　　（7）小儿麻醉

　　（8）老年人麻醉

　　（9）高血压患者麻醉

　　（10）心脏病患者非心脏手术麻醉

　　（11）呼吸系统疾病患者麻醉

　　（12）休克患者麻醉

　　（13）肝肾功能不全患者麻醉

　　（14）脊柱和四肢手术麻醉

　　（15）非住院患者手术麻醉

　　（16）手术室外患者的麻醉

　2．少见

　　（1）神经外科手术麻醉

　　（2）心血管手术麻醉

　　（3）胸科手术麻醉

　　（4）内分泌疾病患者麻醉

　　（5）血液病患者的麻醉

　　（6）过度肥胖患者麻醉

　3．重症

　　（1）器官移植手术麻醉

　　（2）神经肌肉疾病患者麻醉

（二）麻醉方法及技术

　1．全身麻醉

　2．椎管内麻醉

　3．神经阻滞

　4．局部麻醉

　5．监护性麻醉（MAC）

　6．控制性降压

　7．低温

　8．血液保护技术

附录二　高级卫生专业技术资格考试大纲
（麻醉学专业——正高级）

一、专业知识

（一）本专业知识

1. 麻醉学专业的基础知识和理论包括：

（1）熟练掌握麻醉相关解剖学。

（2）熟练掌握麻醉生理学。

（3）熟练掌握麻醉药理学。

（4）熟练掌握麻醉相关病理生理学。

（5）熟练掌握心肺脑复苏。

（6）熟悉重症监护治疗。

（7）熟练掌握急性疼痛治疗方法，熟悉常见慢性疼痛治疗原则。

2. 熟练掌握疾病、手术和麻醉对生理功能的影响和处理原则。

（二）相关专业知识

1. 熟练掌握手术患者常见并存疾病（包括心脑血管、呼吸、内分泌、水电解质酸碱平衡紊乱及血液系统疾病等）的病生理改变及基本治疗方法，在围术期能正确评价其严重程度和手术麻醉的风险性。

2. 掌握常用试验检查及麻醉相关特殊检查（如肺功能检查、心功能检查、肝肾功能检查、血气分析等）的基础知识及临床意义。

3. 麻醉生理监测相关知识及应用原则

（1）熟练掌握全麻深度临床判断及监测技术。

（2）熟练掌握肌松监测方法及其临床意义。

（3）熟练掌握血流动力学监测方法及其临床意义。

（4）熟练掌握心电图监测方法及临床应用。

（5）熟练掌握呼吸及麻醉气体的监测方法。

（6）熟练掌握体温监测。

（7）了解经食管超声心动图的临床应用。

4. 了解重症监护治疗的基础知识和理论。

二、学科新进展

1. 基本掌握本专业国内外新进展，包括新理论、新技术、新药物等。

2. 熟悉相关学科在治疗学方面的新进展，如不停跳冠脉搭桥术、微创外科手术、心血管病的治疗、经食管超声心动图的应用等。

三、专业实践能力

1. 熟练掌握术前病情评估、麻醉前准备、各种麻醉方法的技术规范与管理、麻醉并发症的防治等。

熟练掌握呼吸、循环功能的监测方法、操作技能及其临床应用。

2．熟练掌握ASA Ⅲ级以上患者（如各种休克、心脏疾病、肺功能障碍、肝肾功能不全等）的麻醉处理。

3．熟练掌握心肺脑复苏及休克的监测、治疗和各种支持疗法。

4．熟练掌握困难气道处理技术和辅助人工气道的应用（如纤维支气管镜技术和喉罩的应用）、麻醉中各种紧急情况的处理。

5．熟练掌握急性疼痛治疗的相关知识和方法，如术后镇痛、分娩镇痛，熟悉常见的慢性疼痛和癌性疼痛的治疗原则。

6．熟悉危重患者（如急性呼吸窘迫综合征、心力衰竭、多脏器衰竭等）的监测和治疗及各种支持疗法。

7．掌握本专业的各种临床治疗指南。

附：

（一）专科麻醉及特殊病症的麻醉

1．常见

（1）眼耳鼻喉口腔颌面及整形外科手术麻醉

（2）普通外科手术麻醉

（3）妇科和产科麻醉

（4）泌尿外科手术麻醉

（5）创伤患者麻醉

（6）内镜手术麻醉

（7）小儿麻醉

（8）老年人麻醉

（9）高血压患者麻醉

（10）心脏病患者非心脏手术麻醉

（11）呼吸系统疾病患者麻醉

（12）休克患者麻醉

（13）肝肾功能不全患者麻醉

（14）脊柱和四肢手术麻醉

（15）非住院患者手术麻醉

（16）手术室外患者的麻醉

2．少见

（1）神经外科手术麻醉

（2）心血管手术麻醉

（3）胸科手术麻醉

（4）内分泌疾病患者麻醉

（5）血液病患者的麻醉

（6）过度肥胖患者麻醉

3．重症

（1）器官移植手术麻醉

（2）神经肌肉疾病患者麻醉

（二）麻醉方法及技术

1．全身麻醉

2．椎管内麻醉

3．神经阻滞

4．局部麻醉

5．监护性麻醉（MAC）

6．控制性降压

7．低温

8．血液保护技术

附录三　全国高级卫生专业技术资格考试介绍

为进一步深化卫生专业技术职称改革工作，不断完善卫生专业技术职务聘任制，根据中共中央组织部、人事部、卫生部《关于深化卫生事业单位人事制度改革的实施意见》（人发〔2000〕31号）文件精神和国家有关职称改革的规定，人事部下发《加强卫生专业技术职务评聘工作的通知》（人发〔2000〕114号），高级专业技术资格采取考试和评审结合的办法取得。

一、考试形式和题型

全部采用人机对话形式，考试时间为2个小时（卫生管理知识单独加试时间为1时）。考试题型为单选题、多选题和案例分析题3种，试卷总分为100分。

二、考试总分数及分数线

总分数450～500分，没有合格分数线，排名前60%为合格。其中的40%为优秀。

三、考试效用

评审卫生高级专业技术资格的考试，是申报评审卫生高级专业技术资格的必经程序，作为评审卫生高级专业技术资格的重要参考依据之一，考试成绩当年有效。

四、人机对话考试题型说明

副高：单选题、多选题和案例分析题3种题型。

正高：多选题和案例分析题2种题型。

以实际考试题型为准。

五、考试报名条件

（一）正高申报条件

1. 取得大学本科以上学历后，受聘副高职务5年以上。

2. 大学普通班毕业以后，受聘副高职务7年以上。

（二）副高申报条件

1. 获得博士学位后，受聘中级技术职务2年以上。

2. 取得大学本科以上学历后，受聘中级职务5年以上。

3. 大学普通班毕业后，受聘中级职务5年以上。

4. 大学专科毕业后，取得本科以上学历（专业一致或接近专业），受聘中级职务7年以上。

5. 大专毕业，受聘中级职务5年以上。

6. 中专毕业，受聘中级职务7年以上。

7. 护理专业中专毕业，从事临床护理工作25年以上，取得护理专业的专科以上学历，受聘中级职务5年以上，可申报副主任护师任职资格。